CIRCULATION CÉRÉBRALE ET VIEILLISSEMENT

Coordinateurs

André Bès, Gilles Géraud
Service de Neurologie, CHU Rangueil
31054 Toulouse, France

Cet ouvrage a été réalisé grâce au soutien des Editions médicales SPECIA

CIRCULATION CÉRÉBRALE ET VIEILLISSEMENT

Coordinateurs

André Bès
Gilles Géraud

John Libbey
EUROTEXT
LONDON · PARIS

SPECIA
GROUPE RHÔNE-POULENC
DÉPARTEMENT SYSTÈME NERVEUX CENTRAL
16 RUE CLISSON 75013 PARIS TEL. (1) 40 77 37 37

British Library Cataloguing in Publication Data

Bès, André
Circulation cérébrale et vieillissement
1. Man. Brain. Blood. Circulation
I. Title II. Géraud, Gilles
612, 824
ISBN 0-86196-255-9

First published in 1990 by
John Libbey Eurotext Ltd
6, rue Blanche, 92120 Montrouge, France. (1) 47 35 85 52

John Libbey & Company Ltd
13 Smiths Yard, Summerley Street, London SW18 4HR, England. (1) 947 27 77

John Libbey CIC
Via Spallanzani 11, 00161, Rome, Italy

SOMMAIRE

Avant-propos

Sans doute avait-on abusé du concept d'insuffisance circulatoire à l'origine du vieillissement cérébral, normal ou pathologique. Puis, le fameux balancier de la pensée médicale a mis au premier plan le neurone et l'on oublia presque le facteur vasculaire. C'est le moment de revenir aux problèmes circulatoires, de leur faire leur juste place.

Ceci d'autant que l'imagerie cérébrale nous abreuve de découvertes, mais nous laisse souvent perplexes : que signifient notamment les anomalies de la substance blanche sous-corticale, quotidiennement observées chez les sujets âgés ? Sont-elles anodines, ou témoins infra cliniques d'une maladie cérébro-vasculaire, ou même déjà liées à une détérioration mentale ? Voila parmi d'autres un thème important de l'ouvrage que nous vous présentons.

Le 5e Congrès de circulation cérébrale de Toulouse a donc permis, en septembre 1989 une nouvelle rencontre pour ceux qui suivant traditionnellement ce chemin, ou qui l'ont croisé dans leur propre itinéraire. Mais il y a toujours bon nombre de compagnons de route habitués de ces rendez-vous. Merci à ceux qui nous ont accompagné ces quelques jours, à nos invités prestigieux venus de loin, à nos amis dont la présence a justifié nos efforts. Nous espérons que la qualité scientifique de la réunion que nous avons conçue répondait à leur attente, et à celle des plus exigeants.

Ceci n'aurait probablement pas été possible sans l'aide des Laboratoires SPECIA, auxquels convient mieux le nom de mécènes que de sponsors. Nous sommes en fait partenaires et les membres de leur équipe figurent à côté de nos propres collaborateurs dans le Comité d'Organisation, auquel nous adressons globalement nos sincères remerciements.

Nous sommes particulièrement heureux que reste de cette réunion le présent ouvrage, nous le serions plus encore si le lecteur y trouvait réellement son profit.

André Bès

Gilles Géraud

I

VAISSEAUX, CIRCULATION ET MÉTABOLISME

1

PATHOLOGIE DU VIEILLISSEMENT DES VAISSEAUX CÉRÉBRAUX (À L'EXCLUSION DE LA PATHOLOGIE DE L'INNERVATION)

J.-J. Hauw, C. Duyckaerts, P. Delaère, D. Seilhean, M. Verny

Laboratoire de Neuropathologie Raymond-Escourolle
Hôpital de La Salpêtrière, 47, bd de l'Hôpital, 75013 Paris, France

La plupart des lésions vasculaires cérébrales attribuées au vieillissement sont morphologiquement peu spécifiques. Leurs causes, très variées, sont à la fois fréquentes et souvent méconnues chez la personne âgée. Il est donc bien difficile de distinguer les effets du seul vieillissement de ceux de multiples pathologies.

Il est, par exemple, assez aisé de reconnaître les conséquences de l'hypertension artérielle (HTA) aiguë, maligne, du sujet jeune. Au contraire, il est bien plus délicat de distinguer la part de responsabilité du vieillissement et celle de l'HTA chronique et d'autres facteurs de risque vasculaire très souvent présents chez les personnes âgées, parfois de façon transitoire. D'autre part, la maladie d'Alzheimer, dont la prévalence peut atteindre 20 % de certaines tranches d'âge (chez les grands vieillards) s'accompagne fréquemment (voire constamment pour certains auteurs) de lésions de l'arbre vasculaire terminal. L'effet des « facteurs de cohorte », portant par exemple sur les différences nutritionnelles entre des générations différentes, est tout aussi difficile à apprécier. Enfin, la définition même de la normalité et le choix des critères : cliniques et individuels, ou statistiques et épidémiologiques [1], et des techniques qui permettent de l'affirmer : analyse longitudinale ou transversale du groupe étudié, n'ont guère, jusqu'ici, suscité l'intérêt des morphologistes.

Ces réflexions préliminaires n'étonneront pas les gérontologues ou les épidémiologistes. De nombreux morphologistes ont pourtant méconnu les principaux pièges de l'étude neuropathologique du vieillissement vasculaire cérébral qui sont amplifiés par le caractère habituellement post mortem de l'examen (pathologies associées infra-cliniques, effets de cohorte). Seules des études neuropathologiques prospectives comparables à celles qui ont été entreprises pour l'étude de la démence sénile de type Alzheimer permettraient d'éviter ces difficultés. Aucune n'est encore disponible. Force est donc de se baser, pour cette brève revue générale, sur des données rétrospectives concernant souvent les cerveaux de patients pour lesquels les principales données cliniques, biologiques et anatomo-pathologiques (chiffres de la pression artérielle, glycémie, lipidémie, poids du cœur, densité des plaques séniles ou des dégénérescences neurofibrillaire du cortex cérébral...) ne sont pas disponibles. Les observations ayant donné lieu à un examen complet des artères à destinée cérébrale sont, bien entendu, encore plus exceptionnelles.

Les différents facteurs de risque vasculaire retentissent de manière différente sur les artères de calibre élevé, les artères de faible calibre et les artérioles *. Nous étudierons donc les différentes lésions susceptibles d'être observées sur chacune d'entre elles chez les personnes âgées en signalant la fréquence de leur observation, l'existence de facteurs de risque prouvés ou possibles, le mécanisme probable et les conséquences éventuelles sur la fonction du vaisseau et sur le système nerveux.

Lésions artérielles

Artères cérébrales de calibre élevé

La sénescence de ces artères ne s'accompagne pas de lésions originales. L'aorte, les artères sous-clavières, carotides et vertébrales extracrâniennes sont des artères élastiques dont la structure ne se distingue pas de celle des autres artères de l'organisme. Elles perdent progressivement leur contingent de fibres élastiques et les artères intracrâniennes sont de type musculaire. Il existe, au contraire, des différences (à vrai dire assez discrètes) entre ces artères et celles du reste de l'organisme : la paroi des artères intracrâniennes est, à calibre égal, moins épaisse. De plus, la limitante élastique externe est absente. Ces différences sont sans doute dues au régime circulatoire particulier à l'intérieur de la cavité crânienne.

Au voisinage des bifurcations, l'intima est épaissie par des *coussinets* de cellules musculaires lisses parfois peu différenciées (« myofibroblastes ») orientées de façon circonférentielle, et de fibres collagènes. Présents depuis le plus jeune âge sur tous les types d'artères, ils sont actuellement interprétés comme les premiers signes du vieillissement (ou d'une atteinte pathologique) vasculaire.

Aucune autre lésion spécifique du vieillissement de ces vaisseaux n'est décrite, mais celui-ci est bien entendu un facteur de risque de l'athérosclérose [2-5]. Certains ont, toutefois, opposé l'artériosclérose sénile (perte de la charpente élastique, ectasie, imprégnation calcique, lipidique et protéique) à l'athérosclérose habituelle où la prolifération myofibroblastique est responsable de lésions plus sténosantes. L'athéroscle-

* La transition entre les différents vaisseaux du versant artériel de la microcirculation (petites artères, artérioles, métartérioles) est progressive. Les critères utilisés pour les distinguer chez l'animal (nombre de couches de cellules musculaires lisses de la paroi artérielle, par exemple) sont rarement utilisables en pratique dans les observations humaines. Seul le calibre du vaisseau permet de reconnaître, très schématiquement, les petites artères, dont le calibre est supérieur à 150 µm, les artérioles, de calibre compris entre 50 et 150 µm et les métartérioles, de calibre inférieur à ce chiffre [6]. Nous nous contenterons de donner le calibre des vaisseaux atteints, qui ne recouvre souvent pas exactement ces distinctions.

rose affecterait plus volontiers les artères de faible calibre en cas d'HTA, de diabète ou d'hyperlipidémie. Cependant, de nombreux auteurs ont mal distingué les lésions de l'athérosclérose (lésion des artères élastiques et musculaires de calibre élevé ou moyen) de celles de l'artériolosclérose, qui affecte les petites artères et les artérioles, notamment au cours du diabète et de l'HTA, ce qui rend cette affirmation discutable. La composante fibreuse de la lésion prédominerait chez les diabétiques, le dépôt lipidique en cas d'hyperlipidémie [6, 7].

Les anévrismes sacculaires des artères intracrâniennes et extracérébrales de calibre élevé sont des dilatations localisées du calibre artériel caractérisées par la déhiscence de la limitante élastique interne. Le mécanisme de leur formation n'est pas précisément connu, mais l'importance des facteurs hémodynamiques et leur origine très précoce sont généralement admis [5, 8, 9]. Leur rupture, responsable d'hémorragies sous-arachnoïdienne (méningée), est observée essentiellement à l'âge de l'athérosclérose et de l'HTA, habituellement chez des adultes d'âge moyen. Elle peut rarement s'effectuer en l'absence de ces facteurs de risque chez les personnes très âgées. Boudouresques *et al.* [10] (1980) ont montré que la prévalence de l'HTA était plus élevée dans une série *post mortem* de 123 anévrismes que dans la population française de même âge et de sexe identique, sans qu'il soit cependant possible d'affirmer que la proportion d'hypertendus ait été plus grande lorsque les anévrismes s'étaient rompus. Ils ne sont pas plus fréquents chez les personnes âgées qu'aux autres périodes de la vie, au contraire des microanévrismes acquis de Charcot et Bouchard, qui sont observés sur les artères intracérébrales de plus faible calibre.

Petites artères et artérioles intracrâniennes

Trajet et diamètre. La *sinuosité du trajet et l'irrégularité du diamètre* du système vasculaire terminal (artérioles, métartérioles, et, pour certains auteurs, capillaires et veinules) sont exagérés chez les personnes âgées, surtout en cas d'HTA ou lorsque d'autres facteurs de risque vasculaire sont présents. Cela conduit parfois à la formation de véritables spirales vasculaires. Les principales études consacrées à l'étude du trajet vasculaire après l'injection de traceurs ou la coloration par la benzidine de coupes épaisses sont cependant assez anciennes et ne permettent pas de distinguer clairement les effets du vieillissement et ceux des autres facteurs de risque [3, 11].

Une étude plus récente, portant sur 5 patients qui n'étaient ni hypertendus ni diabétiques [12], a confirmé que cette lésion pouvait être observée en l'absence de ces facteurs de risque. Pour les auteurs, les vaisseaux altérés étaient exclusivement des artérioles. Des inclusions lipidiques des lysosomes en abondance exagérée et une fibrose adventitielle y étaient visibles. Le mécanisme de ces lésions a fait l'objet de multiples discussions. L'atrophie cérébrale ne paraît pas être seule en cause. Un allongement authentique des vaisseaux, tel qu'il peut être observé après une occlusion artérielle expérimentale, pourrait intervenir [12]. On s'explique mal cet allongement des petites artères des personnes âgées. Il paraît témoigner d'un état pathologique puisqu'on sait que l'angiogenèse diminue au cours du vieillissement normal, tout au moins chez le rat [13]. Ces anomalies pourraient être l'une des causes de l'état criblé (dilatation des espaces périvasculaires d'origine multifactorielle).

Media. L'*épaisseur de la media* des petites artères de 200 et de 25 µm de diamètre, étudiée par Cook et Yates [14, 15] n'augmente pas significativement au cours du simple vieillissement, au contraire de ce qui se passe au cours de l'HTA chronique. Cette augmentation est observée chez les rats de lignées hypertendues [16].

Parois artérielles. Des *lésions pariétales* diverses, parfois associées, ont été décrites au cours du vieillissement. Nous tenterons de synthétiser les descriptions très variées qui en ont été faites et de les classer, très schématiquement, en trois groupes :

— le premier rassemble les anomalies que l'on peut rapporter essentiellement au vieillissement : la fibrose adventitielle et la minéralisation pariétale;

— un deuxième groupe comporte des lésions qui sont fréquemment associées à des facteurs de risque vasculaire : la hyalinose, la fibrose et, plus encore, la nécrose fibrinoïde, la lipo-hyalinose de la media et les microanévrismes de Charcot et Bouchard. Nous y ajouterons l'épaississement intimal, altération très peu spécifique qui peut être associée à l'ensemble des lésions de la paroi vasculaire. Les lésions artérielles de ces deux groupes correspondent à ce qu'il est convenu d'appeler l'artériolosclérose (ou la micro-angiopathie);

— dans le dernier groupe, nous isolerons l'amylose (ou amyloïde) vasculaire, qui est très liée à la maladie d'Alzheimer.

Lésions sans conséquences pathologique connues

Fibrose adventitielle (Figure 1). Elle affecte volontiers *des petites artères de calibre assez élevé* (100-300 μm). Elle est caractérisée par l'accumulation de fibres collagènes dans la paroi externe de l'artère. Elle gagne parfois les couches externes de la media entre les fibres musculaires et ne s'accompagne pas habituellement de l'augmentation de l'épaisseur pariétale. Elle affecte surtout les artères perforantes et intraparenchymateuses des noyaux gris. Manifestement liée à l'âge, sa fréquence ne dépasse cependant pas 50 % des observations, même après 70 ans, pour Baker et Yannone (1959). Ces auteurs signalent qu'il n'existe pas de corrélation entre la fibrose adventitielle et l'athérosclérose des artères de calibre plus élevé.

Minéralisation de l'adventice et de la media (Figure 2). Elles affectent souvent les mêmes artères intraparenchymateuses de calibre assez élevé (100-300 μm ou plus) et sont volontiers associées à la fibrose adventitielle chez les personnes âgées. Elles peuvent aussi atteindre les autres segments de l'arbre vasculaire terminal. Elles sont fréquentes dans le pallidum, surtout oral et externe, le putamen, la capsule interne, le hile du noyau dentelé et la lame médullaire de la corne d'Ammon. Elles peuvent être observées chez plus de 70 % des personnes âgées [17].

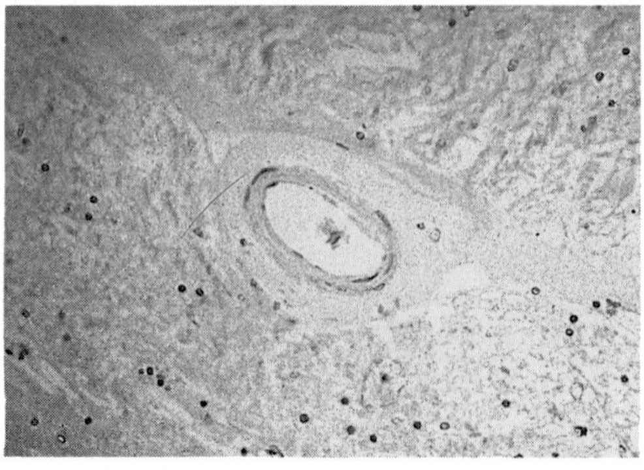

Figure 1. *Fibrose adventitielle d'une petite artère perforante.* Patiente centenaire. Hématéine-éosine. Objectif 40.

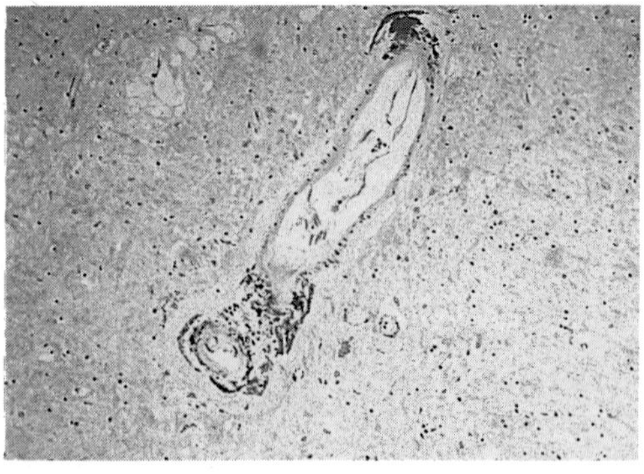

Figure 2. *Minéralisations vasculaires très colorées (en bleu).* Patient 87 ans. Hématéine-éosine. Objectif 25.

Dans l'immense majorité des cas, l'âge est le seul facteur étiologique reconnu. L'aspect et la localisation des lésions sont les mêmes que ce qui est observé dans l'exceptionnelle maladie de Fahr. Les dépôts minéraux comportent du calcium (« pseudo-chaux ») et aussi du phosphore, du zinc, de l'aluminium, du magnésium, du fer, du chlore et du soufre [18].

Les conséquences de ces deux lésions sur l'innervation artérielle et sur le tissu nerveux sont mal connues.

Lésions liées aux facteurs de risque vasculaire

Hyalinose de la media. Elle affecte surtout les petites artères d'un diamètre de 50 à 200 µm. Les fibres musculaires lisses sont remplacées par une substance extracellulaire homogène prenant les colorations du collagène. Cette lésion débuterait souvent dans la région sous-endothéliale et gagnerait secondairement la media. En microscopie électronique, il s'agit soit d'un matériel dense, finement granuleux, comportant parfois des inclusions claires d'aspect lipidique, soit de strates successives d'une substance ressemblant à la membrane basale. Cette lésion correspondrait dans le premier cas à des dépôts d'origine sanguine apportés par l'augmentation du flux liquidien transpariétal et, dans le second, à l'hypersécrétion de constituants de lame basale par les cellules endothéliales (et musculaires lisses). La microscopie conventionnelle ne permet pas de distinguer précisément ces deux processus, dont la signification est différente. Le premier correspond à ce qu'il est convenu d'appeler la substance hyaline de type fibrinoïde, plus proche de la nécrose fibrinoïde, et le second à la substance hyaline de type collagène, car elle comporte effectivement surtout du collagène [19]. Certains auteurs distinguent la fibrose (ou sclérose) de la média de la hyalinose de cette tunique (revue *in* [6]). Il ne s'agit là, en fait, que de nuances. La hyalinose collagène et la sclérose sont des lésions très difficiles à distinguer, qui pourraient se succéder et qui répondent à un même mécanisme.

La hyalinose de type fibrinoïde accompagne la nécrose fibrinoïde de la media des petites artères et lui succède à titre de cicatrice. Sa relation avec l'HTA, et surtout avec l'HTA aiguë, maligne, est manifeste. Bien plus rarement, elle est en relation avec une radiolésion ou une vascularite nécrosante systémique. Au contraire, la hyalinose de type collagène, qui touche souvent les artérioles mais peut aussi affecter les capillaires et les veinules, bien plus fréquente, est très souvent (sinon constamment) observée au cours de la sénescence. Elle est constante au cours du diabète et très fréquente dans l'HTA chronique. Elle peut être aussi secondaire à toute agression du système nerveux central (infarctus, plaque de sclérose, dégénérescence axonale). De nombreuses études ont, en tous cas, démontré la liaison très forte entre la hyalinose de la media (quelque en soit le type) et l'HTA.

Cette lésion peut s'accompagner d'une sténose de la lumière et d'un thrombus occlusif. Elle peut donc entraîner une lacune ischémique ou un petit infarctus selon sa situation : petite artère perforante de la base ou branche artérielle distale [20]. La réduction du flux sanguin et de la perméabilité de certaines artérioles hyalinisées pourraient, d'autre part, rendre compte des lésions de la substance blanche de l'encéphalopathie de Binswanger.

Nécrose (ou dégénérescence ou infiltration) fibrinoïde de la media. C'est une lésion bien différente. Elle touche les artères de 50 à 200 µm. Attribuée à l'irruption brutale et massive de constituants sanguins dans la media artériolaire, où les fibres musculaires peuvent être nécrosées, elle est observée notamment au cours de l'HTA aiguë « maligne » où elle paraît être due à une défaillance de l'autorégulation vasculaire. Elle est susceptible de s'accompagner de troubles importants de la perméabilité vasculaire : œdème vasogénique, hémorragies de tailles variées, et occlusions thrombotiques vasculaires. Bien évidemment, elle peut être vue chez les personnes âgées, mais ne paraît pas directement liée au vieillissement.

Ces lésions de la media des atérioles cérébrales sont souvent associées. Fisher [21-23] emploie les termes de « lipohyalinose » et de « désorganisation artériolaire segmentaire » pour désigner ces diverses lésions en soulignant leur caractère focal. Affectant des artérioles de 80 à 300 µm, elles s'étendent sur une longueur de deux à trois fois, parfois dix fois, le diamètre vasculaire.

Micro-anévrismes miliaires de Charcot et Bouchard. Ils sont dus, selon Fisher [22], à la désorganisation artériolaire segmentaire par la lipohyalinose. Les anévrismes, de type sacculaire, ont un collet étroit. Ils sont disposés sur des vaisseaux de 40 à 160 µm de diamètre dont la paroi ne comporte souvent pas d'autre lésion. Le diamètre externe de l'anévrisme peut atteindre jusqu'à 10 fois celui de l'artère affectée, c'est-à-dire 0,5 à 1,5 mm. En revanche, son diamètre interne dépasse assez rarement celui de la lumière artérielle, ce qui explique que les injections ne révéleraient qu'un seul de ces micro-anévrismes sur 15. La fine paroi conjonctive de l'anévrisme est doublée, en dedans, de fibrine et d'un thrombus mural. Des traces de saignement sont fréquentes. Des anévrismes fusiformes, plus rares, sont parfois disposés sur une artère remaniée par la nécrose fibrinoïde.

Les anévrismes miliaires peuvent être la conséquence de l'HTA aiguë puisque l'HTA expérimentale est susceptible de déterminer leur apparition et qu'ils sont aussi observés chez les rats spontanément hypertendus [24]. Ils sont aussi très fréquents au cours de l'HTA chronique, surtout chez les personnes âgées. Pour Cole et Yates [25], chez 100 malades dont la pression diastolique avait été supérieure à 110 mmHg, l'injection *post mortem* montrait des micro-anévrismes dans 35 cas. Ces chiffres s'élevaient à 86 sur 100 chez les hypertendus avec hémorragie cérébrale. Cependant, en l'absence même d'HTA reconnue, il existait des micro-anévrismes chez 7 malades sur 100 : 3 sur 17 avaient entre 65 et 70 ans, 1 sur 21 entre 70 et 75 ans, 3 sur 15, 75 ans et plus. Il est cependant difficile d'éliminer, chez les personnes âgées, l'éventualité d'une HTA ancienne ayant spontanément régressé.

Les anévrismes miliaires et les lésions artériolaires qui leur sont associées sont susceptibles de se rompre et d'entraîner une hémorragie intraparenchymateuse.

Epaississement intimal. Dû à une hypertrophie des cellules endothéliales, à un épaississement de la membrane basale et au dépôt d'un matériel finement granuleux visible en microscopie électronique dans l'espace sous-endothélial associé à une prolifération de myofibroblastes, il peut être observé au cours de toutes les agressions chroniques du vaisseau. L'épaississement des lames basales est, dans le tissu nerveux comme dans le reste de l'organisme, une lésion caractéristique de la microangiopathie diabétique. Elle s'observe aussi bien dans les capillaires que dans les autres vaisseaux de l'arbre vasculaire terminal. On connaît mal les conséquences de cette lésion, en raison de son caractère exceptionnellement isolé.

Amylose (ou amyloïde) vasculaire (Figures 3 et 4). Elle peut être soupçonnée sur des préparations colorées par les techniques classiques, mais on la voit mieux après

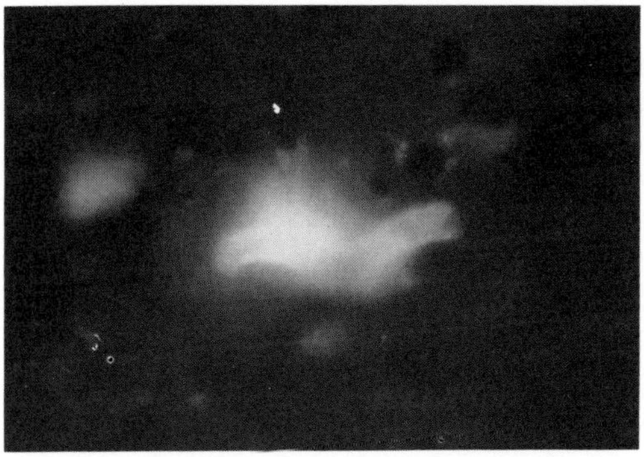

Figure 3. *Angiopathie amyloïde.* Patiente de 82 ans. La substance amyloïde est très colorée en vert par la thioflavine S examinée en lumière ultra-violette. Objectif 64.

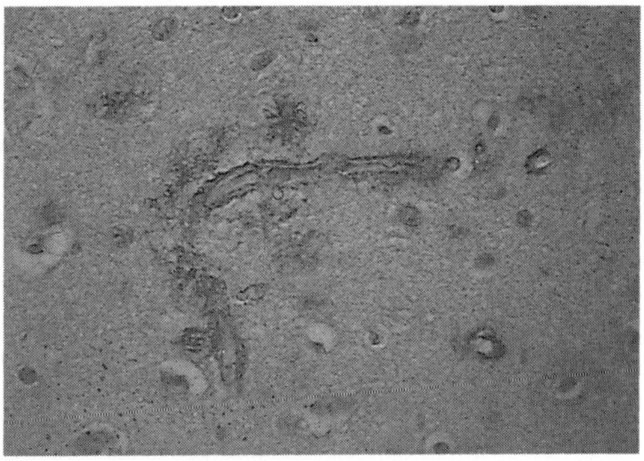

Figure 4. *Angiopathie amyloïde.* Patiente de 88 ans. Révélation immunocytochimique de la protéine A_4 qui est colorée en brun par la peroxydase. Objectif 40.

imprégnation argentique et surtout, bien évidemment, après coloration de l'amyloïde. On en distingue, en France et dans la plupart des pays européens, deux types :

— l'angiopathie dyshorique, qui touche le lit vasculaire terminal : artérioles de petit calibre, capillaires et veines parenchymateuses, où l'amylose n'est pas limitée à la paroi vasculaire mais paraît la traverser et diffuser dans l'espace extracellulaire cérébral;

— l'angiopathie congophile, qui intéresse les artères et les veines de plus grand calibre, méningées et parenchymateuses, et surtout les artères perforantes dans leur trajet cortical, où l'amylose reste localisée à la paroi vasculaire [26]. L'atteinte de l'adventice et de la media peut être si importante qu'il est difficile de reconnaître le vaisseau affecté (artériole ou veinule).

Cette distinction n'est cependant pas de règle dans la littérature de langue anglaise, notamment nord-américaine, où l'on parle indistinctement d'angiopathie amyloïde, d'amyloïdose vasculaire cérébrale ou, parfois, d'angiopathie congophile [27].

Des études récentes ont permis de préciser la nature et l'origine de l'amyloïde. On sait que les propriétés « amyloïdes », et notamment les affinités tinctoriales, d'une substance dépendent seulement de sa structure secondaire β plissée et de son organisation filamentaire quaternaire, qui sont associées à une grande insolubilité et à une forte résistance aux dégradations enzymatiques. L'amylose cérébrale est constituée, en microscopie électronique, de filaments droits épais de 7 à 10 nm. L'amyloïde vasculaire est identique à celle des plaques séniles [28]. Il semble n'exister aucune différence qualitative entre l'amyloïde du vieillissement et celle de la maladie d'Alzheimer (ainsi que celles d'autres affections comme la trisomie 21), nous le verrons.

La protéine amyloïde principale, appelée protéine β ou A_4, hydrophobe, de 4,2-4,5 kDa, comporte 42 acides aminés. Elle dérive, par un processus protéolytique encore mal connu (qui pourrait, selon le modèle fourni par les autres amyloïdogenèses, être effectué par les macrophages) d'une glycoprotéine de 695 acides aminés, le précurseur de la protéine amyloïde (PPA). Celui-ci ressemble à un récepteur membranaire et pourrait être normalement présent dans les synapses, et sans doute dans d'autres régions. Il posséderait trois domaines : intracytoplasmique, intramembranaire et extracellulaire. L'A_4 serait située à l'intersection des domaines intramembranaire et intracytoplasmique. Certaines régions du PPA, proches de la séquence de l'A_4, pourraient se déposer avec elle dans le cerveau [29]. Le gène du PPA est situé sur le chromosome 21. Il s'exprime dans tous les tissus, qu'ils soient nerveux ou non, normaux ou pas, puisque l'ARN messager (ARNm) correspondant y est présent [30].

Cependant, pour des raisons inconnues, le dépôt d'A_4 est essentiellement cérébral. Le PPA est synthétisé en excès dans le système nerveux des patients atteints de trisomie 21 : le taux d'ARNm est anormalement élevé dans le cerveau fœtal des trisomiques 21. Dans la maladie d'Alzheimer, il n'y a pas de duplication chromosomique partielle. Une anomalie de transcription, ou postérieure à celle-ci, semble être en cause. Deux transcrits alternatifs du PPA comportent, contrairement à celui-ci, une séquence de 56 acides aminés codant pour un inhibiteur de protéase du groupe Kunitz [31, 32]. Une anomalie portant sur cet inhibiteur de protéase pourrait conduire à la protéolyse anormale ou exagérée du PPA et à l'accumulation d'une protéine mal dégradable [32]. Le dépôt d'amyloïde paraît précéder les anomalies des prolongements nerveux de la plaque et pouvoir être résorbé [33].

Les monocytes-macrophages cérébraux, les cellules microgliales, et peut-être les astrocytes, sont de bons candidats au rôle de régulation de l'accumulation d'amyloïde cérébrale, puisqu'ils pourraient agir sur deux processus : la production d'amyloïde et sa résorption [34]. D'autres substances ont été démontrées dans les dépôts amyloïdes cérébraux : des immunoglobulines, du complément, de la préalbumine, du composant P sérique de l'amyloïde, de l'α_1-antichimotrypsine, des alumino-silicates [2, 35].

Si l'on admet l'hypothèse selon laquelle le PPA serait situé sur les synapses, l'accumulation d'amyloïde pourrait être liée à leur dégénérescence. Son accumulation dans les parois vasculaires et l'espace périvasculaire serait secondaire à la résorption de l'amyloïde vers le sang. Ce mécanisme permet difficilement d'expliquer la présence d'angiopathies amyloïdes méningées et les différences topographiques souvent signalées entre les dépôts amyloïdes vasculaires (qui sont surtout observés dans le lobe occipital) et ceux des plaques séniles (qui sont plus diffus).

Certains auteurs ont suggéré que l'amyloïde était d'origine sanguine [36]. Elle serait alors concentrée, par un mécanisme inconnu, dans certaines régions du système nerveux central. Il est possible que la forte affinité de la protéine amyloïde pour les protéoglycans vasculaires explique plus simplement la topographie particulière de ces dépôts [37]. Une étude ultrastructurale récente a montré, dans un cas d'angiopathie amyloïde, l'accumulation de fibrilles au contact d'éléments normaux de la paroi artériolaire et du tissu nerveux adjacent, ce qui laisse penser que la protéine amyloïde pourrait s'y déposer sans lésion préalable [38].

La β-protéine amyloïde du vieillissement, de la trisomie 21 et de la maladie d'Alzheimer est aussi trouvée dans le syndrome Parkinson-démence de l'île de Guam, certains cas d'angiopathie amyloïde sporadique, et l'hémorragie cérébrale héréditaire avec amyloïdose (hollandaise). Elle est, en revanche, différente de celle de la forme islandique de l'hémorragie cérébrale héréditaire avec amyloïdose (cystatine C) et des encéphalopathies spongiformes transmissibles dues à des agents infectieux non conventionnels. En effet, elle ne comporte ni les *scrapie associated fibers* ni la protéine PrP 27-30, qui caractérisent ces affections [39, 40]. Le composant P de l'amyloïde a aussi été trouvé dans l'amylose cérébrale [41]. Cette substance sérique pourrait, comme d'autres composés, tels les glycosaminoglycans (et, plus particulièrement l'héparine-sulfate et le chondroïtine-sulfate), et des enzymes ou des inhibiteurs enzymatiques spécifiques de certains tissus, jouer un rôle dans l'amyloïdogenèse [40].

L'amylose vasculaire est très rarement observée en l'absence de plaques séniles. Dans l'immense majorité des cas, ces deux lésions sont associées. La *fréquence de l'angiopathie amyloïde* dépend de la sensibilité de la méthode de détection. Inconstante chez les personnes âgées « normales », elle a été observée dans 8 à 50 % des cerveaux de la 7ᵉ décennie, 23 à 63 % dans la 8ᵉ et 37 à 87 % de la 9ᵉ [42]. Elle a été vue dans 9 cas de centenaires sur 12 [40]. Elle est plus fréquente au cours de la maladie d'Alzheimer. Pour certains auteurs [43], elle est alors constante. Elle ne se voit avec une certaine intensité, cependant, que dans 50 à 70 % des cas. Une angiopathie amyloïde sévère est souvent associée à des hémorragies lobaires récidivantes et à des petits infarctus cortico-sous-corticaux [27, 44] entraînant, dans les cas typiques, une démence « mixte ». Des lésions de la substance blanche voisines de celles induites par l'artériolosclérose peuvent être plus rarement observées [45].

L'amyloïde cérébrale, *qu'elle soit située dans les plaques séniles ou les vaisseaux*, est très fréquemment observée chez les personnes âgées « normales ». Elle a été constamment vue dans le tissu nerveux central chez 12 centenaires dont 9 n'étaient pas démentes [40]. Les rapports topographiques entre l'amylose vasculaire et celle des plaques séniles ont fait l'objet de multiples discussions. Myakawa *et al.* [46], puis Higuchi *et al.* [47] ont affirmé que les plaques séniles étaient constamment centrées par un capillaire, parfois en dégénérescence. Pour ces auteurs, l'amyloïde paraît produite au niveau de la membrane basale des cellules endothéliales et s'étendre vers l'espace extracellulaire cérébral. Cette théorie est cependant controversée, nous l'avons signalé, et les travaux du groupe de Myakawa demandent confirmation.

Lésions capillaires

L'effet du vieillissement sur la morphologie des capillaires cérébraux ne fait pas encore, actuellement, l'objet d'un accord scientifique [48]. La plupart des lésions rapportées peuvent être induites par la majorité des facteurs de risque vasculaire. D'autres anomalies, portant par exemple sur la richesse en mitochondries des cellules endothéliales, font l'objet de descriptions contradictoires.

Membrane basale. La lésion la plus constamment signalée est l'augmentation progressive de l'épaisseur de la membrane basale, montrée chez différentes espèces animales et chez l'homme. La raréfaction et l'amincissement des cellules endothéliales ont été aussi souvent signalés [49].

Cependant, les altérations spécifiques de l'HTA décrites en microscopie électronique [50] chez les singes hypertendus et chez 3 malades comportent l'aplatissement des cellules endothéliales, l'augmentation de l'épaisseur de la membrane basale et l'accumulation dans l'espace sous-endothélial de débris cytoplasmiques, de fibres collagènes, de particules osmiophiles d'origine incertaine et, chez l'homme, de dépôts de fibrine. Une fibrose péricapillaire, qui serait observée en l'absence de diabète et d'hypertension artérielle, a été aussi signalée par les équipes de Ferszt et Cervos-Navarro [51] et de Ravens [11]. Ce dernier auteur décrit une sclérose et une gliose astrocytaire entourant l'ensemble du lit vasculaire terminal sur 100 cerveaux de patients déments âgés de 64 à 118 ans. L'examen en microscopie électronique de biopsies cérébrales chirurgicales effectuées chez des patients non déments de la 8e décennie n'a pas montré d'altération majeure des cellules endothéliales. La seule anomalie notable était l'amincissement progressif de la paroi endothéliale [8]. Les variations du diamètre de la lumière capillaire font l'objet de descriptions contradictoires, qui pourraient être dues à des différences régionales [48].

Lésions des veinules

Roggendorf et Cervos-Navarro [52] ont signalé la fibrose et l'épaississement des veinules post-capillaires et la fibrose concentrique de veines de plus grand diamètre au cours du vieillissement, du diabète et de l'HTA chronique. Ces lésions peuvent être associées à l'accumulation de matériel osmiophile et à des signes de dégénérescence cellulaire du périthélium.

Barrière hémato-cérébrale

La barrière hémato-cérébrale a longtemps été considérée comme normale au cours du vieillissement cérébral et de la maladie d'Alzheimer. Cependant, la fréquence des lésions du lit vasculaire terminal observées dans ces circonstances et la présence de protéines sériques (IgG, IgM, IgA, C1, C3, C4, préalbumine) extravasées dans les parois des petits vaisseaux qui comportent le dépôt amyloïde [35, 53, 54] ont suggéré que des altérations subtiles de la barrière hémato-cérébrale pouvaient en résulter. En microscopie électronique, l'épaississement et la duplication des membranes basales capillaires ont été décrits par plusieurs équipes [55].

Scheibel insiste sur des altérations spéciales des petits vaisseaux montrés par l'examen en microscopie électronique à balayage et qui seraient constantes au cours de la maladie d'Alzheimer : irrégularités de la paroi produites par des gonflements externes localisés dus à des dépôts d'aspect lipidique sans doute péricytaires, et aspects fenêtrés de l'endothélium. Des lésions du plexus nerveux périvasculaire sont aussi observées, ce qui a fait parler de microangiopathie de dénervation [56, 57]. Certains auteurs ont d'autre part insisté, depuis quelques années, sur l'augmentation fréquente du taux de l'albumine du LCR qui pourrait être la conséquence d'une anomalie de la perméabilité vasculaire cérébrale [58].

La signification de la majorité de ces données a été controversée. L'existence de l'angiopathie amyloïde n'est pas contestée, mais de nombreux auteurs n'en font qu'un témoin de la production exagérée ou de la mauvaise résorption d'amyloïde par le tissu nerveux. D'ailleurs, les lésions de la maladie d'Alzheimer, et particulièrement les plaques séniles, manquent habituellement au voisinage des régions du tissu nerveux qui ont une barrière très perméable, comme l'area postrema, le noyau supra-optique ou paraventriculaire... Le contraire devrait être observé si le dépôt d'amyloïde des parois vasculaires provenait du sang [54]. La plupart des altérations décrites en microscopie électronique peuvent être rapportées à des lésions d'artériolosclérose hypertensive ou d'angiopathie amyloïde débutante. La spécificité des résultats histochimiques ou immunocytochimiques qui avaient montré la présence de constituants sériques à l'examen neuropathologique de la paroi vasculaire cérébrale a aussi été discutée. Il pourrait ne s'agir que d'artéfacts *post mortem* [48, 59, 60]. De plus, les données des études métaboliques cérébrales ne sont pas en faveur d'une diminution primaire de l'apport d'oxygène et de glucose au tissu nerveux dans la maladie d'Alzheimer. Au cours de cette maladie, les stimuli physiologiques, comme les variations de la concentration partielle artérielle en O_2 sont susceptibles d'entraîner des variations normales du débit sanguin cérébral [61].

Il n'en reste pas moins vrai que l'existence de différences régionales nettes dans la susceptibilité des vaisseaux cérébraux à certains processus pathologiques comme le dépôt de substance amyloïde, pourrait indiquer des variations de leurs propriétés physiologiques, et peut-être de leur perméabilité. L'absence de données morphologiques incontestables laisse penser que si une anomalie de la barrière hémato-cérébrale joue un rôle dans la maladie d'Alzheimer, et *a fortiori* dans le vieillissement cérébral, il ne s'agit sans doute que d'un désordre physiologique. Des recherches plus approfondies sont nécessaires pour préciser la cause du dépôt de substance amyloïde dans la paroi des petits vaisseaux cérébraux et ses conséquences sur la barrière hémato-cérébrale.

Références

1 Gallen R.S., Gambino S.R. (1975) : *Beyond normality : the predictive value and efficiency of medical diagnoses.* Churchill Livingstone, New York.

2 Brierley J.B., Graham D.J. (1984) : Hypoxia and vascular disorders of the central nervous system. In *Greenfield's Neuropathology*. J. Hume Adams, J.A.N. Corsellis et L.W. Duchen. (eds), pp. 124-207. Edward Arnold, Londres.
3 Fang H.C.H. (1976) : Observations on aging characteristics of cerebral blood vessels, macroscopic and microscopic features. In *Neurobiology of aging*. R.D. Terry, S. Gershon (eds), pp. 155-166, Raven Press, New York.
4 Pellissier J.-F., Toga M. (1985) : Troubles circulatoires du cerveau âgé. Etude neuropathologique. *Sem. Hôp. Paris*, **61**, 1385-1388.
5 Weller R.O. (1984) : Spontaneous intracranial haemorrhage. "In *Greenfield's Neuropathology*". eds. J. Hume Adams, J.A.N. Corsellis et L.W. Duchen, pp. 208-235, Edward Arnold, Londres.
6 Hauw J.-J., Escourolle R. (1981) : Vieillissement des artères cérébrales. In Accidents vasculaires cérébraux. *Recherche épidémiologique*, 1er Congrès francophone de gérontologie, pp. 3-27, Masson, Paris.
7 Hauw J.-J., Lefauconnier J.-M., Hausser-Hauw C., Hénin D., Duyckaerts C., Delaère P., Chaunu M.-P. (1987) : Hypertension artérielle et cerveau : l'arbre vasculaire cérébral, ses lésions et leurs conséquences. *Rev. Sci. Méd.* **1**, 21-49.
8 Stewart P.A., Magliocco M., Hayakawa K., Farrell C.L., Del Mastro F., Girvin J., Kaufmann J.C.E., Vinters H.V., Gilbert J.A. (1987) : Quantitative analysis of blood-brain barrier ultrastructure in the aging human. *Microvasc. Res.* **33**, 270-282.
9 Escourolle R., Poirier J. (1976) : *Manuel élémentaire de neuropathologie*, Masson, Paris.
10 Boudouresques G., Meininger V., Hauw J.-J. *et al.*, (1980) : Etude neuropathologique des hémorragies intracrâniennes de l'adulte III - Analyse de 107 Hémorragies sous-arachnoïdiennes par rupture anévrysmale. *Rev. Neurol.* (Paris), **136**, 431-443.
11 Ravens J.R. (1976) : Vascular changes in the human senile brain. In *Advances in Neurology*, vol. 20, eds. : J. Cervos-Navarro et coll., pp. 487-501, Raven Press, New York.
12 Gertz H.J., Frydl V. (1987) : *Vascular convolutes in the aging brain*. In *Stroke and Microcirculation*. J. Cervos-Navarro, R. Ferszt (eds). pp. 531-534, Raven Press, New York.
13 Black J.E., Polinsky M., Greenough W.T. (1989) : Progressive failure of cerebral angiogenesis supporting neural platicity in aging rats. *Neurobiol. Aging*. **10**, 353-358.
14 Cook T.A., Yates P.O. (1972) : A histometric study of cerebral and renal arteries in normotensives and chronic hypertensives. *J. Pathol.* **108**, 129-135.
15 Yates P.O. (1976) : Vascular disease of the central nervous system. In "Greenfield's Neuropathology", éds. W. Blackwood, J.A.N. Corsellis, pp. 87-147, Edward Arnold, Londres.
16 Cier J.F., Vincent M., Sassard J., Orcel L., Hauw J.-J., Duyckaerts C., Baudrimont M. (1985) : La circulation cérébrale dans l'hypertension génétique animale. Rôle de l'alimentation. In *Prévention des accidents vasculaires cérébraux*, pp. 23-39, Académie Nationale de Médecine, Paris.
17 Morel F., Wildi E. (1955) : Histopathologie de la sénescence cérébrale. *EMC Psychiatrie*, 37050610.
18 Duckett S., Galle P., Escourolle R., Poirier J., Hauw J.-J. (1977) : Presence of zinc, aluminium, magnesium in striopallidodentate (SPD) calcifications (Fahr's disease) : electron probe study. *Acta Neuropathol.* (Berlin) **38**, 7-10.
19 Feigin I., Budzilovich G.N. (1972) : The general pathology of cerebrovascular disease. In *Vascular diseases of the nervous system, Handbook of Clinical Neurology*. P.J. Vinken et G.W. Bruyn, eds Vol. II, Part I, Chap. 7, pp. 128-167, North Holland, Amsterdam.
20 Gautier J.C. (1976) : Cerebral ischaemia in hypertension. In *Cerebral arterial disease*. R.W.R. Russel (ed.), p. 181-209, Churchill, Livingstone, Edinburgh.
21 Fischer C.M. (1969) : The arterial lesions underlying lacunes. *Acta Neuropath* (Berlin), **12**, 1-15.
22 Fischer C.M. (1971) : Cerebral miliary aneurysms in hypertension. *Am. J. Pathol.*, **66**, 313-324.
23 Fischer C.M. (1982) : Lacunar strokes and infarcts : a review. *Neurology* **32**, 871-6.
24 Lee J., Berry C.L. (1978) : Cerebral micro-aneurysm formation in the hypertensive rat. *J. Path.*, **124**, 7-15.
25 Cole F.M., Yates P.O. (1967) : The occurence and significance of intracerebral micro-aneurysms., *J. Path. Bacter.* **93**, 393-411.
26 Hauw J.-J., Duyckaerts C., Delaère P. : Neuropathology of Alzheimer's disease and of the aging brain. In *The pathology of aging*, éd. S. Duckett, Lea & Febiger, Baltimore, sous presse.

27 Vinters H.V. (1987) : Cerebral amyloid angiopathy. A critical review. *Stroke,* **18,** 311-324.
28 Ishii T., Katemani K.F., Haga S., Sato M. (1989) : The immunocytochemical demonstration of subsequences of the precursor of the amyloid A_4 protein in senile plaques in Alzheimer disease. Neuropathol. *Appl. Neurobiol.* **15,** 135-146.
29 Joachim C.L., Duffy L.K., Morris J.H., Selkoe D.J. (1988) : Protein chemical and immunocytochemical studies of meningovascular β-amyloid protein in Alzheimer's disease and normal aging. *Brain Res.,* **474,** 100-111.
30 Goldagaber D., Lerman M.I., McBride O.W., Saffiotti U., Gajdusek D.C. (1987) : Characterization and chromosomal localization of a cDNA encoding brain amyloid of Alzheimer's disease. *Science* **235,** 877-880.
31 Hardy J. (1988) : Molecular biology of Alzheimer's disease : more questions than answers. *TINS* **11,** 293-294.
32 Tanzi R.E., St George-Hyslop P.H., Gusella J.F. (1989) : Molecular approach to Alzheimer's disease. *TINS,* **12,** 152-154.
33 Duyckaerts C., Delaère P., Poulain V., Brion J.P., Hauw J.-J. (1977) : Does amyloid precede paired helical filaments in the senile plaque ? A study of 15 cases with graded intellectual status in aging and Alzheimer's disease. *Acta Neuropathol.* (Berlin) **91,** 354-359.
34 Hauw J.-J., Duyckaerts C., Delaère P., Chaunu M.-P. (1988) : Hypothèse. Maladie d'Alzheimer, amyloïde, microglie et astrocytes. *Rev. Neurol. (Paris),* **144,** 155-157.
35 Pouplard-Barthelaix A. (1988) : Immunological markers and Neuropathological lesions in Alzheimer's disease. In *immunology and Alzheimer's disease,* éds. : A. Pouplard-Barthelaix, J. Emile et Y. Christen, pp. 7-16, Springer-Verlag, Berlin.
36 Selkoe D.J. (1987) : Deciphering Alzheimer's disease : the pace quickens. *TINS,* **10,** 181-183.
37 Snow A.D., Kinsella M.G., Prather P.B., Nochlin D., Podlisny M.B., Selkoe D.J., Kisilevsky R., Wight T.N. (1989) : A characteristic binding affinity between heparan sulfate proteoglycans and the A_4 amyloid protein of Alzheimer's disease. Amer. Ass. Neuropathol. Abstr. 154, 65th Ann. Meet., June 15-18, 1989.
38 Secor D.L., Read S.L., Frazee J.G., Tomiyasu U., Stanley T., Pardridge W.M., Akers M.A., Vinters H.V. (1989) : Brain biopsies from patients with Alzheimer's disease. Immunohistochemical and ultrastructural study. Amer. Ass. Neuropathol. Abstr. 76, 65th Ann. Meet., June 15-18, 1989.
39 Brown P. (1989) : Central nervous system amyloidoses : a comparison of Alzheimer's disease and Creutzfeldt-Jakob disease. *Neurology* **39,** 1103-1105.
40 Frangione B. (1989) : Systemic and cerebral amyloidosis. *Ann Med.* **21,** 69-72.
41 Hauw J.-J., Vignolo P., Duyckaerts C., Beck H., Forette F., Henry J.-F., Laurent M., Piette F., Sachet A., Berthaux P. (1986) : Etude neuropathologique de 12 centenaires. La fréquence de la démence sénile de type Alzheimer n'est pas particulièrement élevée dans ce groupe de personnes très âgées. *Rev. Neurol.* (Paris), **142,** 105-115.
41 Coria F., Castano E., Prelli F., Larrondo-Lillo M., van Duinen S., Shelanski M.L., Frangione B. (1988) : Isolation and characterization of amyloid P component from Alzheimer's disease and other types of cerebral amyloidosis. *Lab. invest.* **58,** 454-458.
42 Kemper T. (1984) : Neuroanatomical and neuropathological changes in normal aging and in dementia. In *Clinical Neurology of Aging,* éd. M. Albert, pp. 9-52, New York, Oxford Univ. Press.
43 Joachim C.L., Morris J.H., Selkoe D.J. (1988) : Clinically diagnosed Alzheimer's disease : autopsy results in 150 cases. *Ann. Neurol.,* **24,** 50-56.
44 Okasaki H., Reagan T.J., Campbell R.J. (1979) : Clinicopathological studies of primary cerebral amyloidosis. *Mayo Clin. Proc.* **54,** 22-31.
45 Dubas F., Gray F., Roullet E., Escourolle R. (1980) : Leucoencéphalopathies artériopathiques. *Rev. Neurol.* (Paris) **141,** 93-108.
46 Miyakawa T., Shimoji A., Kuramoto R., Higuchi Y. (1982) : The relationship between senile plaques and cerebral blood vessels in Alzheimer's disease and senile dementia. *Virchows Arch.* (Cell Pathol.) **440,** 121-129.
47 Higuchi Y., Miyakawa T., Shimoji A., Katsuragi S. (1987) : Ultrastructural changes of blood vessels in the cerebral cortex in Alzheimer's disease. *Jap. J. Psych. Neurol.,* **41,** 283-290.

48 Mooradian A.D. (1988) : Effects of aging on the blood-brain barrier. Neurobiol. Aging, **9,** 31-39.
49 Hunziker O., Abdel'Al S., Frey H., Veteau M.J., Meier-Ruge W. (1978) : Quantitative studies in the cerebral cortex of aging man. *Gerontology,* **24,** 27-31.
50 Garcia J.H., Ben-David E., Conger K.A., Geer J.C., Hollander W. (1981) : Arterial hypertension injures brain capillaries. Definition of the lesions. Possible pathogenesis. *Stroke* **12,** 410-422.
51 Fertz R., Cervos-Navarro J. (1983) : Cerebrovascular pathology-Aging and brain failure. In *Brain aging : Neuropathology and neuropharmacology* (aging, vol. 21). J. Cervos-Navarro H.-I. sarkander, (eds). pp. 133-151, Raven.
52 Roggendorf W., Cervos-Navarro J. (1984) : Normal and pathologic ultrastructure of human cerebral venules In *The cerebral venous system and its disorders,* éds. : J.P. Kapp et H.H. Schmidek, pp. 37-60, Grune & Stratton, Orlando.
53 Wilmes F., Hossman K.A. (1979) : A specific immunofluorescence technique for the demonstration of vasogenic edema in paraffin embedded material. *Acta neuropathol.* (Berlin), **45,** 47-51.
54 Mann D.M.A., Davies J.S., Yates P.O., Hawkes J. (1982) : Immunohistochemical staining of senile plaques. *Neuropath. Appl. Neurobiol.,* **8,** 55-61.
55 Mann D.M.A. (1988) : Neuropathological and neurochemical aspects of Alzheimer's disease. In *Psychopharmacology of the aging nervous system,* eds. L.L. Iversen, S.D. Iversen et S.H. Snyder, pp. 1-67, Plenum Press, New York & London.
56 Scheibel A., Duong T., Tomiyasu U. (1986) : Microvascular changes in Alzheimer's disease. In The biological substrates of Alzheimer's disease, *UCLA Forum in Medical Sciences Nb 27,* éds : A.B. Scheibel, A.F. Weschler, M.A. Brazier, pp. 177-192, Academic Press, New York.
57 Scheibel A., Duong T. (1988) : On the possible relationship of cortical microvascular pathology to blood brain barrier changes in Alzheimer's disease. *Neurobiol. Aging,* **9,** 41-42.
58 Elovaara I., Igen A., Palo J., Erkinjuntti T. (1985) : CSF in Alzheimer's disease -studies on blood-brain barrier function and intrathecal protein synthesis. *J. Neurol Sci.,* **70,** 73-80.
59 Alafuzoff I., Adolfsson R., Grundke-Iqbal I., Winblad B. (1987) : Blood-brain barrier in Alzheimer dementia and in non-demented elderly. *Acta Neuropathol* (Berlin) **73,** 160-166.
60 Rozemuller J.M., Eikelenboom P., Kamphorst W., Stam F.C. (1988) : Lack of evidence for dysfunction of the blood-brain barrier in Alzheimer's disease : an immunohistochemical study. *Neurobiol. Aging,* **9,** 383-391.
61 Frackowiak R.S.J. (1988) : Cerebral imaging and functions in the dementias. In *Aging and the brain.* R.D. Terry (ed.) Aging vol. 32, pp. 89-107, Raven Press, New York.
62 Feigin I., Popof N. (1963) : Neuropathological changes late in cerebral edema : the relationship to trauma, hypertensive disease, and Binswanger encephalopathy. *J. Neuropathol. Exp. Neurol.* **22,** 500-511.
63 Hauw J.-J., Duyckaerts C., Delaère P. (1988) : Neuropathology of aging and DAT : How can age-related changes be distinguished from those due to disease processes ? In *Etiology of Dementia of Alzheimer's Type,* éds A.S. Henderson, J.H. Henderson (eds), John Wiley and Sons Limited, S. Bernhard, pp. 195-211, Dahlem Konferenzen.
64 Hauw J.-J., Lefauconnier J.M. (1983) : La barrière hémato-encéphalique. Données morphologiques. *Rev. Neurol. Paris,* **139**, 611-624.
65 Masters C., Beyreuter K. (1988) : The blood-brain barrier in Alzheimer's disease and normal aging. Neurobiol. *Aging,* **9,** 43-44.
66 Stehbens W.E. (1972) : *Pathology of the cerebral blood vessel.* C.V. Mosby, Saint-Louis.

2

EFFECTS OF AGING, RISK FACTORS FOR STROKE AND DEMENTIA ON CEREBRAL BLOOD FLOW

J. S. Meyer

Baylor College of Medicine,
Cerebral Blood Flow Laboratories,
Veterans Affairs Medical Center,
Houston, Texas 77030, USA

Summary

Gray and white matter cerebral blood flow (CBF) decline with advancing age. These CBF declines may be accounted for by age-related decreases in cerebral metabolic demands and by increases in cerebrovascular resistance associated with progressive atherosclerosis of the cerebral vessels. After menarche and before menopause, women have higher CBF values than men associated with decreased risk of stroke. After menopause, CBF gender differences are no longer apparent nor are there differences in stroke risk. Cerebral metabolic decreases with aging have been demonstrated as progressive declines of cerebral oxygen consumption and, to a lesser extent, of cerebral glucose consumption. Because cerebral blood flow and metabolism are tightly coupled, declines in cerebral metabolism are accompanied by decreased CBF and these declines are accentuated by the onset of primary degenerative dementias such as Alzheimer's disease. The toxic effects of excessive alcohol consumption, as seen in the alcoholic dementias, and the repeated brain trauma suffered by professional boxers are also associated with excessive age-related CBF declines. Declines in CBF associated with normal aging are enhanced by risk factors for stroke which accelerate cerebral atherosclerosis. These risk factors include hypertension, diabetes, heart disease, hyperlipidemia and smoking, in that order of potency. Interventions by control of risk factors including treatment of hypertension, cessation of cigarette smoking, treatment of diabetes, lowering serum triglyceride levels, treatment of heart disease, and abstinence from alcohol all increase CBF and decrease the threat of stroke and dementia.

Methods

Cerebral blood flow measurements

Two methods have been utilized by this laboratory for non-invasive measurements of cerebral blood flow (CBF), both of which depend on the Fick Principle. One is the ^{133}Xe inhalation method for measuring regional CBF whereby the clearance of the isotopic gas is recorded from sixteen collimated detectors mounted symmetrically over both cerebral hemispheres [12]. Regional CBF is measured from prefrontal, motor, parietal, fronto-temporal, posterior superior temporal, occipital and posterior-inferior temporal regions of both hemispheres. Perfusion rates of gray and white matter are calculated from their rates of clearance as fast and slow components recorded by multiple sodium iodide crystal detectors mounted over the scalp by means of a helmet. Clearance curves are automatically analyzed by means of a computer and printed out as two-dimensional brain maps of regional measurements of cerebral blood flow (rCBF) in mls/100g brain/min for gray and white matter. This method is reliable, simple to carry out and since the helmet is attached to the head, the method does not require immobility of the head. However, the method lacks three-dimensional capability and the excellent resolution provided by the xenon computerized tomographic or CT-CBF method [3].

The second method used by this laboratory for local CBF measurements is the CT-CBF method whereby serial CT scanning of the brain is carried out while the subject is inhaling 27 % stable xenon gas [3]. Xenon gas is a freely diffusible contrast agent detected by the CT scanner with high resolution and in three dimensions. Local cerebral blood flow (LCBF) can be measured in all parts of the brain including the white matter, basal ganglia and thalamus. The ratio of the solubility of xenon gas in brain tissue to blood (local lambda or L_λ values) can be rapidly determined which permits LCBF to be measured with great accuracy. Thus because L_λ values are required for accurate measurement of LCBF and these values differ in white and gray matter and become altered by aging and disease.

Representative cohorts studied

There are two different methodological approaches to study the effects of normal and abnormal aging on CBF among normal volunteers and patients. The first is the use of a cross-sectional design and the second the use of a prospective or longitudinal design. The cross-sectional approach compares CBF values measured among samples representative of different age groups arranged by decades. Although convenient and more rapidly achieved, the cross-sectional design is subject to errors if the populations sampled are not truly representative of normal subjects. Longitudinal designs follow the same individuals over time utilizing serial measurements of CBF. This design is extremely reliable provided that volunteers return for follow-up visits. This laboratory has used both methods and reported results are in excellent agreement [2, 4, 5]. The longitudinal design has the singular advantage of being the only method which permits the study of interventions for correcting any deleterious effects of various risk factors for stroke on age-related CBF declines, such as treatment of hypertension, for example [6]. If hypertension aggravates CBF declines, then treatment of hypertension should arrest or reverse the CBF declines, thereby establishing that hypertension is a risk factor for cerebral atherosclerosis and is responsible for the excessive CBF declines. As will be shown, correction of hypertension by treatment does, in fact, restore CBF toward "normal" levels [6].

Historical considerations

For twenty-five years, there was considerable controversy regarding the role of "normal" aging of the brain as a cause of age-related CBF declines, rather than all CBF declines being due to the cumulative effects of various risk factors and disease processes affecting the blood supply of the brain or its metabolism. The development of the nitrous oxide method for measuring CBF [7] led to the first measurements concerned with effects of aging and cerebrovascular disease on cerebral perfusion and metabolism. However, the early results produced conflicting interpretations. Kety's review of the early CBF literature [7], using cross-sectional analysis, reported direct relationships between advancing age and decreases in CBF and metabolism.

He reported that rapid declines in CBF occurred during adolescence followed by slow and progressive declines throughout youth and senescence. Other investigators concluded that CBF reductions across various age decades were secondary to associated diseases such as hypertension, senile dementia and/or the presence of cerebrovascular disease [8-10] Cross-sectional investigations aimed at resolving these issues [10] utilized an extremes comparison design in which two groups were compared one of middle-aged and the other of elderly volunteers, but consisting only of highly selected males, all of whom were known to be exceptionally healthy and active in the community. Such an extreme design was unable to establish declines in CBF and metabolism attributable to normal aging by comparing these two groups.

Since these early studies, CBF methods and designs of trials have improved. Improvements include meticulous clinical classifications of normals versus risk-factored subjects. As a result it has become apparent that these opposing views were both partially correct. Reasons for divergent results were errors introduced by cross-sectional analysis, whereby small numbers of non-representative subjects were compared. There were also statistical problems leading to type II errors, since small numbers of subjects were studied and there are large standard errors associated with the invasive CBF method used. Furthermore, pooled average flow values for the entire brain were utilized which included both gray and white matter. However, it is gray matter that reveals preponderant rCBF declines associated with advancing age and not white matter [11].

Accentuation of age-related CBF declines by risk factors

Subsequent development of the non-invasive ^{133}Xe inhalation and CT-CBF methods for estimating rCBF of gray and white matter allowed larger numbers of elderly subjects to be studied without discomfort by both cross-sectional and longitudinal designs [1-2, 5, 6, 11-41]. The effects of normal aging could now be separated from those due to associated risk factors and incipient cerebrovascular disease. Evidence reported from this and several other laboratories showed clear-cut age-related declines in rCBF levels *(Figure 1)*. After menarche and before menopause, women have a higher CBF than men as well as decreased risk of stroke *(Figure 2)*, but after menopause, there are no gender differences in either CNF or stroke risk [5, 12-17].

Sustained levels of physical activity in the elderly appear to sustain CBF whereas inactivity leads to accentuation of age-related declines [18]. Gray and, to a lesser extent, white matter CBF values exhibit steady declines with advancing age [11]. Partition coefficients or L_λ, values which are the ratio of the local solubilities in brain to blood for xenon gas, which is lipid soluble, remain constant for white matter with advancing age, but L_λ values for gray matter increase [11]. These gray matter increases in L_λ values of aging gray matter are attributed to increases in lipid or lipofuscin content of neurones

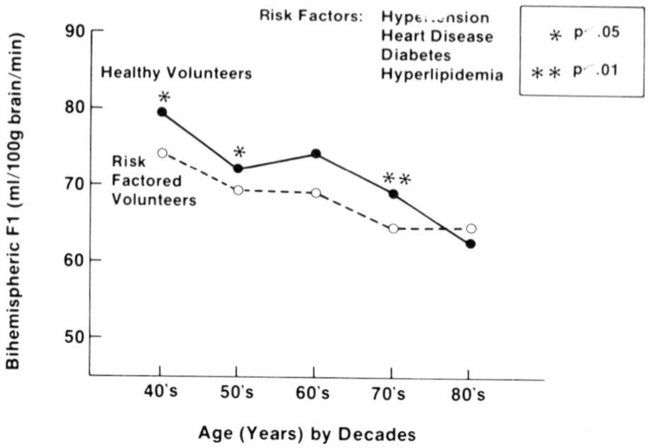

Figure 1. *Cross-sectional analysis of declines in bihemispheric gray matter blood flow values (F1) with advancing age among healthy volunteers without risk factors versus volunteers with risk factors.* Graph showing values for bihemispheric gray matter cerebral blood flow (CBF or F1) for healthy volunteers plotted according to age arranged by decades comparing neurologically normal volunteers with risk factors for stroke (dotted lines) with normal volunteers with risk factors (solid lines). Risk factors for stroke included hypertension, heart disease, diabetes mellitus and hyperlipidemia. There are age-related declines in CBF among both groups of volunteers but the declines are significantly greater among the risk factored group. This study is an example of representative group comparisons following a cross-sectional design.

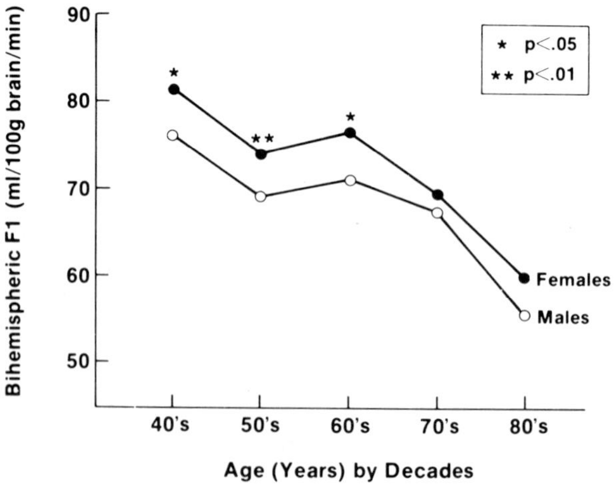

Figure 2. *Cross-sectional analysis of benign age-related declines in bihemispheric gray matter blood flow (F1) among healthy men and women.* This graph compares bihemispheric gray matter CBF (FA) values between men and women plotted according to age arranged by decades. Between menarche and menopause women show higher CBF values than men but after age 60 there are no significant gender differences for CBF declines.

together with a compacting of the gray matter which results in relative increases of the number of neurones per volume of aged gray matter [11].

Comparisons of rCBF measurements by both cross-sectional and longitudinal designs have proven useful for determining the effects of different risk factors for stroke on the rate of age-related decreases of cerebral perfusion.

Cross-sectional analysis of the limited data presently available from PET scanning, as well as earlier studies using the nitrous oxide method, supports the view that age-related declines in local cerebral blood flow are associated with reductions of cerebral metabolism since cerebral glucose and, to a greater extent, cerebral oxygen utilization show age-related declines [19, 23].

This laboratory has continued longitudinal studies of normal and risk-factored volunteers for the past twelve years. Measurements of CBF together with neurological assessments and cognitive testing are carried out at each visit. Evidence has been gathered by both cross-sectional and longitudinal designs that age-related declines in rCBF values become accelerated in subjects with risk factors for stroke. This has been shown by between-group comparisons of non-risk factored normal volunteers compared to neurologically normal individuals with such risk factors as hypertension [6], diabetes mellitus [24], heart disease [4, 5, 25], smoking [24, 26, 27], hyperlipidemia [28, 29], and excessive alcohol consumption [30, 31]. Others have shown that repeated head trauma among professional boxers also reduces CBF [32] and this places such individuals at risk from Alzheimer's disease or dementia pugilistica [66]. CBF values have been shown to be reduced for at least two years prior to the onset of multi-infarct dementia but normal volunteers who later develop Alzheimer's type of dementia show normal CBF and rapid declines only appear after the onset of symptoms of impaired cognition [14]. Hypertension emerged as the most potent risk factor [2, 6, 34, 33] for enhancing CBF declines followed by diabetes mellitus, heart disease, smoking, excessive alcohol consumption and hyperlipidemia in that order of potency *(Figure 3)* [33]. Separate treatment of these risk factors for stroke has been shown to increase CBF often with associated improvement of psychological test performance [6, 29, 33].

Statistically significant correlations have been established between chronic cigarette smoking *(Figure 4)* and/or alcohol consumption and reduced rCBF levels compared to age-matched normals that neither smoked nor drank [24, 26, 27, 34]. Later, it was established that abstention from cigarette smoking *(Figure 5)* or excessive alcohol

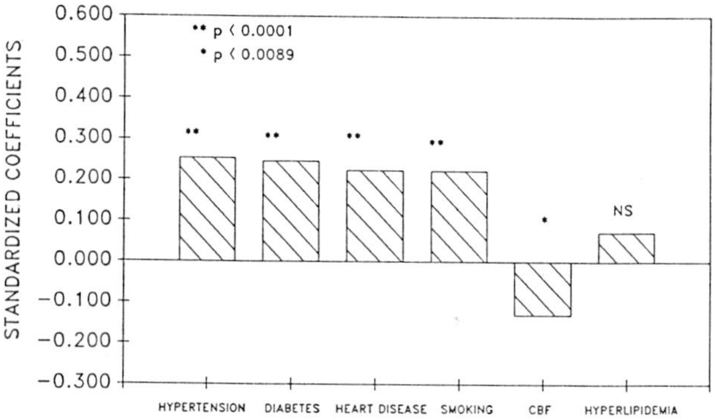

Figure 3. *The relative potencies of individual stroke risk factors contributing to age-related CBF declines are illustrated by bar graphs determined from multiple regression analyses.* Standardized coefficients ranked them in the following order : hypertension (.25296), diabetes mellitus (.24516), heart disease (.22268), smoking (.22155), reduced mean bihemispheric gray matter CBF (-.12965) and hyperlipidemia (.07177). Hyperlipidemia as a risk factor for CBF declines, in this study, did not reach the level of statistical significance, although other studies have confirmed hyperlipidemia as a risk factor for stroke and CBF declines (35).

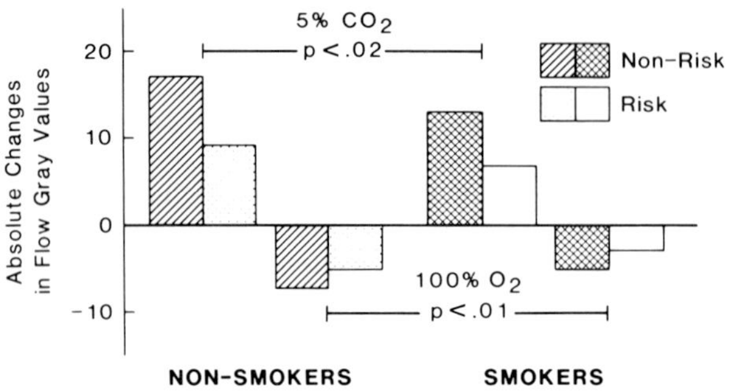

Figure 4. *Changes in mean gray matter hemispheric blood flow compared between smokers and non-smokers among neurologically normal volunteers with and without risk factors for stroke.* This graph compares the absolute increases in cerebral blood flow during 5 % CO_2 inhalation (upper panel) and the decreases in CBF during 100 % O_2 inhalation (lower panel) among neurologically normal volunteers with and without risk factors for stroke, comparing smokers with non-smokers. The non-smokers have higher resting CBF values than cigarette smokers and the vasoconstriction and vasodilatator capacity of the cerebral vessels are reduced among cigarette smokers.

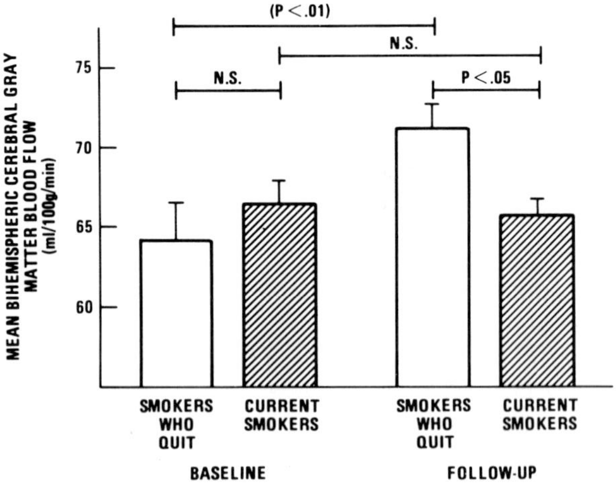

Figure 5. *Prospective analysis of cerebral gray matter flow values before and after cessation from smoking.* Prospective studies of 11 volunteers who quit smoking and 22 controls who continued to smoke showing that subjects who quit smoking cigarettes have significant increases in CBF after one year while subjects who continued to smoke showed no changes in CBF. Vertical bars represent standard estimate of errors. NS = indicates not significant. This is an example of data analysed by group comparisons according to longitudinal designs.

consumption increased CBF [6, 24, 31, 35] so that chronic cigarette smoking and alcohol consumption are to be considered as risk factors for both stroke and dementia.

Cross-sectional and longitudinal studies of normal and abnormal aging indicate that there are two separate mechanisms that operate to produce declines in CBF associated with advancing age. The first mechanism relates to progressive cerebral metabolic decreases associated with normal aging. These age-related in cerebral oxidative metabolism were first demonstrated by the nitrous oxide method [7, 9, 56, 45] and have now been confirmed by PET scanning of oxygen and glucose metabolism within the living brain [22, 23, 36, 37] and are also indirectly confirmed by measurements which show declines in both neuronal cell counts and neurotransmitter levels among the brains of the elderly compared to the brains of young people studied at necropsy [38-40]. Normal age-related declines in CBF, energy metabolism, neuronal morphology and neurotransmitter levels are enhanced by the onset of associated primary degenerative dementias such as Alzheimer's and Parkinson's disease [39, 41-46].

Although CBF declines in normal aging correlate with losses of brain volume or atrophy that accompany advancing age [41, 63, 52], normal older volunteers at age 60 show increases of CBF during mental activation and problem solving which are similar to those of young people [2, 47, 48]. However, these CBF increases with psychological activation are lost in Alzheimer's disease and following extensive cerebral infarction. Likewise the decreases of CBF during slow wave sleep (SWS) and increases of CBF during rapid eye movement (REM) sleep and dreaming are similar at different ages, however, the decreases of CBF during SWS in patients with sleep apnea are excessive and combined with episodic hypoxemia place elderly sleep apneic patients at considerable risk from heart attack and stroke [43, 49].

Losses of cerebral vasomotor reactivity with advancing age

Apart from declines of cerebral metabolic demand that accompagny advancing age, there are also age-related increases in cerebrovascular resistance [1, 2, 4] that reflect the loss of elasticity associated with progressive atherosclerosis of cerebral vessels. These age-related declines of elasticity have been confirmed by testing the vasodilator and vasoconstrictor capacitance of the cerebral vessels during hypocapnia, or hypercarbia or inhalation of 100 % oxygen analyzed by both cross-sectional and longitudinal designs [16, 26, 50-55]. Progressive losses of elasticity of the cerebral vessels [50, 52-54] with aging have been demonstrated by declines in cerebral vasodilator responses during 5 % carbon dioxide inhalation [53] and declines in cerebral vasoconstrictive responses during inhalation of 100 % oxygen [51] and by during voluntary hyperventilation [52]. These declines in the elasticity of cerebral vessels are enhanced by risk factors causing cerebral atherogenesis and stroke, particularly by smoking cigarettes *(Figure 4)* [26]. Losses of cerebral vasomotor capacitance are most evident, and are sometimes lost entirely, among subjects that develop cerebrovascular symptoms including transient ischemic attacks (TIAs), stroke and multi-infarct dementia. During CBF declines induced by hyperventilation, an ischemic threshold has been demonstrated which is around 35-40 mls/100g brain/min, below which CBF does not decline further, presumably because of cerebral ischemic lactic acidosis brought about by the Pasteur effect [50].

Among normal healthy volunteers, mean bihemispheric gray matter cerebral blood flow declines between the ages of 40 to 100 years at the rate of approximately 0.5 mls/100g brain/min but unless dementia supervenes, CBF usually doest not decline below 35-40 mls/100g brain/min probably because resulting cerebral ischemia increases anerobic glycolysis and lactic acidosis [50, 56]. This also accounts for the fact that glucose consumption by the elderly brain declines to a lessor degree than oxygen consumption because of a switch with aging and atherosclerosis to anerobic glycolysis rather than the normal highly efficient glucose oxidation [22].

Regional CBF declines in normal aging are heterogeneous

Declines in regional CBF of the cerebral cortex with advancing age do not appear to be homogenous. Maximal declines are seen in prefrontal regions with parietal, inferior temporal, motor and fronto-temporal regions declining in that order of magnitude as judged from the different slopes of their regression lines. Least rCBF declines are seen in the occipital and posterior superior temporal regions. The "loss of hyperfrontality" with normal aging, first described by Ingvar [68] has also been confirmed by xenon contrast CT-CBF measurements which show most marked declines in frontal white matter as well as gray matter [11, 42]. In general, blood flow of white matter throughout the brain declines more moderately than gray matter with advancing age [11]. Local CBF of subcortical gray matter of the thalamus, putamen and corpus stratum show age-related declines which are comparable to those seen in the cortex [11, 42].

Combined effect of aging and progressive cerebrovascular disease on CBF

Risk factors for stroke, including hypertension, diabetes mellitus, heart disease, hyperlipidemia and smoking are associated with measurable decreases of CBF, for at least two years, prior to the onset of transient cerebral ischemic attacks, stroke and multi-infarct dementia. Mean bihemispheric CBF values are decreased in a step-wise manner according to the severity of the stroke symptoms. Among those with stroke, patients with transient ischemic attacks exhibit the least CBF reductions, patients with completed lacunar strokes exhibit moderate CBF reductions while patients with multi-infarct dementia and Alzheimer's disease demonstrate the most severe CBF reductions [5, 12, 14, 16, 36, 44, 45, 57-60].

Control of risk factors favorably influences cerebral perfusion and cognition

Longitudinal studies of CBF with advancing age indicate that reduced CBF is itself a risk factor for stroke, since CBF declines precede the onset of stroke by two years or more and permit objective testing of interventions [61]. Although nothing can be done to retard advancing age, there are living habits that can be modified to promote optimal health status and sustain cerebral perfusion such as control of hypertension [6, 34]. Physical exercice and avoidance of a sedentary life after age 65 appear to sustain optimal cerebral perfusion as judged by longitudinal studies comparing three groups of otherwise healthy volunteers [61]. After reaching retirement age three groups were compared, those that retired and became inactive, those that retired and maintained a high level of activity and those that continued working. CBF and cognition were optimally maintained in the working and active retired groups but declined in the inactive retirees [48]. The chronic cigarette smoking habit also decreases cerebral perfusion [24, 27] and quitting smoking results in significant CBF increases *(Figure 5)* [24]. Likewise excessive alcohol consumption decreases cerebral perfusion and abstention results in significant increases in both CBF and brain volume measured by serial CT imaging [8, 31].

Hypertension is the most potent single risk factor for reducing CBF and predisposing otherwise neurologically normal individuals to the risk of stroke. Control of chronic hypertension by several different anti-hypertensive therapies increases CBF and reduces the risk of stroke and multi-infarct dementia *(Figures 6* and *7)* [6, 34]. Hyperlipidemia is a less potent risk factor for stroke [28] but long-term correction of hypertriglyceridemia

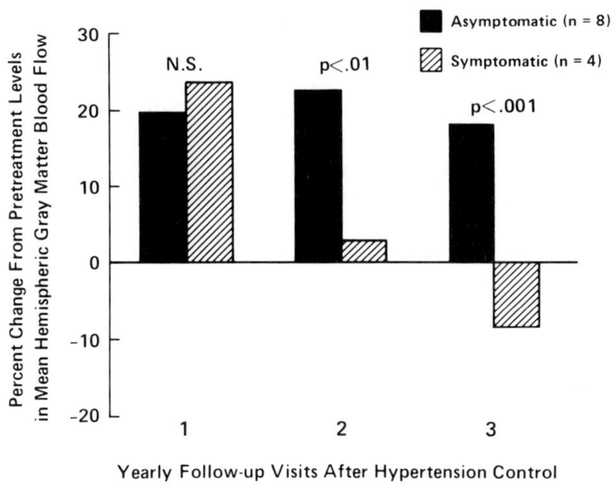

Figure 6. *Graph showing longitudinal comparisons of asymptomatic subjects (black bars) and subjects who later developed stroke symptomatic (striped bars) at yearly intervals following medical control of hypertension.* After one year of hypertension control, both groups show CBF increases. After two years symptomatic subjects showed precipitous declines in CBF which preceded the onset of clinical signs of the stroke while the asymptomatic group continued to show CBF increases as blood pressure was controlled. The differences became more pronounced during the third year.

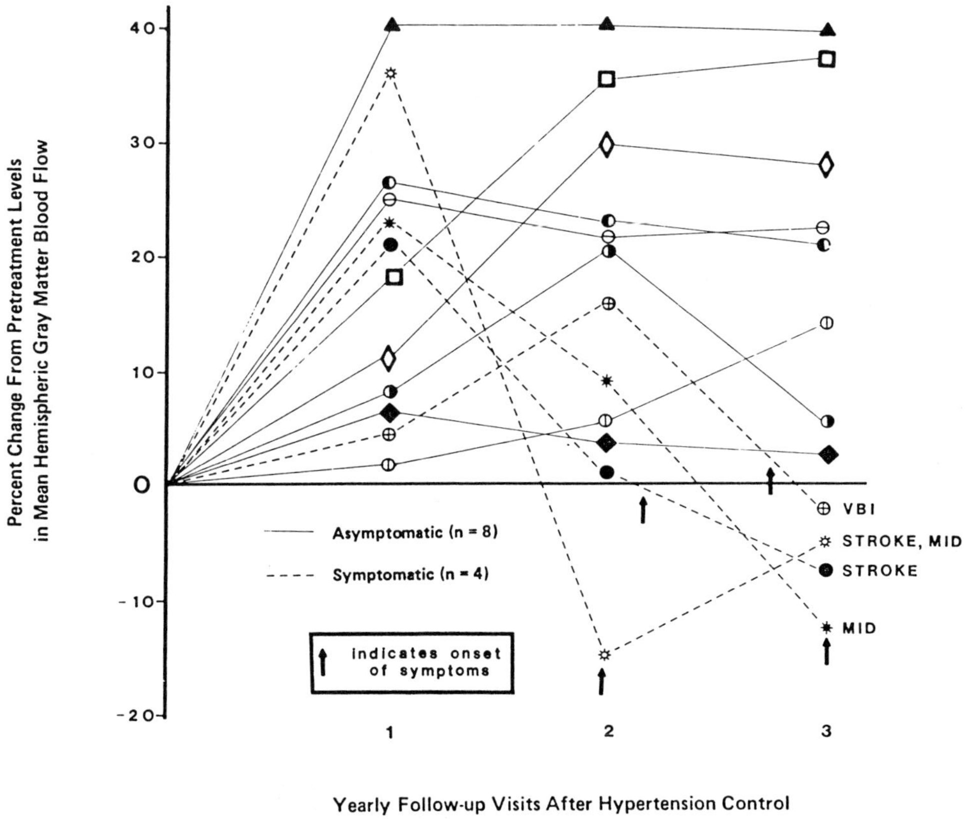

Figure 7. *Percent change in CBF values plotted for individual subjects after medical control of long-standing hypertension.* Solid lines indicate volunteers that remained asymptomatic while dashed lines represent four patients who developed cerebrovascular symptoms. All subjects initially showed CBF increases. However, only asymptomatic subjects continue to maintain higher CBF levels, the symptomatic subjects showed marked declines in CBF.

among elderly patients with cerebrovascular disease by treatment with the lipid-lowering agent, gemfibrozil, resulted in increases of both CBF and cognitive performance *(Figures 8* and *9)* [29]. After hypertension, diabetes mellitus emerges as the second most potent risk factor for reduced CBF and stroke and these patients often exhibit cognitive impairments [33]. There is some evidence that control of hypertriglyceridemia among diabetics also lessens age-related CBF declines and the risk of stroke [33]. Cardiovascular disease is also a potent risk factor for stroke and CBF reductions [5, 33, 34] ranking after

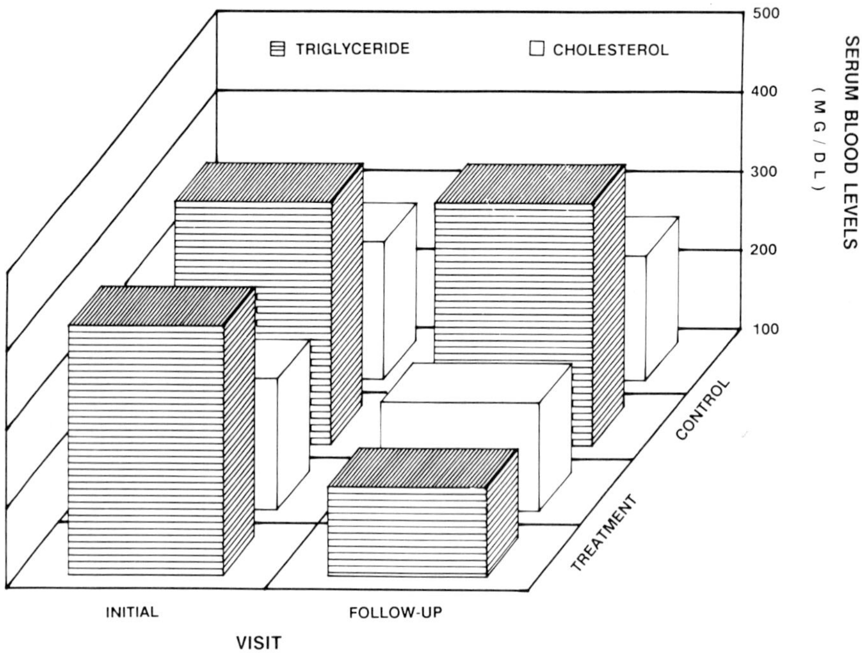

Figure 8. *Comparison of the effects of treatment with gemfibrozil versus no treatment on blood levels of triglycerides and cholesterol over a mean interval of 5.75 months in two groups of patients with cerebrovascular disease.* Triglyceride levels became reduced among the treated group but not among untreated controls.

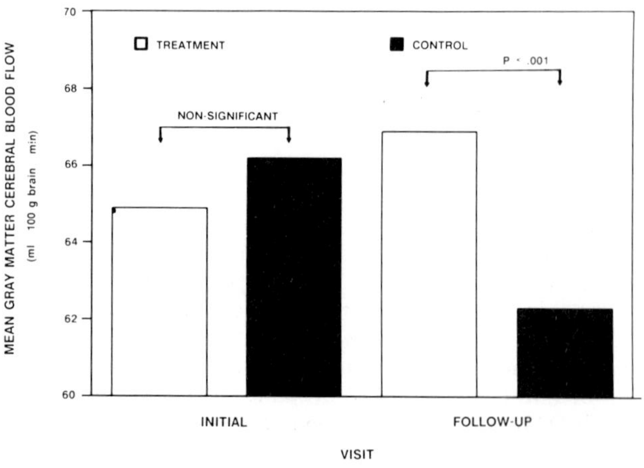

Figure 9. *Changes in cerebral blood flow compared between two groups of hyperlipidemic patients.* One group was treated with gemfibrozil (open bars) and the other control group received no treatment with lipid lowering agents (black bars). Gemfibrozil treated patients showed significant increases in cerebral blood flow compared with untreated controls after treatment for approximately 6 months.

diabetes as the third most potent risk factor for CBF declines [33]. Maintaining optimal cardiac output by control of cardiac dysrhythmias resulting in the prevention of cardiogenic emboli appears to maintain optimal cerebral perfusion and prevent cognitive declines that are often associated with multiple cerebral infarctions [3, 57, 60].

Clinical trials among patients with multi-infarct dementia suggest that control of hypertension, smoking, hyperlipidemia and daily aspirin therapy prevent recurrent cerebral ischemia, embolization and infarction and improve both cerebral perfusion and cognition [59-60].

References

1 Meyer J.S., Ishihara N., Deshmukh V.D. *et al.*, (1978) : Improved method for non-invasive measurement of regional cerebral blood flow by ^{133}xenon inhalation. Part I : Description of method and normal values obtained in healthy volunteers. *Stroke* **9,** 195-205.

2 Meyer J.S. (1978) : Improved method for non-invasive measurement of regional cerebral blood flow by ^{133}xenon inhalation. Part II : Measurements in health and disease. *Stroke* **9,** 205-210.

3 Meyer J.S., Shinohara T., Imai A. *et al.*, (1988) : Imaging cerebral blood flow by xenon-enhanced computed tomography. Technical optimization procedures. *Neuroradiol.* **30,** 282-292.

4 Naritomi H., Meyer J.S., Sakai F. *et al.*, (1979) : Effects of advancing age on regional cerebral blood flow. Studies in normal subjects and subjects with risk factors for atherothrombotic stroke. *Arch. Neurol.*, **36,** 410-416.

5 Shaw T.G., Mortel K.F., Meyer J.S., *et al.*, (1984) : Cerebral blood flow changes in benign aging and cerebrovascular disease. *Neurol.* **34,** 855-862.

6 Meyer J.S., Rogers R.L., Mortel K.F. (1985) : Prospective analysis of long term control of mild hypertension on cerebral blood flow. *Stroke* **16,** 985-990.

7 Kety S.S. (1956) : Human cerebral blood flow and oxygen consumption as related to aging. *J. Chronic Dis.* **8,** 478-486.

8 Sokoloff L. (1979) : Effects of normal aging on cerebral circulation and energy metabolism. In *Brain function in old age.* Hoffmeister F, Muller C (eds). New York, Springer Verlag, pp. 367-380.

9 Gottstein U., Held K. (1979) : Effects of aging on cerebral circulation and metabolism in man. In *Cerebral blood flow and metabolism : Proceedings of the 9th International Symposium of cerebral blood flow and metabolism.* Gotoh F., Nagai H., Tazaki Y. (eds). *Acta. Neurol. Scandinav.*, Suppl. 72, vol. 60, pp. 54-55.

10 Dastur D.K., Lane M.H., Hansen D.B. (1973) : Effects of aging on cerebral circulation and metabolism in man. *Human aging : A biological and behavioral study.* In Birren J.E., Butler R.N., Greenhouse S.W., Sokoloff M.R. USPHS Publication No. 986, Washington D.C. : U.S. Government Printing Office; pp. 57-76.

11 Imai A., Meyer J.S., Kobari M., Ichijo M., Shinohara T., Oravez W.T. (1988) : LCBF values decline while L_λ values increase during normal human aging measured by stable xenon enhanced computed tomography. *Neuroradiol.* **30,** 463-472.

12 Shaw T.G., Mortel K.F., Meyer J.S., Hardenberg J., Okabe T., Okayasu H. (1983) : Four year longitudinal prospective analysis of age-related changes in cerebral blood flow measured in normal healthy and risk factored volunteers. In *Cerebral Vascular Disease 4,* Meyer J.S., Lechner H., Reivich M., Ott E., International Congress Series 616, Excerpta Medica, Amsterdam **4,** 15-21.

13 Meyer J.S., Shaw T.G. (1984) : Cerebral blood flow in aging. Chapter 9 in *Clinical Neurology of Aging.* Albert M.L., Oxford University Press, NY : 178-196.

14 Rogers R.L., Meyer J.S., Mortel K.F. *et al.* (1986) : Decreased cerebral blood flow precedes multi-infarct dementia but follows senile dementia of Alzheimer's type. *Neurol.* **36,** 1-6.

15 Shaw T.G., Meyer J.S., Sakai F., Yamaguchi F., Yamamoto M., Mortel K.F. (1979) : Effects of normal aging versus risk factors for stroke on regional cerebral blood flow (rCBF). In *Cerebral blood flow and metabolism.* Gotoh F., Nagai H., Tasaki Y. (eds). Proceedings of the 9th International Symposium on CBF and Metabolism, Tokyo, Japan. *Acta Neurol. Scand.*, 462-463.

16 Meyer J.S. (1987) : Cerebral hemodynamic studies of normal aging. In : Fourth Colloquium de la Fondation Nationale de Gérontologie. *Le Vieillissement cérébral normal et pathologique.* Maloine, Paris, 176-189.
17 Lenzi G.L., Jones T., Frackowiak R.S.J. *et al.* (1981) : The quantitation of regional cerebral blood flow and oxygen utilization in man with oxygen^{15} and positron emission tomography. In *Cerebrovascular Disease 3,* Excerpta Medica, ed. Meyer J.S. *et al.*, Amsterdam, International Congress Series 532, 113-116.
18 Rogers R.L., Meyer J.S., Mortel K.F. (1989) : After retirement age physical activity sustains cerebral perfusion and cognition. *J. Am. Geriatric Soc.* submitted.
19 Meyer J.S., Shaw T.G. (1984) : Cerebral blood flow in aging, the dementias and depression. In *Handbook of studies of psychiatry and old age.* Burrows GD, Kay DWK (eds). Elsevier Press, Amsterdam, 439-454.
20 Matsuda H., Maeda T., Yamada M., Gui L.X., Hisada K. (1982) : Age-matched normal values and "judgment image" in regional cerebral blood flow measurements by ^{133}Xe inhalation. *Brain Nerve (Japan)* II, 97-100.
21 Kuhl D.E., Metter E.J., Riege W.H. *et al.* (1983) : Effects of human aging on patterns of local cerebral glucose utilization determined by the ^{18}F fluorodeoxyglucose method. *J. Cerebral Blood Flow Metabol.* **2(2),** 163-171.
22 Baron J.C. (1987) : Etude *in vivo* du métabolisme cérébral énergétique au cours du vieillissement normal. In *Fourth Colloquium de Fondation Nationale de Gérontologie.* Le vieillissement cérébral normal et pathologique. Maloine, Paris, 190-199.
23 Kuhl D.E. (1983) : Effects of aging and stroke on patterns of local cerebral glucose utilization. In *Cerebrovascular diseases,* Reivich M. Hurtig H.I., (ed.), Raven Press, New York, 19-27.
24 Rogers R.L., Meyer J.S., Judd B.W., Mortel K.F. (1985) : Abstention from cigarette smoking improves cerebral perfusion among elderly chronic smokers. *JAMA* **253,** 2970-2974.
25 Sotanieni K.S., Mononen H., Hokkanen T.E. (1989) : Long-term cerebral outcome after open heart surgery. A five-year neuropsychological follow-up study. *Stroke* **17,** 410-416.
26 Rogers R.L., Meyer J.S., Shaw T.G., Mortel K.F., Thornby J. (1984) : The effects of chronic cigarette smoking on cerebrovascular responsiveness to 5 % CO_2 and 100 % O_2 inhalation. *J. Am. Geriat. Soc.* **32,** 415-420.
27 Kubota K., Yamaguchi T., Abe Y., Fugiwara T., Hatazawa J., Matsuzawa T. (1983) : Effects of smoking on regional cerebral blood flow in neurologically normal subjects. *Stroke* **14,** 720-724.
28 Meyer J.S., Rogers R.L., Mortel K.F., Judd B.W. (1987) : Hyperlipidemia is a risk factor for decreased cerebral perfusion and stroke. *Arch. Neurol.* **44,** 418-442.
29 Rogers R.L., Meyer J.S., McClintic K., Mortel K.F. (1989) : Reducing hypertriglyceridemia in elderly patients with cerebrovascular diseases stabilizes or improves cognition and cerebral perfusion. *Angiol.* **40,** 260-269.
30 Meyer J.S., Largen J.W., Shaw T., Mortel K.F., Rogers R. (1984) : Interactions of normal aging, senile dementia, multi-infarct dementia and alcoholism in the elderly. In *Alcoholism in the Elderly.* Medical, Social and Biologic Issues. Hartford J.T., Samorajski T. (eds), Raven Press, New York, 227-251.
31 Lotfi J., Meyer J.S. (1989) : Cerebral hemodynamic and metabolic effects of chronic alcoholism. *Cerebr. Brain Metabol. Rev.* **1,** 2-23.
32 Rodriguez G., Ferrillo F., Montano V., Rosadini G., Sannita W.G. (1983) : Regional cerebral blood flow in boxers. *Lancet* **2,** 858.
33 Mortel K.F., Meyer J.S., Sims P.A., McClintic K. (1989) : Cross-sectional and prospective investigations of diabetes mellitus as a risk factor for stroke. *Angiology,* submitted.
34 Rogers R.L., Meyer J.S., Mortel K.F. (1987) : Additional predisposing risk factors for atherothrombotic cerebrovascular disease among treated hypertensive volunteers. *Stroke* **18,** 335-341.
35 Meyer J.S., Judd B.W., Tawaklna T. *et al.* (1986) : Improved cognition after control of risk factors in multi-infarct dementia. *JAMA* **256,** 2203-2209.
36 Frackowiak R.S.J., Lenzi G.Z.,Jones T., Heather J.D. (1980) : Quantitative measurements of regional cerebral blood flow and oxygen metabolism in man using ^{15}O and positron emission tomography : Theory, procedure and normal values. *J. Comput. Assis. Tomogr.* **4,** 727-736.

37 Pantano P., Baron J.C., Lebrun-Grandie P., Duquesnoy N., Bousser M.G., Comar D. (1984) : Regional cerebral blood flow and oxygen consumption in human aging. *Stroke* **15,** 635-641.
38 Brody H. (1978) : Cell counts in cerebral cortex and brainstem. In : *Alzheimer's disease : senile dementia and related disorders.* Aging, Vol. 7. Katzman R., Terry R.D., Bick K.I. (eds), Raven Press, New York.
39 Carlsson A. (1986) : Changes in neurotransmitter systems in the aging brain and in Alzheimer's disease. In : *Alzheimer's disease, the standard reference.* Reisberg B. (ed). New York Free Press, 100-106.
40 Lamour Y., Dutar P. (1987) : Les systèmes de neurotransmitteurs cérébraux au cours du Vieillissement physiologique. In : *Fourth Colloquium de Fondation Nationale de Gérontologie. Le vieillissement cérébral normal et pathologique.* Maloine Paris, 90-105.
41 Tachibana H., Meyer J.S., Kitagawa Y. *et al.* (1985) : Xenon contrast CT-CBF measurements in Parkinsonism and normal aging. *J. Am. Geriat. Soc.* **33,** 413-421.
42 Tachibana H., Meyer J.S., Okayasu H., Kandula P. (1984) : Changing topographic patterns of human cerebral blood flow with age measured by xenon CT. *AJNR* **5,** 139-146.
43 Meyer J.S., Ishikawa Y., Hata T., Karacan I.L. (1987) : Cerebral blood flow in normal and abnormal sleep and dreaming. *Brain Cognition* **6,** 266-295.
44 Tachibana A., Meyer J.S., Kitagawa Y., Rogers R.L., Okayasu H., Mortel K.F. (1984) : Effects of aging on cerebral blood flow in dementia compared to normals. *J. Am. Geriat. Soc.* **32,** 114-120.
45 Lassen N.A., Feinberg J., Lane M.H. (1960) : Bilateral studies of cerebral oxygen uptake in young and aged normal subjects and in patients with organic dementia. *J. Clin. Invest.* **39,** 491-500.
46 Agid Y., Blain J. (1987) : La mort neuronale dans les affections dégénératives du système nerveux central. In : *Fourth Colloquium de Fondation Nationale de Gérontologie. Le vieillissement cérébral normal et pathologique.* Maloine Paris, 200-214.
47 Hagstadius S., Risberg J. (1983) : The effects of normal aging on rCBF during resting and functional activation. *rCBF Bulletin* **6,** 116-120.
48 Ewing J.R., Brown G.C., Gdowski J.W., Simkins D.O., Levine S.R., Welch K.M.A. (1989) : Stroke risk and age do not predict behavioral activation of brain blood flow. *Ann. Neurol.* **25,** 571-576.
49 Shaw T.G., Cutaia M.M., Meyer J.S., Mortel K.F., Yamamoto M., Karacan I., Derman S. (1981) : Age-related changes in regional cerebral blood flow during sleep in normals, sleep apneics and narcoleptics. In *Cerebral vascular disease 3,* 10th Salzburg Conference. International Congress Series 532, Excerpta Medical Amsterdam 166-171.
50 Yamaguchi F., Meyer J.S., Sakai F., Yamamoto M. (1979) : Effects of normal aging on cerebral vasoconstrictive responses to hypocapnia with demonstration of ischemic threshold. In *Cerebral blood flow and metabolism.* Gotoh F., Nagai H., Tasaki Y. (eds). Proceedings of the 9th International Symposium on CBF and Metabolism, Tokyo, Japan. *Acta Neurol. Scand.* 88-89.
51 Rogers R.L., Meyer J.S., Mortel K.F., Mahurin R.K., Thornby J. (1985) : Age-related reductions in cerebral vasomotor reactivity and the law of initial values : a 4-year prospective longitudinal study. *J. CBF and Metab.* **5,** 79-85.
52 Yamaguchi F., Meyer J.S., Sakai F., Yamamoto M. (1979) : Normal human aging and cerebral vasoconstrictive responses to hypocapnia. *J. Neurol. Sciences* **44,** 87-94.
53 Yamamoto M., Meyer J.S., Sakai F., Yamaguchi F. (1980) : Aging and cerebral vasodilator responses to hypercapnia. *Arch. Neurol.* **37,** 489-496.
54 Meyer J.S. (1979) : Effects of normal aging versus disease on cerebral vasomotor responsiveness. *International Congress Series 507,* Cerebral Circulation, Toulouse, Excerpta Medica, Amsterdam 133-138.
55 Robertson W.M., Welch K.M.A., Levine S.R., Schultz L.R. (1989) : The effects of aging on cerebral blood flow in migraine. *Neurol.* **39,** 947-951.
56 Scheinberg P., Blackburn I., Rich M., Saslaw M. (1953) : Effects of aging on cerebral circulation and metabolism. *ARch. Neurol. Psychiat.* **70,** 77-85.
57 Meyer J.S., McClintic K., Rogers R.L., Sims P., Mortel K.F., (1988) : Etiologic considerations and risk factors for multi-infarct dementia. *J. Neurol. Neurosurg. Psychiatr.* **51,** 1489-1497.

58 Meyer J.S., McClintic K., Sims P., Rogers R.L., Mortel K.F., (1988) : Etiology, prevention and treatment of vascular and multi-infarct dementia. In : *VAscular and muti-Infarct dementia,* Meyer J.S., Lechner H., Marshall J., Toole J.F. (eds), Futura Publishing Co., Mount Kisco, New York, 129-148.
59 Meyer J.S., Rogers R.L., Mortel K.F. (1989) : Multi-infarct dementia demography, risk factors and therapy. In *Cerebrovascular disease.* Ginsberg M.D., Dietrich W.D., (eds). Raven Press, 199-206.
60 Meyer J.S., Rogers R.L., McClintic K., Mortel K.F., Lotfi J. (1989) : Randomized clinical trial of daily aspirin therapy in multi-infarct dementia : A pilot study. *J. Am. Ger. Soc.* **37,** 549-555.
61 Meyer J.S., Rogers R.L., Mortel K.F. (1984) : Progressive cerebral ischemia antedates cerebrovascular symptoms by two years. *Ann. Neurol.* **16,** 314-320.
62 Malamed E., Lavy S., Bentin S. *et al.* (1980) : Reduction in regional cerebral blood flow during normal aging in man. *Stroke* **11(1),** 31-35.
63 Kitagawa Y., Meyer J.S., Tanahashi N. *et al.* Cerebral blood flow and brain atrophy correlated by xenon contrast CT scanning. *Computer. Radiol.* **9,** 331-340.
64 Rogers R.L., Meyer J.S., Shaw T.G. *et al.* (1983) : Cigarette smoking decreases cerebral blood flow suggesting increased risk for stroke. *JAMA* **250,** 2796-2800.
65 Rodriguez G., Warkentin S., Risberg J., Rosadini G. (1988) : Sex differences in regional cerebral blood flow. *J. CBF Metab.* **8,** 783-789.
66 Amaducci L.A., Fratiglioni L., Rocca W.A. *et al.* (1986) : Risk factors for clinically diagnosed Alzheimer's disease : a case-controlled study of an Italian population. *Neurol.* **36,** 922-931.
67 Meyer J.S., Ryu T., Toyoda M., Shinohara Y., Eiderholt I., Guiraud B. (1969) : Evidence for a Pasteur effect regulating cerebral oxygen and carbohydrate metabolism in man. *Neurol.* **19,** 954-962.
68 Ingvar D.H. (1979) : "Hyperfrontal" distribution of the cerebral gray matter flow in resting wakefulness on the functional anatomy of the conscious state. *Acta Neurol. Scand.* **60,** 12-25.

3

RÉSULTATS HÉMODYNAMIQUES ET PSYCHOMÉTRIQUES DE LA NICERGOLINE CONTRE PLACEBO CHEZ DES SUJETS ÂGÉS NON DÉTÉRIORÉS

A. Bès, J.-P. Balague, A. Pavy-le-Traon, A. Azimon, A. Rous de Feneyrols, G. Géraud

Service de Neurologie, CHU Rangueil, Toulouse, France

Introduction

Evaluer l'effet d'un agent alpha-bloquant : la nicergoline (Sermion) dans une population de sujets âgés non détériorés, tel est le but de l'étude prospective réalisée sur une période de 6 mois que nous présentons ici. Il s'agit d'une étude randomisée, en double aveugle, comportant un groupe sous nicergoline contre un groupe placebo explorés par des méthodes hémodynamiques et psychométriques.

Matériel et méthodes

Sélection des patients

L'étude a porté sur 53 patients : 17 hommes, 35 femmes d'un âge moyen de 68 ans (58-82). Le recrutement s'est fait par l'intermédiaire de médecins généralistes. Il s'agissait de sujets en bonne santé, non hypertendus, vivant dans leur milieu habituel, non détériorés (scores compris entre 18 et 32 à l'échelle d'aptitudes intellectuelles d'Israël), non dépressifs (score inférieur à 20 à l'échelle de dépression de Montgomery et Adsberg, MADRS). Aucune thérapeutique vasodilatatrice ou psychoactive n'a été administrée pendant la durée de l'étude.

Ont été exclus les patients présentant :

- des lésions encéphaliques;
- des troubles psychiatriques;
- une maladie générale.

Technique de mesure

Le Débit Sanguin Cérébral (DSC) a été mesuré par la technique d'inhalation de xénon 133, avec un appareil Inhamatic 33 (Medimatic) comprenant 32 compteurs à scintillations (16 en regard de chaque hémisphère) répartis perpendiculairement sur le scalp du sujet. Deux paramètres ont été étudiés : le débit cortical (F1) et l'*Initial Slope Index* (ISI), index de débit moyen mesuré au cours des deux premières minutes sur la courbe de clearance du xénon [1]. La frontalité exprimée en pourcentage, compare la perfusion des lobes frontaux et pré-frontaux explorée par les 5 détecteurs les plus antérieurs sur chaque hémisphère, au reste du cerveau [2].

Etude psychométrique

Elle a été conçue de manière à ce que le temps de passation n'excède pas 30 minutes. Elle est essentiellement centrée sur l'attention sélective et la stratégie visuo-spatiale. Nous avons donc réalisé :

— l'échelle MADRS entrant dans les critères d'inclusion ainsi que le test de Benton [3] dans sa forme reproduction immédiate qui confirme l'échelle d'Israël, préalablement établie par le médecin traitant;

— deux tests informatisés mis au point dans le service [4] et présentés sur un support vidéo : le test des carrés inspiré du double barrage de Zazzo et le test du labyrinthe. Le test des carrés implique une réponse motrice (vrai ou faux) à chaque présentation de stimulus. Nous ne mesurons que l'indice d'inexactitude. Le quotient vitesse a été supprimé, l'appareil informatique ne mesurant pas les temps réels. Pour le test du labyrinthe, nous avons mesuré le quotient d'exactitude;

— trois tests classiques : le *Trail Making Test* (partie A et B) extrait de la batterie de Halstead-Reitan [5] et le double barrage de Zazzo;

— l'autoévaluation de l'anxiété selon Zung ainsi qu'une échelle supplémentaire de dépression, adaptée au sujet âgé, la *Geriatric Depression Scale* (GDS) de Yesavage.

Répartition

A J0, jour de l'inclusion, les tests psychométriques et la mesure du débit sanguin cérébral sont réalisés. Pendant 6 mois, de manière randomisée et en double aveugle : 28 sujets, 9 hommes et 19 femmes ont reçu oralement de la nicergoline (Sermion) sous forme Lyoc à 10 mg 3 fois par jour, 25 sujets 8 hommes et 17 femmes ont reçu un placebo 3 fois par jour ayant la même présentation.

Le *Tableau 1* montre que les deux populations sont homogènes, en particulier dans la répartition du niveau culturel. Au 90e jour, un contrôle clinique a été effectué pour rechercher des critères d'exclusion d'apparition récente, sous la forme d'une pathologie intercurrente. Au 180e jour, à la fin de l'étude, les critères d'exclusion étant recherchés, les tests psychométriques et la mesure de débit ont été à nouveau réalisés.

Résultats

Pour l'ensemble de la population

Sur le plan hémodynamique. La *Figure 1* étudie l'évolution du débit sanguin cérébral sur les 6 mois. On constate qu'il n'existe pas de différence significative entre les deux

Tableau 1. *Répartition en âge, sexe et niveau culturel des deux populations étudiées.*

Groupe sous nicergoline :	28 sujets : 9 hommes, 19 femmes Age moyen : 68 ans (58-82)			
Groupe sous placebo :	25 sujets : 8 hommes, 17 femmes Age moyen : 68 ans (60-80)			
Niveau culturel	2	3-4	5-6	7
Groupe nicergoline	2	17	5	7
Groupe placebo	2	14	3	6

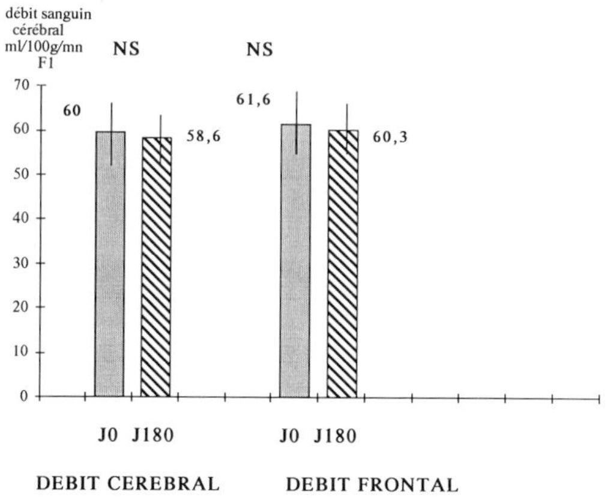

Figure 1. *Comparaison des valeurs de débit sanguin cérébral dans la population totale n = 53, entre le début (J0) et la fin de l'étude (J180).*

mesures de débit, que ce soit pour le débit cérébral global comme pour le débit frontal. Pour la population totale, les valeurs hémodynamiques retrouvées restent stables pendant la durée de l'étude.

La frontalité moyenne exprimée en pourcentage à J0 est dans notre population de 4,2 % ± 6,61. Ce résultat est comparable à celui (3,2 %) d'une étude antérieure réalisée dans une population d'âge identique [6, 7]. Nous confirmons en outre *(Figure 2)* la baisse avec l'âge de l'hyperfrontalité hémodynamique physiologique [8].

Sur le plan psychométrique. La comparaison de la vitesse obtenue au test de Zazzo, entre la population d'âge compris entre 60 et 70 ans et celle d'âge compris entre 70 et 80 ans

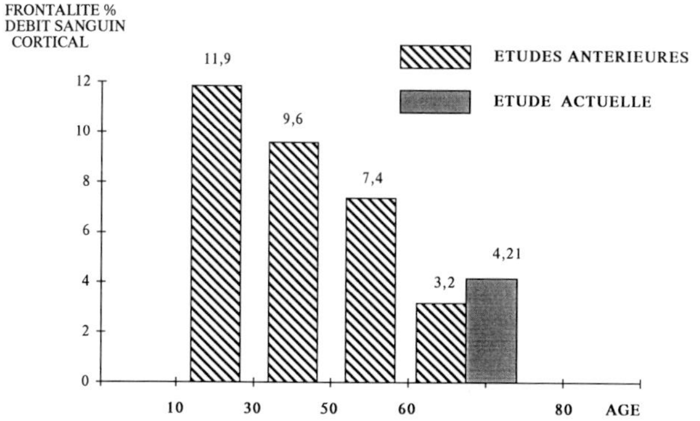

Figure 2. *Valeur moyenne de l'hyperfrontalité, hémodynamique corticale dans l'étude actuelle et dans une étude antérieure* [8] *portant sur des sujets de différentes tranches d'âge.*

met en évidence *(Figure 3)* une différence significative $p < 0,02$ que ce soit à J0 comme à J180. La population plus jeune est plus rapide au test de Zazzo que la population plus âgée.

Le *Trail Making Test* partie B est assez bien corrélé avec l'âge *(Figure 4)*. Plus les patients sont avancés en âge, plus le temps d'exécution du test est long.

Aucune corrélation n'a été obtenue entre les valeurs hémodynamiques et les valeurs psychométriques. Les résultats obtenus dans l'ensemble de la population n'ont rien de surprenant et ont eu simplement pour but de valider les mesures de débit sanguin cérébral ainsi que la passation des tests.

Comparaison des populations traitée et non traitée

Les deux populations sont homogènes en nombre, en âge, en sexe, en niveau culturel. Les scores d'anxiété de l'échelle de Zung et les scores de l'échelle de dépression de Yesavage sont comparable *(Tab!eau 1)*.

En ce qui concerne la pression sanguine artérielle, la *Figure 5* montre que les valeurs de la tension artérielle ne sont pas différentes entre les deux populations et que ce

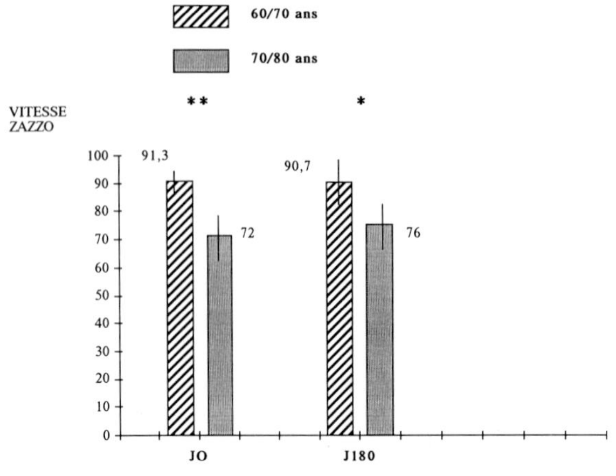

Figure 3. *Comparaison de la vitesse du test de Zazzo par tranches d'âge n = 53, au début (J0) et à la fin (J180) de l'étude.*

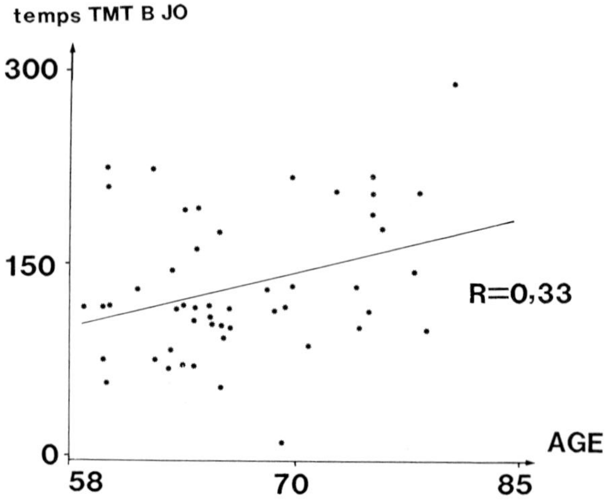

Figure 4. *Corrélation pour les 53 patients entre l'âge et le temps de passation du Trail Making Test (partie B) au début de l'étude (J0).*

paramètre n'a pas varié significativement sur 6 mois dans chaque groupe de patients, que ce soit pour la pression systolique ou pour la pression diastolique. Il n'y avait pas dans le groupe sous nicergoline comme dans le groupe placebo de sujets hypertendus.

Sur le plan hémodynamique. Si on étudie *(Figure 6)* l'évolution spontanée sur 6 mois du débit sanguin cérébral dans les deux groupes, on constate :

— pour les patients sous nicergoline : la moyenne des DSC a augmenté modérément de 4 points, passant de 58,7 ml/100 g/min à 62,8 ml/100 g/min. La différence n'est pas significative. Le débit sanguin cérébral est donc resté stable pendant les 6 mois de l'étude dans la population traitée;

— pour les patients sous placebo : à l'inverse, le débit a diminué. Il passe de 61,2 ml/100 g/min à 53,8 ml/100 g/min. Cette baisse, de l'ordre de 12 %, est significative ($p < 0,02$). Si on compare entre les deux groupes *(Figure 7)* la différence entre le débit à J180 et le débit à J0, on constate que cette différence est positive de l'ordre de 4 points pour le groupe traité et ce au niveau cérébral global comme au niveau frontal. Par contre cette différence est négative de l'ordre de 7 points dans la population placebo, ici aussi au niveau cérébral et frontal. Dans les deux cas, la comparaison entre les deux populations est significative ($p < 0,02$).

Nous constatons donc, sur le plan hémodynamique que le débit sanguin cérébral est resté stable dans la population sous nicergoline, et qu'il a baissé spontanément et significativement de 12 % dans la population placebo.

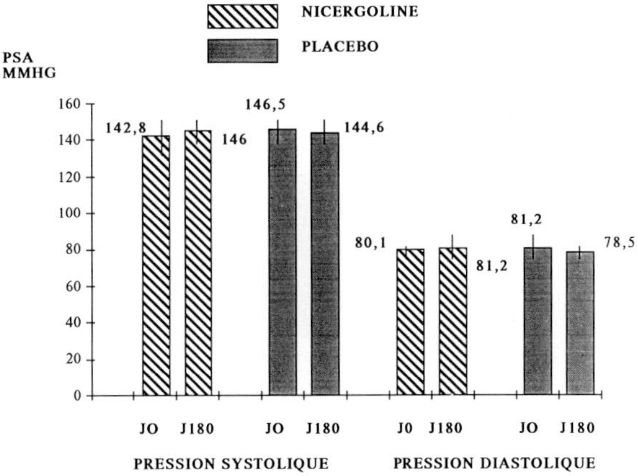

Figure 5. *Evolution de la pression sanguine artérielle sur 6 mois dans le groupe nicergoline et le groupe placebo.*

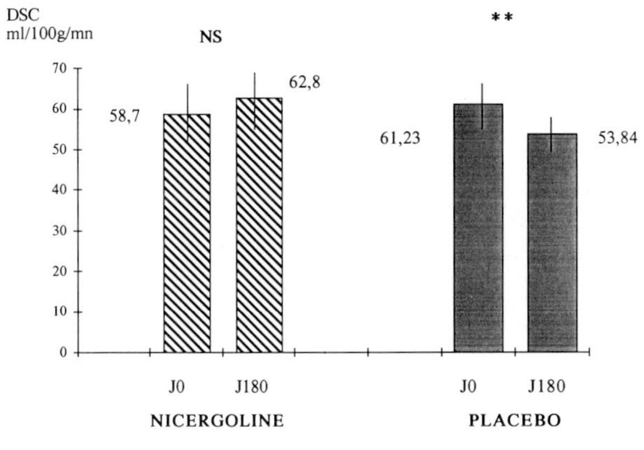

Figure 6. *Evolution spontanée du DSC sur 6 mois dans le groupe nicergoline et le groupe placebo.*

Sur le plan psychométrique. La comparaison des scores obtenus aux différents tests de la batterie réalisée à J0 ne permet pas de retrouver de différence significative entre les deux populations. Il en est de même 6 mois plus tard *(Figures 8 et 9).* Il n'existe pas non plus de différence significative entre les deux populations en ce qui concerne la variation sur les 6 mois des scores obtenus aux test psychométriques.

Nous n'avons retrouvé aucune corrélation significative entre les valeurs de débit sanguin cérébral et les valeurs obtenues aux tests psychométriques que ce soit pour la population traitée ou pour la population placebo.

Discussion

La baisse de l'hyperfrontalité avec l'âge est désormais un fait démontré. Il existe une corrélation inverse significative entre âge et hyperfrontalité hémodynamique physiologique [9]. Le maintien du débit sanguin cérébral au cours d'une période d'observation de 6 mois dans la population totale et dans le groupe traité n'est pas un fait surprenant. Par contre, la baisse de débit sanguin cérébral significative, diffuse et homogène sur l'ensemble du cerveau, dans le groupe placebo, pose problème.

Aucun phénomène pathologique ou psychopathologique n'est intervenu. Il n'y a pas eu de modification tensionnelle. La technique de mesure du débit est correcte, les valeurs

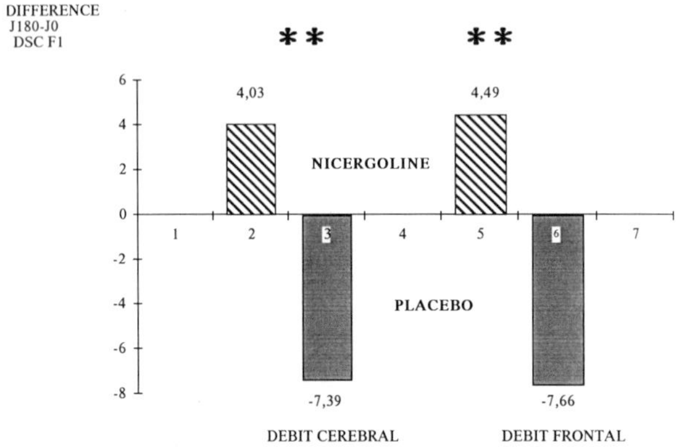

Figure 7. *Comparaison de la différence J180-J0 des valeurs de débit sanguin cérébral entre le groupe nicergoline et le groupe placebo.*

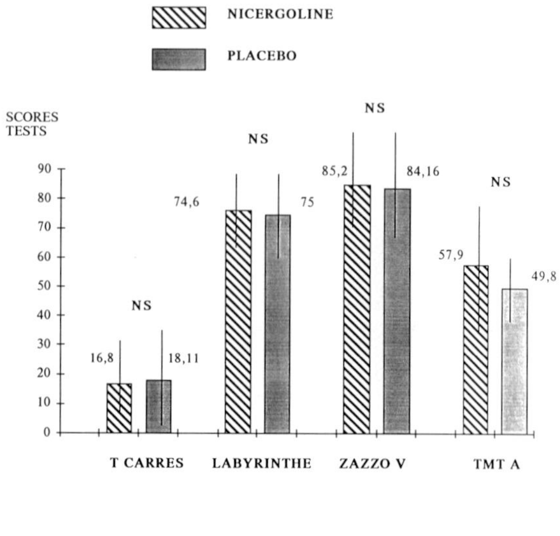

Figure 8. *Comparaison des scores obtenus à J0 aux différents tests psychométriques entre le groupe nicergoline et le groupe placebo.*

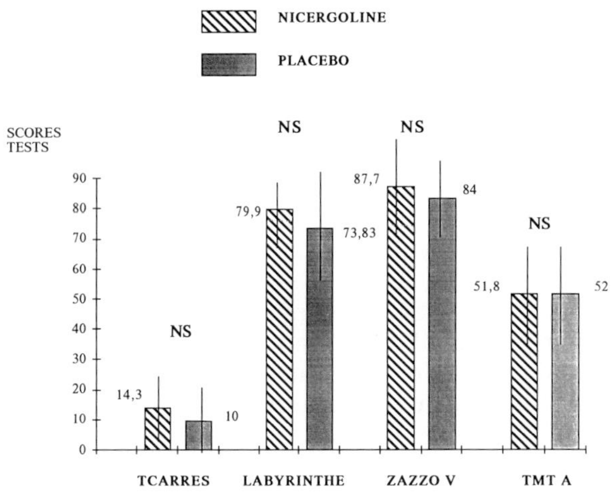

Figure 9. *Comparaison des scores obtenus à J180 aux différents tests psychométriques entre le groupe nicergoline et le groupe placebo.*

de PCO_2 ne sont pas significativement différentes entre les deux populations. Il pourrait s'agir d'un artefact provoqué par l'anxiété, importante lors du premier examen et diminué lors de la seconde mesure de débit mais les scores à l'échelle de Zung réalisés au même moment ne sont pas significativement différents entre les deux populations, et on ne voit d'ailleurs pas pourquoi les deux sous-groupes de patients se comporteraient différemment à cet égard. Il ne semble donc pas s'agir ici d'une variation due à une pathologie intercurrente ou à un artefact.

S'agit-il d'une évolution « physiologique » due à l'âge et retrouvée même sur une durée d'observation courte ? On peut néanmoins se poser la question de l'évolution à long terme devant une baisse de débit de cet ordre sur 6 mois.

Sur le plan psychométrique, il faut bien dire que les résultats sont décevants. Certes, nous retrouvons des corrélations avec l'âge et des différences significatives entre les classes d'âge. Mais aucune corrélation hémodynamique/psychométrie n'est significative, que ce soit dans la population générale ou dans les groupes traités ou non traités. La sensibilité des tests utilisés était-elle suffisante dans la mesure où n'étaient explorées que l'attention sélective et la stratégie visuo-spatiale ? Une échelle de mémoire, ou des tests étudiant plus particulièrement les fonctions frontales seront peut-être à réaliser dans une étude ultérieure.

La nicergoline, per os, à long terme, possède donc un effet hémodynamique : maintien du débit sanguin cérébral contre une baisse de 12 % significative dans le groupe placebo. Les précédentes études hémodynamiques sur ce produit n'avaient été réalisées que sur des périodes courtes :

— Chapuy [10] retrouvait par voie parentérale IV ou IM sur quelques heures une augmentation significative du débit de l'ordre de 13 %;

— Thouvenot [11] démontre, de la même manière, une augmentation de 10 % de la perfusion cérébrale. Par contre, la prise orale sur 20 jours à 30 mg/jour n'avait pas entraîné de variation du débit.

Il n'existait pas, par ailleurs, d'étude à long terme couplant l'hémodynamique cérébrale et la psychométrie chez le sujet âgé.

Conclusion

Ce travail confirme, d'une part, l'évolution des paramètres hémodynamiques et psychométriques avec l'âge. D'autre part, il montre l'effet hémodynamique cérébral de la nicergoline prise per os et au long cours. Le débit sanguin cérébral se maintient dans le groupe traité, il diminue significativement, de l'ordre de 12 %, dans la population traitée par un placebo. Aucun effet sur les scores des tests psychométriques n'a été retrouvé. Cela démontre une nouvelle fois les difficultés pour réaliser une batterie de tests sensibles chez le sujet âgé non détérioré.

Cet effet protecteur de la nicergoline sur la circulation cérébrale, mis en évidence dans cette étude, mériterait d'être confirmé par un travail faisant appel à des tests psychométriques plus adaptés parce que plus sensibles au vieillissement cérébral physiologique, et partant sur une période d'observation plus longue de manière à quantifier de façon prospective le déclin du débit sanguin cérébral chez des sujets âgés dépourvus de tout facteur de risque vasculaire.

Références

1 Risberg J., Ali Z., Wilson E.M., Will E.L., Halsey J.H. (1975) : Regional cerebral blood flow by 133 Xenon inhalation. *Stroke,* 142-148.

2 Bès A., Guell A., Dupui Ph., Mauroux J.L., Géraud G. (1985) : Loco Regional CBF studied by 133 Xenon inhalation technique. Frontal pattern in aging and dementia. *J. Neurol.* 232- Abst. 09-08-07.

3 Benton Al. (1968) : Differential behavioral effects in frontal lobe disease. *Neuropsychologic* **6,** 53-40.

4 Azimon A. (1985) : Essai d'étalonnage de tests psychométriques informatisés, application à l'étude du vieillissement cérébral normal. *Thèse médecine Toulouse.*

5 Reitan R.M. (1958) : Validity of the Trail Making as an indication of organic brain damage. *Percep Motor Skills* **8,** 271-276.

6 Dupui Ph., Guell A., Bessoles G., Géraud G., Bès A. (1984) : Cerebral blood flow in aging : decrease of hyperfrontal distribution. *Monogr. Neurol. Sci.* **11,** 131-138.

7 Bès A. *et al.* (1987) : Confrontations de données hémodynamiques électriques et psychométriques au cours du vieillissement cérébral normal. *Circulation et Métabolisme du Cerveau* **4,** 175-186.

8 Bès A., Guell A., Fabre N., Fanjaud G., Géraud G. (1985) : Cortical blood flow and frontal distribution in aging studied by 133 Xenon inhalation technique. *Physiologist,* 8-63.

9 Bès A., Arne-Bès M.C., Dupui Ph., Géraud G. (1985) : Hyperfrontal distribution of cerebral blood flow. Correlation with computerized EEG and relationship with handedness. *J. Cereb. Blood Flow Metabol.* 5.

10 Chapuy P., Maltaverne A., Méhier H. (1984) : Etude des effets de la nicergoline sur le débit sanguin cérébral local du sujet âgé par la cartographie de débit au Xénon radioactif. *Lyon Médical* **252,** 18, 357-361.

11 Thouvenot P., Guerci O., Laurens M.H., Itty C., Robert J. (1984) : Modifications des débits sanguins cérébraux et évolution clinique du comportement des sujets âgés traités par nicergoline. *Psychologie médicale,* **16,** 9, 1571-1585.

4

SUBSTANCE BLANCHE, MÉTABOLISME CÉRÉBRAL ET VIEILLISSEMENT

J.-C. Baron

Unité INSERM U. 320 et CYCERON, 14000 Caen, France

C'est au cours des dernières années que les nouvelles méthodes d'imagerie morphologique ont permis de mettre en évidence des anomalies de la substance blanche périventriculaire en rapport avec le vieillissement : leucoaraïose en tomodensitométrie et hyper-signaux de la substance blanche en IRM pondérée en T2 [1].

La fréquence de ces anomalies augmente sensiblement avec le vieillissement normal et semble d'autant plus grande qu'il existe des facteurs de risque vasculaire, en particulier l'hypertension artérielle [2]. Par ailleurs, la présence de ces anomalies de la substance blanche est corrélée à l'existence de troubles cognitifs parfois discrets mais significatifs par rapport à une population indemne de ces anomalies [3,4]. Ainsi, alors même que le substratum anatomique de ces anomalies radiologiques reste encore incertain [1]; leur rôle dans le déclin intellectuel lié à l'âge et dans le développement d'éventuelles démences vasculaires (avec à l'extrême la leucoencéphalopathie hypertensive de Binswanger) semble de plus en plus vraisemblable.

La tomographie par émission de positons permet de mesurer de façon quantitative le métabolisme énergétique régional, qu'il s'agisse de la consommation d'oxygène ou de l'utilisation du glucose. Cette méthodologie a été appliquée à l'étude du vieillissement cérébral normal et pathologique et a permis d'apporter un certain nombre d'éléments nouveaux qui ont été exposés en détail ailleurs [5]. Dans le *Tableau I* sont résumés les éléments de ces travaux ayant trait à la substance blanche. Sur les huit études publiées, [6, 13], six n'ont pas montré de diminution significative de l'activité métabolique mesurée au niveau de la substance blanche hémisphérique. Sur les quatre études ayant porté sur la consommation d'oxygène, une seule a montré une diminution significative [9]; la même proportion se retrouve en ce qui concerne la consommation de glucose [10]. L'analyse de ces divergences concernant le métabolisme de la substance blanche en fonction de l'âge doit prendre en compte les résultats trouvés dans les mêmes études au niveau du cortex cérébral *(Tableau I)*. Ainsi, sur les huit études, cinq ont montré une diminution significative de l'activité métabolique corticale en fonction de l'âge alors que trois n'ont trouvé aucune diminution (il s'agit dans les trois derniers cas de mesure de la consommation de glucose). Les trois études qui ont observé une absence de

Tableau I. *Vieillissement cérébral normal : métabolisme de la substance blanche.*				
	N	$CMRO_2$	CMRGlu-cose	Cortex
Lenzi *et al.*, 1982	27	→		↘
Pantano *et al.*, 1984	27	→		↘
Yamaguchi *et al.*, 1986	22	→		↘
Leenders *et al.*, 1989	34	↘		↘
Kuhl *et al.*, 1982	40		↘	↘
De Leon *et al.*, 1984	37		→	→
Duara *et al.*, 1984	40		→	→
De Leon *et al.*, 1988	53		→	→

→ : métabolisme non modifié de façon significative
↘ : diminution statistiquement significative

diminution de la consommation d'oxygène de la substance blanche en fonction de l'âge ont cependant rapporté parallèlement une diminution métabolique au niveau du cortex cérébral. Ces études en tomographie par émission de positons rencontrent cependant les mêmes problèmes méthodologiques que toute étude portant sur le vieillissement cérébral physiologique [5] : le problème le plus difficile concerne la sélection des sujets, la définition d'un vieillissement « normal » n'étant pas simple. Ainsi, les trois études n'ayant pas rapporté de diminution de consommation de glucose cérébrale avec l'âge [5] ont utilisé des critères d'inclusion extrêmement rigoureux, les sujets de l'étude étant sélectionnés sur l'absence de toute anomalie clinique, psychométrique, biologique et même, pour certaines de ces études, tomodensitométrique. En revanche, les cinq études retrouvant une diminution de la consommation d'oxygène ou de gluccose au niveau du cortex cérébral ont toutes porté sur des populations de sujets sains « tout-venant », c'est-à-dire simplement sans facteur de risque vasculaire ou antécédent neurologique. Outre les limitations de ces études sur le plan de leur protocole (caractère transversal et non longitudinal de l'étude, réaction à l'environnement non contrôlée, absence de prise en compte d'éventuels déficits neurosensoriels de la sénescence, effet séculier de survie, etc.) existent des aspects techniques spécifiques à la tomographie à positons. Ainsi, les deux études qui ont rapporté une diminution de l'activité métabolique de la substance blanche avec l'âge [9, 10], ont utilisé une méthode de mesure régionale du métabolisme qui a pu entraîner un artéfact; en effet, dans les deux cas la région d'intérêt au niveau du centre semi-ovale a été déterminée à l'aide de l'ordinateur, centrée sur les valeurs minimales, ce qui a vraisemblablement entraîné une contamination par les ventricules latéraux (effet de volume partiel) et donc artificiellement diminué les valeurs chez les sujets les plus âgés dont on connaît la tendance à la dilatation ventriculaire [12]. Au total, il semble raisonnable de conclure que lors du vieillissement cérébral *pur* aucune altération métabolique n'apparaît tant dans la substance blanche que dans la substance grise; en revanche, au cours du vieillissement *normal* survient une réduction de l'activité métabolique au niveau du cortex cérébral, qui n'est accompagnée d'aucune diminution significative au niveau de la substance blanche. Cette absence de réduction métabolique de la substance blanche au cours de l'âge observée en tomographie d'émission de positons est en accord avec certains travaux ayant trait au débit sanguin cérébral mesuré par le xénon 133 [14, 15], et avec l'observation histologique de Henderson *et al.* [16] faite sur du matériel humain post-mortem, selon laquelle existerait une relative réservation des cellules gliales avec l'âge. Il serait intéressant de compléter ces études du métabolisme de la substance blanche en tomographie par émission de positons par des investigations combinées de la consommation d'oxygène et de l'utilisation du glucose à la recherche d'anomalies du couplage oxydatif [17], dont certains ont avancé la possibilité au cours de la sénescence normale [18].

Les résultats des études détaillées ci-dessus conduisent à se poser la question du rôle éventuel des lésions de la substance blanche liées à l'âge dans la survenue de l'hypo-métabolisme cortical observé au cours du vieillissement *normal.* Malheureusement, aucune des études citées plus haut n'a fait appel à des investigations radiologiques cérébrales détaillées qui auraient permis de répondre à cette question.

Cependant, un certain nombre d'arguments permettent aujourd'hui de penser que certaines lésions de la substance blanche hémisphériques sont capables d'entraîner des effets métaboliques au niveau de structures cérébrales « déconnectées ». Le meilleur exemple en est certainement la survenue d'un hypométabolisme cérébelleux controlatéral après lacune du bras postérieur de la capsule interne [19] par lésion des fibres cortico-ponto-cérébelleuses qui traversent la capsule interne. Le retentissement de ces lésions au niveau du cortex cérébral est cependant plus difficile à établir. En effet, les lésions isolées de la substance blanche sont relativement rares, et la plupart d'entre elles sont de tailles suffisantes pour toucher à la fois la substance blanche et les noyaux gris centraux. Or, il est maintenant bien établi que les lésions du thalamus entraînent fréquemment un hypométabolisme du cortex cérébral homolatéral, hypométabolisme qui a d'ailleurs tendance à être bilatéral, qui récupère avec le temps, et qui est significativement corrélé à la présence de troubles neuropsychologiques [20, 21]; il semble en être de même des accidents vasculaires localisés au putamen [22]. Pappata *et al.* [19] ont sélectionné neuf patients avec lacune du bras postérieur de la capsule interne se traduisant par une hémiplégie motrice pure ou ataxique sans le moindre trouble neuropsychologique : chez aucun de ces patients n'existait un hypométabolisme significatif du cortex cérébral homolatéral à la lésion, contrairement à la présence de celui-ci chez sept des treize patients porteurs d'une lésion vasculaire thalamique ou thalamo-capsulaire et souffrant de troubles neuropsychologiques. Ce travail montre clairement que les petites lésions du bras postérieur de la capsule interne ne sont pas suffisantes pour entraîner un hypométabolisme cortical homolatéral, probablement parce qu'elles ne détruisent qu'une trop faible proportion des fibres thalamo-corticales. Par contre, les lésions étendues de la capsule interne au niveau de son bras postérieur, ou celles qui débordent sur le thalamus ou le noyau lenticulaire, entraînent fréquemment un hypométabolisme cortical, souvent associé à des troubles neuropsychologiques [23, 24]; il en est de même en ce qui concerne le cortex visuel en cas de lésion des radiations optiques [25]. Metter *et al.* [26] ont rapporté le cas d'un patient souffrant d'un déficit intellectuel fluctuant en rapport avec des lacunes multiples, et chez qui l'examen par tomographie à positons a démontré la présence d'un hypométabolisme significatif du cortex frontal latéral droit; le scanner cérébral ainsi que l'examen post-mortem ont montré la présence d'une lacune du bras antérieur de la capsule interne droite qui était probablement responsable de l'hypométabolisme frontal du même côté par disconnection thalamo-corticale (en particulier impliquant le noyau dorso-médian); l'examen histologique cérébral confirmait que le cortex frontal hypométabolique n'était le siège d'aucune perte neuronale significative. Ce cas suggérait que les troubles intellectuels de ce patient étaient en partie en rapport avec une désafférentation du cortex frontal droit.

Dans une étude expérimentale récente, Yamaguchi *et al.* [27] ont rapporté les effets d'une section stéréotaxique de la partie antérieure du corps calleux sur l'activité métabolique cérébrale chez le babouin; cette lésion entraînait une réduction significative de la consommation de glucose au niveau du cortex cérébral antérieur (en particulier frontal), effet qui tendait se réparer au fil des semaines. L'interprétation de ces résultats mettait en jeu une disconnexion inter-hémisphérique qui conduisait à un hypométabolisme cortical transitoire dont la correspondance clinique chez l'homme pourrait bien être celle du mutisme parfois akinétique observé après callosotomie à visée anti-épileptique.

Dans une communication récemment présentée à l'Académie américaine de neurologie [28], quatorze sujets porteurs d'une lésion isolée de la substance blanche sous-corticale, déterminée par IRM pondérée en T2, ont subi un examen par tomographie par émission de positons : chez huit d'entre eux existait un certain degré d'hypométabolisme au niveau du cortex cérébral sus-jacent, dont les corrélations cliniques ne sont malheureusement pas détaillées.

Ainsi, il existe à présent suffisamment d'arguments pour affirmer qu'une lésion de la substance blanche de taille suffisante pour entraîner une disconnexion, est capable de retentir au moins à titre transitoire sur le métabolisme cortical et, vraisemblablement aussi, sur les fonctions dont cette région corticale a la charge. Ce type de lésions de la substance blanche survenant avec prédilection chez les sujets âgés, on en vient naturellement à se poser la question de leur rôle dans l'hypométabolisme cortical observé au cours de la sénescence ainsi que dans la détérioration parallèle de certaines fonctions intellectuelles.

A ce jour, seules deux communications brèves ont été présentées ayant trait à cette question. Delpla *et al.* [29] ont étudié la consommation d'oxygène cérébrale chez dix sujets paucisymptomatiques, non déments, sélectionnés sur la base de l'existence d'une leucoaraïose bilatérale à l'examen tomodensitométrique; ils ont observé chez ces dix sujets une diminution significative de la consommation d'oxygène au niveau du cortex cérébral, en particulier frontale et pariétale, qui était associée à l'existence d'une diminution significative de certaines performances psychométriques, en particulier de celles supposément « frontales ». Meguro *et al.* [30] ont étudié la corrélation entre consommation d'oxygène cérébrale et présence d'un hypersignal périventriculaire chez cinquante-deux sujets étudiés en IRM pondérée en T2; ces auteurs ont observé une diminution de la consommation d'oxygène cérébrale d'autant plus marquée que les hypersignaux ventriculaires en T2 étaient plus importants, mais cet effet n'était pas tout à fait significatif du fait la variance des valeurs mesurées. Manifestement des études plus complètes et plus prospectives seront nécessaires pour répondre clairement aux questions posées.

La tomographie par émission de positons pourrait parallèlement permettre de mieux comprendre la physiopathologie apparemment complexe de la leucoaraïose et des hypersignaux vus en IRM par l'étude du couplage débit-métabolisme dans la substance blanche hémisphérique *(voir chapitre 15)*.

Conclusion

Les lésions de la substance blanche interrompant les voies sous-cortico-corticales (par exemple thalamo-corticales et probablement aussi les projections cholinergiques à destinée corticale [31]), les voies de connections interhémisphériques calleuses, voire les connections cortico-corticales, semblent pouvoir entraîner un hypométabolisme du cortex cérébral désafférenté. Il reste à établir le rôle des lésions modérées de la substance blanche en rapport avec l'âge et avec les facteurs de risques vasculaires dans les troubles intellectuels de la sénescence et dans le développement des démences de type vasculaire. Il faut noter à ce sujet que des lésions de la substance blanche de type apparemment vasculaire ont également été rapportées dans la démence du type Alzheimer [32]. Les implications thérapeutiques de ces concepts sont évidentes, puisque la prévention du risque vasculaire pourrait déboucher chez les sujets âgés sur une protection de la fonction corticale qui pourrait être mise en évidence par la tomographie par émission de positons.

Références

1 Chimowitz M.I., Awad I.A., Furlan A.J., (1989) : Perivascular lesions on MRI. *Stroke* **24,** 7-12.

2 Fazekas F., Niederkorn K., Schmidt R. *et al.* (1988) : White matter signal abnormalties in normal individuals; Correlation with carotid ultrasonography, cerebral blood flow measurement, and cerebrovascular risk factors. *Stroke* **19,** 1285-1288.

3 Gupta S.R., Naheedy M.H., Young J.C., Ghobrial M., Rabino F.A., Hivido W. (1988) : Periventricular white matter changes and dementia. *Arch. Neurol.* **45,** 637-641.

4 Steingart A., Hachinski V.C., Lau C. *et al.* (1987) : Cognitive and Neurologic findings in subjects with diffuse white matter lucency on computed Tomography Scans (leuko-araïosis). *Arch. Neurol.* **44,** 32-35.

5 Baron J.C. (1988) : Etude *in vivo* du métabolisme cérébral énergétique au cours du vieillissement normal. In : *Le vieillissement cérébral normal et pathologique.* Fondation Nationale de Gérontologie, Paris, Maloine, 190-199.

6 Lenzi G.L., Frackowiak R.S.J., Jones T. *et al.* (1981) : $CMRO_2$ and CBF by oxygen 15 inhalation technique. *Europ Neurol.* **20,** 285-290.

7 Pantano P., Baron J.C., Lebrun-Grandie P., Duquesnoy N., Bousser M.G., Comar D. (1984) : Regional cerebral blood flow and oxygen consumption in human aging. *Stroke* **15,** 635-641.

8 Yamaguchi T., Kanno T., Uemura K. *et al.* (1986) : Reduction of regional cerebral metabolic rate of oxygen during normal aging. *Stroke* **17,** 1220-1229.

9 Leenders K.L., Heather J.D., Buckingham P. *et al.* (1989) : The effect of age on cerebral blood flow, blood volume and oxygen utilization. *Brain* (sous presse).

10 Kuhl D.E., Metter E.J., Riege W.H., Phelps M.E. (1982) : Effects of human aging on patterns of local cerebral glucose utilization determined by the [18 F] Fluorodeoxyglucose method. *J. Cereb. Blood Flow Metabol.* **2,** 163-171.

11 De Leon M., George A.E., Ferris S.H. *et al.* (1984) : Positron Emission tomography and computed tomography assessment of the aging human brain. *J. Comput. Assis. Tomog.* **8,** 88-94.

12 Duara R., Grady C., Haxby J. *et al.* (1984) : Human brain glucose utilization and cognitive function in relation to age. *Ann. Neurol.* **16,** 702-713.

13 De Leon M., George A.E., Tomanelli J. *et al.* (1987) : Positron emission tomography studies of normal aging : A replication of PET III and 18F FDG using PET VI and 11-CDG. *Neurobiol. Aging* **8,** 319-323.

14 Meyer J.S., Ishihara N., Deshmukh V.D. *et al.* (1978) : Improved method for non-invasive measurement of regional blood flow by 133Xenon inhalation. *Stroke* **9,** 195-205.

15 Davis S.M., Ackerman R.H., Correia J.A. *et al.* (1983) : Cerebral blood flow and cerebrovascular CO_2 reactivity in stroke-age normal controls. *Neurology* **33,** 391-399.

16 Henderson G., Tomlinson B.E., Gibson P.H. (1980) : Cell counts in human cerebral cortex in normal adults throughout life using an image analysing computer. *J. Neurol.* **46,** 113-136.

17 Baron J.C., Rougemont D., Soussaline F. *et al.* (1984) : Local interrelationships of cerebral oxygen consumption and glucose utilization in normal subjects and in ischemic stroke patients : a positron tomographic study. *J. Cereb. Blood Flow Metabol.* **4,** 140-149.

18 Dastur D.K., Lane M.H., Hansen D.B. *et al.* (1963) : Effects of aging on cerebral circulation and metabolism in man. In : *Human aging : a biological and behavioral study.* Birin J.E., Butler R.N., Greenhouse S.W. *et al.* (Eds). US Public Health Service publication N. 986 : pp. 59-76.

19 Pappata S., Mazoyer B., Tran-Dinh S., Cambon H., Levasseur M., Baron J.C. (1990) : Cortical and cerebellar hypometabolic effects of capsular, thalamo-capsular, and thalamic stroke : a positron tomography study. *Stroke* (sous presse).

20 Baron J.C., d'Antona R., Pantano P., Serdaru M., Samson Y., Bousser M.G. (1986) : Effects of thalamic stroke on energy metabolism of the cerebral cortex. *Brain* **109,** 1234-1259.

21 Baron J.C., Levasseur M., Mazoyer B; *et al.* (1989) : The link between cortical hypometabolism and neuropsychological deficit after thalamic lesions : a PET Study. *J. Cereb. Blood Flow Metabol.* **9,** (suppl. 1), S 740.

22 Metter E.J., Jackson C., Kempler D. *et al.* (1986) : Left hemisphere intracerebral hemorrhages studied by F-18-Fluorodeoxyglucose PET. *Neurology* **36,** 1155-1162.

23 Rougemont D., Baron J.C., Lebrun-Grandie P., Bousser M.G., Cabanis E., Laplane D. (1983) : Débit sanguin cérébral et extraction d'oxygène dans les hémiplégies lacunaires. *Rev. Neurol.* **139,** 277-282.

24 Bogousslavsky J., Miklossy J., Regli F., Deinaz J.P., Assal G., Delaloye B. (1988) : Subcortical neglect : Neuropsychological, SPET, and neuropathological correlation with anterior choroidal artery territory infarction. *Ann. Neurol.* **23,** 448-452.

25 Bosley T.M., Rosenquist A.C., Kushner M. *et al.* (1985) : Ischemic lesions of the occipital cortex and optic radiations : positron emission tomography. *Neurology* **35,** 470-484.

26 Metter E.J., Mazziotta J.C. Itabashi H.A., Mankovitc N.J., Phelps M.E., Kuhl D.E. (1985) : Comparison of glucose metabolism, X-ray CT, and postmortem data in a patient with multiple cerebral infarcts. *Neurology* **35,** 1695-1701.

27 Yamaguchi T., Kunimoto M., Pappata S. *et al.* (1990) : Effects of anterior corpus callosum section on cortical glucose utilization in baboons : a sequential positron emission tomography study. *Brain* (in press).

28 Duara R., Barker W., Chang J.Y. *et al.* (1988) : Relationship of cortical and isolated white matter MRI lesions to local cortical metabolism on FDG/PET Scans. *Neurology* **9** (suppl. 1), S 623.

29 Delpla P., Meyer E., Zatone R. *et al.* (1989) : Metabolic and Neuropsychological correlates of periventricular lucencies. *J. Cereb. Blood Flow Metabol.* **9** (suppl. 1), S 569.

30 Meguro K., Matsuzawa J., Itoh M. *et al.* (1989) : A study of cerebral ischemia using MRI and PET. *J. Cereb. Flow Metabol.* **9** (suppl. 1), S 923.

31 Kiyosawa M., Baron J.C., Hamel E. *et al.* (1989) : Time course of effects of unilateral lesions of the nucleus basalis of Meynert on glucose utilization of the cerebral cortex : positron tomography in baboons. *Brain* **112,** 435-455.

32 Englund E., Brun A., Alling C. (1988) : White matter changes in dementia of Alzheimer's type. *Brain* **111,** 1425-1439.

5

INFLUENCE OF AGE ON CEREBROVASCULAR FUNCTION

E. Hamel[1, 2], E. T. MacKenzie[1, 3]

[1] *Cerebral Circulation and Metabolism Group, Synthélabo-Recherche (L.E.R.S.), 92220 Bagneux, France;*
[2] *Montreal Neurological Institute, Montreal, Canada H3A 2B4;*
[3] *Cyclotron Biomédical de Caen, 14021 Caen Cedex, France*

Introduction

The general process of aging in man is characterized by changes in behavioral and cognitive functions and is often accompanied by an increasing incidence in cerebrovascular diseases such as stroke and atherosclerosis. A major role for cerebrovascular nerves consists in the regulation of blood supply to various brain areas. As cerebral blood flow (CBF) is controlled by changes in arterial and arteriolar caliber, it appears logical to assume that any impairment in cerebrovascular function due to old age could result in inadequate brain perfusion. Such hypothesis would be supported by several studies which, for the vast majority, have shown an age-related decline in CBF even in healthy subjects [1, 2].

Vascular modifications which could eventually result in impaired brain perfusion have been relatively poorly explored. However, morphological and mechanical changes in the cerebral arterial wall with aging have been documented. Recently, important differences in the density of vasodilatatory and vasocontractile cerebrovascular nerves have been noted in old animals [3]. These observations point to an altered cerebrovascular function with increasing age. However, even though modifications in cerebrovascular reactivity in mature as opposed to young animals have been reported [4, 5], little information is available with respect to the cellular function of cerebrovascular smooth muscle and endothelial cells in normal aged and senescent animals. In the present study, we have attempted to evaluate possible disturbances in the innervation and motor activity of the cerebrovascular bed in rats of various ages.

Cerebrovascular innervation

Until a few years ago, there was virtually no report on the function or the density of cerebrovascular nerves in old age. Reductions in cerebrovascular noradrenergic and cholinergic nerve density have since been documented as a result of increasing age in rabbits [6] by fluorescence and acetylcholinesterase (AChE) histochemistry, respectively. More recently, developmental changes in nerve fibres containing noradrenaline (NA), serotonin (5-HT), substance P, vasoactive intestinal peptide (VIP), neuropeptide Y and calcitonin gene related peptide (CGRP) have been described in the rat cerebral circulation from birth to 27 months of age [3]. These studies showed that with aging, there was a decrease in the expression of vasocontractile nerves containing 5-HT and NA whereas striking increases in the density of VIP- and CGRP-immunoreactive cerebrovascular fibres were observed. Such changes were found to be consistent with the reported loss of sympathetic trophic regulation of vasular smooth muscle in old age or, alternatively, were thought to represent compensatory mechanisms aimed at maintaining an adequate blood supply to the aged brain.

In our laboratory, we have recently performed biochemical determinations of cholinergic and GABAergic pre-synaptic markers in cerebral arteries obtained from male Fischer 344 rats aged 4.5 and 22 months [7]. As illustrated in Table I, despite a small, non-significant, decrease (− 25 %, n.s.) in major cerebral arteries, the net accumulation of [^{3}H]-choline in small pial vessels obtained from frontal and occipital cortices was comparable between the two groups of rats. However, a significant increase in the activity of the enzyme responsible for acetylcholine synthesis, namely choline acetyltransferase (ChAT) was observed (+ 187 %, p < 0.0.5 by Student "t" test) in major cerebral arteries of aged (22 months) as compared to young (4.5 months) rats *(Table I)*. The enzyme glutamic acid decarboxylase (GAD), which mediates the synthesis of GABA, a neurotransmitter amino acid with known vasomotor effects [8], exhibited similar activities at 4.5 and 22 months despite a tendency towards an increase *(Table I)*.

The accumulation of choline at the cerebrovascular level takes place in two compartments of the vessel wall, one of which is associated with the endothelial cells whereas the other reflects the uptake by perivascular nerves [9]. Consequently, it is difficult to assign a possible impairment of this system to either one of the two compartments. Most interesting to the present issue is the recent report [11] of decreased blood-brain barrier transport mechanisms for choline in the aged rat. Such observations would suggest an impairment at the level of the cerebral endothelium.

In contradistinction to previous studies in the cerebrovascular bed of mature rabbits [6] in which putative cholinergic fibers (AChE-positive) were decreased, a

Table I. *Cholinergic and GABAergic biochemical correlates in cerebrovascular tissues of young and aged rats.*

	Age (months)	*Major arteries*	*Pial vessels (Frontal)*	*Pial vessels (Occipital)*
Choline uptake (pmol/mg prot/hr)	4.5	10.3 ± 1.2	12.7 ± 2.1	15.2 ± 2.1
	22	7.7 ± 0.9	12.8 ± 2.2	13.7 ± 1.7
ChAT activity (nmol ACh/mg prot/hr)	4.5	19.5 ± 2.5	16.9 ± 2.5	26.6 ± 3.7
	22	*36.4 ± 6.4	16.3 ± 2.7	23.9 ± 4.6
GAD activity (nmol GABA/mg prot/hr)	4.5	58.6 ± 9.7	50.7 ± 4.8	47.2 ± 9.2
	22	86.9 ± 15.9	43.2 ± 17.6	74.2 ± 11.4

Values are expressed as $\bar{X}$ ± s.e.m. of a minimum of 6 rats. The uptake of [^{3}H]-choline at a final concentration of 5 × 10^{-8}M was measured in fresh tissue after a 10 min incubation as described previously (see 9). ChAT activity was determined in a 18,000 g supernatant by the radiochemical method of Fonnum after sonication of the tissues in a small volume of Triton X-100/EDTA (0.5 %/10 mM) at 4°C (see 9). The same sample supernatants were assayed for GAD activity and the formation of [^{14}C]-GABA was evaluated as described before (10). * : p < 0.05 by Student "t" test.

significant increase in a most selective pre-synaptic cholinergic marker, ChAT activity, was detected in our study. This observation could be compatible with the work of Santos Benito and Gonzales [12] who noted a gradual increase in ChAT activity with age (up to 18 months), which preceded a decrease observed in older animals, in rat cortical capillaries. Furthermore, this age-related increase in ChAT activity of major cerebral arteries could be in agreement with the described age-related increase in the density of vasodilator nerves containing VIP [3], a peptide which has been found to co-localize with putative cholinergic (AChE-positive) fibers in cerebral arteries [13]. However, our study does not allow to distinguish between an increase in fiber density or, alternatively, in an increased synthetic activity in the remaining nerve terminals, assuming an age-related decline in cholinergic neurons which give rise to cerebrovascular fibers. The possibility that increasing age would induce adaptative changes in non-neuronal ChAT activity, namely at the level of the reported endothelial ChAT [14, 15], cannot be ruled out. However, due to the minor activity of this enzymatic form in cerebral pial arteries [9], a neuronal mechanism appears more probable. Why this phenomenon would preferentially affect the large cerebral arteries and not the small pial vessels is not clear.

Although none of the results reached significant levels for GAD activity, the observed tendency towards an increase may suggest that some discrete and adaptative mechanisms also take place in cerebrovascular GABAergic function with increasing age.

Cerebrovascular reactivity

Like the well documented morphological and mechanical changes in systemic vascular system [16], old cerebral arteries exhibit increased stiffness and thickening of their wall [6, 17]. Despite a relatively important literature on the age-related changes either in the response of systemic arteries from various species to vasoactive agents [18-22], in the levels of neurotransmitter content [23] or in the possible alterations of second messenger functions [24], there is a clear lack of information at the cerebrovascular level. Moreover, the few available studies in the cerebral vasculature have compared immature and adult animals rather than truly old or even senescent ones. For instance, the age-related changes documented by Toda and colleagues in rabbits or beagles of 2 or 3 years of age [4, 5] most likely represent maturation processes and, almost certainly do not provide an estimation of the actual responsiveness of aged cerebrovascular tissues.

We have thus undertaken an *in vitro* study of the basilar artery obtained from rats of 4.5, 12, 22 and 30 months of age. Our aim was to examine the effects of age on the vasomotor responses to a variety of agents acting either directly on the smooth muscle or through an endothelial-mediated mechanism. The isometric tension developed by the smooth muscle was measured in circular segment (3 mm long) mounted in tissue baths as described by Högestätt *et al.* [25]. For the vasoconstrictory agents, vessels were only given a passive load (2.5 mN) before starting cumulative addition of the compounds. For vasodilatatory substances, in addition to the passive tone of 2.5 mN, vessels were pre-constricted with 5-HT (10^{-7}-10^{-6} M) to approximately 70 % of their maximal contractile capacity determined with 127 mM K^+. Potencies of the compounds were evaluated by comparison of the maximal responses (E_{Am}) and pD_2 values (-log EC_{50} : concentration of agonist which induces 50 % of E_{Am}).

The contractile capacity of the smooth muscle, evaluated by a depolarizing solution of K^+ was similar between the various groups of age *(Table II)*. However, the contractions elicited by graded concentrations of 5-HT and prostaglandin $F_{2\alpha}$($PGF_{2\alpha}$) were consistently smaller in the 22 month-old rats as compared to the other age groups.

When the maximal contractile responses were compared, only that elicited by $PGF_{2\alpha}$ was statistically significant (– 30 %, $p < 0.05$ ANOVA; *Table II, Figure 1*).

The vasodilatory compounds investigated, acetylcholine, histamine and noradrenaline, were found to induce rather weak relaxations in the rat basilar artery *(Table II)*. Similar maximal effects, however, were noted irrespective of the age of the animal.

All vasoactive substances exhibited comparable pD_2 values and no age-related differences could be detected in this parameter.

In agreement with earlier reports in other vascular beds, our study clearly indicates that the contractile capacity of the cerebrovascular smooth muscle in rats is not affected by age up to 30 months. Thus, decreases in the contractile responses to 5-HT and $PGF_{2\alpha}$ in the 22 month-old group most likely are due to selective changes in the smooth muscle receptor number or in their coupling to second messengers. Changes in cerebrovascular receptors with aging have been observed for noradrenaline [26] but such information is not available yet for 5-HT. Nevertheless, a drop in brain $5\text{-}HT_2$ sites accompanies the general process of aging [27] and such information might be pertinent to the present discussion since this specific subtype of 5-HT receptor has been involved in vasomotor

Table II. *Effects of vasomotor agents on the reactivity of the rat basilar artery as a function of age.*

Compounds	*Age (months)* 4.5	*12*	*22*	*30*
K^+ (E_{Am}, mN)	1.86 ± 0.26	2.28 ± 0.49	2.19 ± 0.23	1.92 ± 0.28
5-HT (E_{Am}, % K^+)	105 ± 8	104 ± 11	74 ± 12	102 ± 8
$PGF_{2\alpha}$ (E_{Am}, % K^+)	94 ± 9	90 ± 10	*61 ± 9	94 ± 5
ACh (% induced tone)	20 ± 4	14 ± 4	30 ± 6	23 ± 8
HIS (% induced tone)	49 ± 6	60 ± 8	64 ± 7	48 ± 7
NA (% induced tone)	25 ± 3	43 ± 5	31 ± 5	30 ± 8

Results are expressed as $\overline{X}$ ± s.e.m. of a minimum of 5 and a maximum of 18 basilar artery segments. *, $p < 0.05$ with respect to 4.5 and 30 month-old rats (ANOVA, d.f. : 13, 44; f = 3.62) followed by a Student-Newman Keuls multiple comparison test.

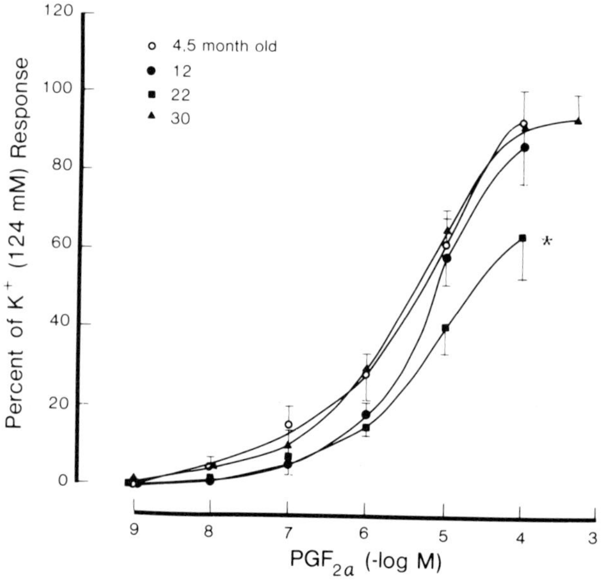

Figure 1. *Effect of increasing age on the vasoconstriction elicited by $PGF_{2\alpha}$ in the rat basilar artery.* * : $p < 0.05$ by ANOVA (see *Table II*).

functions in cerebral arteries [28]. Specific cerebrovascular binding sites for $PGF_{2\alpha}$ have not been fully characterized but our results might suggest that the age-related decline in $PGF_{2\alpha}$-mediated constriction reflects an alteration at the receptor level. However, as for 5-HT, our study does not enable us to pinpoint at which level of the receptor-mediated effect the impairment is likely to be happening.

No age-related changes in vasodilator function, including β-adrenergic responses, could be detected. This finding contrasts with the well documented decline in systemic β-adrenergic relaxation [20, 22, 26]. More recently, however, well controlled studies in a variety of peripheral arteries and veins suggested that vascular adrenergic neuroeffector function does not decline in aged rats [29] despite an age-related decrease in vascular noradrenaline content [28]. As mentioned earlier, decrease in the density of cerebrovascular noradrenergic nerves has recently been documented in old rats [3]. However, our study suggests that old and senescent Fischer 344 rats maintain an adequate β-adrenergic function. Since the rat basilar artery reportedly contains only β-adrenoceptors [30] it is possible that function is preserved in the face of a decrease in innervation density.

Conclusions

Altogether, recent reports in the literature and the present study indicate that selective alterations in neurotransmitter systems and motor reactivity are apparent in the aged cerebrovascular bed. Overall, the changes seem to be minor and are not detected necessarily in the elderly animals. The smooth muscle's ability to constrict does not seem to be altered with increasing age suggesting that the decreases observed in the contractile response to 5-HT and $PGF_{2\alpha}$ represent selective age-related changes. In contrast, old cerebral arteries appear to maintain their ability to relax through both muscular and endothelial-mediated mechanisms. Adaptative innervation patterns, such as those reported by Mione *et al.* [3] and suggested here by the ChAT and GAD activities in old rats might be necessary in order to maintain a normal blood supply in the aging brain.

Changes in human cerebral vasculature have been documented in aging [2] and one characteristic of the old brain is often its altered capacity to maintain an adequate blood supply. This is particularly true when pathological aging conditions such as Alzheimer disease and Multi Infarct Dementia are present. In view of the cerebrovascular changes observed in aged and senescent animals, it is clear that similar adaptative or compensatory mechanisms might also develop in the human cerebral vasculature in the course of aging. However, very few studies have been performed which would provide a clear answer regarding the status of smooth muscle and endothelial functions or cerebrovascular nerves and receptors in the aged human cerebrovascular bed. Such information appears of great importance to our understanding and appreciation of the role exerted by an altered cerebral circulation in the more general and complex processes which occur with aging of the central nervous system.

Acknowledgements

Studies from our laboratories have been supported by Synthélabo-Recherche, France and the Medical Research Council of Canada (EH). The authors are most grateful to Carolyn Elliot for expert secretarial assistance.

References

1 Berman R.F., Goldman H., Altman H.J. (1988) : Age-related changes in regional cerebral blood flow and behavior in Sprague-Dawley rats. *Neurobiol. Aging* **9**, 691-696.
2 Dastur D.K. (1985) : Cerebral blood flow and metabolism in normal human aging, pathological aging, and senile dementia. *J. Cereb. Blood Flow Metab.* **5**, 1-9.
3 Mione M.C., Dhital K.K., Amenta F., Burnstock G. (1988) : An increase in the expression of neuropeptidergic vasodilator, but not vasoconstrictor, cerebrovascular nerves in aging rats. *Brain Res.* **460**, 103-113.
4 Toda N., Hayashi S. (1979) : Age-dependent alteration in the response of isolated rabbit basilar arteries to vasoactive agents. *J. Pharmacol. Exp. Ther.* **211**, 716-721.
5 Toda N., Shimizu I., Okamura T., Miyazaki M. (1986) : Age-dependent change in the response of isolated beagle cerebral arteries to vasoactive agents. *J. Cardiovasc. Pharmacol.* **8**, 681-688.
6 Saba H., Cowen T., Haven A.J., Burnstock G. (1984) : Reduction in noradrenergic perivascular nerve density in the left and right cerebral arteries of old rabbits. *J. Cereb. Blood Flow Metab.* **4**, 284-289.
7 Hamel E., Assumel-Lurdin C., Bouloy M., MacKenzie E.T. (1989) : Influence of age on cholinergic markers and smooth muscle reactivity in the rat cerebrovascular bed. *J. Cereb. Blood Flow Metab.* **9** (Suppl. 1), S689.
8 Edvinsson L., Krause D.N. (1979) : Pharmacological characterization of GABA receptors mediating vasodilation of cerebral arteries *in vivo. Brain Res.* **173**, 89-97.
9 Hamel E., Assumel-Lurdin C., Edvinsson L., Fage D., MacKenzie E.T. (1987) : Neuronal versus endothelial origin of vasoactive acetylcholine in pial vessels. *Brain Res.* **420**, 391-396.
10 Molinoff P.B., Kravitz E.A. (1968) : The metabolism of γ-aminobutyric acid (GABA) in the lobster nervous system-glutamic decarboxylase. *J. Neurochem.* **15**, 391-409.
11 Mooradian A.D. (1988) : Blood-brain barrier transport of choline is reduced in the aged rat. *Brain Res.* **440**, 328-332.
12 Santos-Benito F.F., Gonzalez J.L. (1985) : Decrease of choline acetyltransferase activity of rat cortex capillaries with aging. *J. Neurochem.* **45**, 633-636.
13 Hara H., Hamill G.S., Jocobowitz D.M. (1985) : Origin of cholinergic nerves to the rat major cerebral arteries : coexistence with vasoactive intestinal polypeptide. *Brain Res. Bull.* **14**, 179-188.
14 Arneric S.P., Honig M.A., Milner T.A., Greco S., Iadecola C., Reis D.J. (1988) : Neuronal and endothelial sites of acetylcholine synthesis and release associated with microvessels in rat cerebral cortex : ultrastructural and neurochemical studies. *Brain Res.* **454**, 11-30.
15 Parnavelas J.G., Kelly W., Burnstock G. (1985) : Ultrastructural localization of choline acetyltransferase in vascular endothelial cells in rat brain. *Nature* **316**, 724-725.
16 Fleisch J.H. (1980) : Age-related changes in the sensitivity of blood vessels to drugs. *Pharmac. Ther.* **8**, 477-487.
17 Nagasawa S., Handa H., Okumura A., Naruo Y., Moritake K., Hayashi K. (1979) : Mechanical properties of human cerebral arteries. Part 1 : Effect of age and vascular smooth muscle activation. *Surg. Neurol.* **12**, 297-304.
18 Cohen M.L., Berkowitz B.A. (1976) : Vascular contraction : effect of age and extracellular calcium. *Blood Vessels* **13**, 139-154.
19 Hayashi S., Toda N. (1978) : Age-related changes in the response of rabbit isolated aortae to vasoactive agents. *Br. J. Pharmac.* **64**, 229-237.
20 Scott P.J.W., Reid J.L. (1982) : The effect of age on the response of human isolated arteries to noradrenaline. *Br. J. Clin. Pharmac.* **13**, 237-239.
21 Shimizu I., Toda N. (1986) : Alterations with age of the response to vasodilator agents in isolated mesenteric arteries of the beagle. *Br. J. Pharmac.* **89**, 769-778.
22 Stevens M.J., Lipe S., Moulds R.F.W. (1982) : The effect of age on the responses of human isolated arteries and veins to noradrenaline. *Br. J. Clin. Pharmac.* **14**, 750-751.
23 Handa R.K., Piper Duckles S. (1987) : Influence of age on norepinephrine content in arteries and veins of Fischer 344 rats. *Neurobiol. Aging* **8**, 511-516.

24 Moritoki H., Tanioka A., Maeshiba Y., Iwamoto T., Ishida Y., Araki H. (1988) : Age-associated decrease in histamine-induced vasodilatation may be due to reduction of cyclic GMP formation. *Br. J. Pharmac.* **95**, 1015-1022.
25 Högestätt E.D., Andersson K.-E., Edvinsson L. (1983) : Mechanical properties of rat cerebral arteries as studied by a sensitive device for recording of mechanical activity in isolated small blood vessels. *Acta Physiol. Scand.* **117**, 49-61.
26 Kobayashi H., Maoret T., Franco Spano P., Trabucchi M. (1982) : Effect of age on β-adrenergic receptors on cerebral microvessels. *Brain Res.* **244**, 374-377.
27 Friedman E., Cooper T., Yocca F., (1986) : The effect of imipramine treatment on brain serotonin receptors and β-adrenoceptors and on pineal β-adrenergic function in adult and aged rats. *Eur. J. Pharmacol.* **123**, 351-356.
28 Hamel E., Robert J.-P., Young A.R., MacKenzie E.T. (1989) : Pharmacological properties of the receptor(s) involved in the 5-hydroxytryptamine-induced contraction of the feline middle cerebral artery. *J. Pharmacol. Exp. Ther.* **249** (3), 879-889.
29 Duckles S.P., Carter B.J., Williams C.L. (1985) : Vascular adrenergic neuroeffector function does not decline in aged rats. *Circ. Res.* **56**, 109-116.
30 Winquist R.J., Bohr D.F. (1982) : Characterization of the rat basilar artery *in vitro. Experientia* **38**, 1187-1188.

6

RÉACTIVITÉ DU DÉBIT SANGUIN CORTICAL À LA STIMULATION DE LA *SUBSTANTIA INNOMINATA* DU RAT VIGILE JEUNE ET ÂGÉ

P. Lacombe, R. Sercombe, F. Dauphin, J. Seylaz

Laboratoire de Physiologie et de Physiopathologie Cérébrovasculaire
INSERM U.182, CNRS UA-641, Université Paris VII
10, avenue de Verdun, 75010 Paris, France

Le système cholinergique intracérébral est l'un des grands systèmes neuronaux qui est le siège d'une dégénérescence prononcée chez les malades atteints de démence de type Alzheimer (DTA). Le noyau basal de Meynert en particulier est systématiquement affecté, et cette structure est la principale origine de l'innervation cholinergique du néocortex. La corrélation entre les lésions histopathologiques et les déficits cognitifs et mnésiques d'une part, et neurochimiques montrant un déficit du système cholinergique d'autre part, est à la base de l'hypothèse cholinergique [1].

La structure cérébrale du rat équivalente du noyau de Meynert des primates, est la *substantia innominata* (SI). Nous avons précédemment montré que la stimulation électrique de la SI provoquait une forte vasodilatation corticale chez le rat anesthésié [2] ou vigile [3], et ce résultat a été confirmé par d'autres auteurs [4], y compris en pratiquant une stimulation chimique locale par micro-injection [5].

Dans le contexte de l'hypothèse cholinergique, nous avons cherché à déterminer si une différence de réactivité cérébrovasculaire du système innominato-cortical apparaissait avec l'âge chez le rat, et la relation éventuelle avec une déficience cholinergique fonctionnelle.

Dans ce but, nous avons : 1) étudié chez le rat vigile les effets de la stimulation électrique de la SI sur le débit sanguin dans deux aires corticales (frontale et pariétale) de densité d'innervation cholinergique différente; 2) vérifié la nature cholinergique de la réponse obtenue à l'aide d'un cholinomimétique inhibiteur de la cholinestérase, la physostigmine et d'un antagoniste des récepteurs muscariniques, la scopolamine; 3) déterminé si les effets de la stimulation sont différents chez les rats âgés par rapport aux jeunes, et également si les effets de la physostigmine sont fonction de l'âge.

Matériel et méthodes

Deux groupes de rats Fischer 344 adultes, mâles, âgés de 2-4 mois (n = 11) et 26-28 mois (n = 9) ont été anesthésiés au nembutal et implantés chroniquement de : 1) deux sondes dans le cortex pariétal et/ou frontal pour la mesure locale du débit sanguin cérébral (DSC) par spectrométrie de masse selon la technique de clairance à l'hélium [6] et 2) de deux électrodes concentriques bipolaires placées stéréotaxiquement dans la SI.

Deux semaines plus tard, les animaux sont anesthésiés à l'halothane brièvement, pour cathétériser une veine et une artère fémorale, et une anesthésie locale est entretenue à l'aide de lidocaïne gel à 2 % au niveau fémoral. Les animaux sont ensuite installés en hamac sur le ventre, branchés au spectromètre de masse, et les mesures de DSC commencent après récupération complète de l'anesthésie générale. Les gaz et le pH artériels sont mesurés périodiquement pendant toute la durée de l'expérience.

La stimulation électrique est effectuée par chocs de 0,5 ms à 200 Hz durant 1s toutes les 2s avec une intensité de 50 µA sur une période de 1 à 2 min, pendant laquelle le DSC est mesuré. Des mesures de DSC témoins sont pratiquées en alternance avec les mesures sous stimulation.

La physostigmine a été administrée à la dose de 0,15 mg/kg/h en i.v., et la scopolamine à 1 mg/kg i.v. en injection unique. Dans les cas où les deux agents ont été administrés chez un même animal, un délai de 2 à 3 h a été respecté entre les deux injections. Les sites de stimulation ont été localisés sur coupes histologiques et une répartition similaire dans la région de la SI a été observée chez les rats jeunes et âgés.

Résultats

La stimulation de la SI affecte faiblement les variables physiologiques : hypertension de valeur moyenne inférieure à 4 %, hyperventilation ne modifiant pas significativement les gaz et le pH artériels.

Les effets sur le DSC sont au contraire considérables comme le montre le *tableau I*. Chez les rats adultes jeunes, le cortex frontal est le plus réactif avec une réponse vasodilatatrice de près de + 100 % en débit. Cette réponse est doublée sous physostigmine, et réduite de deux tiers sous scopolamine. Les variations observées dans le cortex pariétal sont plus modérées *(Tableau IA)*.

Tableau I. *Réponses vasculaires corticales à la stimulation de la SI chez des rats adultes jeunes (A) et âgés (B) en conditions témoins et sous différents agents cholinergiques*

	Cortex frontal		*Cortex pariétal*	
	% DSC ± SE	*n*	*% DSC ± SE*	*n*
A. **Rats adultes jeunes**				
Témoins	+ 92,0 ± 15	10	+ 30,8[b] ± 7,4	8
+ Physostigmine	+ 189,0[c] ± 26	6	+ 59,4[c] ± 6,0	8
+ Scopolamine	+ 33,9[c] ± 7,1	10		
B. **Rats âgés**				
Témoins	+ 49,9[a] ± 14	9	+ 22,2 ± 3,9	10
+ Physostigmine	+ 102,6[c] ± 27	9	+ 46,4[c] ± 7,6	10

n, nombre de mesures (sites stimulés).
a, comparaison avec les effets obtenus chez les jeunes rats, et
b, avec les effets obtenus dans le cortex frontal, $p < 0,05$ par ANOVA et test de Tukey.
c, effets des traitements pharmacologiques par comparaison au témoin correspondant, $p < 0,05$, test t apparié.

Chez les rats âgés, les valeurs de base du débit sanguin dans les deux aires corticales ne sont pas apparues significativement différentes de celles des adultes jeunes, de même, la réponse à une épreuve hypercapnique est restée inchangée avec l'âge. En revanche, la réponse à la stimulation de la SI est significativement différente chez les rats âgés *(Tableau IB)* : la vasodilatation frontale est réduite de moitié, la réduction de la réponse pariétale est moindre et non significative.

Il est remarquable que les effets potentialisateurs de la physostigmine persistent chez les rats âgés, dans une proportion semblable à celle observée chez les jeunes : la physostigmine double toujours la réponse à la stimulation *(Tableau IB)*.

Discussion et conclusion

Ces résultats démontrent l'existence d'une relation fonctionnelle entre la SI et la circulation corticale, impliquant une composante cholinergique dominante. L'emploi de la scopolamine en complément de la physostigmine a montré que la spécificité du mécanisme cholinergique se situait au niveau du récepteur. L'absence d'un blocage complet par la scopolamine (antagoniste muscarinique) à la dose utilisée, pourrait s'expliquer par l'implication d'un autre type ou sous-type de récepteur comme les récepteurs nicotiniques [5] ou d'un autre neuromédiateur comme le VIP, colocalisé dans les fibres cholinergiques [7].

Une différence de réactivité à la stimulation de la SI en fonction de l'âge est apparue clairement dans l'aire corticale frontale, qui reçoit de la SI des projections plus denses que l'aire pariétale [8, 9, 10], respectant la différence régionale déjà observée chez le jeune. Comme la réactivité vasculaire non spécifique (réponse à une épreuve hypercapnique) est apparue inchangée chez les animaux âgés, on peut avancer l'hypothèse que les phénomènes de vieillissement atteignent particulièrement le système innominato-cortical.

Par ailleurs, la potentialisation de la réponse par la physostigmine étant similaire chez les deux groupes d'âge, on peut supposer que les mécanismes cholinergiques impliqués dans la réponse sont les mêmes. La baisse d'efficacité de la relation fonctionnelle entre SI et circulation corticale suggérerait donc que le vieillissement correspond, dans ce modèle, à une perte de neurones cholinergiques au sein de la SI, plutôt qu'à une réduction de leur efficacité individuelle vis-à-vis des récepteurs cholinergiques. L'étude complémentaire des autres systèmes neuronaux à projections corticales, comme celui du raphé ou du locus coeruleus qui sont aussi atteints dans les cas de DTA, pourrait permettre d'estimer leur implication respective dans les processus de vieillissement cérébral normal [11].

Remerciements

Cette étude a été subventionnée par l'INSERM (U 182), le CNRS (UA 641), l'Université de Paris VII, et le ministère de la Recherche et de la Technologie (contrat n° 85077), et entreprise dans le cadre de la collaboration entre la Caisse Nationale d'Assurance Maladie des Travailleurs Salariés et l'INSERM.

Références

1 Bartus R.T., Dean R.L., Pontecorvo M.J., Flicker G. (1985) : The cholinergic hypothesis : a historical overview, current perspective and future direction. *Ann. NY Acad. Sci.* **444**, 332-358.
2 Lacombe P., Sercombe R., Corrèze J.L., Philipson V., MacKenzie E.T., Seylaz J. (1987) : Cortical vasodilation induced by electrical stimulation in the substantia innominata in anesthetized rats. *J. Cereb. Blood Flow Metabol.* **7**, S393.
3 Lacombe P., Sercombe R., Verrecchia C., Philipson V., MacKenzie E.T., Seylaz J. (1989) : Cortical blood flow increases induced by stimulation of the substantia innominata in the unanesthetized rat. *Brain Res.* **491**, 1-14.
4 Arneric S.P. (1989) : Cortical cerebral blood flow is modulated by cholinergic basal forebrain neurons : effects of ibotenic acid lesions and electrical stimulation. In : *Neurotransmission and cerebrovascular function,* Seylaz J., MacKenzie E.T. (eds). Elsevier, Amsterdam. Vol. I, 381-384.
5 Biesold *et al.* (1989) : Stimulation of the nucleus basalis of Meynert increases cerebral cortical blood flow in rats. *Neurosci. Letters* **98**, 39-44.
6 Seylaz J., Pinard E., Meric P., Correze J.L. (1983) : Local cerebral PO_2, PCO_2 and blood flow measurements by mass spectrometry. *Am. J. Physiol.* **245**, H513-H518.
7 Eckenstein F., Baughman R.W. (1984) : Two types of cholinergic innervation in cortex, one co-localized with vasoactive intestinal polypeptide. *Nature (London)* **309**, 153-155.
8 Johnston M.V., McKinney M., Coyle J.T. (1981) : Neocortical cholinergic innervation : a description of extrinsic components in the rat. *Exp. Brain Res.* **43**, 159-172.
9 Lamour Y., Dutar P., Jobert A. (1984) : Cortical projections of the nucleus of the diagonal band of Broca and of the substantia innominata in the rat. *Neurosci.* **12**, 395-408.
10 Saper C.B. (1984) : Organization of cerebral cortical afferent systems in the rat. II. Magnocellular basal nucleus. *J. Comp. Neurol.* **222**, 313-342.
11 Lacombe P., Sercombe R. (1989) : Cerebral circulation and intracerebral systems in the aging brain. In : *Neurotransmission and cerebrovascular function,* Seylaz J., MacKenzie E.T. (eds). Elsevier, Amsterdam. Vol. I, 29-67.

7

LIPOFUSCINE ET VIEILLISSEMENT DU NEURONE. D'après l'étude de fragments d'écorce cérébrale prélevés en cours d'opération. Note préliminaire

G. Lazorthes [1], A. Guilhem [2], J. Zadeh [2]

[1] *26, rue d'Auriol, 31000 Toulouse, France*
[2] *Faculté de Médecine, CHU Rangueil, route de Narbonne, 31000 Toulouse, France*

Ce travail est parti de l'hypothèse selon laquelle l'accumulation de substances non actives dans le cytoplasme neuronal est un phénomène « normal » du vieillissement. Parmi ces substances est la lipofuscine.

La lipofuscine

C'est une graisse phosphorée lipoprotéine constituée par 50 % de lipides et 30 % de protides. Elle est pigmentée brun jaunâtre et se présente sous forme de granules de 1 à 2 µm de diamètre disposés en « mosaïque » multilobés. Elle existe dès la naissance et s'observe en particulier dans les fibres myocardiques (Jayne, 1950) et dans les cellules hépatiques (Bachmann, 1953; Gadrat, 1959). On en trouve aussi dans le cortex surrénal, le testicule, l'ovaire (Lillie, 1954), dans les cellules nerveuses et gliales (Wolf et Poppenheimer, 1945; Dixon et Hebertson, 1950)...

Selon la conception actuellement admise, défendue par Essner et Novikoff (1960) puis surtout par Miyawaki (1965), la lipofuscine provient des lysosomes. Son accumulation dans les « corps denses » d'origine lysosomiale serait liée à une relative déficience de ceux-ci en enzymes lipolytiques.

Sur les relations du vieillissement et de la formation des pigments, il y a relativement peu de travaux. Strehler *et al.* en 1959 ont montré un accroissement linéaire des lipofuscines myocardiques avec l'âge.

Les travaux sur l'augmentation avec l'âge de la lipofuscine dans les neurones ne datent que d'une quinzaine d'années. Ils ont été réalisés surtout sur des animaux (rats, singes), sur des cultures de tissus et chez l'homme sur des cas pathologiques, maladie d'Alzheimer, ou sur des prélèvements cadavériques.

L'originalité de notre étude est qu'elle porte sur l'écorce cérébrale de sujets vivants puisque prélevée en zone normale au cours d'opérations pour néoformations intracrâniennes.

Matériel et technique

Trente-six biopsies ont été effectuées sur 16 sujets au cours d'interventions chirurgicales. Elles ont porté sur les zones corticales temporales et frontales. Les fragments ont été fixés immédiatement dans le Duboscq-Brazil et inclus à la paraffine. Les coupes sériées ont été effectuées à 25 μm d'épaisseur grâce à un microtome Minot.

L'étude histochimique a été effectuée après réaction de Schmorl qui colore la lipofuscine en bleu-vert (mélanine), réaction du P.A.S. (acide période Schiff, réaction d'Hotchkiss MacManns) qui colore la lipofuscine en rouge (glycoprotéines), et par la fluorescence spontanée de la lipofuscine (grains jaune d'or).

Les fragments de deux cas ont été fixés à la glutaraldéhyde et inclus dans l'épone pour une étude en microscopie électronique à transmission.

Résultats

Les granules de lipofuscine ont été comptés dans le cytoplasme de chaque neurone. Le nombre de cellules pigmentées a été calculé en pourcentage *(Tableau I)*. Il apparaît de façon évidente que, jusqu'à la 4e décennie, la lipofuscine est rare tandis qu'ensuite sa fréquence augmente brusquement et se maintient aux environs d'un tiers des cellules sans paraître s'accroître *(Figure 1)*.

Notre série concerne surtout des sujets de 30 à 60 ans. Notre intention est de poursuivre l'étude sur des fragments d'écorce cérébrale de sujets de moins de 30 ans et de plus de 70 ans.

Hypothèse de travail

La lipofuscine, déchet non évacué du métabolisme cellulaire, est l'expression et la cause de leur vieillissement et tout particulièrement des neurones. Le processus nous paraît évoluer en trois temps.

Les phénomènes d'oxydo-réduction entretiennent la vie des cellules. Des ions hyperactifs appelés radicaux libres, molécules oxygénées qui ont un électron non appareillé et qui sont normalement neutralisées par des enzymes superoxydase et peroxydase, se forment.

Tableau I. *Granules de lipofuscine*

Tranches d'âge	*Nombre de granules par cellule*	*Nombre de cellules pigmentées (%)*
10 à 20	0	0
20 à 30	1 à 2	1
30 à 40	5 à 10	1
40 à 50	5 à 20	34
50 à 60	5 à 20	31
60 à 70	5 à 20	30
70 à 80	5 à 20	20

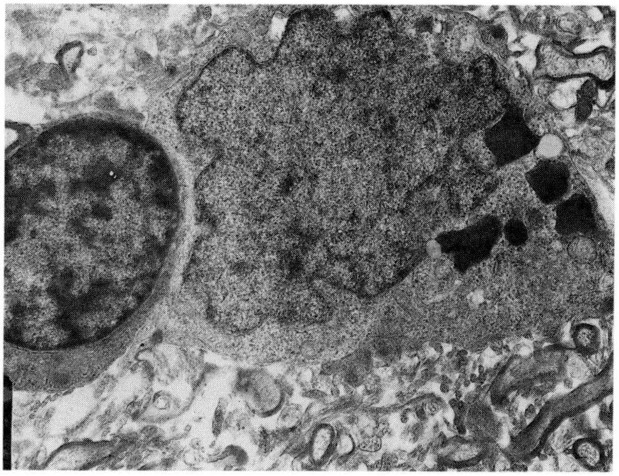

Figure 1. *Neurone et granules de lipofuscine chez un homme de 51 ans.*

Les cibles privilégiées des radicaux libres sont les membranes cellulaires dont le rôle de centre d'échanges et d'informations est capital et qui sont constituées par des phospholipides dont les acides gras polyinsaturés sont désorganisés. Par oxydation, les phospholipides se dégradent en aldéhydes dont le plus connu est le malone-dialdehyde (MDA). Le neurone, premier consommateur d'oxygène, a des membranes particulièrement riches en acides gras polyinsaturés et donc sensibles aux réactions d'oxydation.

Dans la cellule, les lysosomes sont les plus atteints car ils sont chargés d'éliminer les déchets du métabolisme cellulaire; parmi les produits indestructibles de l'oxydation des acides gras est la lipofuscine. La protection contre les peroxydations va en diminuant avec l'âge.

L'accumulation d'un déchet inactif dans le neurone gène son activité : déplacement des acides nucléiques messagers, transfert dans le cytoplasme, fabrication et transport des neuromédiateurs. La diminution de la sécrétion des neuromédiateurs adrénergiques et cholinergiques avec le vieillissement a été abondamment démontrée.

8

NICERGOLINE ENHANCES SURVIVAL AND STIMULATES METABOLISM OF CULTURED CORTICAL NEURONS FROM FETAL RATS AFTER EXPOSURE TO ISCHEMIC EPISODES

J.C. Louis, E. Magal, E. Yavin

Department of Neurobiology, Weizmann Institute of Science, Rehovot, Israël

Résumé

Cette étude décrit les conséquences d'une ischémie globale *in utero* sur la capacité des neurones du cortex cérébral d'embryon de rat à survivre et à se développer en culture cellulaire.

Une ischémie de 30 minutes provoque la dégénérescence de la plupart des neurones après 6 jours de culture, ainsi qu'une diminution des capacités de synthèse protéique.

L'administration, une heure avant le début de l'ischémie, de nicergoline, un alphabloqueur utilisé dans le traitement et la prévention des maladies cérébrovasculaires, améliore de façon notable la survie des neurones en culture et préserve les capacités de synthèse protéique.

La nicergoline administrée directement aux cultures de neurones est capable de stimuler des paramètres métaboliques tels la synthèse protéique, le transport de glucose et l'utilisation de glucose.

Ces résultats permettent de postuler que, en plus de l'action décrite sur la microcirculation cérébrale, la nicergoline exerce un effet neuroprotecteur au cours des états d'hypoxie-ischémie par une action directe au niveau des neurones.

Introduction

Nicergoline is an alpha-adrenergic blocking agent used for the prevention and treatment of cerebrovascular disorders and atherosclerotic diseases. It exerts a particularly beneficial effect on the intellectual, affective and sensorial perturbations associated with insults that impair the circulation to the brain.

Excessive activation of cerebral catecholamine release has been proposed to contribute to the central neuronal damage following ischemia states [1, for review] by further reducing the cerebral blood flow, through vasoconstriction of the microvessels [2], or by exerting direct toxicity to neurons [3]. In the current study we investigate the consequences of global ischemic episodes during intrauterine life on the ability of cerebral cortex neurons to survive and differentiate under monolayer culture conditions. The ability of nicergoline to reduce the damaging consequences of the ischemic insult and enable survival *in vitro* of rat cortical neurons is examined.

Results

To reduce the complexity of the nervous tissue *in vivo*, cultures of 15-day-old rat embryo cortical neurons have been used, which permit a rigorous control of the neuronal environment and defined drug delivery. Development of cultures obtained from untreated rats proceeded as described elsewhere [4, 5] *(Figure 1-a1)*. Injection of nicergoline (25 mg/kg) one hour prior to the dissection and processing of the brains for culture did not affect the morphology and survival of the neurons, as judged by light microscopy inspection *(Figure 1-b1)*. Both cultures showed invariably a few degenerated cells sparsely scattered through the culture dish.

The effect of nicergoline on the viability of neurons after injury was tested by comparing the development of cultures prepared from fetuses of untreated and treated animals after 30 min of global intrauterine ischemia [6]. Ischemia produced marked morphological changes in the neurons : vacuolation and disintegration of membranes were evident after 3 days *(Figure 1-a2)* and, after 6 days, most neuronal cell bodies had degenerated and neuritic processes were disrupted *(Figure 1-a3)*. Visible morphological alterations were not present after 3 days in cultures from nicergoline-treated animals *(Figure 1-b2)*. After 6 days, a slight increase of vacuolated and degenerated neurons were observed, but most membrane structures and neurites appeared intact *(Figure 1-b3)*.

In addition to the morphological alterations induced by ischemia, the protein synthesis capacity of neurons from untreated animals was also reduced (30 % decrease of [^{14}C]-leucine incorporation into proteins, 45 % into the cytosolic pool) *(Figure 2)*. The incorporation of [^{14}C]-leucine into proteins was markedly increased (+ 40 %) in cultures from non-ischemic nicergoline-treated fetuses compared to control cultures. The impairement of protein synthesis by ischemia was fully prevented in neuronal cultures prepared from fetal rats pretreated with nicergoline *(Figure 2)*.

The direct effect of nicergoline on neurons was demonstrated by experiments in which the drug was administered to the culture medium of neurons (obtained from untreated, non-ischemic rats). Indeed, nicergoline (1-250 nM) was able to prolonge the average lifetime of cultured cortical neurons (data not shown) and to activate protein synthesis, glucose transport (measured by the uptake of [^{3}H]-deoxyglucose) and glycolysis (measured by the production of [^{14}C]-lactate from [^{14}C]-glucose) *(Figure 3)*. These effects were dose-dependent with maximal efficiency achieved at drug concentrations of 10-100 nM.

Discussion

Numerous studies have implicated the potential role of catecholamines in the occurrence of neuronal damage following central nervous system injury (reviewed in [1]). Two main mechanisms have been proposed for the catecholamine neurotoxicity. First, catecholamines may be directly toxic to neurons or to glia, either through receptor-mediated or receptor-independent [3] processes. Second, the increased release of catecholamines from the noradrenergic terminals during hypoxic-ischemic states [7, 8] may be responsible for

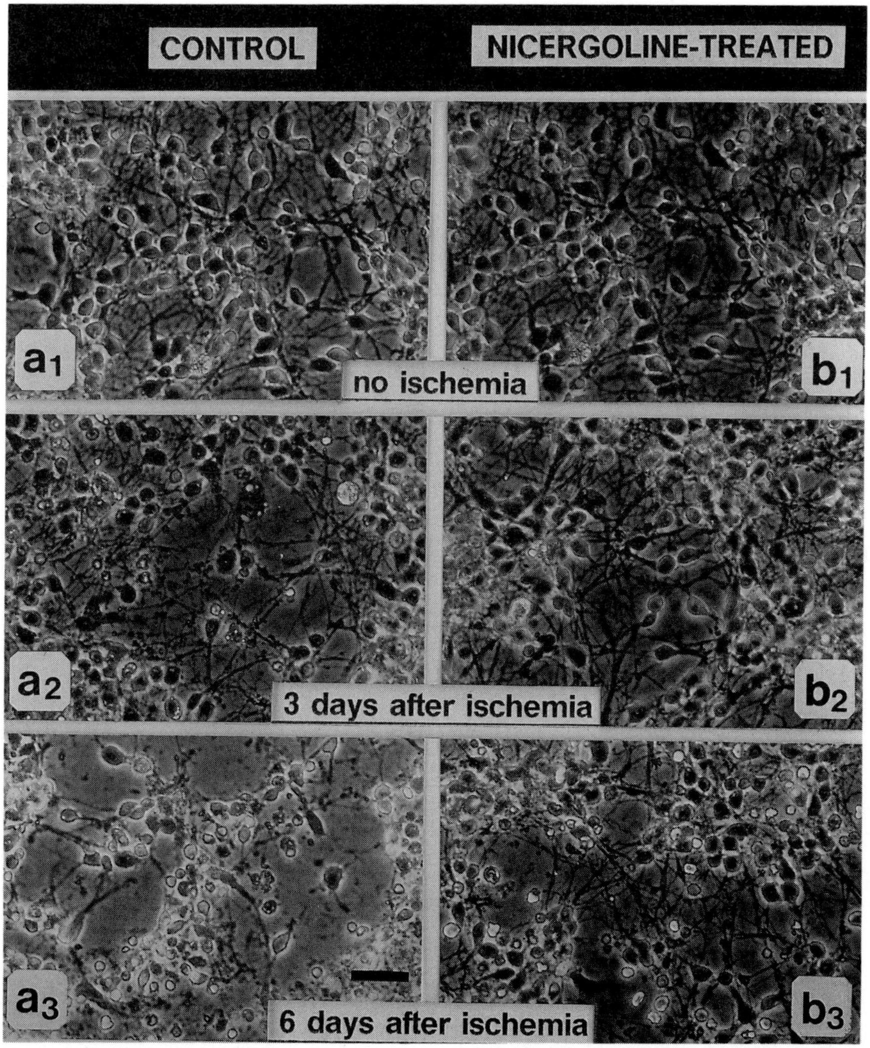

Figure 1. *Nicergoline attenuates neuronal damage following global ischemia.* Cultures of cortical neurons were prepared by described methods [4, 5] from 15-day-old control rat fetuses or from fetuses subjected for 30 min to global ischemia and grown in serum-free chemically-defined medium. Global intrauterine ischemia was performed by interrupting the blood supply to the placenta, as described in [6].

a) phase-contrast photomicrographs of representative fields of cortical neurons from untreated rats :
   a1) non-ischemic control cultures, 6 days after plating;
   a2) cultures prepared from fetuses subjected to 30 min global ischemia, 3 days after plating;
   a3) same as (a2), 6 days after plating.
b) same as (a), except that cultures were prepared from rats treated with 25 mg/kg nicergoline (intraperitoneally) 1 hour prior to the onset of ischemia.

Calibration bar = 25 μm.

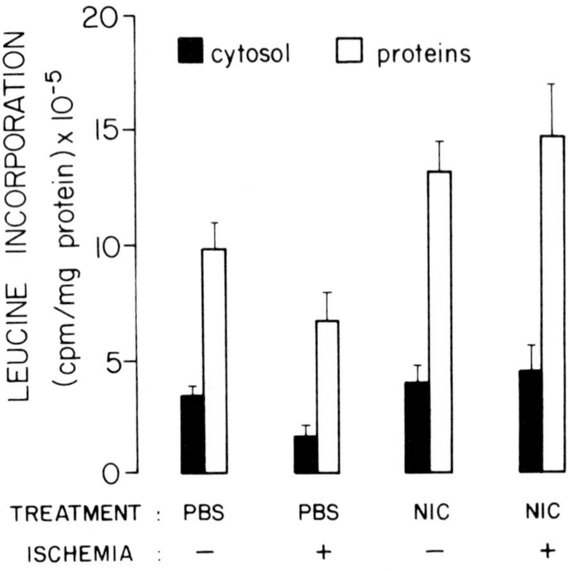

Figure 2. *Effect of nicergoline on protein synthesis in cortical neurons.* The effect of 30 min global intrauterine ischemia on protein synthesis was examined in cultures from untreated (PBS) and nicergoline-treated (NIC) fetuses. After 3 days *in vitro,* cultures were incubated with medium containing 1 μCi/ml [^{14}C]-leucine. Twenty-four hours later, the incorporation of [^{14}C]-leucine into the cytoplasmic pool (soluble) and into proteins was determined as previously described [10].
Values are means ± S.D. of 4-6 cultures.

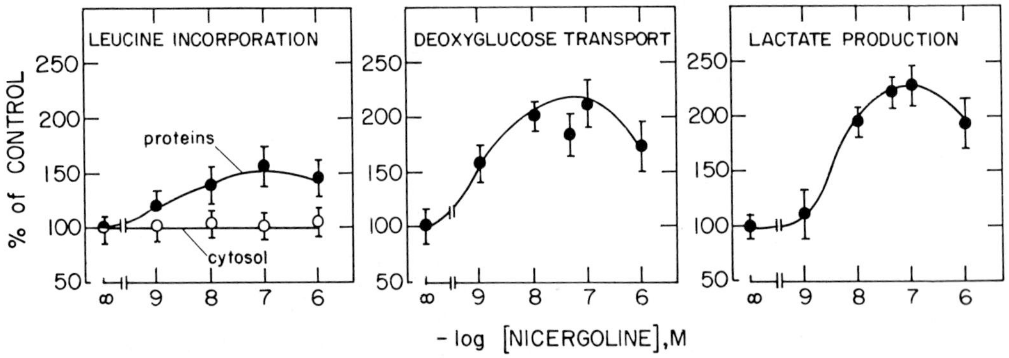

Figure 3. *Effect of nicergoline on metabolic activity of rat cortical neurons.* The effect of nicergoline on protein synthesis *(left),* deoxyglucose transport *(center)* and lactate production *(right)* was examined in 6-day-old cultures of rat cortical neurons. For measurement of protein synthesis, cultures were incubated for 24 hours in the presence of various doses of nicergoline in [^{14}C]-leucine-containing medium, after which incorporation of radioactivity into the cytosolic pool (soluble) and proteins was determined. Deoxyglucose transport was measured as described elsewhere [11] in cultures exposed for 1 hour to nicergoline. [^{14}C]-lactate production was measured in cultures exposed to nicergoline for 4 hours in medium containing [^{14}C]-glucose, as described in [12].
Values are means ± S.D. of 4-8 cultures.

the aggravation of the injury, caused by their vasoconstructive action on the cerebral microvessels [1, 2].

The data presented here show that nicergoline is able to influence the metabolic activity of cultured rat cortical neurons and to prevent them from the damage caused by global intrauterine ischemia. Since the cerebral microvasculature is poorly developed in the 15-day-old rat embryo [9], it is unlikely that in our model catecholamines exert their toxicity through a vasoconstructive mechanism, as it has been suggested in the adult rat brain [1].

We, therefore, favor the hypothesis that the protective effect of nicergoline described in this study is exerted at the level of the neurons directly. The exact nature of the neuronal receptors involved in the nicergoline effect is under investigation.

Acknowledgments

This study was supported by a grant from SPECIA Laboratories (Paris, France).

Références

1 Welch K.M.A., Barckley G.L. (1986) : Biochemistry and pharmacology of cerebral ischemia. In : *Stroke : pathophysiology, diagnosis and management.* Barnett H.J.M., Stein B.M., Mohr J.P., Yatsu F.M. (eds), New York, Churchill Livingstone, 75-89.

2 Yokote H., Itakura T., Nakai K., Kamei I., Imai H., Komai N. (1986) : A role of the central catecholamine neuron in cerebral circulation. *J. Neurosurg.* **65**, 370-375.

3 Rosenberg P. (1988) : Catecholamine toxicity in cerebral cortex in dissociated cell culture. *J. Neurosci.* **8**, 2887-2894.

4 Yavin E., Yavin Z. (1974) : Attachment and culture of dissociated cells from rat embryo cerebral hemispheres on polylysine-coated surface. *J. Cell Biol.* **62**, 540-546.

5 Louis J.C., Langley K., Anglard P., Wolf M., Vincendon G. (1983) : Long-term culture of neurons from human cerebral cortex in serum-free medium. *Neurosci. Lett.* **41**, 313-319.

6 Magal E., Goldin E., Harel S., Yavin E. (1988) : Acute uteroplacental ischemic embryo : lactic acid accumulation and prostaglandin production in the fetal rat brain. *J. Neurochem.* **51**, 75-80.

7 Gaudet R., Welch K.M.A., Chabi E., Ang T.P. (1978) : Effect of transient ischemia on monoamine levels in the cerebral cortex of gerbils. *J. Neurochem.* **30**, 751-757.

8 Moskowitz M.A., Wurtman R.J. (1976) : Acute stroke and brain monoamines. In : *Cerebrovascular diseases.* Scheinberg P. (ed.). New York, Raven Press, 153-166.

9 Donahue S., Pappas G.D. (1961) : The fine structure of capillaries in the cerebral cortex of the rat at various stages of development. *Am. J. Anat.* **108**, 331-347.

10 Daval J.L., Louis J.C., Gérard M.J., Vincendon G. (1983) : Influence of adrenocorticotropic hormone on the growth of isolated neurons in culture. *Neurosci. Lett.* **36**, 299-304.

11 Daval J.L., Anglard P., Gérard M.J., Vincendon G., Louis J.C. (1985) : Regulation of deoxyglucose uptake by adrenocorticotropic hormone in cultured neurons. *J. Cell. Physiol.* **124**, 75-80.

12 Anglard P., Louis J.C. : Stimulation of glycolysis by corticotropin and phorbol ester in cultured neurons. *Biochem. J.*, in press.

9

RÔLE DE LA LIBÉRATION DE NORADRÉNALINE DANS LA SURVENUE DES TROUBLES COMPORTEMENTAUX ET DES ATTEINTES ANATOMIQUES INDUITS PAR UNE ISCHÉMIE CÉRÉBRALE.
Intérêt du blocage des récepteurs α-adrénergiques

M. Plotkine, C. Zemzem, M. Allix, R.G. Boulu

Laboratoire de pharmacologie, Faculté de pharmacie,
4, avenue de l'Observatoire, 75006 Paris, France

Introduction

La dépolarisation neuronale induite par l'ischémie cérébrale provoque une libération massive de nombreux neuromédiateurs dont les catécholamines : noradrénaline (NA) et dopamine [1-3]. Ces neuromédiateurs libérés pourraient jouer un rôle dans l'apparition des lésions post-ischémiques. Si la participation de la dopamine semble avoir été démontrée, en revanche, le rôle de la noradrénaline est encore mal connu [4, 5]. L'étude de ces phénomènes de libération est actuellement largement facilitée par le développement récent de la technique de microdialyse transcérébrale [6], qui présente l'avantage de permettre de suivre aisément en continu les concentrations en de nombreux composés endogènes dans les espaces extracellulaires cérébraux chez l'animal éveillé. L'objectif de notre travail a été : 1) d'explorer grâce à cette nouvelle méthodologie l'effet d'une ischémie cérébrale globale transitoire sur les concentrations de NA au niveau du cortex cérébral; 2) d'évaluer à l'aide de la nicergoline, agent α-bloquant, les conséquences de l'activation des récepteurs α-adrénergiques dans la survenue des atteintes post-ischémiques.

Matériel et méthodes

Effet de l'ischémie sur les concentrations extracellulaires des catécholamines

L'étude a été réalisée sur des rats mâles Wistar (280-300 g). Le premier jour, les artères vertébrales sont cautérisées au niveau des alar foramina sous anesthésie à l'éther. Le second jour, les animaux sont anesthésiés à l'hydrate de chloral (300 mg/kg, ip) et les carotides communes sont dégagées. Les rats sont alors placés en contention stéréotaxique et une fibre de dialyse AMICON (diamètre externe 200 µm) est introduite horizontalement au niveau du cortex frontal (A : + 1 mm, H : – 2 mm, atlas de Paxinos et Watson [7] selon la technique décrite par Ungerstedt [6]. Les animaux sont ensuite placés dans des cages individuelles et la fibre est perfusée à l'aide d'une solution de Ringer à un débit de 2,5 µl/min. Après un repos de 2 heures, les dialysats sont collectés pendant une heure par fraction de 20 min. L'ischémie est alors induite chez l'animal éveillé, par clampage des 2 artères carotides pendant 20 min. Les dialysats sont recueillis pendant l'ischémie et durant les 3 heures suivantes. Les échantillons sont immédiatement congelés et conservés à – 80°C jusqu'au dosage.

Le dosage des catécholamines et de leurs métabolites est effectué par chromatographie liquide haute performance (CLHP) avec détection électrochimique. Les dialysats (20 µl) sont injectés sans extraction préalable sur une colonne Sphérisorb ODS 5 µm, (250 mm × 4,6 mm). La phase mobile (débit 1 ml/min) est constituée de KH_2PO_4 0,1 M, EDTA 0,1 mM, octane-sulfonate de sodium 1,25 mM, méthanol 5 % (pH 3,60). La détection est réalisée à un potentiel de + 0,65 V par rapport à une électrode de référence Ag/AgCl. La limite de détection des catécholamines et de leurs métabolites est voisine de 5 pg injecté.

Effet d'un α-bloquant sur les conséquences comportementales et les atteintes anatomiques induites par l'ischémie

L'étude est réalisée sur des rats soumis à une ischémie identique à celle décrite dans le paragraphe précédent.

Le comportement des animaux est étudié 48 heures après le déclampage carotidien à l'aide d'un test d'open-field. Le dispositif est constitué d'une enceinte rectangulaire (90 × 70 cm) fortement éclairée et dont le sol est divisé en carreaux de 10 cm de côté. L'activité motrice est appréciée par le nombre de carreaux traversés durant une période d'observation de 6 minutes.

Sept jours après l'ischémie, les animaux sont sacrifiés et les cerveaux sont fixés par perfusion intra-aortique et séjour pendant 8 à 10 jours dans le FAM (formol-acide acétique-méthanol), puis inclus en paraffine. Des coupes de 10 µm d'épaisseur sont réalisées au niveau du cortex, du striatum et de l'hippocampe et colorées à la thionine et à l'hémalun-éosine. La gravité des lésions est appréciée à l'aide d'une échelle de cotation de 0 à 3.

La nicergoline est administrée par voie orale à la dose de 25 ou 50 mg/kg, 3 fois par jour. Le traitement est effectué à partir du 3e jour avant l'ischémie jusqu'au 7e jour post-ischémique.

Résultats

Effet de l'ischémie sur les concentrations extracellulaires des catécholamines

Les chromatographes des dialysats mettent en évidence la présence de NA, d'acide dihydroxyphénylacétique (DOPAC) et d'acide homovanillique (HVA). Les taux de base (exprimés en pg par 20 µl) de ces 3 composés avant ischémie sont respectivement de 12,9 ± 2,6, 95 ± 30 et 295 ± 60 (m ± esm, n = 10). L'ischémie entraîne une augmentation importante (× 3) et transitoire de la NA *(Figure 1).* En revanche, les

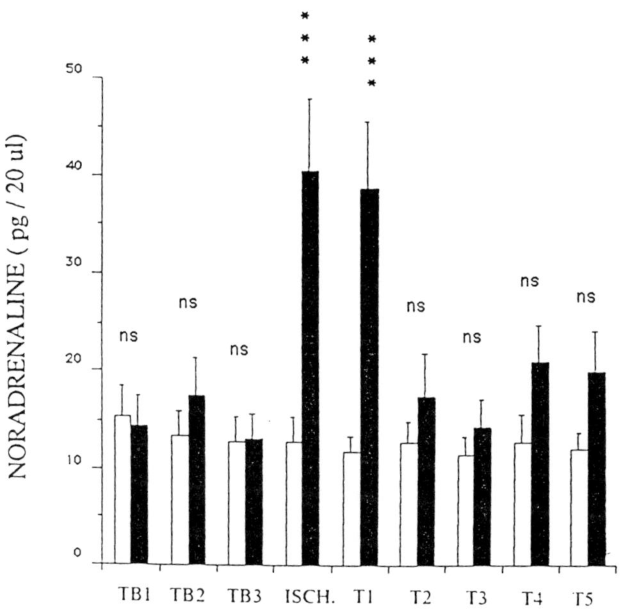

Figure 1. *Evolution des concentrations (moyenne ± esm) de noradrénaline dans les dialysats d'animaux non ischémiés (colonnes blanches, n = 5) et d'animaux ischémiés (colonnes noires, n = 10).* TB1, TB2, TB3 correspondent aux 3 fractions recueillies durant l'heure précédant l'ischémie et ISCH à la fraction au cours de l'ischémie. T1, T2, T3, T4, T5 représentent les concentrations dans les fractions recueillies respectivement 0-20, 20-40, 50-70, 80-100 et 170-190 minutes après la fin de l'ischémie.
*** = p < 0,001 ; ns = différence non significative (test t de Student par rapport aux animaux non ischémiés).

concentrations de DOPAC ne sont pas modifiées au cours de l'ischémie mais présentent une élévation retardée dont le maximum est observé après 60 minutes. Les concentrations d'HVA évoluent de manière biphasique : réduction modérée pendant l'ischémie suivie d'une augmentation importante à partir de la 30e minute post-ischémique.

Effet d'un α-bloquant sur les conséquences comportementales et les atteintes anatomiques induites par l'ischémie

Résultats comportementaux. Les animaux témoins manifestent 48 heures après l'ischémie une très importante augmentation du nombre de carreaux traversés par rapport aux animaux témoins non ischémiés. L'observation des animaux révèle que cette hyperactivité motrice est incohérente et semble associée à une complète indifférence de l'animal vis-à-vis de son environnement. Chez les animaux ischémiés traités par la nicergoline à la dose de 25 mg/kg cette hypermotilité est fortement réduite et leur comportement exploratoire est proche de celui d'animaux non ischémiés. A la dose de 50 mg/kg, le traitement tend à réduire, mais toutefois de manière non significative, le nombre de carreaux traversés *(Tableau I).*

Résultats histologiques (Figure 2). Chez les animaux témoins, l'ischémie entraîne d'importantes pertes neuronales au niveau de la zone para-médiane et de la zone CA 1

Tableau I. *Nombre de carreaux traversés en 6 minutes, 48 heures après l'ischémie* (moyenne ± esm, n = nombre d'animaux par lot)

Témoins non ischémiés	*Témoins ischémiés*	*Nicergoline-ischémiés* 25 mg/kg	*Nicergoline-ischémiés* 50 mg/kg
37 ± 13 n = 19	129 ± 18 n = 14	70 ± 15 n = 15 – 45,7 % (1) p < 0,05	95 ± 15 n = 14 – 26,3 % (1) NS

(1) Les pourcentages sont calculés par rapport aux valeurs des animaux témoins ischémiés. NS = différence non significative.

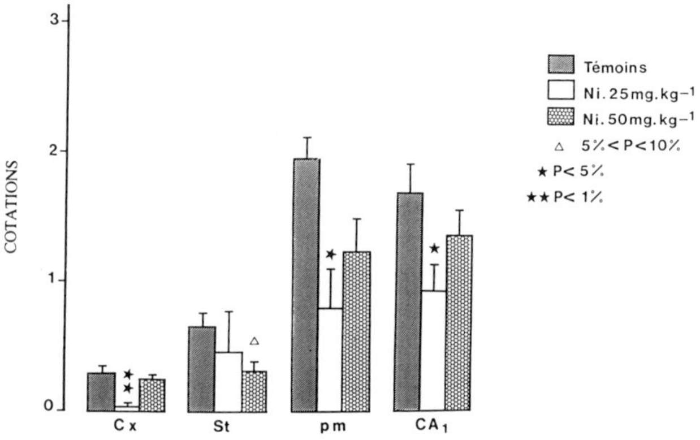

Figure 2. *Effet de la nicergoline (Ni) aux doses de 25 ou 50 mg/kg sur les pertes neuronales cotées de 0 à 3 (moyenne ± esm), observées au niveau du cortex (Cx), du striatum (St) et des zones para-médiane (pm) et CA1 de l'hippocampe. Nombre d'animaux par lot : 15. Les comparaisons sont effectuées à l'aide du test t de Student.*

de l'hippocampe. Le traitement par la nicergoline à la dose de 25 mg/kg réduit d'environ 50 % la cotation moyenne des lésions de ces 2 zones ($p < 0,05$). En revanche, la dose de 50 mg/kg de nicergoline ne permet pas de réduire significativement l'importance de ces atteintes. L'ischémie affecte également, mais de manière moins marquée, le cortex et le striatum. Au niveau du cortex, les pertes neuronales s'observent principalement dans la zone pariétale où elles se situent dans la couche 3 et plus rarement dans la couche 5. Au niveau du striatum, on note une perte de petits et de moyens neurones, les grands neurones, en revanche, ne sont pas affectés. La nicergoline à la dose de 25 mg/kg réduit l'atteinte corticale ($p < 0,01$) mais est sans effet sur les lésions striatales. A la dose de 50 mg/kg, le traitement n'entraîne pas de protection au niveau du cortex et ne manifeste qu'une tendance non statistiquement significative à réduire les lésions striatales ($0,05 < p < 0,10$).

Conclusion

Cette étude démontre qu'une ischémie cérébrale globale de 20 minutes chez le rat éveillé provoque une importante augmentation des concentrations de NA dans les espaces extracellulaires du cortex cérébral. Ce résultat est en accord avec ceux de Gaudet *et al.* [1]

et de Miyazaki *et al.* [5], qui ont montré, sur d'autres modèles, que l'ischémie réduit les taux tissulaires cérébraux de NA. Nos résultats révèlent également une augmentation de DOPAC et de HVA, 2 métabolites de la DA, au cours de la période post-ischémique. Bien que dans nos conditions, les concentrations de DA soient toujours restées inférieures à la limite de détection, il est probable que l'augmentation de ces métabolites reflète une libération de DA comme l'ont écrit Yao *et al.* [8] et Phebus et Clemens [3] au niveau du striatum. Les effets protecteurs, tant au niveau comportemental qu'au niveau histologique, observés lors de l'administration de nicergoline, substance α-bloquante, suggèrent, en accord avec les travaux de Busto *et al.* [9], que la libération de NA, comme celle de DA [3], participe aux atteintes induites par l'ischémie.

D'autres études sont nécessaires afin de déterminer si la NA est également libérée au niveau des autres zones vulnérables et de préciser le(s) mécanisme(s) de ses effets délétères (effet vasculaire, facilitation des phénomènes excitotoxiques ?). Toutefois, quel qu'en soit ce ou ces mécanismes, il apparaît que l'activation des récepteurs α-adrénergiques, consécutive à la libération massive de NA, serait l'un des éléments responsables de certains troubles comportementaux ainsi que des pertes neuronales observées au niveau du cortex et de l'hippocampe. Cette étude constitue un des éléments expérimentaux justifiant l'utilisation d'agents α-bloquants dans le traitement de l'ischémie cérébrale.

Références

1 Gaudet R., Welch K.M.A., Chabi E., Wang T.P. (1978) : Effect of transient ischemia on monoamine levels in the cerebral cortex of gerbils. *J. Neurochem.* **30**, 751-757.

2 Bentue-Ferrer D., Reymann J.M., Bagot H., Van Den Driessche J., De Certaines J., Allain H. (1986) : Aminergic neurotransmitter and water content changes after transient forebrain ischemia. *J. Neurochem.* **47**, 1672-1677.

3 Phebus L.A., Clemens J.A. (1989) : Effects of transient, global, cerebral ischemia on striatal extracellular dopamine, serotonin and their metabolites. *Life Sci.* **44**, 1335-1345.

4 Clemens J.A., Phebus L.A. (1988) : Dopamine depletion protects striatal neurons from ischemia-induced cell death. *Life Sci* **42**, 707-713.

5 Miyazaki M., Nazarali A.J., Boisvert D.P., Bayens-Simmonds J., Baker G.B. (1989) : Inhibition of ischemia-induced brain catecholamine alterations by clonidine. *Brain Res. Bull.* **22**, 207-211.

6 Ungerstedt U. (1984) : Measurement of neurotransmitter release by intracranial dialysis. In : *IBRO handbook series : Methods in the neurosciences*, vol. 6, Measurement of neurotransmitter release in vivo. Marsden C.A. (ed.), Chichester, John Wiley and Sons, 81-105.

7 Paxinos G., Watson C. (1982) : *The rat brain in stereotaxic coordinates.* Academic Press.

8 Yao H., Ishitsuka T., Nagao T., Fujishima M., Tsutsumi T., Uchimura H. (1988) : Massive striatal dopamine release in acute cerebral ischemia in rats. *Experientia* **44**, 506-508.

9 Busto R., Harik S.I., Yoshida S., Scheinberg P., Ginsberg M.D. (1985) : Cerebral norepinephrine depletion enhances recovery after brain ischemia. *Ann. Neurol.* **18**, 329-336.

10

LES LATENCES ITÉRATIVES D'ENDORMISSEMENT DIURNE SONT-ELLES UN INDICATEUR DU VIEILLISSEMENT CÉRÉBRAL ?

H. Vespignani [1], F. Dupasquier [1], D. Mayeux [3], C. Jeandel [2], X. Ducrocq [1], M.A. Manciaux [2], G. Cuny [2], M. Weber [1]

[1] *Service de Neurologie,*
[2] *Service de Gériatrie, Hôpital Saint-Julien, 1, rue Foller, 54000 Nancy,*
[3] *Service d'Informatique médicale, Faculté de médecine de Nancy, 54000 Nancy, France*

Mis au point par Carskadon et Dement [1], le test des latences multiples d'endormissement mesure la somnolence diurne. Il repose sur le postulat selon lequel un sujet s'endort d'autant plus rapidement qu'il est somnolent. Les délais les plus brefs, entre l'invitation au sommeil et la première époque hypnique, sont observés chez les narcoleptiques [2] et chez les sujets atteints d'un syndrome d'apnées [3]. Ce test sert également à déterminer la sévérité de la somnolence [4] et la réponse au traitement [5]. Différentes études montrent qu'un sujet s'endormant dans un délai moyen inférieur à 5 minutes, lors des différents tests répétés toutes les 2 heures à partir de 10 heures, est anormalement somnolent. En revanche, les vitesses d'endormissement situées entre 5 et 10 minutes sont d'interprétation plus incertaines [6].

Par conséquent, le test des latences multiples d'endormissement, dont la méthodologie a été récemment standardisée [5], fournit un paramètre objectif, quantifiable pour évaluer le niveau de vigilance.

La somnolence diurne est fréquente chez les personnes âgées. Les siestes augmentent en fréquence et en durée, notamment après 70 ans [7]. Cette somnolence procède de deux mécanismes possibles : une plus grande propension au sommeil, ou une difficulté accrue à maintenir longuement un niveau de vigilance élevée. La propension au sommeil est corrélée essentiellement avec la mauvaise qualité du sommeil de nuit. La dette de sommeil accumulée est ainsi canalisée au cours des siestes réparatrices. En revanche, il est plus difficile de comprendre la somnolence diurne chez les sujets bons dormeurs. Peut-elle rendre compte d'une baisse de la vigilance, laquelle deviendrait alors un facteur prédictif d'un vieillissement cérébral prématuré ?

Le but de ce travail est :
1) d'apprécier les modifications éventuelles de la somnolence diurne en fonction de l'âge chez des sujets adultes bons dormeurs.
2) d'essayer de corréler les résultats obtenus avec une baisse de l'efficience intellectuelle.

Matériel et méthodes

Sujets

Ils sont répartis en 2 groupes. Le premier est formé de 54 témoins, 35 hommes et 19 femmes (âge moyen 53,3 ans, extrêmes 22 à 89 ans) recrutés en janvier 1987 à juillet 1989 après auto-évaluation de la qualité de leur sommeil nocturne. Sont déclarés bons dormeurs les sujets ne se plaignant pas de leur sommeil, quelle qu'en soit la durée. Sont exclus les patients prenant des médicaments connus pour modifier le sommeil (sédatifs, hypnotiques, antihistaminiques, stimulants, antidépresseurs).

Le deuxième groupe comprend 20 patients, bons dormeurs, 12 femmes et 8 hommes (âge moyen 82,27 ans, extrêmes 73 à 91 ans) hospitalisés en milieu gériatrique, entre janvier et juillet 1989, pour une affection ne retentissant pas sur le sommeil. La baisse d'efficience intellectuelle est appréciée par le mini-mental test de Folstein, le BEC 96, éventuellement les tests de vocabulaire de Binois-Pichot, de performance (PM 38), de mémoire (Wechsler), les critères du DSM III, complétés par un test de Hachinski pour différencier les formes dégénératives et vasculaires. Lorsque la coopération du sujet est impossible, l'enregistrement n'est pas réalisé.

Méthodes

Avant la mise en place des électrodes, les sujets sont encore interrogés sur la qualité du sommeil pendant la nuit précédant les tests d'endormissement diurne. Cette précaution vise à écarter les somnolences diurnes secondaires aux dettes de sommeil. Un mauvais sommeil et/ou une mauvaise qualité de l'éveil conduisent à exclure le sujet. Des enregistrements polygraphiques de nuit n'ont pas été réalisés.

La polygraphie de sommeil (EEG, EOG, EMG) est complétée d'une thermistance nasale dans tous les cas. Les syndromes d'apnées sont écartés dans l'analyse des résultats. Ainsi, pour une population initiale comportant 61 sujets dans le premier groupe et 25 dans le second, 7 et 5 témoins ont été écartés respectivement pour cette raison.

Les instructions sont standardisées : le sujet, gardant les électrodes d'enregistrement, est invité à dormir toutes les deux heures à partir de 10 heures jusqu'à 16 heures. Il reçoit l'instruction suivante « reposez-vous tranquillement les yeux fermés, ne résistez pas au sommeil ».

Les paramètres pris en compte pour chaque sujet sont :

— le nombre d'endormissements variant de 0 à 4, selon que le sujet ne s'est pas endormi ou s'est endormi à chacun des tests;

— les latences, test par test, séparant l'extinction de la lumière de la première époque de 20 secondes de stade I et de la première époque de stade II, codifiées selon la classification de Rechtschaffen et Kales;

— la moyenne des latences, valeur unique résumant la latence de sommeil pour l'ensemble de la journée.

Si le sujet ne s'est pas endormi, le test est arrêté au bout de 30 minutes. Il est vérifié que le sujet ne s'endort pas entre les tests.

La comparaison du nombre d'endormissements est faite à l'aide du test du χ^2, les comparaisons de moyennes de latence sont effectuées avec le test de Fischer (F. de Snedecor).

Résultats

• Groupe témoin (54 sujets)

1) Nombre d'endormissements : puisque tous les sujets témoins ne se sont pas endormis au cours de tous les tests, il est possible de distinguer deux sous-groupes en fonction du nombre d'endormissements :

— nombre d'endormissements ⩽ 2 : ce sous-groupe comprend 19 sujets (10 hommes, 9 femmes) dont 7 ne s'endorment à aucun test, 7 autres au cours d'un seul, celui de 14 heures et les 5 derniers, lors des seuls tests de 12 et 14 heures;

— nombre d'endormissements > 2 : 11 sujets (20,4 %), 8 hommes et 3 femmes, ont dormi au cours de 3 tests et 24 (44,4 %), 17 hommes et 7 femmes, se sont endormis au cours des 4 tests.

Le *Tableau I* montre que les deux sous-groupes ne se différencient pas en fonction de l'âge mais il existe deux fois plus d'hommes dans le groupe des sujets qui s'endorment plus souvent.

2) Latences d'endormissement : elles ne sont mesurées que pour les sujets qui se sont endormis au cours de 3 ou 4 tests. Cette précision n'est pas superflue. Dans plusieurs études, en effet, les sujets ne s'étant pas endormis dans les 20 minutes allouées au test, sont crédités arbitrairement d'un délai d'endormissement égal à la durée du test, soit 20 minutes [2, 8]. Cette décision est abusive [6].

Le groupe des sujets endormis au cours de 3 ou 4 tests comprend 25 hommes et 10 femmes. Les latences, test par test, sont présentées en fonction de l'âge *(Tableau II)* et

Tableau I. *Répartition du nombre des endormissements en fonction de l'âge et du sexe*

Nombre d'endormissements	*20-50 ans*	*50-70 ans*	*70-90 ans*
≤ 2 (10 H, 9 F)	8	3	8
> 2 (25 H, 10 F)	17	6	12

Tableau II. *Latences test par test en fonction de l'âge (en secondes)*

		20-49 ans	*50-69 ans*	*70-90 ans*
10 h	stade 1	728,8	560,8	603,3
	stade 2	889,6	663,5	738,2
12 h	stade 1	683,8	587	659,9
	stade 2	1 039,4	930,5	735,4
14 h	stade 1	846,7	610,5	498,8
	stade 2	876,7	1 186,6	846,2
16 h	stade 1	732,6	613,6	561,5
	stade 2	1 150,6	1 046,6	561,5

du sexe *(Tableau III)*. Les seules différences significatives concernent la tranche d'âge 70-90 ans. Les latences sont peu modifiées, quel que soit le sexe, de 20 à 70 ans. En revanche, dans la tranche d'âge supérieure, les latences de 12 heures (452,8 s chez les hommes; 832,5 s chez les femmes) et de 16 heures (494,3 s chez les hommes; 1 251,5 s chez les femmes) se distinguent nettement des autres âges. Le coefficient p de significacité est respectivement de 0,049 et 0,0019.

De même, la moyenne de tous les tests n'indique une différence significative qu'après 70 ans (p = 0,015) *(Tableau IV)*.

• Groupe des sujets explorés par les tests psychométriques

La latence moyenne pour chacun des tests est de 683,5 s à 10 heures; 631,2 s à 12 heures; 537,6 s à 14 heures et 437,6 s à 16 heures. La moyenne de tous les tests est de 721,8 s. Ce groupe ne se distingue pas des sujets âgés du groupe précédent. Des latences de courte durée, toujours au-dessus du seuil des 5 minutes sauf dans 2 cas, sont observées dans les deux groupes et, de surcroît, il n'a pas été mis en évidence de corrélation avec les différents tests d'efficience intellectuelle. Il convient aussi de relever que 5 syndromes d'apnées ont été découverts systématiquement dans ce groupe (contre 7 dans le groupe témoin). Tous ces patients avaient à des degrés divers une détérioration intellectuelle.

Discussion

Notre étude montre une diminution des latences d'endormissements chez les sujets âgés de plus de 70 ans par rapport aux sujets plus jeunes. Cette modification de la somnolence diurne est nette chez les hommes (p = 0,015 pour la moyenne des latences de tous les tests). Les vitesses d'endormissement les plus rapides s'observent en début d'après-midi (p = 0,049) mais des différences très significatives sont encore notées à 16 heures (p = 0,0019). En revanche, la répartition circadienne de la somnolence n'est

Tableau III. *Latences test par test chez les hommes (en secondes)* (*p = 0,049; **p = 0,0019)

	Latence en sec.	*20-49 ans*	*50-69 ans*	*70-90 ans*
10 h	stade 1 stade 2	706,66 889,6	607,66 357	358,75 802
12 h	stade 1 stade 2	713,14 1 140,57	587 960,8	452,8* 617,75
14 h	stade 1 stade 2	838,5 901	482,5 1 186,66	560,6 625,5
16 h	stade 1 stade 2	713,76 1 127,5	520,4 1 046,66	494,33** 674,66

Tableau IV. *Moyenne de toutes les latences stade 1 (en secondes)*

	20-49 ans	*50-69 ans*	*70-90 ans*
latence st. 1 H + F	752	634	683
hommes	751	594	486* p = 0,015
femmes	760	870	847

pas modifiée avec l'âge et la diminution des latences n'atteint pas le seuil de 5 minutes considéré comme la limite inférieure de la normale [5].

Nos résultats sont en accord avec ceux de Carskadon *et al.* [9], Roehrs *et al.* [10] qui rassemblent des séries respectivement de 55 sujets (dont 15 âgés de 62 à 86 ans) et 33 de 30 à 60 ans. Levine *et al.* [11] montrent, en outre, que cette diminution des latences ne suit pas une courbe linéaire avec l'âge. Ils relèvent ainsi des latences basses dans le groupe 18-29 ans (129 sujets) par rapport à 4 groupes de 30 à 80 ans.

Malgré l'absence, dans notre série, d'enregistrement de la nuit précédant les tests d'endormissement, cette plus grande propension au sommeil après 70 ans ne nous paraît pas en relation avec une dette de sommeil. En effet, nous avons exclu les sujets mauvais dormeurs et les bons dormeurs habituels mais ayant mal dormi avant le test. Rappelons aussi que nous avons écarté les syndromes d'apnées de découverte fortuite et dont la fréquence est estimée entre 20 et 30 % chez des sujets de 65 ans, apparemment en bonne santé [12, 13]. Carskadon, dans un travail récemment publié [14], fournit des données similaires et confirme, en outre, qu'il n'y a pas de corrélation entre le TST *(temps de sommeil total)* de la nuit précédente. La seule précaution de réaliser un enregistrement polygraphique complet de la nuit précédente, outre les problèmes pratiques posés chez les volontaires, n'est pas suffisante puisqu'il a été aussi montré que les tests pouvaient être modifiés par les 7 nuits précédentes [15]. Dans notre expérience, elle ne nous paraît utile que dans le cadre du diagnostic des somnolences diurnes excessives d'origine psychique.

Par conséquent, la sieste du sujet âgé corollaire d'une baisse de vigilance n'a probablement pas pour seule cause un sommeil nocturne de mauvaise qualité. Elle procède aussi d'une baisse circadienne de la vigilance. Garma [16] met en parallèle la diminution d'amplitude de la variation circadienne de la température avec l'âge et considère que l'âge accentue et rigidifie les caractères individuels qui interviennent dans la répartition quotidienne des heures de sommeil et de veille. Notre étude montre, en outre, que la diminution des latences d'endormissement n'est pas corrélée avec des scores plus faibles d'efficience intellectuelle.

Références

1 Carskadon M.A., Dement W.C. (1977) : Sleep tendency : An objective measure of sleep loss. *Sleep Res.* **6**, 200.

2 Richardson G.S., Carskadon M.A., Flagg W., Van den Hoed J., Dement W.C., Mitler M.M. (1978) : Excessive daytime sleepiness in man : Multiple sleep latency measurement in narcoleptic and control subjects. *Electroencephalogr. Clin. Neurophysiol.* **45**, 621-627.

3 Dement W.C., Carskadon M.A., Richardson G. (eds) (1978) : Excessive daytime sleepiness. The sleep apnea syndrome. In : Guilleminault C., Dement W.C. (eds). Alan R. Liss, New York, 23-46.

4 Reynolds C.F., Coble P.A., Kupfer D.J., Holzer B.C. (1982) : Application of the multiple sleep latency test in disorders of excessive sleepiness. *Electroencephalogr. Clin. Neurophysiol.* **53**, 443-452.

5 Carskadon M.A., Dement W.C., Mitler M.M., Roth T., Westbrook P., Keenan S. (1986) : Guidelines for the multiple sleep latency test (MSLT). *Sleep,* **9**, 519-524.

6 Billiard M. (1988) : La somnolence diurne excessive. *Rev. Prat.* **38**, 1701-1705.

7 Tune G.S. (1969) : The influence of age and temperament on the adult human sleep wakefulness pattern. *Brit. J. Psychol.* **60**, 431-441.

8 Zorick F., Roehrs T., Koshorek G. (1982) : Patterns of sleepiness in various disorders of excessive daytime somnolence. *Sleep* **5**, (S) 165-174.

9 Carskadon M.A., Brown E.D., Dement W.C. (1982) : Sleep fragmentation in the elderly : Relationship to daytime sleep tendency. *Neurobiol. Aging* **3**, 321-327.

10 Roehrs T., Zorick F., McLenaghan A., Sisklesteel J., Lamphere J., Wittig R., Roth T. (1984) : Sleep and MSLT norms for middle age adults. *Sleep Res.* **13**, 87.
11 Levine B., Roehrs T., Lamphere J., Zorick F., Stepanski E., Roth T. (1987) : Daytime sleepiness in young adults. *Sleep Res.* **16**, 207.
12 Krieger J., Mangin P., Kurtz D. (1980) : Les modifications respiratoires au cours du sommeil du sujet âgé normal. *Rev. EEG Neurophysiol. Clin.* **10**, 177-185.
13 McGinty D., Littner M., Beham E., Ruiz-Primo E., Young E., Sowers J. (1982) : Sleep-related breathing disorders in older man : a search for underlying mechanisms. *Neurobiol. Aging* **3**, 337-350.
14 Carskadon M.A. (1989) : Ontogeny of human sleepiness as measured by sleep latency. In : *Sleep and alertness : chronobiological, behavioral, and medical aspects of napping*. Dinges D.F., Broughton R.J. (eds). Raven Press, New York, 53-69.
15 Carskadon M.A., Dement W.C. (1981) : Cumulative effects of sleep restriction on daytime sleepiness. *Psychophysiology,* **18**, 107-113.
16 Garma L. (1984) : Sommeil et âge. In *Physiologie du sommeil.* O. Benoît (ed.). Paris, Masson, 143-154.
17 Carskadon M.A., Bliwise D.L., Bliwise N.G., Dement W.C. (1984) : Effects of two sleep regimens on sleep and sleepiness in elderly volunteers. *Sleep Res.,* **13**, 76.
18 Carskadon M.A., Dement W.C. (1985) : Sleep loss in elderly volunteers. *Sleep* **8**, 207-221.
19 Richardson G.S., Carskadon M.A., Orav E.J., Dement W.C. (1982) : Circadian variation of sleep tendency in elderly and young adult subjects. *Electroencephalogr. Clin. Neurophysiol.* **53**, 443-452.

II

LEUCOARAÏOSE

11

LEUKO-ARAIOSIS : CURRENT CONCEPTS

S.M. Hastak, V. Hachinski [1]

[1] *Clinical Neurological Sciences, University Hospital, P.O. Box 5339, London, Ontario N6A 5A5, Canada.*

Introduction

Nearly a century ago, Otto Binswanger [1] first described the entity he called "encephalitis subcorticalis chronica progressiva" and differentiated it from neurosyphilis and dementia in the aged. This was based on clinicopathologic findings of eight post-mortem examinations done by him, however, he published the macroscopic description of only one case. No histological examination was ever reported [2]. The clinical picture was characterized by slowly progressive deterioration in cognition starting in the sixth decade punctuated by strokes and seizures. It was Alois Alzheimer [3] in 1902 who first introduced the name "Binswanger's disease" (BD) and stated that in this disorder the cerebral cortex was spared while the white matter was specifically involved.

In 1962, Olszewski [2] did an extensive survey of literature and presented two new cases. He emphasized the presence of associated lacunes and cortical infarcts, and suggested the title "subcortical arteriosclerotic encephalopathy". Recent workers have suggested the term "subcortical ischemic leukoencephalopathy" as not all cases are associated with atherosclerosis. Babikian and Ropper [4] in a recent review were able to collect only 47 cases with pathological features which could categorize them as BD, having surveyed the international literature from 1912.

The advent of the imaging era, ushered a virtual epidemic of cases diagnosed as BD based on the CT/MRI findings of white matter lesions in a periventricular distribution. It is highly improbable that a disorder so rare in the past has suddenly become so common, especially considering that the factor most strongly associated with BD, that is hypertension, is now being fairly well controlled in the population at large. We think that this is due to over-reporting of cases as BD based on CT/MRI findings of periventricular white matter changes without adequate clinical or histopathological data. We have suggested therefore that the term leuko-araiosis [5] (leuco = white matter, araiosis = diminution of density) be used for the observed radiological phenomena which is, descriptive and noncommittal.

CT and MR images of the human brain are extremely sensitive in detecting changes in the white matter. This sensitivity has prompted previous investigators to attach clinical significance to the radiological phenomena of leuko-araiosis without adequate histopathological proof.

Clinical correlates of leuko-araiosis

Leuko-araiosis being a radiological change observed in the white matter of the human brain will have to be considered in view of the scanning technique used. Most workers agree that leuko-araiosis is most commonly seen in the elderly [6, 7, 8, 9]. Kinkel *et al.* [10] have observed an incidence of 1.7 % of leuko-araiosis during five consecutive months of routine head CT scans of adults. Goto *et al.* [8] in their analysis of 4,742 CT examinations report an incidence of 5 %.

There is a general agreement that MRI is a more sensitive technique for picking up leuko-araiosis than CT scan. Various workers have reported that 30 %-92 % of patients older than 60 years have leuko-araiosis on MRI study [11, 12]. Leuko-araiosis has also been reported by MRI in 22 % of persons under the age of 40 years [12].

Risk factors commonly associated with these lesions apart from old age are a past history of stroke and hypertension [12, 13, 14]. There is an association between Alzheimer's disease and leuko-araiosis on the one hand, and leuko-araiosis and vascular dementia on the other. Various workers have also shown an overlap between Alzheimer's disease and vascular dementia [15, 16]. It seems likely that a better understanding of the white matter and the changes that occur in it in health and disease would give us an insight into a number of disorders. It is best to have a balanced view about the current state of knowledge in relation to this intriguing change in the white matter "leuko-araiosis".

Clinical correlates of leuko-araiosis when the imaging technique used is CT scan (leuko-araiosis - CT scan)

George *et al.* [17] in their study, reviewed 275 normal and demented subjects between the ages of 23 and 85 years. They noted an increased incidence of gait impairment in patients of Alzheimer's disease with leuko-araiosis. Alzheimer's disease patients without leuko-araiosis showed more than double the incidence of gait impairment as compared to normal controls. This incidence was again doubled in cases where leuko-araiosis was present with Alzheimer's disease.

Kinkel *et al.* [10] studied 23 elderly patients with a consistent pattern of what they called leukoencephalopathy by CT scan. They found that the leukoencephalopathy was more severe in patients who were symptomatic as compared to those who did not have neurologic symptoms. They reported a high incidence of stroke (73 %) and hypertension (87 %) in their group which was symptomatic. They also noted a high incidence of gait dyspraxia, shuffling gait, paraparesis, and urinary incontinence in their symptomatic patients.

Rosenberg *et al.* [18] reported a case of CT white matter changes which was clinically associated with hypertension, spasticity, and seizures apart from changes in cognition. Valentine *et al.* [9] in their study of 28 patients with leuko-araiosis, have noted a relatively advanced age in most of their cases (mean age 65.4 years). They found that eight patients were ataxic and five were incontinent. They observed a higher incidence of hypertension in these patients.

We studied 105 normal elderly volunteers with CT scan, psychometric testing, and neurological examination. We found that advanced age was associated with an increased prevalence of leuko-araiosis. Abnormal gait was found in 22.2 % of the subjects with leuko-araiosis and the difference, when compared to subjects without leuko-araiosis (4.2 %), was significant. Similar significant differences were noted in terms of presence of motor weakness, rooting reflex, palmomental reflex, and abnormal plantar response [19]. We also did a study of demented patients with leuko-araiosis, and found that decreased power in the limbs and an abnormal plantar response were more common in patients with leuko-araiosis as compared to patients without leuko-araiosis [20].

Clinical correlates of leuko-araiosis
when imaging technique used is MRI (leuko-araiosis - MRI)

Leuko-araiosis was observed in MR images of the brain in 30 % of patients over the age of 60 years [6, 21]. CT scan is often insensitive to such lesions in the periventricular white matter. On T_2 weighted MRI, these lesions are hyperintense and may appear as thick rims surrounding the lateral ventricles, as caps around the pole of the lateral ventricles, as unifocal patches, or as multi-focal subcortical patches that, at times, are confluent [22].

The most consistently associated risk factors with leuko-araiosis seen on MRI are old age, stroke, and hypertension [12, 14]. Studies have also reported a consistent association between clinically suspected Alzheimer's disease and leuko-araiosis [11, 23].

Previous studies of white matter lesions as seen on CT scan have shown an increased incidence of Babinski signs, palmomental and root reflexes, abnormal limb power and gait abnormalities to be associated with these lesions [17, 19]. Hendrie *et al.* [24] in their study found no association of increased T_2 signal foci with any of these neurological findings. They have suggested that the lack of correlation may reflect the ability of MRI to show white matter changes before they are clinically significant. These workers did find gait abnormalities, in particular, tandem difficulties to be associated with leuko-araiosis but this was not statistically significant in their study.

Dougherty *et al.* [25] have reported 23 patients with leuko-araiosis as seen on MRI. All were said to have motor deficits, and long tract signs apart from changes in cognition. Kinkel *et al.* [26] reported a high incidence of stroke and hypertension in their study of white matter lesions as seen by MRI. Awad *et al.* [12] reviewed 240 MRI scans done over a period of six months and found that no definite relationship between leuko-araiosis and clinical presentation could be established with the exception of cerebrovascular disease.

It is now well accepted that MRI has provided the means to study both the physiologic and pathologic brain water distributions in vivo beyond the capabilities of the CT scan. It seems likely that MRI detects leuko-araiosis at an early stage and thus there may be no associated clinical findings, while the CT scan is able to detect this change at a much later stage when clinical signs are present.

Cognitive correlates of leuko-araiosis

The important question is does the change in white matter (leuko-araiosis) correlate with changes in intelligence of man, or is it just a change related to aging ? The fact that there exist 20 cases of dementia in literature where no other dementing process has been shown on autopsy lends support to the concept that white matter changes by themselves may alter intelligence in man [8, 27, 28, 29, 30].

We found a significantly lower score on the extended scale for dementia in normal subjects with leuko-araiosis, even after adjustment for age was made [19]. We thus showed that in healthy elderly, leuko-araiosis was associated with a decline in memory and intellectual function. In our study of demented patients, we observed leuko-araiosis in 34.5 % of demented patients as compared to 8.6 % prevalence rate observed in non-demented control group [20]. We thus suggested that white matter abnormalities play a role in changes in intelligence in man.

George *et al.* [17] in their study, report an increased incidence of periventricular lucencies by CT scan in their patients with Alzheimer's disease, though this was not statistically significant. They suggest that this may cause earlier manifestation of dementia or more severe dementia than in patients without periventricular lucencies (leuko-araiosis). Valentine *et al.* [9], in their study, have shown an association between reduced attenuation in the deep cerebral white matter as seen by CT scan and dementia. Similar association between changes in cognition and leuko-araiosis have been observed by various workers [10, 23].

On the other hand, Hendrie *et al.* [24] in their work on elderly subjects, note that the presence of increased foci of T_2 high signal intensity in the cerebral white matter could not be correlated with cognitive performance. Similar opinion is expressed by some other workers [6, 12].

It is interesting that there have been only four studies, to the best of our knowledge, in which a proper neuropsychological testing has been done to determine if leuko-araiosis is associated with changes in cognitive function [6, 19, 31, 32]. We found significant difference on mental status examination between normal subjects with and without leuko-araiosis [19]. Deficits were noted on test items that assessed fluency of sentence construction, memory for two sentences, and orientation to time. Smaller groups of patients were studied by Brant-Zawadzki *et al.* [6] and Rao *et al.* [31] who have noted no association between leuko-araiosis and cognitive impairment. In a recent study by Delpla *et al.* [32] ten patients 61-74 years of age were selected based on the presence of leuko-araiosis on CT scan and no evidence of neurological disease or dementia and were compared to controls. Neuropsychological testing was based on selected subtests of WAISS (revised), verbal and visuospatial memory test with delayed recall, motor, sensory, and verbal tasks and tests sensitive to frontal lobe function. On neuropsychological testing, all patients with leuko-araiosis performed very significantly worse than controls on frontal lobe tests, as for instance, in the Wisconsin card sorting test where they got a mean score of 1 as compared to 5.6 for controls.

Though the bulk of the evidence is slightly in favour of leuko-araiosis being associated with cognitive decline, it is time that a prospective longitudinal study with MRI and detailed neuropsychological testing be done to clear this issue.

Behavioral correlates of leuko-araiosis

Krishnan *et al.* [33] have reported that depression appears to be associated with the presence of deep white matter lesions on MRI (leuko-araiosis). We investigated anxiety and depression in early dementia and found a trend for a relationship between leuko-araiosis and depression in controls ($v = 0.15$, $p = 0.057$). Those with leuko-araiosis scored higher for depression, but this trend was absent in patients with dementia ($v = 0.07$, $p = 0.33$) [34].

Metabolic correlates of leuko-araiosis

Cerebral blood flow studies have only given partial support to the concept of low periventricular perfusion as an etiological factor for leuko-araiosis. Though a few studies initially demonstrated decreased cerebral blood flow with aging [35, 36], in another study done by Pantano *et al.* [37] using PET, there was no significant difference in the oxygen extraction fraction in either the grey or white matter of the normal elderly. Mean grey matter cerebral blood flow remained remarkably stable with advancing age.

Fazekas *et al.* [14] studied asymptomatic subjects with and without white matter lesions on MRI using intravenous Xenon, and an external scintillation detector system. They concluded that the group with white matter MRI lesions showed a slightly lower grey matter blood flow and significantly lower white matter blood flow. We found absent vasodilatory reserve in response to Diamox in patients with leuko-araiosis when compared to normal subjects using Xenon enhanced CT [38].

Delpla *et al.* [32] in a recent study using PET, have demonstrated that leuko-araiosis is associated with a diffuse reduction of cerebral blood flow and cerebral metabolic rate of oxygen in the absence of clinical dementia. It seems likely that leuko-araiosis results from changes in the blood flow to the white matter of the brain.

Pathological correlates of leuko-araiosis

Pathology has always been the gold standard for establishing the validity of an observation in clinical medicine. The presence of increased signal on T_2 weighted image of MRI, indicates an increased tissue proton density. This finding may indicate a number of pathophysiological processes like inflammation, edema, vacuolation and gliosis. It is doubtful if myelin loss *per se* without the presence of edema, inflammation, or gliosis, causes significant MRI abnormality as myelin contributes little to the MRI signal at 1.5 Tesla [39].

Awad *et al.* [40] in their study, did MRI of eight patients 11 days before death. Four of the eight patients were neurologically asymptomatic, one was demented, and three had a history of TIA's prior to death. They also performed post-mortem MRI of consecutive seven elderly patients dying of non-neurological causes. Subcortical MRI lesions (leuko-araiosis) were identified and examined pathologically. They found that the MRI white matter lesions (leuko-araiosis) histopathologically showed dilated perivascular spaces, arteriosclerosis, and vascular ectasia. According to the authors, these changes were characteristic of "etat crible" first described in 1843 by Durand-Fardel [41].

Naheedy *et al.* [42] in their pathological study of four patients with CT scan showing periventricular white matter changes have reported that these areas showed demyelination without inflammatory cells, infarctions in the periventricular white matter, lacunar infarctions in the basal ganglia and brain stem, and marked atherosclerosis. They concluded that these areas pathologically represent infarction, demyelination, and diffuse atherosclerosis. Marshall *et al.* [43] in their study of 14 patients older than 60 who had no history of central nervous system involvement except cerebrovascular disease, showed white matter lesions on MRI in three of these cases. Histopathological examination of these white matter lesions showed necrosis with axonal loss and demyelination indicative of infarction. They also noted thickened fibrohyalinized arterioles in some of their cases.

George *et al.* [17] in their study, noted five cases of Alzheimer's disease who had CT evidence of white matter changes (leuko-araiosis). They found that histopathologically all these cases apart from changes of Alzheimer's disease, showed typical features of subcortical vascular disease. These changes consisted of demyelination, hyalinization of medullary arterioles, and cystic degeneration, corresponding to the white matter lesions demonstrated by CT scan. They further noted that all five autopsy patients were severely demented prior to death but only one brain histologically showed changes typical of severe Alzheimer's disease and all the patients showed features of typical subcortical vascular disease. They thus postulate that in Alzheimer's disease, the presence of white matter lesions (leuko-araiosis) may cause more severe dementia or earlier manifestation of dementia.

In a recent neuropathological study done by our group [44] 12 brains of patients who had leuko-araiosis on CT scan were examined pathologically. The brains of 11 of these 12 patients with leuko-araiosis on CT scan showed pale white matter, best revealed by myelin staining. It was noted that the four patients with Alzheimer's disease who had severe white matter pallour on neuropathological examination died at a significantly younger mean age (72.8 years) than did the nine patients of Alzheimer's disease with less or no pallour of white matter (mean age at death 80.5 years, $p = 0.004$). It was thus concluded that the presence of leuko-araiosis is associated with mental impairment and early death.

Various workers have done pathological studies of the white matter in patients with leuko-araiosis [8, 26]. The pathological findings in these cases are of areas of necrosis, diffuse demyelination of deep white matter, gliosis, small infarcts in the basal ganglia, arteriosclerosis and dilatation of the ventricular system. These various pathological changes only reflect the fact that a number of pathological processes underlie the radiological phenomena of "leuko-araiosis".

A unifying hypothesis

It is quite clear that any attempt to put forward a unifying hypothesis needs to explain the following epidemiological, clinical, and pathological observations [39] :

1) the high incidence of leuko-araiosis in the elderly population [7, 12, 13];
2) the high incidence of leuko-araiosis in hypertensive patients and in patients with history of stroke [7, 12];
3) the wide variety of pathological changes, associated with leuko-araiosis as noted above;
4) association of leuko-araiosis with Alzheimer's disease [17, 23, 45];
5) association of leuko-araiosis with cerebral amyloid angiopathy [46, 47];
6) frequent lack of correlation between leuko-araiosis and clinical findings [12, 24].

Leuko-araiosis as a vascular phenomenon

De Reuck *et al.* [48] have demonstrated a vulnerability of the subcortical areas of the brain to ischemic insult. It is postulated that the periventricular region is a watershed zone between cortical penetrating vessels and deep perforating vessels. The high incidence of cerebrovascular risk factors in patients with leuko-araiosis and the frequent association of "etat crible" and perivascular demyelination with areas of infarction and hyalinized cortical vessels suggests a vascular etiology to the said phenomena [39]. The possibility that occlusive small vessel disease may have some role is based on the association of leuko-araiosis and atherosclerosis on the one hand [10] and between leuko-araiosis and cerebral amyloid angiopathy on the other [46]. Kirkpatrick *et al.* [49]

are of the opinion that intermittent or chronic low cerebral blood flow leads to incomplete or complete infarction of the periventricular zone. Cerebral blood flow studies provide some support to the hypothesis of reduced periventricular perfusion as has been shown by some workers [14, 38].

Leuko-araiosis as a phenomena of aging

Subcortical white matter lesions seen on MRI have been reported in 30 %-92 % of healthy persons older than 60 years of age [11, 12]. Hendrie *et al.* [24] in their study of healthy elderly subjects, reported increased T_2 signal foci in the white matter on MRI in 56.7 % of people studied by them. Brant-Zawadzki *et al.* [6] have also found increased T_2 signal in the white matter of normal elderly patients.

It is well known that aging may go hand in hand with vascular changes in the brain. Awad *et al.* [12] postulate that subcortical MRI lesions in the elderly may be an index of chronic cerebrovascular disease. Gerad *et al.* [7] were of the opinion that occult subcortical infarctions could occur in the elderly and these may appear as foci of increased signal intensity on MRI. It is possible that a sensitive technique, like the MRI, is able to pick up changes in the white matter which may be due to aging and may not be correlated with any disease *per se.*

Leuko-araiosis as a manifestation of cerebral amyloid deposition

There is an intriguing possibility that leuko-araiosis is related to cerebral amyloid angiopathy. Bergeron *et al.* [50] have reported cerebral amyloid angiopathy in 86 % of cases of Alzheimer's disease on neuropathological studies. We have noted a definite association between Alzheimer's disease and leuko-araiosis [20]. Vinters *et al.* [51] in their review of cerebral amyloid angiopathy, were of the opinion that the amyloid deposited in the brain of patients with Alzheimer's disease is identical to that deposited in the vessel wall in cases of cerebral amyloid angiopathy. That there may be a link between leuko-araiosis and cerebral amyloid angiopathy is possible and there has been a recent report in which leuko-araiosis was associated with non-hypertensive intracerebral hemorrhage [47]. The authors have speculated that cerebral amyloid angiopathy may predispose to intracerebral hemorrhage in these patients with leuko-araiosis, however, at this point, histological evidence is lacking.

Conclusion

"Leuko-araiosis", the change in the density of white matter of the brain is being appreciated in direct proportion to the relentless progress of imaging techniques. Clinical Neurology and Neuropathology have not yet been able to explain this intriguing change in the white matter fully, but we already know that it is clinically significant and pathogenetically diverse.

Acknowledgments

Dr. Hachinski is a career investigator of the Heart and Stroke Foundation of Ontario. Dr. Hastak is a recipient of an Upjohn research fellowship.

References

1 Binswanger O. (1894) : Die Abgrenzung der allgeureinen progressiven paralyse. *Berliner Klin. Wochenschr.* 31, 1103-1105, 1137-1139, 1180-1186.
2 Olszewski J. (1962) : Subcortical arteriosclerotic encephalopathy : Review of literature on so-called Binswanger's disease and presentation of two new cases. *World Neurol.* 3, 359-375.
3 Alzheimer A. (1902) : Die Seclenstorungen anf arteriosclerotischer grundlage. *Allgemeine Z. Psychatrie-Gerichtliche Medicin* 59, 695-711.
4 Babikian V., Ropper A.H. (1987) : Binswanger's disease a review. *Stroke* 18 (1), 2-11.
5 Hachinski V.C., Potter P., Merskey H. (1987) : Leuko-araiosis. *Arch. Neurol.* 44, 42-47.
6 Brant-Zawadski M., Fein G., VanDyke C., Kiernan R., Davenport L., DeGroot J. (1985) : MR imaging of the aging brain : patchy white matter lesions and dementia. *AJNR* 6, 675-682.
7 Gerad G., Weisberg L.A. (1986) : MRI periventricular lesions in adults. *Neurology* 36, 998-1001.
8 Goto K., Ishit N., Fukasana H. (1981) : Diffuse white matter disease in the geriatric population : a clinical neuropathological and CT scan study. *Radiology* 141, 687-695.
9 Valentine A.R., Moseley I.F., Kendall B.E. (1980) : White matter abnormality in cerebral atrophy : Clinicoradiological correlations. *J. Neurol. Neurosurg. Psychiatr.* 43, 139-142.
10 Kinkel W.R., Jacobs L., Polachini I., Bates V., Heffner R.R. (1985) : Subcortical arteriosclerotic encephalopathy (Binswanger's disease) : Computed tomographic, nuclear magnetic resonance and clinical correlations. *Arch. Neurol.* 42, 951-959.
11 George A.E., DeLeon M.J., Kalonin A., Rosner L., Goodgold A., Chase N. Leuko-encephalopathy in normal and pathologic aging : 2. MRI of brain lucencies. *AJNR* 7, 567-570.
12 Awad I.A., Spetzler R.P., Hodak J.A., Awad C.A., Carey R. (1986) : Incidental subcortical lesions identified on MRI in the elderly. 1. Correlation with age and cerebrovascular risk factors. *Stroke* 17 (6), 1084-1089.
13 Inzitari D., Diaz F., Fox A. *et al.* (1987) : Vascular risk factors and leuko-araiosis. *Arch. Neurol.* 44, 42-47.
14 Fazekas F., Niederkorn K., Schmidt R. *et al.* (1988) : White matter signal abnormalities in normal individuals : Correlation with carotid untrasonography, cerebral blood flow measurements, and cerebrovascular risk factors. *Stroke* 19 (10), 1285-1288.
15 Tomlinson B.E., Blessed G., Roth M. (1970) : Observations on brains of demented old people. *J. Neurol. Sci.* 11, 205-242.
16 Wade J.P.H., Mirsen T.R., Hachinski V.C., Fisman M., Lau C., Merskey H. (1987) : The clinical diagnosis of Alzheimer's disease. *Arch. Neurol.* 44, 24-29.
17 George A.E., DeLeon M.J., Gentes C.I. *et al.* (1986) : Leukoencephalopathy in normal and pathologic aging. *Am. J. Neuroradiol.* 7, 561-566.
18 Rosenberg G.A., Kornfeld M., Storring J., Bicknell J.M. (1979) : Subcortical arteriosclerotic encephalopathy : Computerized tomography. *Neurology* 29, 1102-1106.
19 Steingart A., Hachinski V.C., Lau C. *et al.* (1987) : Cognitive and neurologic findings in subjects with diffuse white matter lucencies on CT scan. *Arch. Neurol.* 44, 32-35.
20 Steingart A., Hachinski V.C., Lau C. *et al.* (1987) : Cognitive and neurologic findings in demented patients with diffuse white matter lucencies on CT scan. *Arch. Neurol.* 44, 36-39.
21 Zimmerman R.D., Fleming C.A., Lee B.C.P., Saint-Louis L.A., Deck M.D.F. (1986) : Periventricular hyperintensity as seen by MRI prevalence and significance. *AJR* 146, 443-450.
22 Keretesz A., Black S.E., Tokar G., Benke T., Carr T., Nicholson L. (1988) : Periventricular and subcortical hyperintensities on MRI — "Rims, caps and unidentified bright objects". *Arch. Neurol.* 45, 404-408.
23 Rezek D.L., Morris J.C., Fulling K.H., Gado M.H. (1986) : Periventricular white matter lucencies in SDAT and healthy aging. *Neurology* 36 (supp. 1), 263-264.
24 Hendrie H.C., Farlow M.R., Austrom M.G., Edwards M.K., Williams M.A. (1989) : Foci of increased T_2 signal intensity on brain MR scans of healthy elderly subjects. *AJNR* 10, 703-707.
25 Dougherty J.H., Simmonds J.D., Parker J. (1986) : Subcortical ischemic disease : Clinical spectrum and MRI correlation. *Stroke* 17, 146.
26 Kinkel W.R., Jacobs L., Polachini I., Bates V., Heffner R.R. (1985) : Subcortical arteriosclerotic encephalopathy (Binswanger's disease) computed tomography, nuclear magnetic resonance, and clinical correlations. *Arch. Neurol.* 42, 951-959.

27 Aronson S.M., Perl D.P. (1974) : Clinical neuropathological conference. *Dis. Nerv. Syst.* 35, 286-291.

28 DeReuck J., Crevits L., Decoster W., Sieben G., Eecken H.V. (1980) : Pathogenesis of Binswanger chronic progressive subcortical encephalopathy. *Neurology* 30, 920-928.

29 Janota I. (1981) : Dementia, deep white matter damage and hypertension "Binswanger's disease". *Psychol. Med.* 11 (1), 39-48.

30 Loizou L.A., Kendall B.E., Marshall J. (1981) : Subcortical arteriosclerotic encephalopathy — clinical and radiological investigation. *J. Neurol. Neurosurg. Psychiatr.* 44, 294-304.

31 Rao S.M., Mittenberg W., Bernardin L., Haughton V., Leo G.J. (1989) : Neuropsychological test findings in subjects with leuko-araiosis. *Arch. Neurol.* 46, 40-44.

32 Delpla P., Meyer E., Zatorre R. *et al.* (1989) : Metabolic and neuropsychological correlates of periventricular lucencies. *J. Cereb. Blood Flow Metabol.* 9 (supp. 1), 5569.

33 Krishnan K.R.R., Goli V., Ellenwood E.H. (1988) : Leukoencephalopathy in patients diagnosed as major depressive. *Biol. Psychiatr.* 23 (5), 519-522.

34 Wands K., Merskey H., Hachinski V., Lee D., Fisman M., Boniferro M. (1989) : A questionnaire investigation of anxiety and depression in early dementia. Unpublished.

35 Kety S.S. (1956) : Human cerebral blood flow and oxygen consuption as related to aging. *J. Chronic Dis.* 3, 478-486.

36 Scheinberg P., Blackburn I., Rich M., Saslaw M. (1953) : Effects of aging on cerebral circulation and metabolism. *Arch. Neurol. Psychiatr.* 70, 77-85.

37 Pantano P., Baron J.C., Lebrun-Grandie P., Duquesnoy N., Bousser M.G., Comar D. (1984) : Regional cerebral blood flow and oxygen consumption in human aging. *Stroke* 15, 635-641.

38 Brown M.M., Pelz D.M., Hachinski V.C. (1989) : White matter cerebral blood flow and vasodilatory reserve in patients with leuko-araiosis. *Association of British Neurologists,* abstract.

39 Chimowitz M.I., Awad I.A., Furlan A.J. (1989) : Periventricular lesions on MRI — Facts and theories. *Stroke* 20 (7), 963-967.

40 Awad I.A., Johnson P.C., Spetzler R.F., Hodak J.A. (1986) : Incidental subcortical lesions identified on magnetic resonance imaging in elderly. 2. Post-mortem pathological correlations. *Stroke* 17 (6), 1090-1097.

41 Durand-Fardel M. (1843) : Traite du ramollissement du cerveau. Paris, Bailliere.

42 Naheedy M.H., Gupta S.R., Young J.C. *et al.* (1985) : Periventricular white matter changes and subcortical dementia. Clinical, neuropsychological, radiological, and pathological correlation. *AJNR* 6, 468.

43 Marshall V.G., Bradley W.G., Marshall C.E., Bhoopat T., Rhodes R.H. (1988) : Deep white matter infarctions : correlation of MR imaging and histopathologic findings. *Radiology* 167, 517-522.

44 Janota I., Mirsen T.R., Hachinski V.C., Lee D.H., Merskey H. (1989) : Neuropathological correlates of leuko-araiosis. *Arch. Neurol.* 46, 1124-1128.

45 Fazekas F., Chawluck J.B., Alavi A., Hustig H.I., Zimmerman R.A. (1987) : MR signal abnormalities at 1.5 T in Alzheimer's, dementia, and normal aging. *AJNR* 8, 421-426.

46 Gray F., Dubas F., Roullet E., Esgourolle R. (1985) : Leukoencephalopathy in diffuse hemorrhagic cerebral amyloid angiopathy. *Arbh. Neurol. 18, 54-59.*

47 Selekler K., Erzen C. (1989) : Leuko-araiosis and intracerebral hematoma. *Stroke* 20 (8), 1016-1020.

48 DeReuck J.L. (1971) : The human periventricular arterial blood supply and the anatomy of cerebral infarctions. *Eur. Neurol.* 5, 321-334.

49 Kirkpatrick J.B., Hayman L.A. (1987) : White matter lesions in MRI of clinically healthy brains of elderly subjects : Possible pathologic basis. *Radiology* 162, 509-511.

50 Bergeron C., Ranalli P.J., Miceli P.N. (1987) : Amyloid angiopathy in Alzheimer's disease. *Canad. J. Neurol. Sci.* 14 (4), 564-569.

51 Vinters H.V. (1987) : Cerebral amyloid angiopathy : a critical review. *Stroke* 18 (2), 311-324.

12

ASPECTS NEURORADIOLOGIQUES DU CERVEAU ÂGÉ

C. Manelfe [1], Ph. Arrue [2], I. Berry [1], A. Bonafe [1]

Service de Neuroradiologie et Unité d'IRM, Hôpital Purpan [1] et Hôpital Rangueil [2], 31000 Toulouse, France

Envisager le vieillissement du cerveau conduit à discerner le rôle des facteurs pathologiques de celui de la régression physiologique du tissu nerveux. Cependant, la distinction entre la sénescence dite physiologique et la pathologie de l'involution est un sujet complexe. Il est souvent malaisé de tracer une limite en clinique entre physiologie et pathologie. Cette même difficulté se retrouve dans l'interprétation que l'on doit acccorder aux images fournies par le scanner X depuis 1973 et par l'imagerie par résonance magnétique (IRM) depuis le début des années 80.

Le vieillissement du cerveau est un sujet d'actualité, les données démographiques prévues pour l'an 2000 ne pouvant qu'encourager l'ensemble des observateurs à s'intéresser au profil de l'involution cérébrale. Dans l'ensemble des pays industrialisés, le nombre des sujets de 65 ans et plus devrait passer de 13,6 % en 1987 à 22 % en 2040. Le groupe d'âge qui augmente le plus est constitué par les sujets de plus de 80 ans qui représentent aujourd'hui de 1 à 3 % de la population suivant les états, et qui vont représenter de 6 à 9 % en 2040.

En France, l'INSEE prévoit que les sujets de 60 ans et plus qui sont actuellement 10 millions seront 12 millions en l'an 2000 et de 17 à 19 millions en 2040 selon les hypothèses de mortalité (tendancielle ou basse) retenues [1].

Le cerveau vieillit certainement d'une façon différente des autres organes et de son vieillissement dépend en partie celui de tout l'organisme.

Vieillissement normal

Depuis plus de 100 ans, anatomistes, anatomopathologistes et neurologues ont mesuré et décrit les modifications anatomiques en rapport avec le vieillissement normal. En général, ces études ont montré une augmentation de la taille ventriculaire, une dilatation des sillons corticaux et une réduction du volume de la substance grise avec atrophie de la substance blanche.

Modifications morphologiques

L'aspect des méninges et du cerveau se modifie avec l'âge : la dure-mère, amincie, est plus adhérente, l'arachnoïde et la pie-mère s'épaississent et deviennent opaques. On retrouve une fibrose et des calcifications au sein des granulations arachnoïdiennes. Les circonvolutions deviennent plus étroites et les sillons plus larges.

La dilatation ventriculaire physiologique a surtout été étudiée depuis l'avènement du scanner et les différentes études confirment la dilatation ventriculaire avec l'âge [2-5].

Le poids du cerveau diminue et décroît en moyenne de 10 % de 20 à 90 ans. La dépopulation neuronale affecte 10 000 à 50 000 neurones/jour. Les altérations neuronales sont représentées par une dégénérescence neuro-fibrillaire au niveau du cortex, une altération des mitochondries et de l'appareil de Golgi, une raréfaction en mélanine à partir de la 6e décennie et une accumulation de lipofuscine au sein des lysosomes. Les altérations gliales sont représentées par une prolifération cellulaire de la névroglie avec turgescence astrocytaire. Les plaques séniles parsèment le cortex; elles sont formées d'une substance amorphe amyloïde entourée d'une couronne où se trouvent enchevêtrés des débris neuronaux en voie de destruction.

Les altérations des vaisseaux cérébraux sont plus tardives que celles des artères périphériques, en particulier des artères coronaires. Il existe une dégénérescence scléreuse siégeant électivement au niveau de la média. A la transformation fibreuse des tuniques musculaires, élastiques et conjonctives, succède une infiltration lipidocalcique. Ces altérations aboutissent à une réduction de la plasticité artérielle, à une diminution de la réactivité vasomotrice et de l'adaptabilité circulatoire à l'accroissement des besoins [6].

Modifications physiologiques

Les valeurs moyennes des débits loco-régionaux diminuent graduellement et progressivement avec l'âge. Le débit sanguin cérébral diminue également plus nettement que les débits moyens, avec une brusque décroissance au-delà de 60 ans. Cependant, les chiffres peuvent rester élevés jusqu'à un âge avancé. La consommation d'oxygène et de glucose est diminuée. Le métabolisme des catécholamines paraît essentiellement altéré au niveau de la dopamine. Il existe une diminution de la Dopadécarboxylase, et vraisemblablement une diminution des récepteurs et des mécanismes de recapture. Au niveau du GABA, on retrouve une diminution de la GAD (glutamine-acide-déshydrogénase). Dans les zones où la chute de la GAD est maximale (thalamus, cortex, rhinencéphale), on retrouve une diminution maximale de la TH (thyrosine hydroxylase) ou de la CAT (choline-acétyl-transférase). Enfin, il existe une diminution de l'activité de la CAT assez électivement dans le cortex en particulier hippocampique [7].

Aspects neuroradiologiques

Diverses structures anatomiques peuvent être appréciées faisant état du vieillissement cérébral normal :

— la dilatation ventriculaire et l'élargissement des sillons corticaux, bien étudiés en scanographie;

— les modifications de la substance blanche mieux appréciée en IRM.

Les critères de normalité de ces structures en fonction de l'âge sont extrêmement difficiles à préciser en raison de variations individuelles fréquentes.

Ventricules cérébraux

L'avènement du scanner a permis de définir de nouveaux critères de normalité ventriculaire : mesures linéaires, mesures de surface, mesures de volume que nous rappellerons brièvement [8].

Mesures linéaires. Ces mesures, déjà utilisées pour la plupart en encéphalographie gazeuse fractionnée, représentent le résultat du rapport de la taille des ventricules avec les différents diamètres de la boîte crânienne, et permettent de définir des index. Elles ont l'avantage d'être faciles à effectuer et de servir de point de référence *(Figure 1).*

D'autres paramètres ont été étudiés, telles la largeur du 3e ventricule et celle du 4e ventricule. Hahn et Rim [4] ont étudié les variations du rapport bifrontal et bicaudé en fonction de l'âge : il existe ainsi une augmentation progressive et linéaire de leurs valeurs lors du vieillissement. Haug [2], étudiant chez 177 sujets neurologiquement normaux le rapport des corps ventriculaires, le rapport d'Evans et la taille du 3e ventricule, a montré qu'il existait une augmentation des valeurs de ces différents paramètres au cours du vieillissement.

Pour Hubbard et Anderson [9], la dilatation ventriculaire est plus marquée après 60 ans. La dilatation des cornes temporales est habituellement modérée au cours du vieillissement. Le ventricule latéral gauche est, chez les sujets normaux, souvent plus large que le droit.

Mesures de surface. Réalisées par méthode planimétrique ou par contourage automatique, elles sont plus précises mais plus difficiles à réaliser. Barron *et al.* [3] ont montré qu'il existait une augmentation de la taille ventriculaire en fonction de l'âge avec une nette cassure de la courbe à partir de 70 ans.

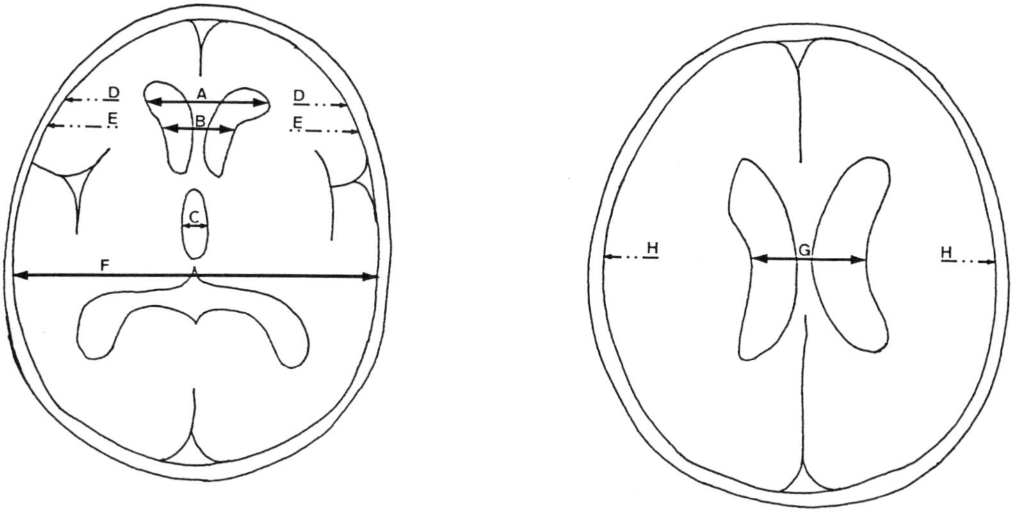

Figure 1. *Mesures linéaires et index ventriculaires.* A : distance séparant les points les plus externes des 2 cornes frontales. B : distance des bords externes des cornes frontales en regard du milieu de la tête des noyaux caudés. C : largeur du 3e ventricule. D : diamètre transversal cérébral au même niveau que A. E : diamètre transversal au même niveau que B. F : diamètre transversal cérébral maximum. G : distance maximale des corps ventriculaires. H : Diamètre transversal cérébral au même niveau que G. Index bifrontal A/D : valeur moyenne : 31,1 % ± 3,7 %; index bicaudé B/E : valeur moyenne : 15,4 % ± 2,8 %; index d'Evans A/F : valeur moyenne : ⩽ 0,3; index de la cella média H/G : valeur moyenne ⩾ 4.

Mesures de volume. Elles représentent l'approche idéale pour l'étude des ventricules mais soulèvent de nombreux problèmes techniques et ne sont pas de pratique courante. Toutefois, le développement récent de logiciels 3D et les acquisitions en volume en scanner et en IRM permettront peut-être de résoudre ce problème.

Cortex et sillons cérébraux

Les études concernant les critères de normalité des sillons cérébraux sont moins développées que celles intéressant les ventricules. L'appréciation de la taille des sillons est fonction de la résolution spatiale des scanographes, les sillons apparaissant mieux définis et plus larges avec les appareils de dernière génération. Les valeurs proposées par les différents auteurs oscillent aux alentours de 3 à 4 mm de large [10-14]. L'élargissement des sillons corticaux peut être lié à la perte de la substance grise (SG) corticale et sous-corticale par rapport à la substance blanche (SB). Le rapport SB/SG varie en effet avec l'âge : 1,28 à 20 ans; 1,13 à 50 ans; 1,55 à 100 ans [15, 16].

Nagata *et al.* [17], dans une étude portant sur 500 sujets sains, confirment que le rapport volume des espaces sous-arachnoïdiens/volume du cerveau demeure constant de 10 à 50 ans; au-delà, la dilatation progressive des espaces sous-arachnoïdiens augmente avec l'âge avec une grande variabilité individuelle. D'une manière générale, l'analyse de la littérature montre que chez les sujets sains, la dilatation des espaces sous-arachnoïdiens ne devient apparente qu'à partir de la 6e ou 7e décennie [18, 19]. La dilatation des espaces sous-arachnoïdiens de la fosse postérieure va généralement de pair avec la dilatation des espaces sus-tentoriels [20].

Noyaux gris centraux et calcifications cérébrales

Le scanner a permis de mettre en évidence des calcifications physiologiques en rapport avec la sénescence. Celles-ci sont bien connues des neuropathologues et semblent secondaires à des lésions d'artériosclérose ou de nécrose hyaline, développées au cours du vieillissement. Elles prédominent au niveau des noyaux gris centraux. Souvent découvertes fortuitement sur le scanner, plusieurs points les caractérisent :

— leur siège électif au niveau du *globus pallidus,* habituellement de façon bilatérale et symétrique;

— leur présence chez des sujets de plus de 60 ans avec une augmentation de la fréquence au-delà;

— la normalité du bilan biologique, en particulier phosphocalcique.

Ces différents index et mesures permettent schématiquement la constatation suivante, bien que certains résultats soient parfois discordants : avec l'âge, on observe physiologiquement au scanner une dilatation du système ventriculaire et un élargissement des sillons, des scissures et/ou des citernes. Or, le diagnostic des affections dégénératives cérébrales en imagerie repose essentiellement sur l'observation des signes indirects témoignant d'une perte de substance cérébrale. Les processus dégénératifs corticaux se traduisent par un élargissement des sillons corticaux, des scissures et/ou des citernes, les processus corticaux avec atteinte de la substance blanche et les processus sous-corticaux se traduisant le plus souvent par une dilatation des ventricules cérébraux. On entrevoit ainsi les difficultés d'interprétation entre le normal et le pathologique.

Dans la démence sénile, pathologie dégénérative corticale la plus fréquente, les données du scanner sont nettement insuffisantes pour poser le diagnostic. En effet, l'atrophie cérébrale demeure modérée (souvent à maximum bifrontal ou bifronto-temporal) et le diagnostic avec une sénescence physiologique est impossible. Certains

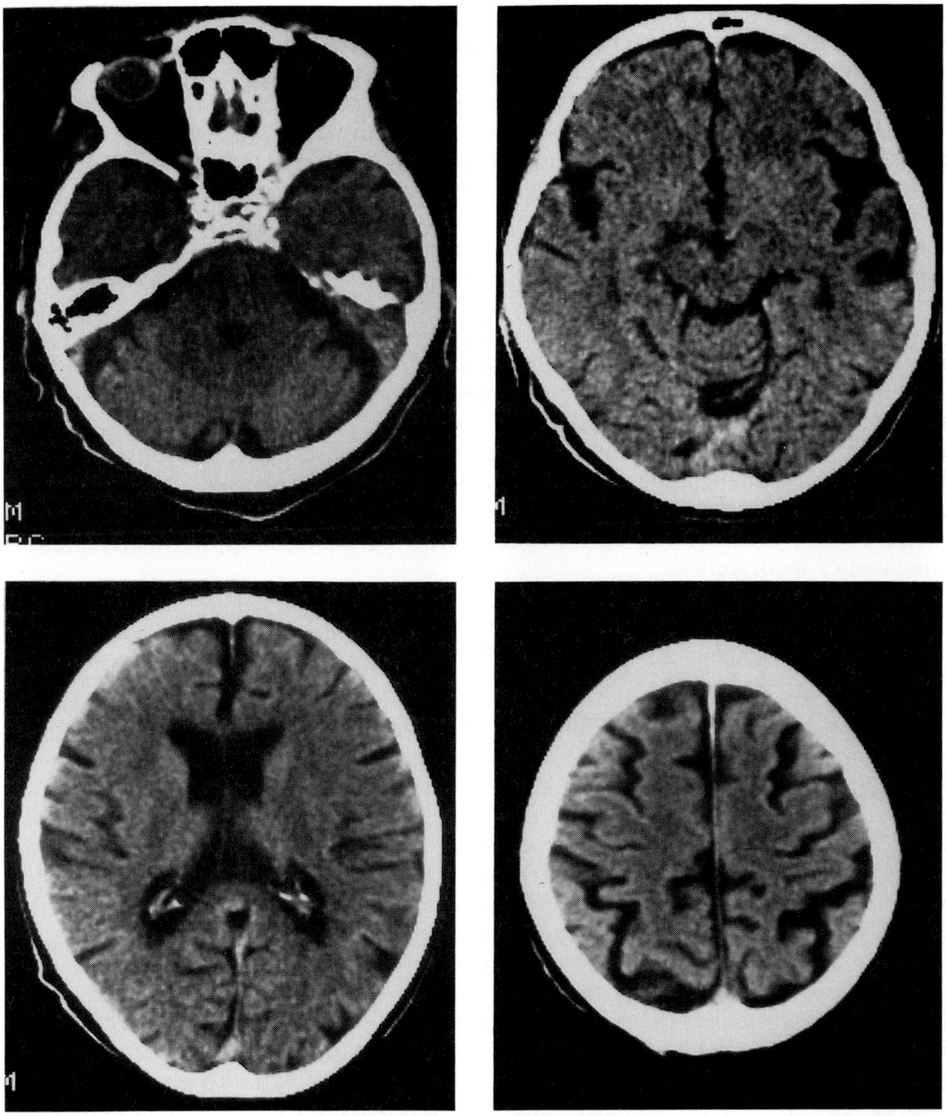

Figure 2. *Scanner normal. Volontaire sain âgé de 78 ans.* Scanner, coupes axiales sans injection de produit de contraste, montrant un élargissement ventriculaire modéré et une dilatation des espaces sous-arachnoïdiens.

auteurs rapportent cependant des différences significatives entre sujets normaux et sujets déments tant en ce qui concerne la taille ventriculaire que l'élargissement des sillons corticaux [21, 22].

Le diagnostic de démence sénile repose essentiellement sur les critères cliniques et neuropsychologiques. L'intérêt du scanner réside surtout dans le diagnostic différentiel à la recherche des lésions intracrâniennes potentiellement curables [23]. S'il semble que les sujets déments présentent en moyenne plus d'atrophie que les sujets normaux du même âge, l'importance de l'atrophie est assez mal corrélée à la sévérité de la démence.

Dans la démence de type Alzheimer (DTA), l'atrophie corticale et la dilatation ventriculaire sont statistiquement plus marquées que chez des sujets de même âge, non déments [14, 21, 24-30]. De Leon *et al.* [26], dans une étude longitudinale, ont utilisé des mesures linéaires et volumétriques chez 50 patients atteints de DTA et chez 45 sujets témoins suivis pendant trois ans : la dilatation ventriculaire apparaît plus rapidement chez les sujets porteurs d'une DTA, le changement anormal étant de 9 % alors qu'il est de 2 % chez les sujets témoins. Le degré de dilatation ventriculaire n'est pas prédictif de l'évolution clinique, mais il paraît corrélé avec la sévérité de la démence, de l'aphasie et des anomalies EEG, ce que confirment d'autres études [24, 25, 27, 30, 31]. En revanche, l'atrophie corticale ne paraît pas corrélée avec les tests neuropsychologiques [21]. L'atrophie temporale avec élargissement des vallées sylviennes et des cornes temporales est fréquemment retrouvée [32, 33] ainsi qu'une dilatation plus marquée du troisième ventricule par rapport aux ventricules latéraux [21, 29, 34]. Kido *et al.* [35] ont évalué l'atrophie temporale en mesurant la largeur des cornes temporales et des vallées sylviennes : la différence entre les patients déments et les sujets contrôles est significative, l'atrophie temporale étant par ailleurs corrélée au déficit neuropsychologique.

Comme le soulignent Loeb et Gandolfo [36] : « l'évaluation comparative en scanner, entre des patients déments et un groupe de contrôle non déments de plus de 60 ans, montre un degré considérable de chevauchement représentant approximativement 17 % de diagnostics incorrects ».

Modifications de la substance blanche. Leucoaraïose

Les anomalies touchant la substance blanche, essentiellement sous forme d'hypodensités, ont été initialement rapportées sur les examens scanographiques de sujets âgés. Pullicino *et al.* [37] rapportent qu'un aspect de leucoencéphalopathie est retrouvé au scanner chez 8 % des patients âgés de plus de 65 ans, quelle que soit l'affection ayant motivé l'examen. Avec des critères plus stricts (mesures de densité, topographie), moins de 2 % des malades neurologiques examinés au scanner ont des hypodensités de la substance blanche [38]. Des études récentes ont retrouvé ces anomalies au scanner chez des sujets âgés normaux [39, 40]. Récemment, le terme de leucoaraïose a été proposé par Hachinski *et al.* [41] pour rendre compte de façon descriptive de la raréfaction (araiosis) de la substance blanche (leuko) au scanner sans présumer des anomalies neuro-pathologiques sous-jacentes. L'IRM ayant une sensibilité beaucoup plus grande que le scanner dans la détection des anomalies de la substance blanche, il n'est pas étonnant que des images de leucoaraïose aient été rapportées chez des sujets sains de plus de 60 ans avec une fréquence allant de 7 à 80 % [42-50]. Ces études soulèvent l'hypothèse selon laquelle ces images de leucoaraïose ne sont peut-être que le reflet d'un vieillissement cérébral sans qu'il y ait nécessairement vasculopathie et démence [44]. Très récemment, Hendrie *et al.* [51] ont retrouvé 59 % d'anomalies de la substance blanche en IRM chez une population de 27 sujets âgés normaux volontaires, âgés de 63 à 86 ans, ces anomalies n'étant pas corrélées à des désordres cognitifs ou à des facteurs de risque vasculaire, mais à l'âge puisque de telles anomalies seraient présentes dans 100 % des cas après 75 ans.

Nous avons étudié en IRM une population de 20 sujets volontaires sains, âgés de 55 à 75 ans, sans antécédent particulier notamment vasculaire, avec des performances normales ou excellentes aux tests neuropsychologiques, avec un EEG et un débit sanguin cérébral normaux [50]. A l'instar de Zimmerman *et al.* [46], nous avons distingué les hypersignaux périventriculaires de ceux présents dans la substance blanche. Les hypersignaux périventriculaires sont retrouvés dans tous les cas en regard des cornes frontales et ne sont pas pathologiques; ils peuvent être rapportés à une épendymite granulaire, au passage transépendymaire préférentiel du LCR, et à une structure plus lâche de la substance blanche à ce niveau [43, 52]. Un hypersignal périventriculaire diffus était observé chez les deux patients les plus âgés (72 et 75 ans), et cette anomalie était corrélée à la dilatation ventriculaire *(Figure 3)*. Seize patients sur 20 (80 %) ne présentaient aucune anomalie de la substance blanche *(Figure 4)*. Quatre patients (20 %) présentaient des hypersignaux de la substance blanche *(Figure 5)* : deux sujets avaient une hypertension artérielle modérée et équilibrée, deux autres étaient nonmotendus. Le patient le plus âgé (75 ans) normotendu présentait les anomalies les plus importantes *(Figure 5)*. Ces anomalies nous semblent corrélées à la fois avec l'âge et/ou l'hypertension artérielle, ce qui a été signalé ou confirmé par d'autres études [42, 47, 53-55]. La sélection stricte de nos patients explique vraisemblablement un pourcentage de lésions nettement inférieur à ceux rapportés dans la littérature.

Dans la maladie d'Alzheimer, des aspects de leucoaraïose ont été rapportés en l'absence d'hypertension artérielle associée [40, 44, 48, 56, 57]. Pour certains auteurs, l'hypotension artérielle pourrait jouer un rôle plus important que l'hypertension artérielle dans l'apparition des anomalies de la substance blanche [58]. Un tel aspect de leucoencéphalopathie a été également rapporté dans l'angiopathie amyloïde chronique sans hypertension artérielle ni artériopathie associée [59].

Des études neuropathologiques montrent que l'un des substratum de la leucoaraïose pourrait être un état criblé [53, 60] — décrit il y a plus d'un siècle et demi par Durant-Fardel [61] — correspondant à une cavitation périvasculaire de la substance blanche, liée à une dilatation des espaces périvasculaires, sans altération manifeste des tissus. L'association à une hypertension artérielle est fréquente. Dans une étude par IRM post-mortem, Braffman *et al.* [62] distinguent, en fonction de la morphologie et du signal, les lacunes de l'état criblé. Les lacunes peuvent avoir un aspect différent selon leur type neuropathologique [63] *(Figure 6)*. Les lacunes de type I, kystiques, ont un signal

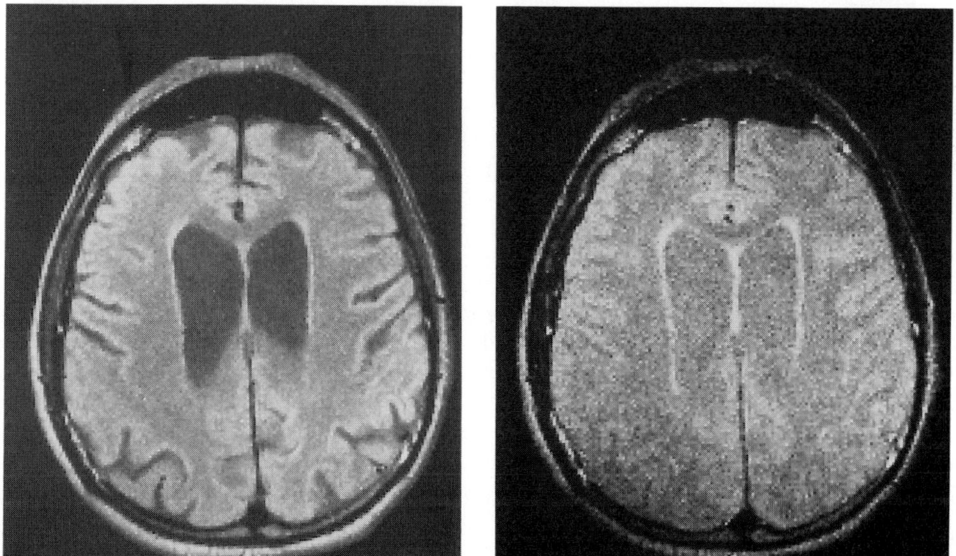

Figure 3. *Hypersignal périventriculaire. Volontaire sain âgé de 72 ans, non hypertendu.* IRM, coupes axiales pondérées en T2 (SE : 2000/35-70). Hypersignal linéaire, fin, régulier, bordant les corps ventriculaires dilatés. Pas d'autre anomalie du signal dans la substance blanche.

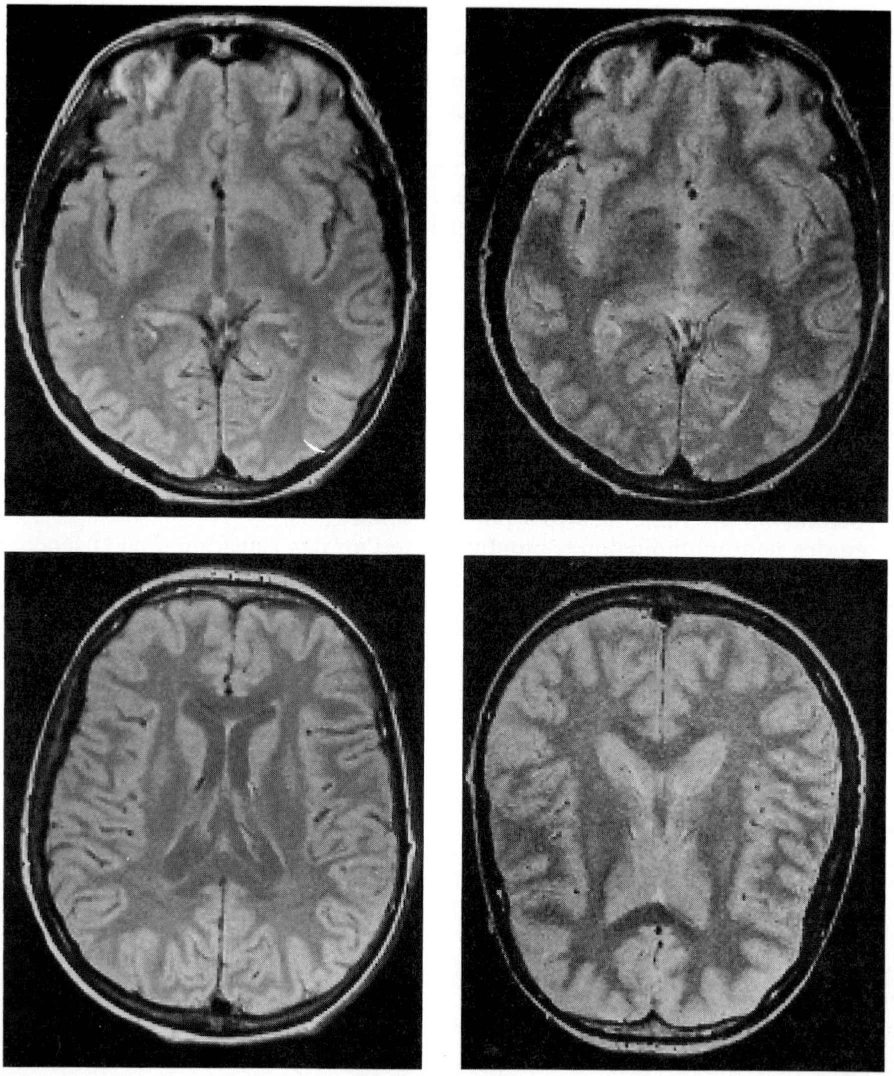

Figure 4. *IRM normale. Volontaire saine, âgée de 65 ans, non hypertendue.* IRM coupes axiales pondérées en T2 (SE : 2000/35-70). Absence de dilatation ventriculaire ou cisternale. Absence d'anomalie du signal de la substance blanche.

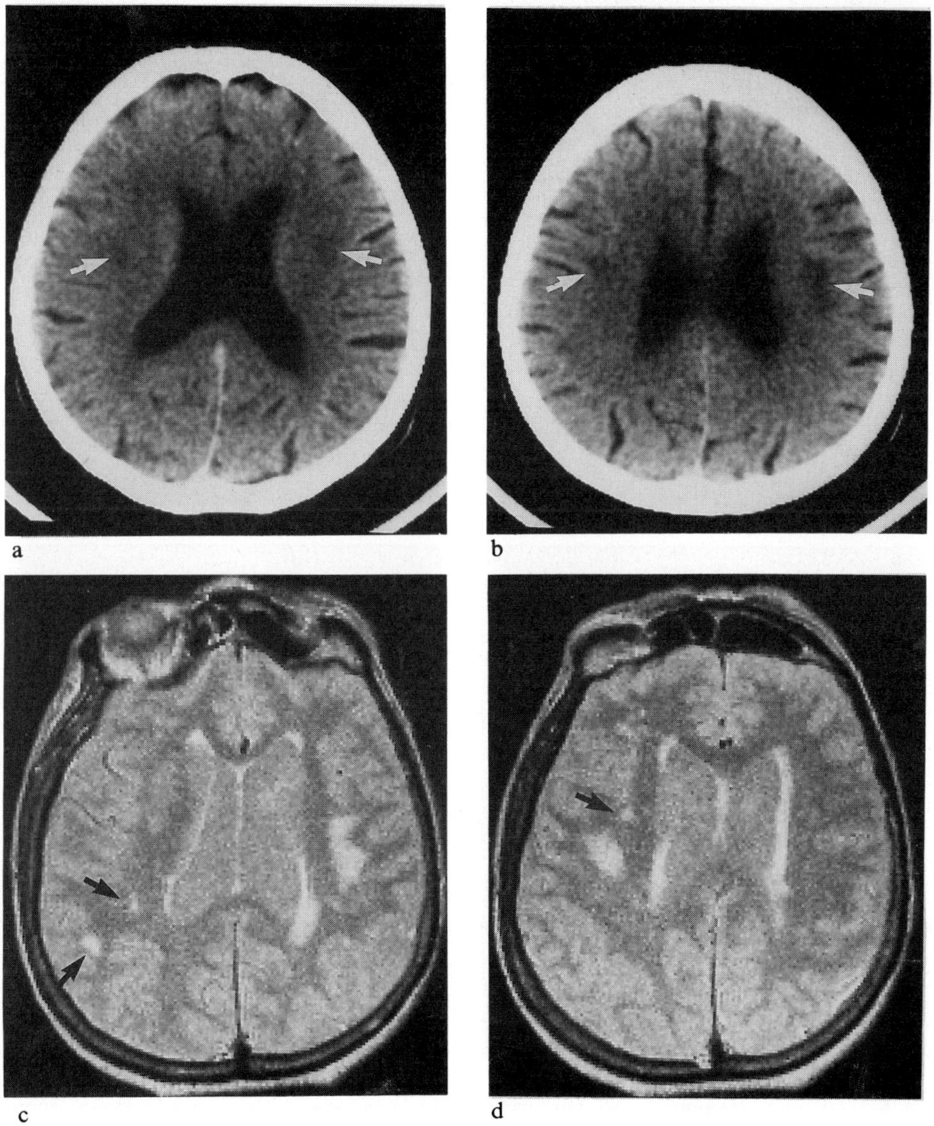

Figure 5. *Leucoaraïose. Volontaire saine, âgée de 75 ans, non hypertendue.* a et b : Scanner sans injection intraveineuse de produit de contraste. Hypodensités bilatérales de la substance blanche au niveau de la corona radiata (flèches). c et d : IRM coupes axiales pondérées en T2 (SE : 2000/70). Hypersignaux de la substance blanche correspondant à ceux observés au scanner. Noter la présence d'hypersignaux punctiformes non visibles sur le scanner (flèche). Hypersignal périventriculaire linéaire bordant les parois des ventricules modérément dilatés.

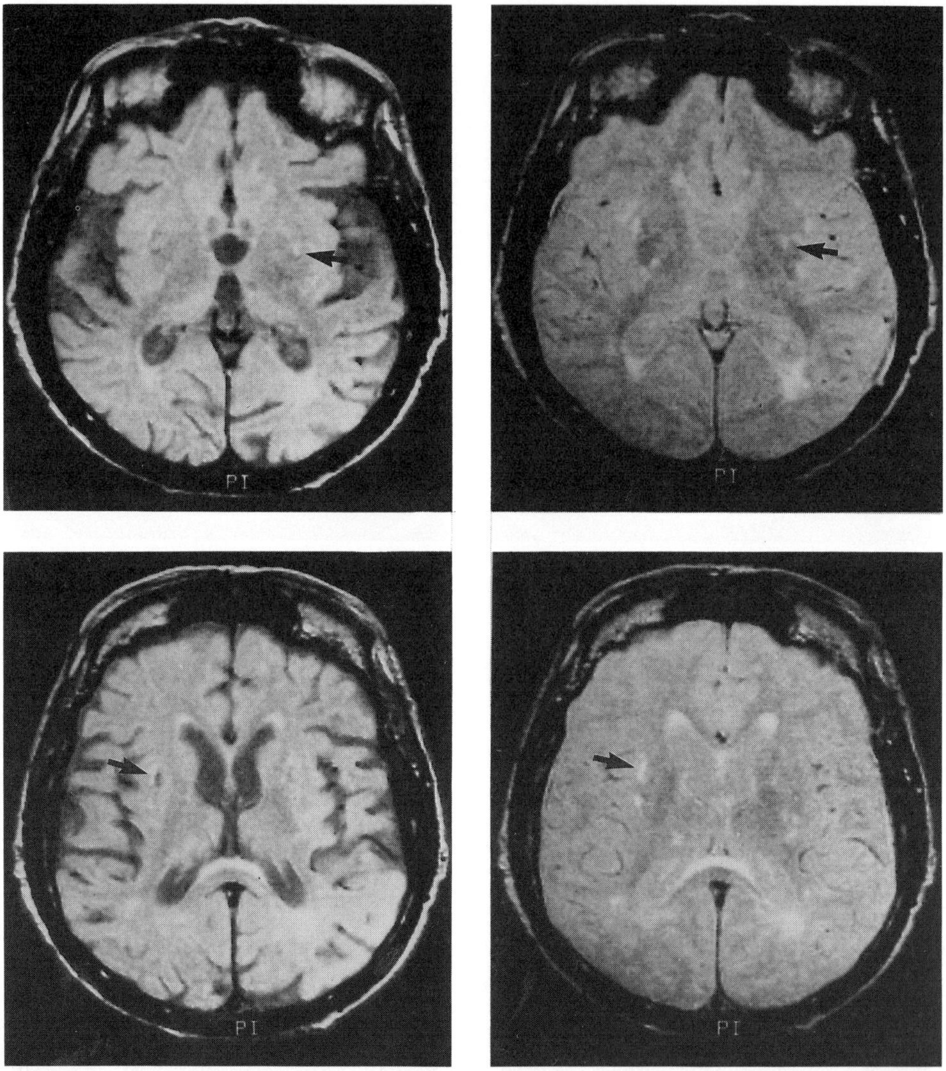

Figure 6. *Lacunes. Homme de 80 ans, troubles de la marche.* IRM coupes axiales, séquences pondérées en T2 (SE 2000/35 70). Présence de 2 types de lacunes. A droite, lacune du putamen (flèche) de même signal que le liquide céphalo-rachidien, entourée d'un halo hyperintense de gliose. Cet aspect est en faveur d'une lacune kystique, probablement ancienne (Type I). *A gauche,* lacunes du putamen, hyperintenses sur les 2 échos (flèches) évoquant des lacunes non kystiques, hémorragiques (Type II).

identique à celui du liquide céphalo-rachidien (hypo-intense en T1, hyperintense en T2); elles sont parfois entourées par un halo hyperintense pouvant correspondre à une gliose. Le comportement du signal de ces lacunes kystiques de type I est identique à celui de l'état criblé (type III); dans l'« état criblé » cependant, les lésions sont plus petites, visibles sur plusieurs coupes et siègent préférentiellement au niveau du territoire des branches perforantes de la carotide interne. Les lacunes de type II, non kystiques, sont hyperintenses en T1 et en T2; l'hyperintensité en T1 évoque leur caractère hémorragique.

Enfin, nous avons pu constater que des lacunes récentes peuvent passer inaperçues en T2 et sont parfois spontanément hyperintenses en T1; elles peuvent prendre le gadolinium.

Conclusion

La dilatation ventriculaire et l'élargissement des sillons corticaux n'apparaissent pas comme des critères fiables de normalité ou d'anormalité du vieillissement cérébral chez un individu donné près 60 ans.

L'IRM est beaucoup plus sensible que le scanner pour mettre en évidence des anomalies de la substance blanche.

Le terme de leucoaraïose désigne actuellement plusieurs entités neuropathologiques non spécifiques dont certaines sont pathologiques (comme les lacunes), d'autres probablement en rapport avec un vieillissement cérébral normal. Elle peut être rencontrée chez des sujets sains mais sa fréquence augmente avec les facteurs de risque.

Références

1 Sedeuilh M. (1988) : Le vieillissement de la population. *In :* Albarède J.L., Vellas P., eds., *L'Année gérontologique.* Paris, Maloine, p. 221-229.

2 Haug G. (1975) : Age and sex dependance of the size of normal ventricles on computed tomography. *Neuroradiology* **14**, 201-204.

3 Barron S.A., Jacobs L., Kinkel W.R. (1976) : Changes in size of normal lateral ventricles during aging determined by computerized tomography. *Neurology* **26**, 1101-1112.

4 Hahn F.J., Rim K., Shapiro R.L. (1976) : Frontal ventricular dimensions on normal CT. *AJR* **14**, 201-204.

5 Hughes C.P., Gado M. (1981) : Computed tomography and aging of the brain. *Radiology* **139**, 391-396.

6 Morel J., Wildi E. (1952) : General and cellular pathochemistry of senile and presenile alterations of the brain. *In : Proceedings of the First International Congress of Neuropathology.* Rome, vol. 2, p. 347-374.

7 Briley M. (1983) : Involution cérébrale et neurotransmission. *In : Involution cérébrale, la maladie de l'an 2000.* Eds. Médicales Pierre Fabre.

8 Gardeur D. (1984) : *Tomodensitométrie intracrânienne. Tome III. Pathologies neurologiques.* Livre III. Imagerie Médicale Ellipses.

9 Hubbard B.M., Anderson J.M. (1981) : Age, senile dementia and ventricular enlargement. *J. Neurol. Neurosurg. Psychiatry* **44**, 631-636.

10 Huckman M.S., Fox J., Topel J. (1975) : The validity of criteria for the evaluation of cerebral atrophy by computed tomography. *Radiology* **116**, 85-92.

11 Gyldensted C. (1977) : Measurements of the normal ventricular system and hemispheric sulci of 100 adults with computed tomography. *Neuroradiology* **14**, 182-192.

12 Meese W., Kluge W., Grummet *et al.* (1980) : CT evaluation of the CSF spaces of healthy persons. *Neuroradiology* **19**, 131-136.

13 Brinkmann S.D., Sarwar M., Levin H.S., Morris III H.H. (1981) : Quantitative indexes of computed tomography in dementia and normal aging. *Radiology* **138**, 89-92.

14 Gado M., Hugues C.P., Danziger W., Chi D., Jost G., Berg L. (1982) : Volumetric measurements of the cerebral fluid spaces in demented subjects and controls. *Radiology* **144**, 535-538.

15 Miller A.K.H., Alson R.L., Corseillis J.A.N. (1980) : Variations with age in the volumes of grey and white matter in the cerebral hemispheres of man : measurements with an image analyser. *Neuropathol. Appl. Neurobiol.* **6**, 119-132.

16 Cala L.A., Thickbroom G.W., Black J.L. *et al.* (1981) : Brain density and cerebrospinal fluid space size : CT of normal volunteers. *AJNR* **2**, 41-47.

17 Nagata K., Basugi N., Fukushima T. *et al.* (1987) : A quantitative study of physiological cerebral atrophy with aging : a statistical analysis of the normal range. *Neuroradiology* **29**, 327-332.
18 Jacoby R.T., Levy R., Dawson J.M. (1980) : Computed tomography in the elderly. 1. The normal population. *Br. J. Psychiatry* **136**, 249-255.
19 Le May M. (1984) : Radiologic changes of the aging brain and skull. *AJR* **143**, 383-389.
20 Koller W.C., Glatt S.L., Fox J.H. *et al.* (1981) : Cerebellar atrophy : relationship to aging and cerebral atrophy. *Neurology* **31**, 1486-1488.
21 Soininen H., Puranen M., Riekkinen P.J. (1982) : Computed tomography findings in senile dementia and normal aging. *J. Neurol. Neurosurg. Psychiatry* **45**, 50-54.
22 Damasio H., Eslinger P., Damasio A.R., Rizo M., Huang H.K., Demeter S. (1983) : Quantitative computed tomographic analysis in the diagnosis of dementia. *Arch. Neurol.* **40**, 715-719.
23 Bradshaw J.R., Thompson J.L.G., Campbell M.J. (1983) : Computed tomography in the investigation of dementia. *Br. Med. J.* **286**, 277-280.
24 Alber M., Naeser M.A., Levine H.L., Garvey A.J. (1984) : Ventricular size in patients with presenile dementia of the Alzheimer's type. *Arch. Neurol.* **41**, 1258-1263.
25 Creasey H., Schwartz M., Frederickson H., Haxby J.V., Rapoport S.I. (1986) : Quantitative computed tomography in dementia of the Alzheimer's type. *Neurology* **36**, 1563-1568.
26 De Leon M.J., George A.E., Reisberg B. *et al.* (1989) : Alzheimer's disease : longitudinal CT studies of ventricular change. *AJNR* **10**, 371-376.
27 Drayer B.P., Heyman A., Wilkinson W., Barret L., Weinberg T. (1985) : Early-onset Alzheimer's disease : an analysis of CT findings. *Ann. Neurol.* **17**, 407-410.
28 George A.E., De Leon M.J., Rosenbloom S. (1983) : Ventricular volume and cognitive deficit : a computed tomography study. *Radiology* **149**, 493-498.
29 Roberts M.A., Caird F.I., Grossart K.W., Stevens J.L. (1976) : Computed tomography and intellectual impairment in the elderly. *J. Neurol. Neurosurg. Psychiatry* **39**, 986-989.
30 Eslinger P.J., Damasio H., Graff-Radford N. (1984) : Examining the relationship between computed tomography and neuropsychological measures in normal and demented elderly. *J. Neurol. Neurosurg. Psychiatry* **47**, 1319-1325.
31 Erkinjuntti T., Ketonen L., Sulkava R., Vuorialho M., Palo J. (1987) : CT in the differential diagnosis between Alzheimer's disease and vascular dementia. *Acta Neurol. Scand.* **75**, 267-270.
32 Le May M. (1986) : CT changes in dementing disease : a review. *AJR* **147**, 963-975.
33 Le May M., Stafford J.L., Sandor T., Albert M., Haykal H., Zamani A. (1986) : Statistical assessment of perceptual CT scan ratings in patients with Alzheimer's type dementia. *J. Comput. Assist. Tomogr.* **10**, 802-809.
34 Kohlmeyer K., Shamena A. (1983) : CT assessment of CSF spaces in the brains in demented and non demented patients over 60 years of age. *AJNR* **4**, 706-707.
35 Kido D.K., Caine E.D., Le May M., Ekholm S., Booth H., Panzer R. (1989) : Temporal lobe atrophy in patients with Alzheimer disease : a CT study. *AJNR* **10**, 551-555.
36 Loeb C., Gandolfo C. (1983) : Diagnostic evaluation of degenerative and vascular dementia. *Stroke* **14**, 399-401.
37 Pullicino P., Eskin T., Ketonen L. (1983) : Prevalence of Binswanger's disease. *Lancet* **1**, 939.
38 Kinkel W.R., Jacobs L., Polachini I., Bates V., Heffner R.R. (1985) : Subcortical arteriosclerotic encephalopathy (Binswanger's disease). CT, NMR and clinical correlations. *Arch. Neurol.* **42**, 951-959.
39 George A.E., De Leon M.J., Gentes C.I. *et al.* (1986) : Leucoencephalopathy in normal and pathologic aging : Part I : CT of brain lucencies. *AJNR* **7**, 561-566.
40 Rezek D.L., Morris J.C., Fuffing K.H., Gado O.M.H. (1987) : Periventricular white matter lucencies in SDAT and in normal aging. *Neurology* **37**, 1365-1368.
41 Hachinski V.C., Potter P., Merskey H. (1987) : Leuko-araiosis. *Arch. Neurol.* **44**, 21-23.
42 Bradley W.G., Waluch V., Brant-Zawadzki M. (1984) : Patchy periventricular white matter lesion in the elderly : a common observation during NMR imaging. *Non Inv. Med. Imag.* **1**, 35-41.
43 Brant-Zawadzki M., Fein G., Vandyke C., Kierman R., Davenport L., De Groot J. (1985) : MR imaging of the aging brain : Patchy white matter lesions and dementia. *AJNR* **6**, 675-682.

44 George A.E., De Leon M.J., Kalnin A., Rosner L., Goodgold A., Chase N. (1986) : Leukoencephalopathy in normal and pathologic aging : Part II MRI of brain lucencies. *AJNR* **7**, 567-570.
45 Gerard G., Weisberg L.A. (1986) : MRI periventricular lesions in adults. *Neurology* **36**, 98-1001.
46 Zimmerman R.D., Fleming C.A., Lee B.C.P., Saint Louis L.A., Deck M.D.F. (1986) : Periventricular hyperintensity as seen by magnetic resonance : prevalence and significance. *AJNR* **7**, 13-20.
47 Sarpel G., Chaudry F., Hindo W. (1987) : Magnetic resonance imaging of periventricular hyperintensity in a Veterans Administration Hospital population. *Arch. Neurol.* **44**, 725-728.
48 Fazekas F., Chawluk J.B., Alavi A., Hurtig M.I. Zimmerman R.A. (1987) : MR signal abnormalities at 1.5T in Alzheimer's dementia and normal aging. *AJR* **149**, 351-356.
49 Kertesz A., Black S.E., Tokar G., Benke T., Carr T., Nicholson L. (1988) : Periventricular and subcortical hyperintensities on magnetic resonance imaging. Rims, caps, and unidentified bright objects. *Arch. Neurol.* **45**, 404-408.
50 Manelfe C., Marc-Vergnes J.P., Arrué Ph. *et al.* (1989) : Normal aspects of MRI in elderly subjects. *In : Neuroimaging II*, eds. Aichner D., Gerstenbrand F., Greevié N., Gustav Fisch. Stuttgart, 149-152.
51 Hendrie H.C., Farlow M.R., Austrom M.G., Edwards M.K., Williams M.A. (1989) : Foci of increased T2 signal intensity on brain MR scans of healthy elderly subjects. *AJNR* **10**, 703-707.
52 Sze G., De Armond S.I., Brant-Zawadzki M., Davis R.L., Norman D., Newton T.H. (1986) : Foci of MRI signal (pseudo lesions) anterior to the frontal horns : histologic correlation of a normal finding. *AJNR* **147**, 331-337.
53 Awad I.A., Spetzler R.W.F., Hodak J.A., Awad C.A., Carey R. (1986) : Incidental subcortical lesions identified on MRI in the elderly. I : correlation with age and cerebrovascular risk factors. *Stroke* **17**, 1084-1089.
54 Inzitari D., Diaz J.F., Fox A.J. *et al.* (1987) : Vascular risk factors and leucoaraiosis. *Arch. Neurol.* **44**, 42-47.
55 Bogousslavsky J. (1988) : Leucoencephalopathie, leucoaraïose et infarctus cérébraux. *Rev. Neurol.* **144** (1), 11-17.
56 Erkinjuntti T., Sipponen J.T., Livanainen M., Ketonen L., Sulkava R., Sepponen R.E. (1984) : Cerebral NMR and CT imaging in dementia. *J. Comput. Assist. Tomogr.* **8**, 614-618.
57 Steingart A., Hachinski V.C., Lau C. *et al.* (1987) : Cognitive and neurologic findings in subjects with diffuse white matter lucencies on CT scan (leuko-araiosis). *Arch. Neurol.* **44**, 32-35.
58 Brun A., Englund E. (1986) : A white matter disorder in dementia of the Alzheimer type : a pathoanatomical study. *Ann. Neurol.* **19**, 253-262.
59 Gray F., Dubas F., Roullet E., Escourolle R. (1985) : Leukoencephalopathy in diffuse haemorrhagic cerebral amyloïd angiopathy. *Ann. Neurol.* **18**, 54-59.
60 Kirkpatrick J.B., Hayman L.A. (1987) : White matter lesions in MR imaging of clinically healthy brain of elderly subjects : possible pathologic basis. *Radiology* **162**, 509-511.
61 Durand-Fardel M. (1843) : *Traité du ramollissement du cerveau.* Paris, Baillère.
62 Braffman B.H., Zimmerman R.A., Trojanowski J.Q., Gonatas N.K., Hickey W.F., Schlaepfer W.W. (1988) : Brain MR : Pathologic correlation with gross and histopathology. 1. Lacunar infarction and Virchow-Robin spaces. *AJNR* **9**, 621-628.
63 Poirier J., Dérouesné C. (1985) : Le concept de lacune cérébrale de 1838 à nos jours. *Rev. Neurol.* **141**, 3-17.

13

RAREFACTION OF THE WHITE MATTER : PATHOLOGY AND CLINICAL CORRELATION

J.B. Kirkpatrick [1], L.A. Hayman[2], K.H. Taber [2], J.J. Ford [2]

Departments of [1] Pathology and Radiology [2], Baylor College of Medicine, Houston, Texas 77030, USA

Abstract

Brain specimens from autopsy were analyzed by whole brain and conventional microscopic sections, water content and post mortem MRI. The whole brain sections from the Yakovlev Collection confirmed earlier studies that multiple small, clinically unsuspected vascular lesions increase in incidence with age, and probably account for many examples of leukoaraiosis. The total water content could be correlated only partially with the post mortem MRI. An alternative possibility to explain MRI changes better may be intracellular water rather than total tissue water.

Introduction

The effort to identify the normal or pathologic phenomena which create the patchy intensities in the white matter now called leukoaraiosis [1], has involved us [2], together with several other groups [3-7]. Some, but not all, of the hyperintense lesions seen by computed tomography (CT) or magnetic resonance imaging (MRI) techniques are correlated with Binswanger's subcortical arteriosclerosis [8]. Nevertheless, the issue remains controversial, as does the entire concept of vascular dementia [9]. The purpose of this presentation is to review our previous work together with new data from the Yakovlev Collection of whole brain sections at the Armed Forces Institute of Pathology. In addition, we present a second study in which determinations of white matter total water content were correlated with the post mortem MRI and histology in 19 brains. Several studies have indicated that both the T1 and T2 relaxation times of brain are relatively stable for 24-48 hours after death [10, 11].

Methods

Histological study

We have examined 45 additional brain specimens. Thirteen were from the Unclassified section of the collection and 32 were from the Infarct section. Most of these specimens had major lesions in one hemisphere, leaving the other hemisphere relatively uninvolved but available for the purpose of this study, which was to assess the presence of small, undiagnosed lesions in the deep white matter. The tissue sections, cut at 35 microns from celloidin blocks and stained with the Loyez technique for myelin or hematoxylin and eosin, were examined under a dissecting microscope and by a 10 × objective. The shrinkage factor in specimens of this type is approximately 30 %, so in examining every hundredth section cut serially at 35 microns, we were making a survey of sections at 5 mm intervals compared to the fresh specimen. As in our previous study, demographic information and cause of death were available in these cases, but there were no detailed neurological or psychological studies.

Total water content study

Nineteen brains were obtained from unselected, partially consecutive autopsies. Each brain was placed in a plastic bag and surrounded by ice for transport to the MR scanner. A Bruker 1100 Resistive magnet operating at 11.9 MHz was used. All brains were scanned using a "T2-weighted" multi-echo spin echo sequence with a 3 sec repetition time (TR) and echo times (TE) of 34, 68, 102, and 136 msec. Five brains were also scanned through the centrum ovale using a T1-weighted sequence (TR 0.3 sec/TE 34 msec) and two brains were scanned with intermediate TR (0.7 and 1.3 sec) and 34 msec TE. The slice thicknesses used were 10 mm in 13 brains, 6 mm in 4, 8 mm and 5 mm in two each. During scans the brain was suspended in a hammock of clear plastic.

After the MR scans, the brains were repacked in ice and returned to the pathology laboratory for storage in a refrigerator at 4°C. An independent pathological examination (without knowledge to the scan results) was performed (JBK), then the scans were reviewed with the neuroradiologist (LAH) and the gross sections reexamined. Wet weight/dry weight analysis of 8 white matter samples (approx. 1 gm) from the centrum ovale of each case was obtained. Care was taken to exclude gray matter and the periventricular zone from the samples. Any grossly visible white matter lesions were included in the samples. The time between death and the harvesting of these samples was noted. At the same time, adjoining white matter sections were taken for formalin fixation. Hematoxylin and eosin and luxol fast blue on paraffin sections were obtained on these samples. Thus, the histological samples did not contain the actual tissue used for wet weight/dry weight determinations.

The white matter samples collected for total water content determination were placed in preweighed, wide-mouth bottles. They were reweighed for gross wet weight. The time needed to achieve constant dry weight was 48 hr at 100°C. After this time, the bottles were removed from the oven, capped and allowed to cool briefly. They were then weighed again to obtain gross dry weight. The tare was subtracted and samples from the same specimen were averaged. The standard deviation was calculated with the aid of a computer spread sheet. Each sample required three weighings, and weighings were done by two individuals. Thus, some opportunity for error was present. We evaluated this possibility by comparing the results obtained by these two individuals on identical brain samples. In 48 samples, the duplicate weighings showed a correlation coefficient of 0.99. Since the means of the cases varied significantly for reasons related to the underlying illness, all data were normalized to the least value of each case, and the variance of the entire study was calculated. The result was an overall standard deviation of 1.2 %.

The clinical records of the current and past hospital admissions for each case were reviewed. The age, sex and medical problems were tabulated. Past or current histories of hypertension, cerebral ischemia, diabetes mellitus, or coronary artery disease were sought specifically. Particularly close attention was given to the final hours before death in cases with pathological evidence of watershed or acute cerebral infarctions. The general autopsy findings were reviewed to detect the presence of generalized subclinical atherosclerotic vascular disease.

Results

Histological study

The cases from the Unclassified and Infarct sections of the AFIP Yakovlev Collection did not contain as many lesions as the cases from the Normative section which we reviewed previously. This was because portions of the brain, in several cases an entire hemisphere, were excluded from the data due to the presence of the major lesion for which the case had been entered into the collection. Among the 45 cases studied in the Unclassified and Infarct sections of the collection, excluding the major lesion, we found 26 cases with no white matter pathology. Five cases had atrophic perivascular demyelination and four had lacunes. Periventricular glosis was present in 13 cases, and there was one ventricular diverticulum, but no vascular malformations. The abnormalities in all Yakovlev cases studied, totaling now 60 cases, are presented in *Figure 1.* It can be seen that abnormalities generally spare the young and increase with age, but they are not inevitably present in the elderly.

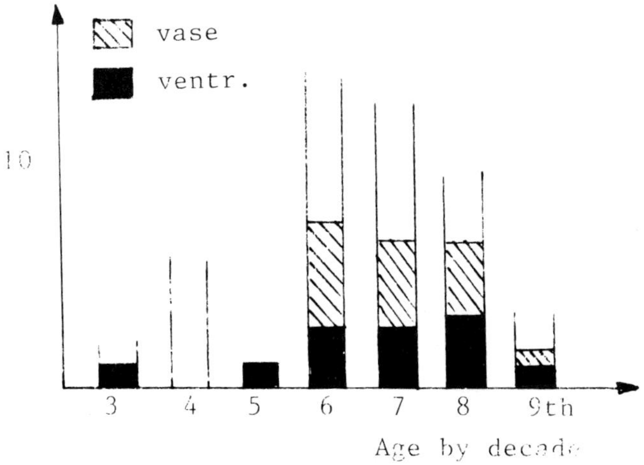

Figure 1. *Bar graph shows numbers of cases by decade from AFIP whole brain series.*

Total water content study

The results from the total water content study are presented in *Tables I-V*. There was good correlation among MRI, gross and microscopic pathology and total water content data in 10 cases, incomplete but generally good correlation in 4 cases, and significant failures of correlation in 5 cases.

Discussion

The use of whole brain sections for detecting small, previously unsuspected lesions provides important documentation that such lesions are indeed the rule, rather than the exception among the elderly. Our present work presented here has reinforced our previous observations [2] that several small lesions may correlate with abnormalities seen by MRI. These include periventricular gliosis, atrophic perivascular demyelination, telangiectases, and ventricular diverticulae.

Periventricular gliosis (or atrophy) is readily visible with the scanning and microscopic techniques used in this study. Our data, and that of others show that it increases with age. These findings support the conclusions of Sze *et al.* [12], that the tissue adjacent to the most lateral portions of the ventricles represents a unique area of gliosis and high extracellular water flux. The exact pathophysiologic significance of this finding is not clear [13]. However, the MR signal intensities generated in this region should not be attributed to vascular lesions.

Primary vascular lesions comprise at least three categories. Most severe are outright infarcts, which are sometimes small enough to merit the term "lacune". Next most severe,

Table I. *General information*

Case #	*Age*	*Sex*	*Time (hrs) Death-scan*	*Cause of death*
83	70	F	16	Recent MI*
84	80	F	17	Binswanger's and Alzheimer's
85	83	F	26	Recent Cerebral Infarct
89	89	F	31	Cancer of Pancreas
91	63	M	41	Primary Amyloidosis
92	57	M	11	Acute MI,* Cancer of bronchus
98	28	M	24	Multiple sclerosis
99	73	F	5	Amyotrophic lateral sclerosis
100	53	M	29	Dermatomyositis
101	72	M	43	Cancer of ampulla of vater
102	55	M	12	Cancer of bronchus
131	68	F	20	Post mitral valve replacement, MI*
133	64	F	14	Recent MI*
139	72	M	10	Recent MI*
141	44	M	< 18	Poems** Syndrome
143	59	F	11	Suicide (methocarbamol)
150	51	M	18	Cancer of pharynx
151	66	M	14	Infected iliac graft
187	56	M	28	Pancreatis; 1 month P.O. functioning heart transplant

* Myocardial Infarct.
** Polyneropathy, Organomegaly, Endocrinopathy, Monoclonalgammapathy, Skin change.

Table II. *Pathological findings*

	Location of brain lesion(s) *Centrum ovalae*		*Additional sites*	
Case #	*MR*	*Pathology*	*MR*	*Pathology*
83	None	None	Both external capsules	Lacunar state
84	Both	Binswanger's	None	Alzheimer's
85	Left parietal	Left parietal	None	None
85	Left occipital	Left occipital metastasis	None	None
91	Adjacent to left occipital horn	Diverticulum of left occipital horn	Left frontal	Left frontal telangiectasis
92	None	None	Right cerebellar & basal ganglia	Metastasia to right cerebellum & basal ganglia
98	None	None	None	None
99	None	None	None	None
100	None	None	None	None
101	Adjacent to frontal horns	Pallor of myelin & slight gliosis	None	None
102	None	None	None	None
131	Right parietal	6-24 hr old right fronto-parietal infarct	None	None
133	None	None	None	None
139	Left hemisphere	Bilateral watershed infarcts	Right parietal cortex	Bilateral watershed infarcts
141	None	None	None	None
143	Adjacent to frontal horns	Pallor of myelin & slight gliosis	None	None
150	None	None	None	None
151	None	None	None	None
187	None	Bilateral watershed infarcts	Left parietooccipital cortex	Bilateral watershed infarcts

and often associated, is the form of necrotizing, perivascular demyelination properly termed "Binswanger's disease". We encountered one example of this in the total water content study presented here (case 84). The total water content of the centrum ovale was 12 % greater than normal, and was clearly visible by MRI scan.

The least severe lesion is represented by what we have called atrophic perivascular demyelination. An explanation of this phenomenon is suggested in *Figure 2*. This sketch has been assembled from images of Cervos-Navarro and Rozas [14]. The main point is that the arteriole, besides providing sphincter control of flow to its capillary branches, also serves as a primary nutrient vessel to the tissue immediately surrounding it. When the arteriole becomes sclerotic, the tissue will atrophy, losing myelin and developing increased extracellular water. A microscopic example of atrophic perivascular demyelination is shown in *Figure 3*.

The total water content study provides several important correlations with scanning image data, but also reveals some unexplained findings. The total water content data

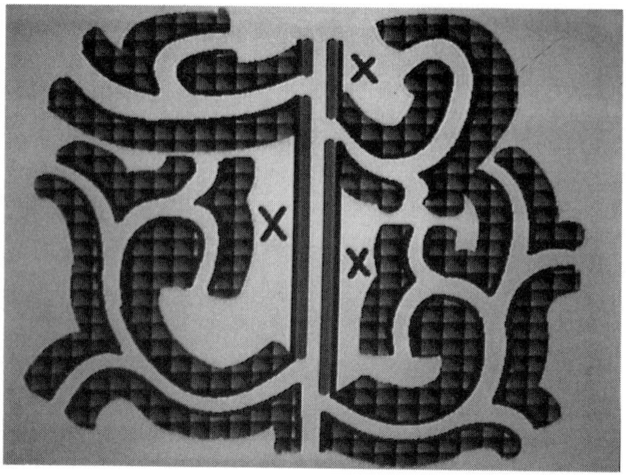

Figure 2. *Diagram shows arteriole (vertical channel) and tributary capillaries (curved channels).* The pericapillary tissue which is nourished by diffusion from the capillary is cross-hatched. The zones marked by "x" indicate the tissue nourished directly through the arteriolar wall. When the arteriolar wall becomes sclerotic, as shown by the thick gray lines in the diagram, the periarteriolar tissue becomes atrophic.

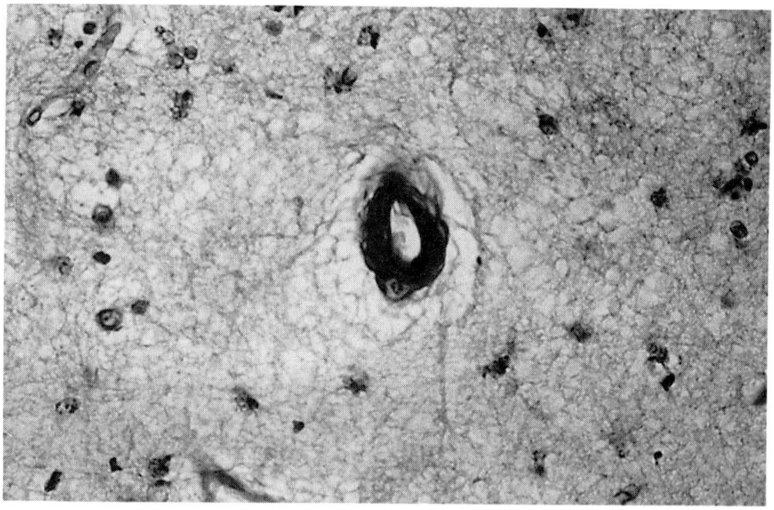

Figure 3. *Microscopic view of atrophic perivascular demyelination.* The arteriole shown has a thickened, sclerotic wall, and the surrounding tissue is vacuolated and gliotic.

(Table III) demonstrate that the usual total water content of white matter is about 70 % by weight. Total water content was sensitively measured by simple wet weight/dry weight determinations. This did not appear to be affected by post mortem delay within the maximum in this study (48 hr). The precise total water content of white matter closely reflects the conditions of over- and under-hydration which are present in the agonal, terminal period of life. However, the MRI was not sensitive to these subtle differences. Surprisingly, a recent infarct was relatively dry in a generally edematous brain (case 85), and recent watershed infarcts of the overlying cortex did not necessarily alter the total water content or the scan of the subjacent centrum ovale (cases 139 and 187). Perhaps more time is required for the water to accumulate, since the damage to the cortex was still relatively acute in these cases. The normal total water content might also reflect a degree of severity of hypotension which was enough to damage the cortex, but not the white matter.

Although there was overall good correlation of data by the three methods, we were disappointed by the failure of correlation in five cases, one-quarter of the series. These results emphasize the difficulty of obtaining exact correlation between histology and MR

Table III. *% wet/dry weight for 8 zones in the centrum ovalae*

	Frontal		*Posterior frontal*		*Parietal*		*Occipital*			
Case #	*Left*	*Right*	*Left*	*Right*	*Left*	*Right*	*Left*	*Right*	*Mean*	*SD*
83	68.8	69.4	70.9	68.4	69.3	71.1			69.6	1.1
84	83.4	82.5	83.9	79.3*	82.0	82.2			82.2	1.6
85	76.0	79.8**	75.2	78.3*	72.4*	75.1	73.3	75.0	75.6	2.4
89	72.8	73.0	73.0	71.0	70.8	70.7	79.7**	72.7	73.0	2.9
91	74.5*	71.7	72.2	71.2	71.6	71.7	72.4	70.7	72.0	1.1
92	75.6	70.1	69.0	68.7	70.4	70.0	75.3**	71.7	71.4	2.7
98	70.7	60.6	69.6	70.0	70.6	69.7	69.4	69.8	68.8	3.3
99	73.3	73.2	71.8	72.0	71.1	70.8	72.6	71.4	72.0	0.9
100	66.5	67.2	66.0	66.4	65.3	65.5	65.7	66.7	66.2	0.7
101	69.7	74.6**	67.4	68.3	67.0	68.0	67.4	66.6	68.6	2.6
102	72.0	72.2	71.6	70.9	74.8*	70.1	71.5	74.3	72.2	1.6
131	70.4	74.1*	70.9	70.5	71.9	70.8	70.8	70.1	71.2	1.3
133	71.1	77.9**	64.3**	70.3	71.5	71.4	73.9	72.9	71.7	3.8
139	73.4	72.3	74.7	71.2	74.1	72.5	74.1	70.7	72.9	1.4
141	72.6	72.8	71.4	72.8	71.7	72.8	72.2	72.2	72.3	0.5
143	69.8	70.4	68.8	69.0	67.9	67.9	69.7	68.6	69.0	0.9
150	70.8	70.1	70.1	69.1	70.5	68.6	69.4	69.5	69.8	0.7
151	72.0	72.9	71.2	70.5	70.4	70.6	71.5	71.9	71.4	0.9
187	69.8	68.2	68.8	68.9	69.1	68.4	68.6	68.1	68.7	0.6

* > + 2 normalized SD for Case mean.
** > + 3 normalized SD from Case mean.

Table IV. *Extent of vascular disease*

	Centrum ovalae					*Systemic*	*Clinical*
Case #	*a*	*b*	*c*	*d*	*e*	*vessels*	*risk factors*
83	0	0	0	+	+	Advanced	Hypertension & diabetes
84	+ + +	+ +	0	general	+	Advanced	Hypertension
85	focal	0	0	0	+	Moderate	Hypertension
89	focal	+	0	0	0	Slight	None
91	0	+	0	0	0	Slight	None
92	+	+	+	0	0	Advanced	Hypertension
98	0	0	0	0	0	Slight	Hypertension
99	+	0	0	+	0	Slight	None
100	+	+	0	0	0	Slight	Hypertension
101	+	+	+	+	0	Advanced	None
102	+	+	+ +	+	+	Advanced	None
131	+	+ +	+ +	focal	+ +	Moderate	Diabetes & hypertension
133	+	+	+	0	0	Advanced	Hypertension
139	+	+ +	+ +	+	+	Advanced	Hypertension
141	0	0	0	0	0	Slight	Sickle tract
143	0	+	0	+	+	Moderate	None
150	+	+	+	+	0	None	Diabetes
151	+	0	0	0	+	Advanced	None
187	+	+	+	0	0	Advanced	None

a = vacuolation of white matter
b = vascular stenosis
c = vascular tortuosity
d = perivascular edema
e = calcification of white matter

0 = negative
\+ = mild
\+ + = moderate
\+ + + = severe

Case #	Correlation of MRI, path, water	Notes
83	Yes	Despite risk factors, no changes detected.
84	Yes	Strong risk factors, dementia.
85	Yes	Recent infarct was relatively dry.
89	Yes	Metastasis had high water content.
91	Partial	Small telangiectasis not detected by MRI.
92	No	Risk factors present but no definite explanation for failure of correlation.
98	Partial	Single "dry" sample was unexplained. Plaques only in optic chiasm and spinal cord.
99	Yes	. . .
100	Yes	Brain dry due to clinical dehydratation prior to death.
101	Yes	Very "wet" sample apparently included periventricular tissue.
102	No	Risk factors and possible metastasis.
131	No	MRI abnormality was near but not exactly in same place as histologic abnormality.
133	No	Risk factors present but no definite explanation for "wet" or "dry" samples.
139	Partial	Watershed infarct detected on one side.
141	Yes	. . .
143	Partial	Periventricular gliosis by MR apparently not included in water sample.
150	Yes	. . .
151	Yes	. . .
187	No	Watershed infarcts did not make changes in MRI or water content.

Table V. *Correlation and summary*

scans even when specifically sought in the same brain specimens. It also suggests that there are still limitations to the resolution of the scanning techniques, and that in at least some cases, the scan is sensitive to factor(s) other than total water. The most commonly utilized scan sequences for clinical MRI are strongly influenced by the T2 relaxation time of the tissue. Although changes in tissue extracellular water content are often accompanied by changes in T2 relaxation time, several previous studies have found a relatively poor correlation between these parameters [15, 16, 17]. We hope to strengthen the correlation between MRI and histology by focusing on intracellular water content, which has been shown to have a profound influence on the T2 relaxation time [18, 19, 20].

In summary, we conclude :

1. Abnormal intensities seem by MRI, leukoaraioses, are based on several different pathological entities, which generally increase with age and vascular risk factors, especially hypertension.
2. The MRI does not detect to small quantitative changes in the total water content. The sensitivity of response in this study was approximately a 2 % change in tissue total water content. Possibly there are other factors, besides water, which the scanning techniques "see".
3. The existence of atrophic perivascular demyelination has been verified by further studies. Water tracking through along nerve and glial fibers from this or other small lesions can cause sufficient increases in total water content to be recognizable, sometimes, by MRI.
4. Periventricular gliosis also contains increased water, and increases with age, but is not necessarily based on pathologic abnormalities of the microvasculature.

Acknowledgement

The authors are grateful to Mr. Mohamed Haleem, Curator of the Yakovlev Collection at the Armed Forces Institute of Pathology, Washington, DC, for his generous cooperation. We thank the staffs of The Methodist Hospital and Baylor College of Medicine Department of Pathology and the Baylor Woodlands Magnetic Resonance Center for technical and secretarial assistance.

References

1 Hachinski V.C., Potter P., Merskey H. (1987) : Leuko-Araiosis. *Arch. Neurol.* **44**, 21-23.
2 Kirkpatrick J.B., Hayman L.A. (1987) : White-matter lesions in MR imaging of clinically healthy brains of elderly subjects : Possible pathologic basis. *Radiology* **162**, 509-511.
3 Brun A., Englund E. (1986) : A white matter disorder in dementia of the Alzheimer type : a pathoanatomical study. *Ann. Neurol* **19**, 253-262.
4 Awad I.A., Johnson P.C., Spetzler R.F., Hodak J.A. (1986) : Incidental subcortical lesions identified on magnetic resonance imaging in the elderly. II. Postmortem pathological correlations. *Stroke* **17**, 1090-1097.
5 Johnson K.A., Davis K.R., Bounanno F.S., Brady T.J., Rosen T.J., Growdon J.H. (1987) : Comparison of magnetic resonance and roentgen ray computed tomography in dementia. *Arch. Neurol.* **44**, 1075-1080.
6 Marshall V.G., Bradley W.G. Jr., Marshall C.E., Bhoopat T., Rhodes R.H. (1988) : Deep white matter infarction : Correlation of MR imaging and histopathologic findings. *Radiology* **167**, 517-522.
7 Drayer B.P. (1988) : Imaging of the aging brain. Part II. Pathologic Conditions. *Radiology* **166**, 797-806.
8 Lotz P.R., Ballinger W.E. Jr, Quisling R.G. (1986) : Subcortical arteriosclerotic encephalopathy : CT spectrum and pathologic correlation. *AJR* **147**, 1209-1214.
9 Joynt R.J. (1988) : Vascular Dementia : Too much, or too little ? *Arch. Neurol.* **45**, 801.
10 Kamman R.L., Go K.G., Stomp G.P., Hulstaert C.E., Berendsen H.J.C. (1985) : Changes of relaxation times T1 and T2 in rat tissues after biopsy and fixation. *Magn. Reson. Imag.* **3**, 245-250.
11 Parrish R.G., Kurland R.J., Janese W.W., Bakay L. (1974) : Proton relaxation rates of water in brain and brain tumors. *Science* **183**, 438-439.
12 Sze G., De Armond S.J., Brant-Zawadzki M., Davis R.L., Norman D., Newton T.H. (1986) : Foci of MRI signal (pseudo lesions) anterior to the frontal horns : Histologic correlation of a normal finding. *AJNR* **147**, 331-337.
13 Sarpel G., Chaudry F., Hindo W. (1987) : Magnetic resonance imaging of periventricular hyperintensity in a Veterans Administration hospital population. *Arch. Neurol.* **44**, 725-728.
14 Cervos-Navarro J., Rozas I.J. (1978) : The arteriole as a site of metabolic exchange. *Adv. Neurol.* **20**, 17-20.
15 Horikawa Y., Naruse S., Tanaka C., Hirakawa K., Nishikawa H. (1986) : Proton NMR relaxation times in ischemic brain edema. *Stroke* **17**, 1149.
16 Chang D.C., Misra L.K., Beall P.T., Fanguy R.C., Hazelwood C.F. (1981) : Nuclear magnetic resonance study of muscle water protons in muscular dystrophy of chickens. *Journal of Cellular Physiology* **107**, 139-145.
17 Lorenzo A.V., Jolesz F.A., Wallman J.K., Ruenzel P.W. (1989) : Proton magnetic resonance studies of triethyltin-induced edema during perinatal brain development in rabbits. *J. Neurosurg.* **70**, 432-440.
18 Kintz I.D., Zipp A. (1977) : Water in biological systems. *N. Engl. J. Med.* **297 (5)**, 262-265.
19 Fabry M.E., Eisenstadt M. (1978) : Water exchange across red cell membranes. II. Measurement by nuclear magnetic resonance T1, T2 and T12 hybrid relaxation. The effects of osmolarity, cell volume, and medium. *J. Membrane Biol.* **42**, 375-398.
20 Sullivan S.G., Stern A., Rosenthal J.S., Minkoff L.A., Winston A. : NMR water-proton spinlattice relaxation time of human red blood cells and red blood cell suspensions. *FEBS Letters* **234 (2)**, 349-352.

14

NORMAL AGING.
Rarefied white matter : radiologic aspects and correlation with vascular risk factors

H. Lechner [1], H. Offenbacher, F. Fazekas, R. Schmidt

[1] *Psychiatrisch Neurologische Universitätklinik Graz, A-8036 Graz, Autriche*

Summary

It could be shown that the risk factor distribution in CT documented LA is similar to that in asymptomatic volunteers with MRI evidence of WML. A minor perfusion in the white matter at the presence of MRI WML is also in support of an ischemic etiology, confirmed by histopathological findings. Therefore, it can be assumed that CT leukoaraiosis and MRI WML represent both signs of vascular damage to the brain which can be detected even in clinically asymptomatic individuals. CT LA is indicative of more advanced vascular damage than punctate MRI white matter hyperintensities, however, making the presence of associated subclinical deficits more likely.

Introduction

Subcortical arteriosclerotic encephalopathy (SAE) [1] or Binswanger's disease [2] is a particular form of cerebrovascular disease clinically characterized by slowly progressive mental deterioration accompanied by periodic episodes of stroke-like events. Hypertension has been implicated as the major pathogenetic factor leading to fibrous thickening of the walls of the deep perforating vessels resulting in hypoperfusion of the periventricular white matter. Until the advent of modern imaging methods, postmortem examination was usually necessary to diagnose SAE and to differentiate it from other causes of dementia, and it was thus considered to be rare. More recently, a diagnosis based on typical computed tomography (CT) abnormalities, i.e. periventricular low attenuation of the white matter, seemed possible. However, CT abnormalities suggesting SAE turned out to be a surprisingly common finding and were seen on 0.7-19 % of the cranial CT scans of elderly patients surveyed [3-10]. Moreover it became clear that the same CT images could also be seen in nondemented patients with cerebrovascular disease, in senile dementia of the Alzheimer's type [9, 10], in subjets with nonspecific complaints, as well as in clinically asymptomatic individuals [3-6, 8-10]. Therefore, Hachinski *et al.* [11] in 1987 introduced the term *leukoaraiosis* as Greek term for rarefied white matter to describe these hypodensities and to avoid the pathogenetic or clinical presumptions implied by terms such as Binswanger's disease or SAE.

Employing magnetic resonance imaging (MRI), signal abnormalities in the white matter were found still more often than using CT, and a rather high frequency was reported even in asymptomatic volunteers [12-15]. These facts pose a question about the relationship of these MRI white matter lesions (WML) and the CT finding of leukoaraiosis. It has to be clarified whether the first could represent an earlier stage of the same pathological process, what factors will cause such abnormalities and if and to what extent they might be associated with neuropsychiatric deficits.

Correlation of CT-leukoaraiosis with vascular risk factors, clinical data, and pathological findings

A number of recent papers subsequently have attempted to elucidate the clinical significance of the CT diagnosis leukoaraiosis (LA) and to determine the effects of cerebrovascular risk factors on its occurrence. Inzitari [16] and George [9] stressed the increasing incidence of LA with aging. Aside from age, a history of hypertension and especially of stroke were the most powerful predictors of LA, while other vascular risk factors including diabetes and cardiac disease did not show any significant correlation [7, 16].

A close relationship has been documented between the presence of LA and dementia. Steingart [17] studied cognitive functions in patients with LA and found a mild intellectual impairment even among "normal" volunteers at the presence of LA. The nine of 105 volunteers that revealed LA in this study had lower scores on the Extended Scale for Dementia than those 96 subjects without LA and the difference remained significant even after adjusting for possible effects of age and education. Significant differences were also seen comparing subjects with LA and those without in respect to abnormal gait, limb power, plantar response, and the rooting and palmomental reflexes. The same author observed a significant higher prevalence rate of LA in demented patients compared to a nondemented control group (34.5 % vs. 8.6 %) [18]. Similar numbers have been reported by George [9] and Rezek [10] in patients with senile dementia of the Alzheimer type (SDAT). Among patients with multi-infarct dementia (MID), the presence of LA seems to be nearly universal. Inzitari [16] observed LA in all of his five patients studied with MID, Aharon-Peretz in 97 % of 31 patients [19]. In the latter study patients with MID showed significantly more severe LA than those with SDAT.

Lotz [21] examined patients in whom LA was identified on CT and the majority were found to have a triad of ischemic demyelination, loss of axons, and fibrous thickening of the arteries.

MRI signal abnormalities in asymptomatic individuals

First experience employing MRI frequently revealed unexpected focal high signal abnormalities in the white matter on proton density and T2-weighted images predominantly in elderly individuals unrelated to the cause of the MRI study [22, 23]. A further study [15] adressed the "normal" range of WML in asymptomatic volunteers of various age groups. The incidence of WML rapidly increased with age rising from 11 % in the

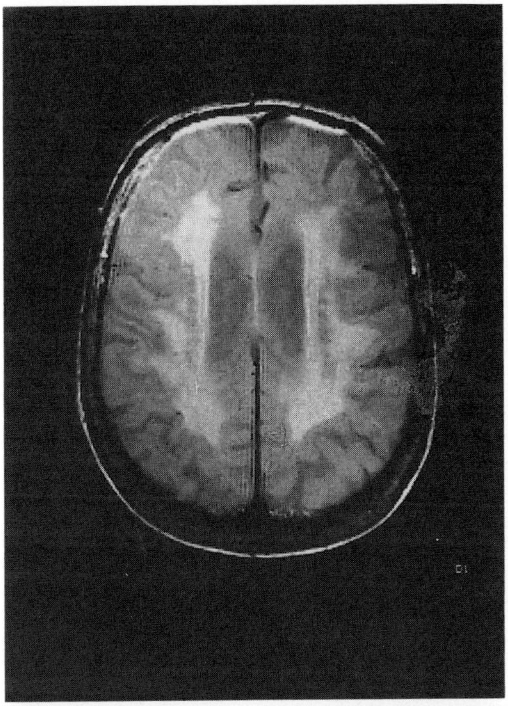

Figure 1. *Multiple WML in the centrum semiovale in a 66-year-old asymptomatic female with hypertension.*

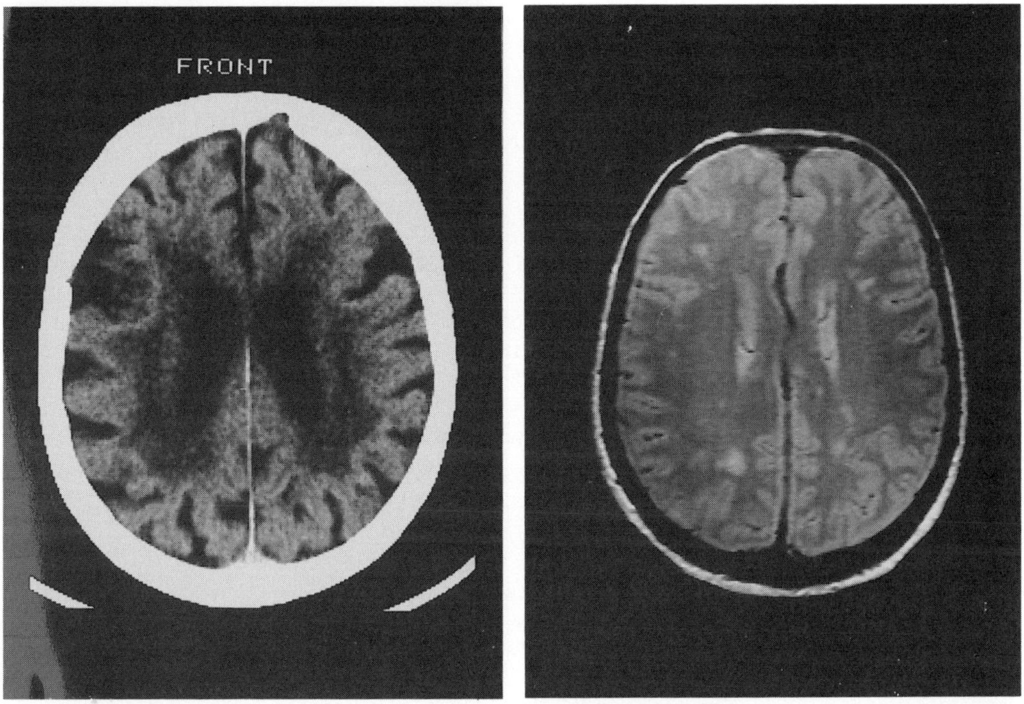

Figure 2. *63-year-old female with clinically diagnosed vascular dementia.* CT scan shows severe periventricular lucency (A), which is demonstrated with more contrast on the corresponding mixed intensity MRI scan (B).

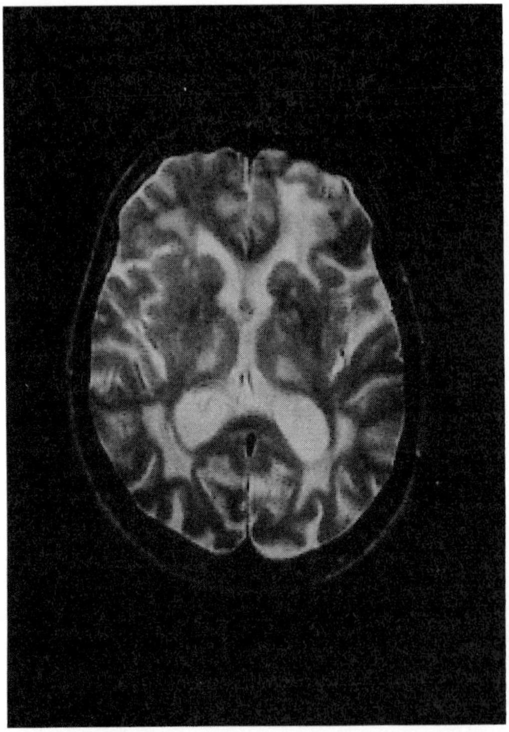

Figure 3. *83-year-old female with mixed dementia.* T2-weighted scan (A) demonstrating hyperintense lesions bilaterally in the thalamus and to a lesser degree in the basal ganglia. These lesions are not seen on T1-weighted images (B) and therefore do not represent lacunes. Diffuse signal hyperintensity can also be visualized within the pons (C).

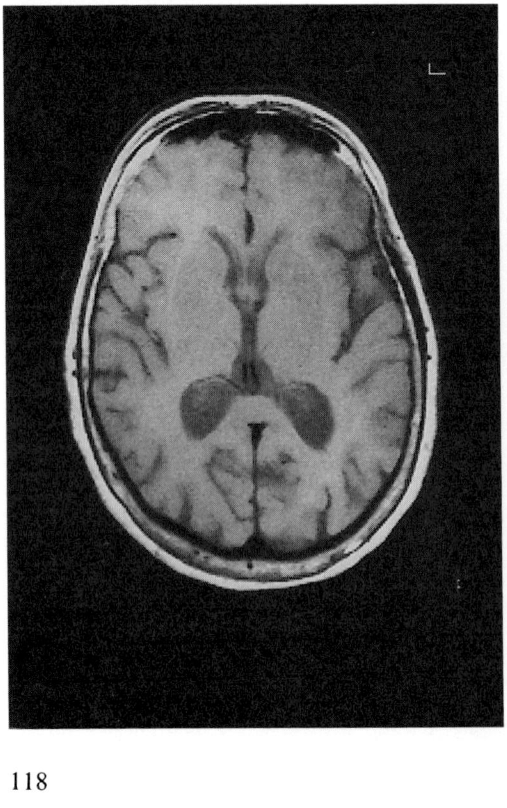

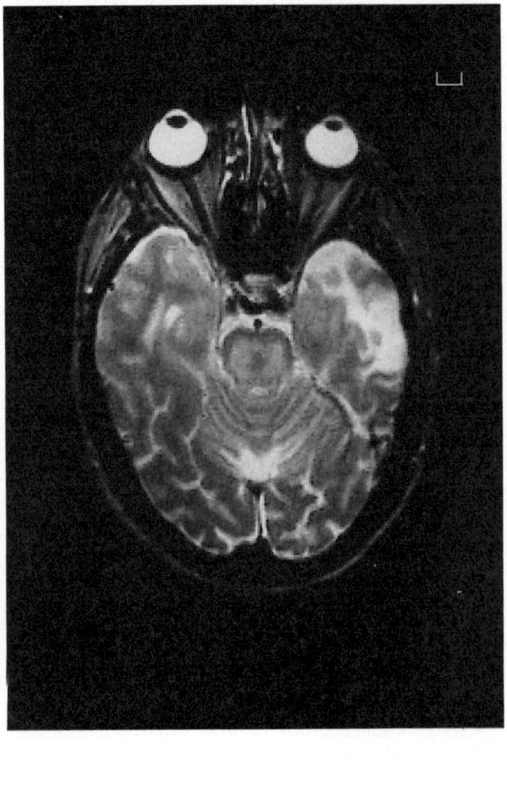

4th decade to 83 % in individuals over 70 years of age. WML were present as punctate foci in most instances (85 %). In a further step the role of risk factors for stroke (arterial hypertension, diabetes mellitus, cardiac disease, hypercholesterolemia, and smoking) was evaluated prospectivly in age-matched groups, excluding the age factor, demonstrating a significant increase in the incidence and number of WML with the number of risk factors *(Table I)* [24]. The most common risk factor observed in this study at the presence of WML was hypertension. A history of hypertension and of prior cerebrovascular events were identified as major predictors of WML by multivariate regression analysis in elderly patients by Awad [25].

The preferred localization of these signal abnormalities in watershed areas (92 %) known to be vulnerable to chronically reduced perfusion, an associated significant reduction ($p < 0.05$) of white matter blood flow *(Table II)*, and a higher frequency of extracranial carotid artery disease [26] support the view that these WML represent an early stage of cerebrovascular disease and have therefore the same origin than LA documented by CT. The presence only of caps and lines of periventricular hyperintensity (PVH), however, does not show a correlation with any functional abnormalities [15].

CT vs. MRI

A direct comparison of CT and MRI sensitivity for white matter abnormalities observed with normal aging explains different frequencies of these findings reported in the literature. The fact that milder degrees of WML on MRI scans are often associated with a normal CT finding has been reported by Lechner *et al.* [24], who had found only 11 out of 155 MRI identified lesions by the use of CT. George [14] correlated CT and MRI findings in 9 elderly normals and founds CT evidence of LA in only one subject, whereas MRI revealed single or multiple patchy areas of increased signal intensity in 8.

To assess the pattern of MRI appearance of LA when diagnosed by CT a direct comparison of both imaging modalities was also performed in patients exhibiting such abnormalities. None of the MRI scans displayed only punctate hyperintense foci, but

Table I. *MRI findings and number of risk factors (RF)* (from Lechner *et al.*, Stroke, 1988)

	0-1 RF	2 RF	> 3 RF
Mean age	59	61	62
Incidence of WML	7 (32 %)	12 (92 %)**	7 (100 %)*
Number of WML	1.9	5.6*	6.9*

* $p < 0.01$; ** $p < 0.001$

Table II. *CBF in subjects 51-70 years old with and without WML* (from Fazekas *et al.*, Stroke, 1988)

	WML with	*WML* without
Number of studies	12	11
pC02 (mmHg)	39.6 +/− 2.6	38.8 +/− 1.8
F1 (ml/100g/min)	59.9 +/− 8.3	63.5 +/− 5.3
F2 (ml/100g/min)	15.4 +/− 2.5*	17.3 +/− 1.1

F1 = grey matter blood flow; F2 = slow-flowing compartment; * $p < 0.05$, Mann-Whitney U-test.

all patients showed at least beginning confluent or most often confluent WML. PVH in the form of bands or irregular PVH was present in 19 patients (82 %). As is evident from the literature [15], it appears appropiate to consider these signal abnormalities bordering the ventricles separate from hyperintense lesions in the deep white matter (WML), although some overlap will exist in the case of irregular PVH extending into the deep white matter. 16 patients (70 %) had MRI evidence of lacunes (cerebrospinal fluid like signal intensity on both T2- and T1-weighted images), which could be seen by CT in only 43 %. In a majority of patients signal hyperintensities on mixed intensity and T2-weighted images were also seen within the basal ganglia, thalamus, and brainstem indicating a more widespread — presumably vascular — damage which had not been detected by CT *(Table III).* Brain stem lesions accompanying supratentorial SAE have been also described previously by Salomon [20].

Pathologic correlations of WML

Although numerous clinical studies point to a cerebrovascular etiology of WML in elderly normals pathological, correlations are needed to classify the nature of these lesions. Awad [27] found MRI lesions to be associated with dilated perivascular spaces and vascular ectasia. Braffman [28] and Marshall [29] performed MRI studies on formalin fixed brain specimens and suggested that subtle changes of vascular insufficiency and/or small infarctions account for the majority of WML. However, post mortem MRI studies bear the uncertainty of fixation induced overall signal intensity changes. Fazekas [30] therefore compared in vivo MRI with post mortem imaging studies and pathologic results. In this study, no clear cut abnormalities were detectable visually in areas corresponding to the WML, histopathology revealed perivascular demyelination and chronic edema in most instances.

Evolution of WML

Besides the underlying neuropathological changes a further question remains about the evolution of these WML. A progression over a distinct time period in respect to the number and extent would support the view that the commonly observed punctate WML in normals represent early stages of LA. An attempt to address this question was done by a one-year-follow-up study in asymptomatic volunteers, revealing no definite change of WML *(Table IV).*

However, the time period of only one year seems to be too short to draw reliable conclusions.

Table III. *MRI abnormalities not located in the WM and not seen by CT (N = 23)*
*Frequency and distribution of MRI hyperintensities in 23 patients with CTLA not detected by the latter**

T2-Hyperintensities	*No*	*(%)*
Basal ganglia	20	(87)
Thalamus	17	(74)
Brainstem	12	(52)

* Differences in visualisation of WM disease not considered.

Table IV. *Evolution of single lesions within 1 year*

		Comparable studies (N = 18)	*Limited comparability (N = 9)*
First study	(+)	60	127
		1	14
Second study	(−)	1	3
Range of WML changes		− 1 to + 1	− 1 to + 3

References

1 Olszewski J. (1962) : Subcortical arteriosclerotic encephalopathy. *World Neurol.* **3**, 359-374.
2 Binswanger O. (1894) : Die Abgrenzung der allgemeinen progressiven Paralyse. *Berliner Klin. Wochenschr.* **31**, 1103-1105.
3 Valentine A.R., Moseley I.F., Kendall B.E. (1980) : White matter abnormality in cerebral atrophy : clinicoradiological correlations. *J. Neurol. Neurosurg. Psychiatr.* **43**, 139-142.
4 Goto K., Ishii N., Fukasawa H. (1981) : Diffuse white-matter disease in the geriatric population. *Radiology* **141**, 687-695.
5 Kinkel W.R., Jacobs L., Polachini I., Bates V., Heffner R.R. (1985) : Subcortical arteriosclerotic encephalopathy (Binswanger's disease). *Arch. Neurol.* **42**, 951-959.
6 McQuinn B.A., O'Leary D.H. (1987) : White matter lucencies on computed tomography, subacute arteriosclerotic encephalopathy (Binswanger's disease), and blood pressure. *Stroke* **18**, 900-905.
7 Bogousslavsky J., Regli F., Uske A. (1987) : Leucoencephalopathy in patients with ischemic stroke. *Stroke* **18**, 896-899.
8 Kohlmeyer K. (1988) : White matter low attenuation (WMLA) in computed tomography of patients with neuropsychiatric diseases in the presenile and senile periods of life. Diagnostic significance and pathogenesis. *Fortschr. Neurol. Psychiat.* **56**, 279-287.
9 George A.E., de Leon M.J., Gentes C.T. (1986) : Leucoencephalopathy in normal and pathologic aging : I. CT of brain lucencies. *AJNR* **7**, 561-566.
10 Rezek D.L., Morris J.C., Fulling K.H., Gado M.H. (1987) : Periventricular white matter lucencies in senile dementia of the Alzheimer type and in normal aging. *Neurology* **37**, 1365-1368.
11 Hachinski V.C., Potter P., Merskey H. (1987) : Leuko-Araiosis. *Arch. Neurol.* **44**, 21-23.
12 Bradley W.G., Waluch V., Brant-Zawadzki M. (1984) : Patchy, periventricular white matter lesions in the elderly : A common observation during NMR imaging. *Noninvas. Med. Imaging* **1**, 35-41.
13 Gerard G., Weisberg L.A. (1986) : MRI periventricular lesions in adults. *Neurology* **36**, 998-1001.
14 George A.E., de Leon M.J., Kalnin W., Rosner L., Goodgold A., Chase N. (1986) : Leukoencephalopathy in normal and pathologic aging : 2. MRI of brain lucencies. *AJNR* **7**, 567-570.
15 Fazekas F. (1989) : Magnetic resonance signal abnormalities in asymptomatic individuals : their incidence and functional correlates. *Eur. Neurol.* **29**, 164-168.
16 Inzitari D., Diaz F., Fox A., Hachinski V.C., Steingart A., Lau C., Donald A., Wade J., Mulic H., Merskey H. (1987) : Vascular risk factors and leuko-araiosis. *Arch. Neurol.* **44**, 42-47.
17 Steingart A., Hachinski V.C., Lau C., Fox A.J., Diaz F., Cape R., Lee D., Inzitari D., Merskey H. (1987) : Cognitive and neurologic fingings in subjects with diffuse white matter lucencies on computed tomographic scans (leuko-araiosis). *Arch. Neurol.* **44**, 32-35.
18 Steingart A., Hachinski V.C., Lau C., Fox A.J., Fox H., Lee D., Inzitari D., Merskey H. (1987) : Cognitive and neurologic findings in demented patients with diffuse white matter lucencies on computed tomographic scan (leukoaraiosis). *Arch. Neurol.* **44**, 36-39.
19 Aharon-Peretz J., Cummings J.L., Hill M.A. (1988) : Vascular dementia and dementia of the Alzheimer type. Cognition, ventricular size, and leuko-araiosis. *Arch. Neurol.* **45**, 719-721.

20 Salomon A., Yeates A.E., Burger P.C., Heinz E.R. (1987) : Subcortical arteriosclerotic encephalopathy : brain stem findings with MR imaging. *Radiology* **165**, 625-629.
21 Lotz P.R., Ballinger W.E., Quisling R.G. (1986) : Subcortical arteriosclerotic encephalopathy : CT spectrum and pathologic correlation. *AJNR* **7**, 817-822.
22 Brant-Zawadzki M., Fein G., Van Dyke C., Kiernan R., Davenport L., de Groot J. (1985) : MR imaging of the aging brain : patchy white-matter lesions and dementia. *AJNR* **6**, 675-6823.
23 Fazekas F., Chawluk J.B., Alavi A., Hurtig H.I., Zimmerman R.A. (1987) : MR signal abnormalities at 1.5 T in Alzheimer's dementia and normal aging. *AJNR* **8**, 421-426.
24 Lechner H., Schmidt R., Bertha G., Justich E., Offenbacher H., Schneider G. (1988) : Nuclear magnetic resonance image white matter lesions and risk factors for stroke in normal individuals. *Stroke* **19**, 263-265.
25 Awad I.A., Spetzler R.F., Hodak J.A., Awad C.A., Carey R. (1986) : Incidental subcortical lesions identified on magnetic resonance imaging in the elderly. I. Correlation with age and cerebrovascular risk factors. *Stroke* **17**, 1084-1089.
26 Fazekas F., Niederkorn K., Schmidt R., Offenbacher H., Horner S., Bertha G., Lechner H. (1988) : White matter signal abnormalities in normal individuals : correlation with carotid ultrasonography, cerebral blood flow measurements, and cerebro-vascular risk factors. *Stroke* **19**, 1285-1288.
27 Awad I.A., Johnson P.C., Spetzler R.F., Hodak J.A. (1986) : Incidental subcortical lesions identified on magnetic resonance imaging in the elderly. II. Postmortem pathological correlations. *Stroke* **17**, 1090-1097.
28 Braffman B.H., Zimmerman R.A., Trojanowski J.Q., Gonatas N.K., Hickey W.F., Schlaepfer W.W. (1988) : Brain MR : pathologic correlation with gross and histopathology. 2. Hyperintense white-matter foci in the elderly. *AJNR* **9**, 629-636.
29 Marshall V.G., Bradley W.G., Marshall C.E., Bhoopat T., Rhodes R.H. (1988) : Deep white matter infarction : correlation of MR Imaging and histopathologic findings. *Radiology* **167**, 517-522.
30 Fazekas F., Kleinert R., Schmidt R., Offenbacher H., Radner H., Payer F., Kleinert G., Lechner H. (1989) : Incidental white matter signal abnormalities : a comparison of in vivo MRI with post mortem studies, gross and histopathology. *Eighth Annual Meeting of the "Society of Magnetic Resonance in Medicine"*, Amsterdam, Book of Abstracts **1**, 118.

15

LEUCOARAÏOSE ET DYSFONCTIONNEMENT FRONTAL PRÉCOCE CHEZ LE SUJET ÂGÉ NON DÉMENT : APPROCHE NEURO-PSYCHOLOGIQUE ET PAR LA CAMÉRA À POSITONS

P.A. Delpla [1], R. Zatorre [2], E. Meyer [2], G. Géraud [1], A. Bès [1], R. Ethier [2], A.M. Hakim [2]

[1] Service de Neurologie, CHU Rangueil, Toulouse, France
[2] Hôpital et Institut Neurologiques de Montréal, Université McGill, Québec, Canada

La fréquence de la leucoaraïose [1] (raréfaction de la substance blanche révélée par le scanner X ou l'IRM) n'est plus à démontrer [2-7]. Cette fréquence augmente avec l'âge, les antécédents d'accident vasculaire cérébral et la présence de facteurs de risque cérébro-vasculaires au premier rang desquels se situe l'hypertension artérielle [3, 5, 7-11]. Lorsque le contexte clinique est celui d'une maladie de Binswanger [12-14], dans laquelle les hypodensités ou des hypersignaux plus ou moins diffus de la substance blanche périventriculaire sont désormais classiques [3, 15-21], de telles anomalies de l'imagerie cérébrale ne posent pas de problème diagnostique. Cependant, il n'est pas rare de rencontrer une leucoaraïose, parfois sévère, chez des sujets considérés comme asymptomatiques au plan neurologique [4-7, 11, 22-25] ou chez des patients cliniquement suspects d'une démence de type Alzheimer, dans certains cas confirmée histologiquement [4, 5, 25-30]; de telles images pourraient refléter des lésions, éventuellement infra-cliniques, de type Binswanger et/ou état lacunaire, dont la prévalence serait dès lors sous-estimée dans la population âgée [3, 18, 31-34]; elles pourraient aussi correspondre à un état criblé [33, 35] ou démyélinisation atrophique péri-vasculaire [36], également corrélés à l'âge et à l'HTA [33, 37] ou encore à des lésions d'infarcissement incomplet de la substance blanche, favorisées par une éventuelle hypotension artérielle systémique [38, 39]; elles pourraient être secondaires enfin à une angiopathie amyloïde avec leucoencéphalopathie, en association ou non à des lésions dégénératives de type Alzheimer [27, 40-42].

Quelle que puisse être en fait l'origine de ces anomalies radiologiques de la substance blanche, la question fondamentale reste pour le neurologue celle de leur signification clinique, en particulier à l'égard des fonctions supérieures : autrement dit, la découverte d'une leucoaraïose chez un patient peu ou pas symptomatique doit-elle faire craindre l'évolution vers une détérioration intellectuelle et dans quel délai ?

Les corrélations cliniques et notamment neuropsychologiques des leucoaraïoses n'ont fait l'objet jusqu'à présent que de très peu d'études [21, 22, 43-45], dont la plupart sont méthodologiquement insuffisantes pour apprécier de façon pertinente d'éventuels troubles cognitifs.

De même, très peu d'informations sont disponibles dans la littérature sur les caractéristiques hémodynamiques et métaboliques des sujets âgés présentant des anomalies radiologiques de la substance blanche considérées comme vasculaires ou "idiopathiques" [11, 17, 46-48].

Notre travail avait donc pour but de préciser l'état neuropsychologique, en corrélation avec l'étude du débit sanguin et du métabolisme cérébral, de patients non détériorés cliniquement chez lesquels l'examen tomodensitométrique cérébral avait décelé de façon fortuite la présence d'une leucoaraïose.

Patients et méthode

Population étudiée

Dix patients, 5 hommes et 5 femmes, âgés de 61 à 74 ans (âge moyen de 68,3 ± 4,6) ont été sélectionnés sur la présence, à l'examen tomodensitométrique crânien sans injection de produit de contraste, d'hypodensités bilatérales et grossièrement symétriques de la substance blanche profonde à prédominance périventriculaire, à l'exclusion de toute autre anomalie tomodensitométrique décelable (seule une atrophie cérébrale diffuse sous-corticale ou corticale discrète à modérée était tolérée).

Tous étaient exempts d'affections neurologiques reconnues, d'antécédents traumatiques, de maladies générales sévères et/ou invalidantes, l'alcoolisme chronique étant également un critère d'exclusion. Enfin, aucun de ces patients ne pouvait être considéré cliniquement comme dément, selon les critères de Cummings et Benson [46].

Les motifs cliniques de la demande d'examen tomodensitométrique étaient les suivants : instabilité à la marche (2 cas), accident neurologique transitoire (3 cas), céphalée (2 cas), difficultés mnésiques et/ou ralentissement psychomoteur (3 cas).

Dans cinq cas, existait un contexte d'hypertension artérielle avérée et traitée; les cinq autres patients pouvaient être considérés comme normotendus au moment de l'étude.

Les 10 patients ainsi sélectionnés ont été étudiés en comparaison à un groupe témoin de 10 sujets, 6 hommes et 4 femmes, âgés de 58 à 72 ans (âge moyen de 67,5 ± 4,6 ans), tous asymptomatiques au plan neurologique, dépourvus de facteurs de risque cérébro-vasculaire et exempts de toute anomalie tomodensitométrique focale (une atrophie cérébrale discrète à modérée était admise).

Patients et témoins étaient appariés en âge ainsi que pour leur niveau moyen d'éducation (exprimé en nombre d'années d'études) et leur degré d'atrophie corticale respectifs. Ils ont tous librement consenti à être évalués par un protocole d'étude incluant :

— une IRM cérébrale en technique d'écho de spin (TR 2000, TE 30 et 60);

— un examen neuropsychologique approfondi *(Tableau I).*

— une mesure du débit sanguin et du métabolisme cérébral de l'oxygène par la tomographie d'émission de positons (TEP).

Le but de cette évaluation était double :

— d'une part, établir au niveau sous-cortical les corrélations hémodynamiques et métaboliques de la leucoaraïose;

Tableau I. *Protocole neuropsychologique*

Fonctionnement intellectuel global WAIS [1]-Revised Verbal	Information Arithmétique Mémoire de chiffre Similitudes
Performances	Code Complètement d'images Cubes
Mémoire (WMS [2])	Mémoire logique (histoires) Apprentissage associé (mots appariés)
Langage	Dénomination d'objets (Wingfield) Compréhension verbale (Token)
Performances visuo-spatiales	Test d'organisation visuelle (Hooper) Figure de Rey (copie) Figure de Rey (rappel) Corsi Block Span
Performances motrices	Purdue Pegboard Test
Fonctions "frontales"	Wisconsin Card Sorting Test Conditional Associative Learning Task Design Fluency U.P.S.I.T. [3]

[1] Wechsler Adult Intelligence Scale. [2] Wechsler Memory Scale. [3] University of Pennsylvania Smell Identification Test.

— d'autre part, apprécier le fonctionnement cortical des patients avec leucoaraïose par une double approche psychométrique et métabolique, en portant une attention toute particulière aux régions préfrontales dans l'hypothèse d'une désafférentation-désefférentation prédominante et/ou plus précoce du cortex antérieur.

Cette dernière hypothèse était étayée par 3 types d'arguments :

— la quasi-constance et la sévérité des lésions périventriculaires antérieures dans les atteintes vasculaires sous-corticales [32, 50];

— la prééminence et la précocité d'un syndrome frontal clinique dans la maladie de Binswanger [14, 19] ainsi que dans d'autres pathologies de la substance blanche à prédominance périventriculaire telles que la sclérose en plaques [51-53];

— l'importance, au plan physiopathologique, de l'interruption des faisceaux de projection thalamo-frontaux dans la genèse des démences sous-corticales en général, suggérée par la clinique [14, 54, 55] et particulièrement bien démontrée dans certains cas par les études en caméra à positons [56, 57].

Evaluation neuropsychologique

Une batterie de 20 tests psychométriques préalablement sélectionnés a été administrée *(Tableau I)* : il s'agit pour la plupart de tests d'utilisation courante et dûment validés; en particulier, les 4 tests explorant plus spécifiquement les fonctions frontales, sous différents aspects, ont fait la preuve de leur sensibilité élective, sinon exclusive, aux lésions du cortex antérieur [58-61].

Tomographie d'émission de positons

Nous ne reprendrons pas ici le principe de la méthode de mesure du débit sanguin et du métabolisme cérébral par la caméra à positons, décrit par ailleurs dans la littérature [62].

Le tomographe utilisé pour notre étude est le Positome III P [63] qui se compose de deux couronnes de détecteurs et dont la résolution spatiale est respectivement de 11 et 16 mm FWHM dans les plans transverse et axial avec une distance inter-coupe de 18 mm.

La mesure du débit sanguin cérébral (DSC) a reposé sur l'injection intra-veineuse d'un bolus de 20 millicuries de $H_2{}^{15}O$, celle de la fraction d'extraction de l'oxygène (OEF) et donc de la consommation cérébrale d'oxygène ($CMRO_2$) sur l'inhalation de 30 à 40 microcuries de $^{15}O\text{-}O_2$ par la technique de bolus [64].

Deux séquences successives permettant d'obtenir 3 coupes tomographiques chacune ont été réalisées, de telle sorte qu'un total de 6 coupes, distantes les unes des autres de 9 mm et explorant un volume cérébral s'étendant de 36 à 81 mm au-dessus du plan orbito-méatal et parallèlement à lui, étaient disponibles pour chaque étude.

La $PaCO_2$ était monitorisée au moment du bolus dans chacune des séquences, permettant, si nécessaire, de normaliser les valeurs du débit sanguin cérébral selon la formule d'Alexander [65].

La définition des régions d'intérêt anatomique permettant d'obtenir pour chaque coupe tomographique les valeurs régionales respectives du DSC, de l'OEF et de la $CMRO_2$ a reposé, chez chaque sujet étudié, sur un protocole spécifique de régionalisation en corrélation avec une IRM (TR 400, TE 30) effectuée dans les mêmes plans de coupe que la TEP et en référence à un atlas neuro-anatomique [66]. Cette régionalisation est illustrée dans la *Figure 1.*

Résultats

IRM

L'atteinte de la substance blanche se traduit par la présence d'hypersignaux multifocaux plus ou moins confluents intéressant de façon constante les régions péri-ventriculaires (où ils revêtent une distribution bipolaire frontale et pariéto-occipitale) et s'étendant, à des degrés divers selon les patients, dans les capsules externes, la substance blanche lobaire profonde et les centres semi-ovales *(Figure 1).* Elle a été considérée comme discrète à modérée (grade 1) lorsqu'elle intéressait exclusivement ou préférentiellement la substance blanche péri-ventriculaire et sévère (grade 2) lorsqu'elle s'étendait dans la quasi-totalité des centres ovales. Par définition constante dans le groupe des patients, elle était absente chez tous les témoins à l'exception d'un cas où il existait quelques hypersignaux focaux dans la région des noyaux gris, compatibles avec des micro-lacunes ou des espaces périvasculaires de Virchow-Robin dilatés [33], non détectés par le scanner X.

Le degré d'atrophie sous-corticale, estimé sur la taille des ventricules cérébraux, était modéré chez 5 patients, sévère chez 5 autres : il n'apparaît pas corrélé à l'étendue de la leucoaraïose, une dilatation ventriculaire importante coexistant chez 3 patients avec une atteinte peu extensive de la substance blanche alors qu'inversement, chez 4 patients où la leucoaraïose paraissait sévère, l'atrophie sous-corticale n'était que modérée. L'atrophie corticale était quant à elle discrète ou modérée chez tous les patients

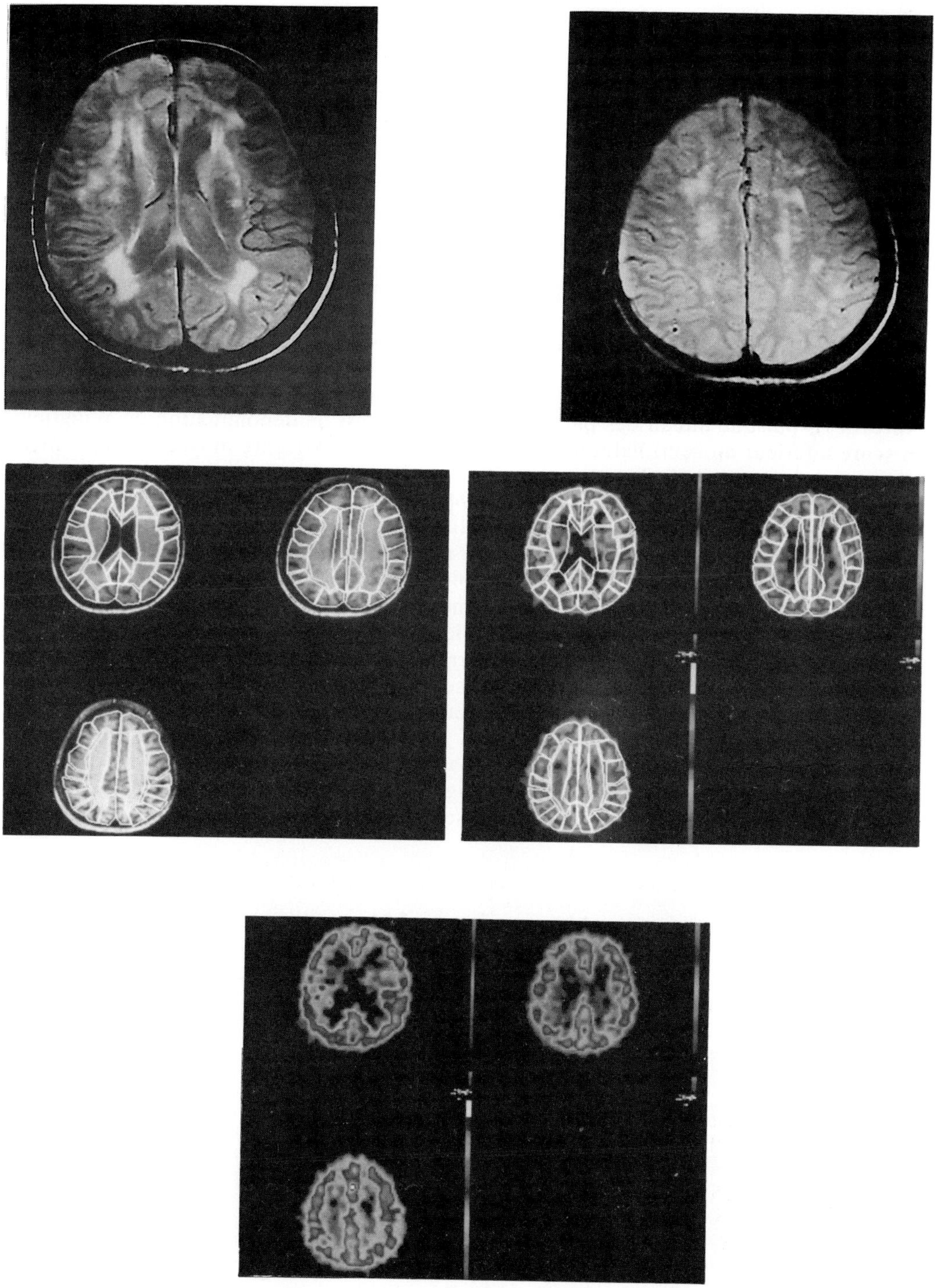

Figure 1. *Résultats corrélés de l'IRM et du DSC (patient 3).* Hypoperfusion cortico-sous-corticale diffuse.

puisqu'une atrophie corticale diffuse sévère était un critère d'exclusion. Chez aucun des patients ou des témoins, l'IRM n'a mis en évidence de modification significative focale du signal au niveau cortical.

Résultats neuropsychologiques

La comparaison statistique (T de Student et test de Fisher Yates Terry) des résultats obtenus par les sujets présentant une leucoaraïose avec ceux du groupe témoin fait apparaître des différences significatives pour la plupart des tests pratiqués *(Figures 2 à 4 et Tableau II).*

Cependant, à l'exception des tests explorant plus spécifiquement les fonctions frontales, les résultats obtenus dans le groupe des patients sont relativement hétérogènes et se situent le plus souvent, en valeur absolue, dans les limites de la normale pour la tranche d'âge considérée : cela est particulièrement vrai pour les subtests de la WAIS *(Figure 2)*; il en va de même dans les tests explorant le langage, aussi bien sur le versant expressif — puisque aucun des patients n'obtient au test de dénomination de Wingfield un score inférieur au seuil habituel de normalité, égal à 18 (score moyen obtenu : 21,2) — que sur le versant de la compréhension exploré par le Token test dont le score s'échelonne chez 9 patients entre 0,79 et 0,94 pour un score maximal de 1.

Au contraire, les fonctions frontales, telles qu'elles ont été explorées dans notre protocole, apparaissent perturbées de façon massive et homogène chez les sujets avec leucoaraïose en comparaison au groupe témoin et ce, dans toutes leurs modalités comme le démontre la quasi-absence de chevauchement entre les résultats des patients et ceux des témoins *(Figure 5).* Cela est vrai aussi bien pour le score obtenu par les patients à chacun de ces tests que pour le nombre d'erreurs persévératives. En référence au score normal minimum de 4 catégories [58], le seul test de Wisconsin permet de classer correctement dans leur groupe respectif la totalité des patients et 9 des 10 témoins étudiés (analyse discriminante linéaire pas à pas).

L'ensemble de ces résultats n'apparaît pas corrélé à la sévérité de la leucoaraïose puisque aucune différence statistiquement significative n'a été mise en évidence entre les scores obtenus respectivement par les 2 sous-groupes de patients définis plus haut.

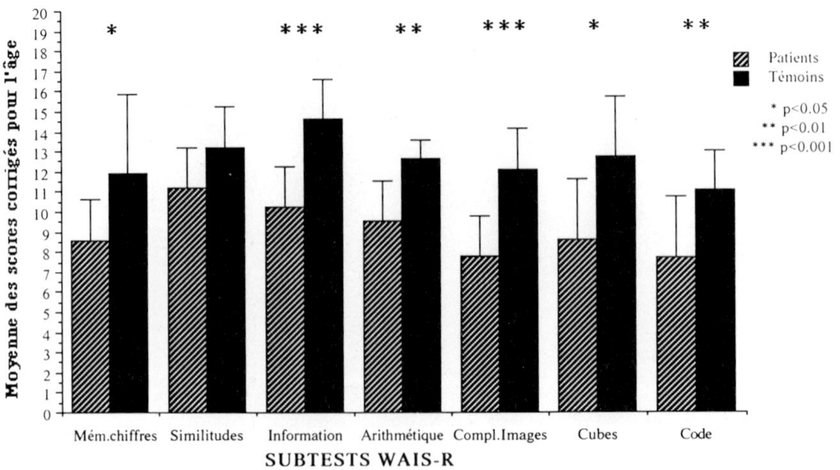

Figure 2. *Résultats neuropsychologiques (WAIS-R).* Subtests WAIS-R.

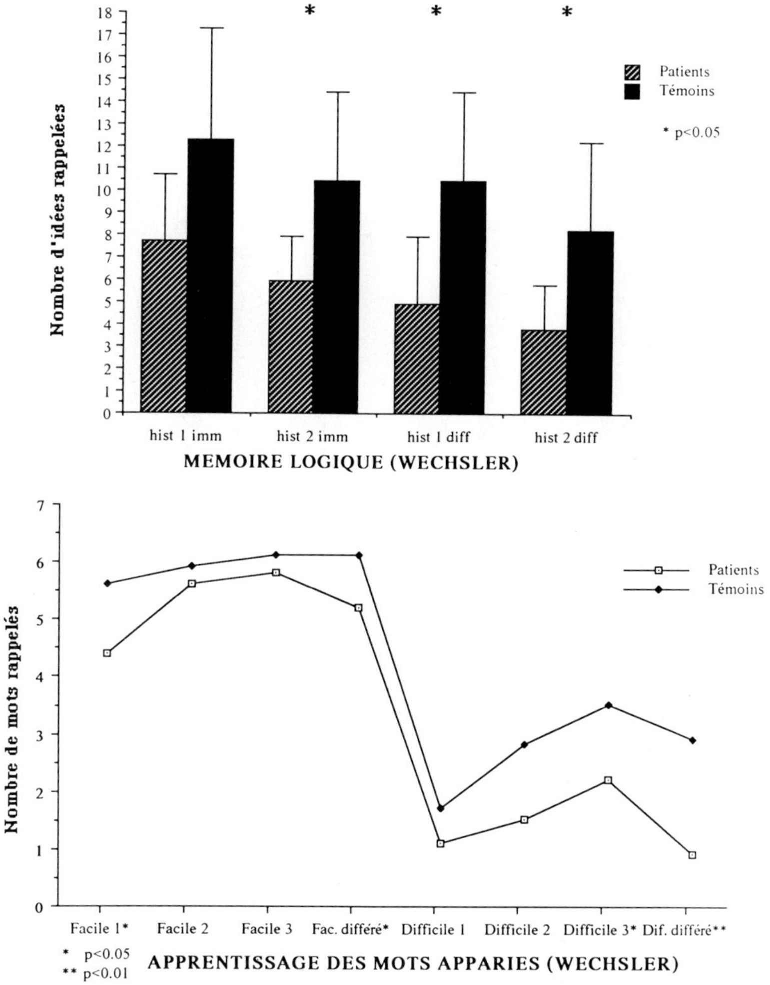

Figure 3. *Résultats neuropsychologiques (mémoire verbale).* a : mémoire logique (Wechsler); b : apprentissage des mots appariés (Wechsler).

De la même façon, le degré de la dilatation ventriculaire ou la présence d'une hypertension artérielle chronique ne modifient pas les résultats de manière significative d'un sous-groupe de patients à l'autre ou lorsque chacun de ces sous-groupes est comparé à la population témoin.

Résultats de la tomographie par émission de positons

Parce qu'elles font appel à des interprétations différentes, les valeurs régionales de DSC, d'OEF et de $CMRO_2$ obtenues dans la substance blanche et celles enregistrées au niveau cortical seront présentées successivement. En l'absence de différence interhémisphérique significative, les résultats exprimés *(Figure 6)* correspondent aux moyennes des valeurs de chaque hémisphère. Ils sont illustrés dans les *Figures 1 et 7.*

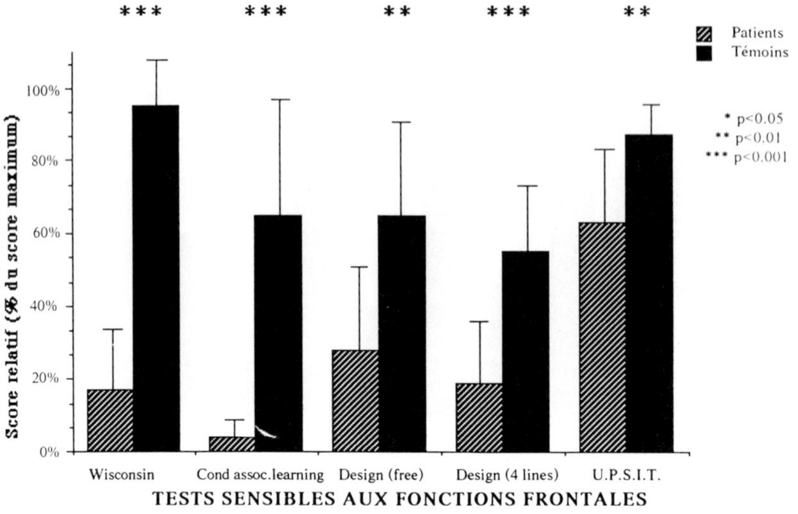

Figure 4. *Tests sensibles aux fonctions frontales.*

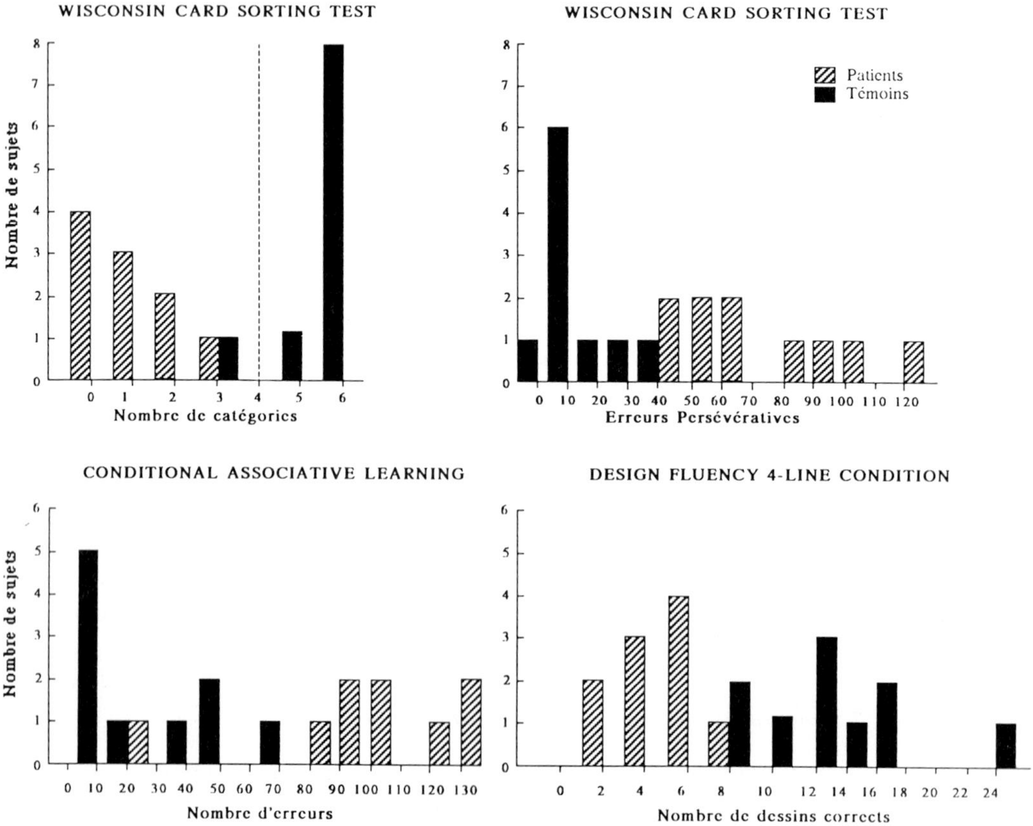

Figure 5. *Tests sensibles aux fonctions frontales : répartition des patients et des témoins selon leur score individuel.*

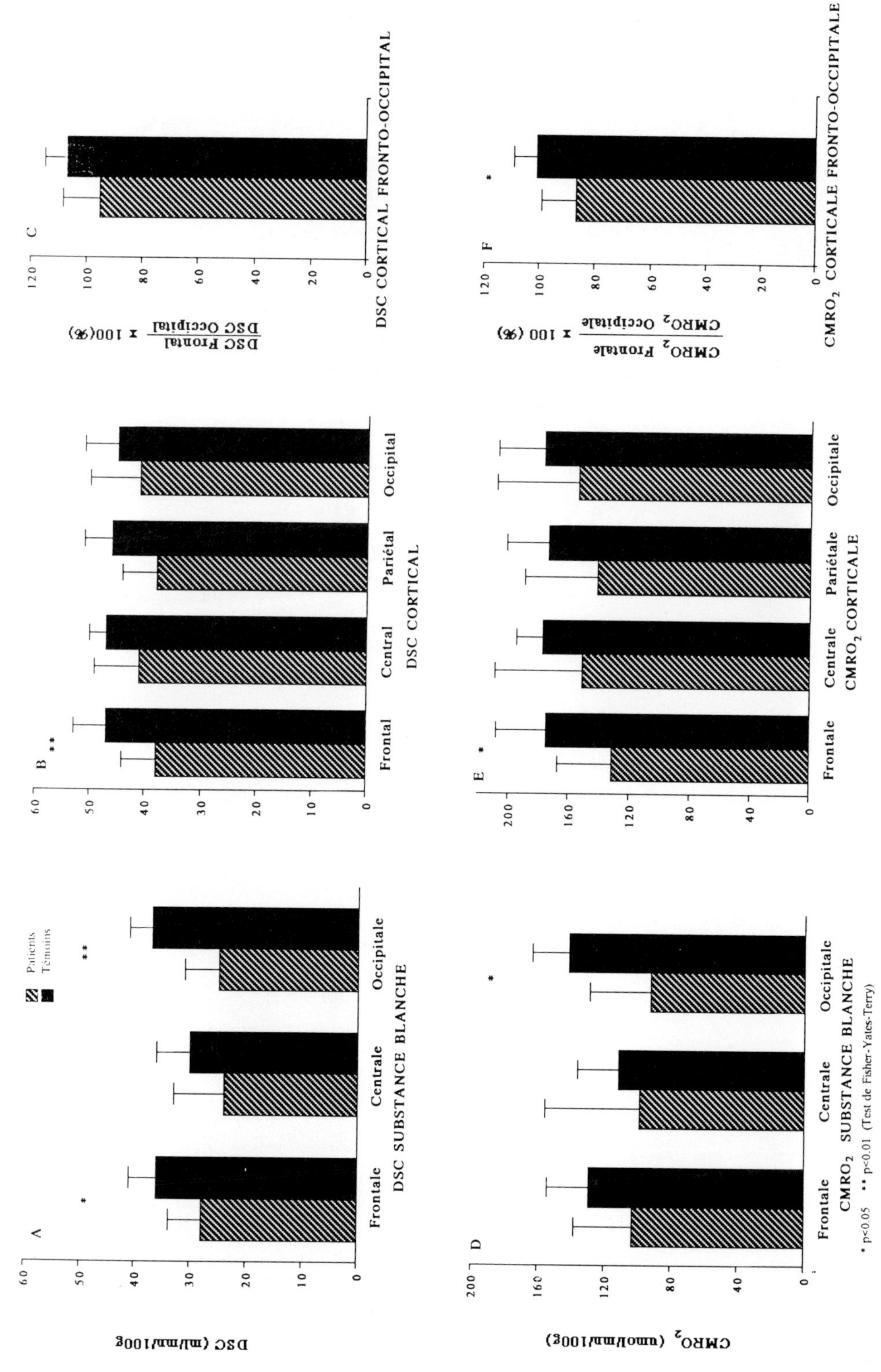

Figure 6. *Résultats de la tomographie d'émission de positons.*

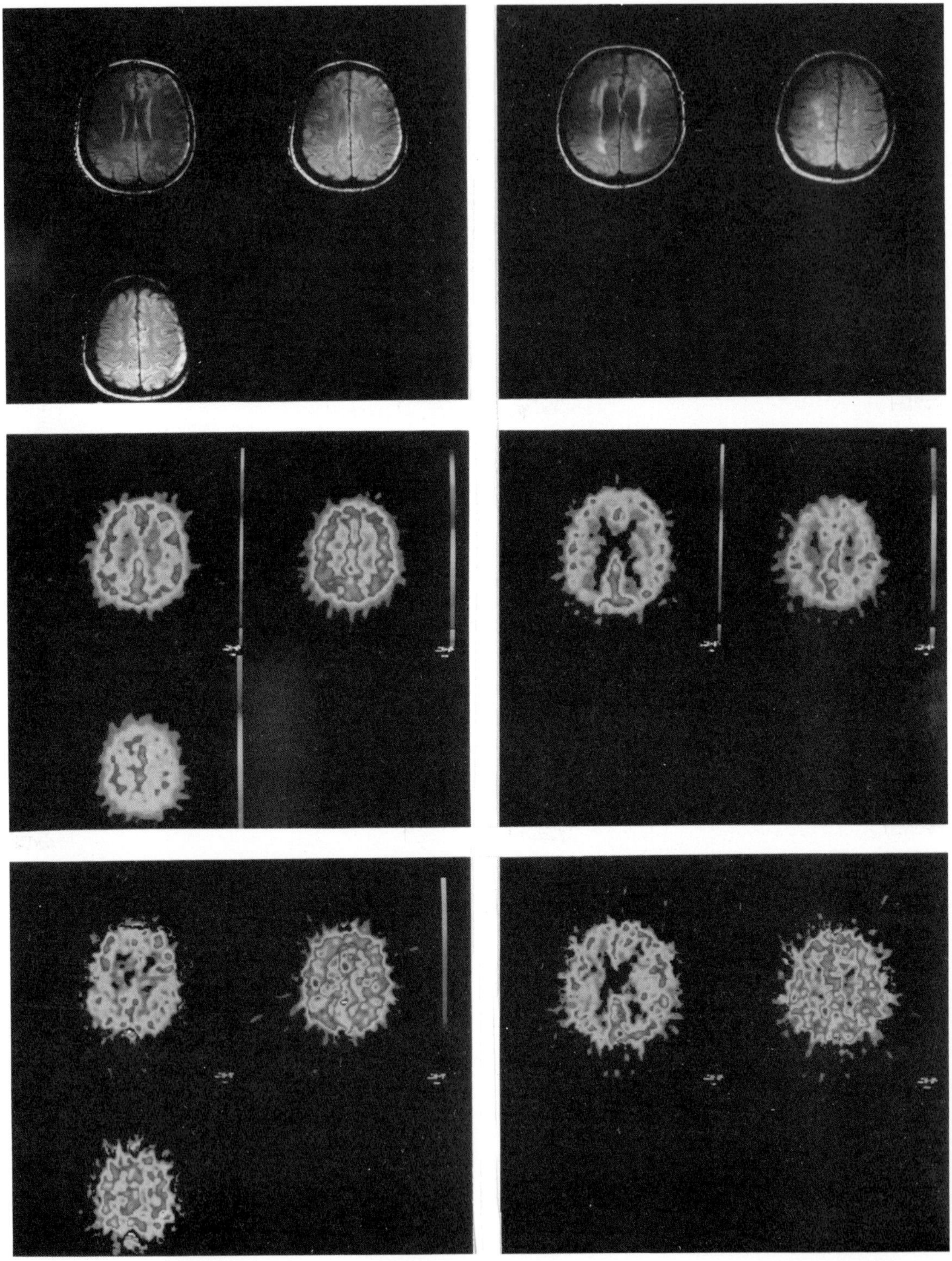

Figure 7. *Comparaison chez un sujet normal et un patient avec leucoaraïose :* diminution globale du DSC et de la $CMRO_2$ sous-corticaux et corticaux plus marqués dans les régions antérieures et dans l'hémisphère gauche où prédomine la leucoaraïose.

Tableau II. *Résultats neuropsychologiques (langage, performances visuo-spatiales et motrices)*

Dénomination d'objets (Wingfield)	$p < 0,01$
Compréhension verbale (Token)	$p < 0,01$
Organisation visuelle (Hooper)	$p < 0,05$
Block span	NS
Figure de Rey (copie)	NS
Figure de Rey (rappel)	$p < 0,05$
Purdue Pegboard	$p < 0,01$

• Valeurs de la substance blanche. Elles proviennent de 3 régions d'intérêt définies comme substance blanche frontale, substance blanche pariéto-occipitale et substance blanche centrale supra-ventriculaire (centres ovales).

Chez les sujets présentant une leucoaraïose, le DSC et, à un moindre degré, la $CMRO_2$ sont diminués de façon significative (T de Student et test de Fisher Yates Terry) dans la substance blanche pariéto-occipitale ($p < 0,01$ et $p < 0,05$ respectivement); il en va de même pour le DSC de la substance blanche frontale ($p < 0,05$). Cependant, aucune différence significative n'est observée entre les valeurs de l'OEF des patients et celles de la population témoin, quelle que soit la région considérée. Il convient toutefois de souligner que ces valeurs, très voisines les unes des autres dans le groupe témoin où elles sont comprises entre 38 et 51 %, apparaissent éminemment variables d'un patient à un autre, s'échelonnant de 24 à 66 %.

Au sein du groupe des patients, les résultats ne sont pas significativement différents entre ceux où l'atteinte radiologique reste discrète à modérée (grade 1) et ceux où elle apparaît plus sévère (grade 2). Par contre, la diminution du DSC et de la $CMRO_2$ est significativement moindre chez les normotendus que chez les hypertendus chroniques.

• Valeurs régionales corticales. Les données élémentaires de chaque région d'intérêt ont été regroupées en 5 aires corticales plus larges, correspondant respectivement au cortex frontal, central ou rolandique, temporal, pariétal et occipital. Les valeurs enregistrées au niveau des régions temporales n'ont toutefois pas été incluses dans l'analyse statistique, dans la mesure où le niveau des coupes pratiquées dans notre protocole n'a permis d'explorer que la partie supérieure du lobe temporal, considérée de ce fait comme non représentative.

En comparaison à la population témoin, les sujets chez lesquels existe une leucoaraïose présentent une diminution relative, de l'ordre de 20 %, du DSC et de la $CMRO_2$ dans l'ensemble des régions considérées. Celle-ci apparaît cependant hétérogène, l'hypoperfusion prédominant dans les régions frontales et pariétales ($p < 0,01$ et $p < 0,05$ respectivement), seul le cortex frontal étant le siège d'un hypométabolisme significatif par rapport aux témoins ($p < 0,05$). L'étude du rapport entre les valeurs respectives du DSC de la $CMRO_2$ des cortex frontal et occipital confirme l'hypofrontalité relative du métabolisme cérébral ($p < 0,05$), en l'absence de modifications significatives du niveau de perfusion *(Figure 6)*. Aucune différence statistiquement significative, globale ou régionale, n'a pu cependant être mise en évidence entre les valeurs de l'OEF obtenues par le groupe des patients et celles des témoins. Enfin, le degré de sévérité de la leucoaraïose ne modifie pas significativement les résultats à l'intérieur du groupe des patients.

Discussion

Aspects cliniques et neuroradiologiques

Du fait de son extrême sensibilité aux modifications tissulaires de la substance blanche [5-8, 10, 11, 18, 21], l'IRM permet non seulement de confirmer la leucoaraïose (par la présence d'hypersignaux superposables aux hypodensités du scanner X) mais aussi d'en préciser l'étendue et la topographie.

Bien que l'augmentation du signal demeure en elle-même aspécifique, sa topographie et en particulier sa distribution bilatérale et symétrique, jointe aux caractéristiques cliniques des patients étudiés, sont en faveur de l'origine vasculaire — au sens large du terme — de l'atteinte sous-corticale [33-36].

Aspects neuropsychologiques

L'âge, le niveau éducationnel et le degré d'atrophie corticale étant comparables chez les patients étudiés et les sujets contrôles, nos résultats démontrent clairement que la présence, au scanner X et en IRM, d'une leucoaraïose est corrélée avec une atteinte significative des fonctions supérieures, même si celle-ci n'est pas cliniquement exprimée. Cette notion est encore controversée dans la littérature : réelle pour certains [22], elle n'est pas vérifiée dans d'autres études [44, 45], où l'apparente normalité des fonctions cognitives s'explique peut-être par la discrétion de l'atteinte radiologique (limitée à de rares hypersignaux de la substance blanche) chez des sujets encore jeunes et normotendus [44] ou par des carences méthodologiques de l'évaluation psychométrique [45].

Les troubles neuropsychologiques constatés dans notre étude revêtent en outre un profil très particulier, caractérisé avant tout par un dysfonctionnement de type frontal et, à un moindre degré, par des troubles de la mémoire verbale et visuo-spatiale, en l'absence de détérioration intellectuelle globale patente ou de trouble instrumental majeur. Un tel profil est compatible avec une détérioration débutante de type sous-cortical [14, 54, 55, 67, 68], dont le mécanisme le plus probable est une désafférentation-désefférentation, par les lésions de la substance blanche, du cortex sus-jacent. Le cortex pré-frontal paraît être particulièrement sensible à cette désafférentation, comme en témoignent l'échec ou la diminution massive des performances à l'ensemble des tests explorant plus spécifiquement les fonctions frontales; parmi ceux-ci, le test de Wisconsin semble le plus sensible et le plus discriminant, suggérant un déficit sévère et constant des capacités d'abstraction et de la flexibilité mentale dans l'élaboration des stratégies cognitives.

Un pattern de démence sous-corticale en présence d'une leucoaraïose a déjà été suggéré [21] : cependant, les résultats neuropsychologiques de cette étude sont loin d'être caractéristiques et l'absence d'informations sur l'appréciation clinique préliminaire des fonctions supérieures ne permet pas d'exclure un biais de sélection dans la population étudiée.

D'autres auteurs ont souligné les troubles psychomoteurs [43] ou le ralentissement des processus mentaux (Junque *et al.*, étude non publiée, citée avec la permission des auteurs), corrélé, dans ce dernier travail, à la sévérité de la leucoaraïose en IRM. Nous n'avons pas personnellement retrouvé de corrélations avec l'étendue de l'atteinte de la substance blanche ni de relation directe entre les troubles cognitifs et l'hypertension artérielle, comme cela a été décrit dans la littérature [69, 70]. Cependant, le nombre de patients étudiés dans ce travail est trop faible pour nous permettre de tirer des conclusions définitives sur ces deux derniers points.

Aspects hémodynamiques et métaboliques

• Au niveau de la substance blanche. Très peu de travaux disponibles dans la littérature ont porté sur les corrélations hémodynamiques ou métaboliques, dans la substance blanche, de la leucoaraïose.

Une diminution du DSC de la substance blanche en présence d'hypodensités périventriculaires au scanner X a été suggérée par la méthode d'injection intraveineuse de xénon 133 [17]; par la technique d'inhalation du xénon 133, une réduction significative de la composante lente F2 du DSC a pu être démontrée chez 23 patients asymptomatiques, sélectionnés sur la présence en IRM d'hypersignaux de la substance blanche [11].

En TEP, il n'a pas été retrouvé d'hypoperfusion franche en regard d'hypersignaux de la substance blanche révélés par l'IRM chez 21 patients cérébrovasculaires, bien que le DSC de la substance blanche soit apparu quatre fois moins élevé que le DSC cortical [47].

Une autre étude en caméra à positons de 22 patients déments, dont 4 avaient les caractéristiques radio-cliniques d'une maladie de Binswanger [71] retrouve une diminution de 30 % environ du DSC et de la $CMRO_2$ dans la substance blanche de l'ensemble des patients, légèrement plus marquée chez ceux présentant une atteinte radiologique diffuse de la substance blanche.

A notre connaissance, notre étude est la première qui démontre une hypoperfusion et un hypométabolisme modérés mais significatifs dans la substance blanche de sujets peu ou pas symptomatiques présentant une leucoaraïose; ces résultats ne peuvent être expliqués par l'atrophie sous-corticale puisque le volume ventriculaire a été exclu de la définition anatomique des régions d'intérêt considérées.

Le fait donc que des anomalies radiologiques — telles qu'elles ont été définies dans notre population — s'accompagnent de perturbations hémodynamiques et métaboliques confirme la réalité d'un processus lésionnel de la substance blanche. En revanche, la nature ischémique de celui-ci ne peut être déduite de nos résultats dans la mesure où un découplage DSC-$CMRO_2$ n'a pu être mis en évidence. Cependant, le nombre limité de patients étudiés peut rendre compte de l'absence de modifications significatives de l'OEF, d'autant plus qu'une extraction accrue de l'oxygène (perfusion de misère) ou sa diminution (perfusion de luxe) peuvent éventuellement se succéder dans le temps chez un même patient : il n'est donc pas exclu que des modifications en sens inverse de l'OEF s'annulent d'un patient à un autre et que l'étude d'une population plus large ne puisse démontrer l'existence de sous-groupes correspondant à des stades évolutifs différents.

• Au niveau cortical. En accord avec les données psychométriques, les patients de notre étude démontrent une hypoperfusion et un hypermétabolisme corticaux à prédominance frontale. Le fait que la diminution relative de la $CMRO_2$ soit plus importante que celle du DSC dans le cortex antérieur est en faveur d'un trouble neuronal primitif et renforce donc, en l'absence de toute lésion corticale décelable, l'hypothèse d'une désafférentation [72] ou diaschisis progressif [73].

Un retentissement à distance, sur le cortex, de lésions radiologiques plus ou moins diffuses de la substance blanche a déjà été suggéré par la méthode d'inhalation du xénon 133, à type d'hypoperfusion pré-frontale [46] et en TEP, par la mise en évidence d'une diminution plus diffuse de la consommation de glucose [48] ou d'oxygène [71].

Nos résultats semblent non seulement confirmer ce dysfonctionnement cortical mais suggèrent une souffrance plus marquée ou plus précoce du cortex préfrontal. Une telle constatation n'est pas sans rappeler les caractéristiques métaboliques de démences sous-corticales qui ont fait l'objet d'études par la caméra à positons [56, 57].

Conclusion

Beaucoup d'inconnues demeurent sur l'étiologie et la signification clinique de la leucoaraïose.

Notre étude semble cependant démontrer que ces anomalies radiologiques de la substance blanche liées à l'âge s'accompagnent — du moins si elles sont relativement étendues — de perturbations fonctionnelles cérébrales, notamment du cortex pré-frontal, qui peuvent demeurer infracliniques : celles-ci paraissent néanmoins accessibles à la fois à une évaluation psychométrique appropriée et aux moyens d'explorations hémodynamiques.

L'utilisation prospective de tests neuropsychologiques adéquats et la mesure du débit sanguin cérébral dans des séries plus larges de patients présentant une leucoaraïose nous permettra sans doute de préciser le risque de détérioration en rapport avec l'atteinte de la substance blanche.

Dans la mesure où celle-ci semble largement influencée par les facteurs de risque cérébro-vasculaires et en particulier par l'hypertension artérielle, un dépistage et un contrôle accrus de ces derniers pourraient devenir un moyen de prévention efficace de ce qui est peut-être la forme la plus fréquente du vieillissement vasculaire cérébral.

Références

1 Hachinski V.C., Potter P., Merskey N. (1987) : Leuko-araiosis. *Arch. Neurol.* **44**, 21-23.

2 Valentine A.R., Moseley I.F., Kendall B.E. (1980) : White matter abnormality in cerebral atrophy : clinicoradiological correlations. *J. Neurol. Neurosurg. Psychiatry* **43**, 139-142.

3 Goto K., Ishii N., Fukasawa H. (1981) : Diffuse white matter disease in the geriatric population : a clinical, neuropathological and CT study. *Radiology* **141**, 687-695.

4 George A.E., De Leon M.J., Gentes C.I. *et al.* (1986) : Leukoencephalopathy in normal and pathological aging. 1. CT of brain lucencies. *AJNR* **7**, 561-566.

5 George A.E., De Leon M.J., Kalnin A. *et al.* (1986) : Leukoencephalopathy in normal and pathological aging : 2 MRI of brain lucencies. *AJNR* **7**, 567-570.

6 Gerard G.G., Weisberg L.A. (1986) : Magnetic resonance imaging periventricular lesions in adults. *Neurology* July, **36**, 998-1001.

7 Kertesz A., Black S.E., Tokar G. *et al.* (1988) : Periventricular and subcortical hyperintensities on magnetic resonance imaging "Rims, caps and unidentified bright objects". *Arch. Neurol.* **45**, 404-408.

8 Awad I.A., Spetzler R.F., Modak J.A., Awad C.A., Carey R. (1986) : Incidental subcortical lesions identified on magnetic resonance imaging in the elderly : I. Correlations with age and cerebrovascular risk factors. *Stroke* **17** (6), 1084-1089.

9 Inzitari D., Diaz F., Fox A. *et al.* (1987) : Vascular risk factors and leuko-araiosis. *Arch. Neurol.* **44**, 42-47.

10 Lechner H., Schmidt R., Bertha G. *et al.* (1988) : Nuclear magnetic resonance image white matter lesions and risk factors for stroke in normal individuals. *Stroke* **19** (2), 263-265.

11 Fazekas F., Niederkorn K., Schmidt R. *et al.* (1988) : White matter signal abnormalities in normal individuals : correlation with carotid ultrasonography, cerebral blood flow measurements and cerebrovascular risk factors. *Stroke* **19** (10), 1285-1288.

12 Binswanger O. (1894) : Die abgrenzung der allgerneinen progressiven paralyse. *Berl. Klin. Wochenschr.* **31**, 1103-05, 1137-39, 1180-86.

13 Olszewski J. (1962) : Subcortical arteriosclerotic encephalopathy. Review of the literature on the so-called Binswanger's disease and presentation of two cases. *World Neurology* **3**, 359-375.

14 Caplan L.R., Schoene W.C. (1978) : clinical features of subcortical arteriosclerotic encephalopathy (Binswanger disease). *Neurology* **28**, 1206-1215.

15 Rosenberg G.A., Kornfeld M., Stovring J., Bicknell J.M. (1979) : Subcortical arteriosclerotic encephalopathy (Binswanger) : computerized tomography. *Neurology* **29**, 1102-1106.

16 Zeumer H., Schonsky B., Sturm K.W. (1980) : Predominant white matter involvement in subcortical arteriosclerotic encephalopathy (Binswanger disease). *J. Comput. Assist. Tomogr.* **4** (1), 14-19.
17 Loizou L.A., Kendall B.E., Marshall J. (1981) : Subcortical arteriosclerotic encephalopathy : a clinical and radiological investigation. *J. Neurol. Neurosurg. Psychatry* **44**, 294-304.
18 Kinkel W.R., Jacobs L., Polachini I., Bates V., Heffner Jr R.R. (1985) : Subcortical arteriosclerotic encephalopathy (Binswanger's disease). Computed tomography, nuclear magnetic resonance and clinical correlations. *Arch. Neurol.* **42**, 951-959.
19 Babikian V.L., Ropper A,H. (1987) : Binswanger's disease : a review. *Stroke* **18** (1), 2-12.
20 Mahler M.E., Cummings J.L., Tomiyasu U. (1987): Atypical dementia syndrome in an elderly man. *JAGS* **35**, 1116-1126.
21 Gupta S.R., Naheedy M.H., Young J.C. *et al.* (1988) : Periventricular white matter changes and dementia. Clinical, neuropsychological, radiological and pathological correlation. *Arch. Neurol.* **45**, 637-641.
22 Steingart A., Hachinski V.C., Lau C. *et al.* (1987) : Cognitive and neurologic findings in subjects with diffuse white matter lucencies on computed tomographic scan (leuko-araiosis). *Arch. Neurol.* **44**, 32-35.
23 Brant-Zawadzki M., Fein G., Van Dyke C. (1985) : MR imaging of the aging brain : patchy white matter lesions and dementia. *AJNR* **6**, 675-682.
24 Zimmerman R.D., Fleming C.A., Lee B.C., Saint Louis L.A., Deck M.D.F. (1986) : Periventricular hyperintensity as seen by magnetic resonance : prevalence and significance. *AJR* **146**, 443-450.
25 Fazekas F., Chawluk J.B., Alavi A., Hurtig M.I., Zimmerman R.A. (1987) : MR signal abnormalities at 1.5 T. in Alzheimer's dementia and normal aging. *AJNR* **8**, 421-426.
26 Steingart A., Hachinski V.C., Lau C. *et al.* (1987) : Cognitive and neurologic findings in demented patients with diffuse white matter lucencies on computed tomographic scan (leuko-araiosis). *Arch. Neurol.* **44**, 36-39.
27 Rezek D.L., Morris J.C., Fulling K.H., Gado M.H. (1987) : Periventricular white matter lucencies in senile dementia of the Alzheimer type and in normal aging. *Neurology* **37**, 1365-1368.
28 Johnson K.A., Davis K.R., Buonanno F.S., Brady T.J., Rosen T.J., Growdon J.H. (1987) : Comparison of magnetic resonance and roentgen ray computed tomography in dementia. *Arch. Neurol.* **44**, 1075-1080.
29 Erkinjuntti I., Ketonen L., Sulkava R. *et al.* (1987) : Do white matter changes on MRI and C.T. differentiate vascular dementia from Alzheimer's disease ? *J. Neurol. Neurosurg. Psychatry* **50**, 37-42.
30 Aharon-Peretz J., Cummings J.L., Hill M.A. (1988) : Vascular dementia and dementia of the Alzheimer type. Cognition, ventricular size and leuko-araiosis. *Arch. Neurol.* **45**, 719-721.
31 Pullicino P., Eskin T., Ketonen L. (1983) : Prevalence of Binswanger's disease. *Lancet* **I**, 939.
32 Lotz P.R., Ballinger V.E., Quisling R.G. (1986) : Subcortical arteriosclerotic encephalopathy : CT spectrum and pathologic correlation. *AJR* **147**, 1209-1214.
33 Braffman B.H., Zimmerman R.A., Trojanowski J.Q. *et al.* (1988) : Brain MR : Pathologic correlation with gross and histopathology. 1 - Lacunar infarctions and Virchow-Robin spaces. *AJNR* **9**, 621-628.
34 Braffman B.H., Zimmerman R.A., Trojanowski J.Q. *et al.* (1988) : Brain MR : Pathologic correlation with gross and histopathology. 2 - Hyperintense white matter foci in the elderly. *AJNR* **9**, 629-636.
35 Awad I.A., Johnson P.C., Spetzler R.F., Modak J.A. (1986) : Incidental subcortical lesions identified on magnetic resonance imaging in the elderly. II. Postmortem pathological correlations. *Stroke* **17** (6), 1090-1097.
36 Kirkpatrick J.B., Hayman L.A. (1987) : White matter lesions in magnetic resonance imaging of clinically healthy brains of elderly subjects : possible pathologic basis. *Radiology* **162**, 509-511.
37 Ball M.J. (1989) : "Leuko-araiosis" explained. *Lancet* **18**, 612-613.
38 Brun A., Englund E. (1986) : A white matter disorder in dementia of the Alzheimer type : a pathoanatomical study. *Ann. Neurol.* **19**, 253-262.

39 Englund E., Brun A., Alling C. (1988) : White matter changes in dementia of Alzheimer's type. Biochemical and neuropathological correlates. *Brain* **III**, 1425-1429.
40 Gray F., Dubas F., Roullet E., Escourolle E. (1985) : Leukoencephalopathy in diffuse hemorrhagic cerebral amyloid angiopathy. *Ann. Neurol.* **18**, 54-59.
41 Roullet E., Baudrimont M., Hauw J.J., Amarenco P., Marteau R. (1988) : Leukoencephalopathy in cerebral amyloid angiopathy : clinical, radiologic and pathologic study of six cases. *Neurology* **38** (1), 325.
42 Loes D., Biller J., Yub W. *et al.* (1988) : Magnetic resonance imaging of cerebral amyloid angiopathy. *Ann. Neurol.* **24** (1), 160.
43 Kluger A., Gianutsos J., De Leon M.J., George A.E. (1988) : Significance of age related white matter lesions. *Stroke* **19**, 1054-1055.
44 Rao S.M., Mittenberg W., Bernardin L., Haughton V., Leo G.L. (1989) : Neuropsychological test findings in subjects with leukoaraiosis. *Arch. Neurol.* **46**, 40-44.
45 Hendrie H.C., Farlow M.R., Austrom M.G. *et al.* (1989) : Foci of increased T2 signal intensity on brain MR scans of healthy elderly subjects. *AJNR* **10**, 703-707.
46 Larrue V., Bès A., Barrère M., Géraud G., Bonafé A. (1987) : Regional cerebral blood flow measurement with the 133 Xenon inhalation technique in patients with CT scan appearance of Binswanger's disease : loss of hyperfrontal pattern. *J. Cereb. Blood Flow Metab.* **7**, suppl. 1, 394.
47 Heindel W., Friedman G., Steinbrich W. *et al.* (1988) : Ischemic white brain matter lesions in MR imaging : correlation with PET measurements of regional cerebral blood flow. *Radiology* **169**, (suppl.), 310-311.
48 De Leon M.J., George A.E., Miller J. *et al.* (1987) : Longitudinal and PET studies of leukoencephalopathy in normal aging. *AJNR* **8**, 955.
49 Cummings J.L., Benson D.P. (1983) : Dementia : definition, prevalence, classification and approach to diagnosis. In : *Dementia : a clinical approach.* Boston Batterworth, pp. 1-14.
50 Ishii N., Nishihara Y., Imamura T. (1986) : Why do frontal lobe symptoms predominate in vascular dementia with lacunes ? *Neurology* **36**, 42-47.
51 Reisberg B., Baum K., Braü H., Hedde J.P., Schwindt G. (1988) : Cerebral magnetic resonance imaging findings in multiple sclerosis. Relation to disturbance of affect, drive and cognition. *Arch. Neurol.* **45**, 1114-1116.
52 Filley C.M., Heaton R.K., Nelson L.M., Burks J.S., Franklin G.M. (1989) : A comparison of dementia in Alzheimer's disease and multiple sclerosis. *Arch. Neurol.* **46**, 157-161.
53 Franklin G.M., Nelson L.M., Filley C.M., Heaton R.K. (1989) : Cognitive loss in multiple sclerosis : case reports and review of the literature. *Arch. Neurol.* **46**, 162-167.
54 Albert M.L., Feldman R.G., Willis A.L. (1974) : The "subcortical dementia" of progressive supranuclear palsy. *J. Neurol. Neurosurg. Psychiatry* **37**, 121-130.
55 Cambier J., Masson M., Viader F., Limodin J., Strube A. (1985) : Le syndrome frontal de la paralysie supranucléaire progressive. *Rev. Neurol.* **141** (8-9), 528-536.
56 D'Antona R., Baron J.C., Samson Y. *et al.* (1985) : Subcortical dementia : frontal cortex hypometabolism detected by positron emission tomography in patients with progressive supranuclear palsy. *Brain* **108**, 785-799.
57 Goffinet A.M., De Volder A.G., Gillain C. *et al.* (1989) : Positron tomography demonstrates frontal lobe hypometabolism in progressive supranuclear palsy. *Ann. Neurol.* **25,** 131-139.
58 Milner B. (1954) : Effects of different brain lesions on card sorting. *Arch. Neurol.* **9**, 90-100.
59 Petrides M. (1985) : Deficits on conditional associative-learning tasks after frontal and temporal lobe lesions in man. *Neuropsychologia* **23** (5), 601-614.
60 Jones-Gotman M., Milner B. (1977) : Design fluency : the invention of nonsense drawings after focal cortical lesions. *Neuropsychologia* **15**, 653-674.
61 Jones-Gotman M., Zatorre R. (1988) : Olfactory identification deficits in patients with focal cerebral excisions. *Neuropsychologia* **26** (3), 387-400.
62 Raichle M.E. (1983) : Positron emission tomography. *Ann. Rev. Neurosci.,* **24**, 790-798.
63 Thompson C.J., Dagher A., Meyer E., Evans A.C. (1986) : Imaging performance of a dynamic positron emission tomograph : Positome IIIp.IEEE. *Trans. Med. Imag.,* **5**, 183-198.
64 Meyer E., Tyler J.L., Thompson C.J., Redies C., Diksic M., Hakim A.M. (1987) : Estimation of cerebral oxygen utilization rate by single bolus oxygen-15 0_2 inhalation and dynamic positron emission tomography. *J. Cereb. Blood Flow Metab.* **7**, 403-414.

65 Alexander S.C., Wollman H., Cohen P.J., Chase P.E., Behar H. (1964) : Cerebrovascular response to $PaCO_2$ during halothane anesthesia in man. *J. Appl. Physiol.* **19**, 30-40.

66 Evans A.C., Beil C., Marret S., Thompson C.J., Hakim A.M. (1988) : Anatomical-functional correlation using an adjustable MRI based region of interest atlas with positron emission tomography. *J. Cereb. Blood Flow Metab.* **8**, 513-530.

67 Albert M.L. (1978) : Subcortical dementia. In *Alzheimer's disease : senile dementia and related disorders. Aging.* 7. Katzman R., Terry R.D., Bick K.L. (eds). Raven Press NY, pp. 73-180.

68 Cummings J.L., Benson D.P. (1984) : Subcortical dementia. Review of an emerging concept. *Arch. Neurol.* **41**, 874-879.

69 Franceschi M., Tancredi O., Smirne S. *et al.* (1982) : Cognitive processes in hypertension. *Hypertension* **4** (2), 226-229.

70 Shapiro A.P., Miller R.E., King H.E. *et al.* (1982) : Behavioral consequences of mild hypertension. *Hypertension* **4** (3), 355-360.

71 Frackowiak R.S.J., Pozzili C., Legg N.J. *et al.* (1981) : Regional cerebral oxygen supply and utilization in dementia : a clinical and physiological study with oxygen 15 and positron tomography. *Brain* **104**, 753-778.

72 Baron J.C., Samson Y., Pappata S. *et al.* (1986) : Pression de perfusion et ischémie cérébrale. In *Cerveau et hypertension artérielle.* A. Bès, G. Géraud (eds). Masson.

73 Feeney D.M., Baron J.C. (1986) : Diaschisis. *Stroke* **17** (5), 817-830.

16

LEUCOARAÏOSE ET DÉMENCES DE TYPE ALZHEIMER

S. Bakchine [1], C. Derouesné [2]

[1] Service de Neurologie et Neuropsychologie.
[2] Clinique des Maladies du Système Nerveux, Hôpital La Salpêtrière, 47, boulevard de l'Hôpital, 75651 Paris Cedex 13, France

Données de la littérature

L'histoire des liens entre la leucoaraïose (LA) et la démence de type Alzheimer (DTA) est marquée par différentes dérives d'ordre conceptuel et méthodologique. Dès la publication de Hachinski définissant le terme de leucoaraïose [1] et recherchant sa signification est apparue clairement la dérive conceptuelle : faire d'un terme purement descriptif une entité neuroradiologique ayant valeur de marqueur précoce de détérioration intellectuelle. Hachinski et ses collaborateurs ont proposé dans une série d'articles [2-4] des arguments allant dans ce sens, tout en reconnaissant que la signification neuropathologique précise de ces images n'était pas connue et probablement non univoque. Le lien supposé entre leucoaraïose et détérioration intellectuelle a trouvé un accueil d'autant plus favorable qu'au même moment se développait le concept discuté de démence sous-corticale [5] et que la fréquence et l'importance des altérations de la substance blanche étaient alléguées par plusieurs équipes [6-7] dans les DTA. Enfin le lien présumé de la leucoaraïose avec des facteurs de risque vasculaire pouvait faire espérer la réduction d'une partie des troubles cognitifs grâce à une action préventive sur ces facteurs. L'autre dérive, d'ordre méthodologique, a consisté à désigner sous le même vocable de LA les images décrites au scanner-X [1, 8] et les images comparables observées au niveau de la substance blanche en imagerie par résonnance magnétique (IRM) [9] et, dans le même temps, à extrapoler les hypothèses liées à la LA aux images IRM sans travaux solides permettant d'apprécier la part de bruit liée à une technique plus performante.

Sans remettre en cause l'existence de perturbations cognitives authentiques liées à des lésions de la substance blanche au cours de certaines pathologies [10] (sclérose en plaques, pathologie vasculaire cérébrale, etc.), on peut se demander quelle valeur peut être accordée, chez des patients atteints de DTA, à la constatation d'images neuroradiologiques répondant aux critères de leucoaraïose définis par Hachinski.

Pour répondre à cette question, il convient de rechercher chez les sujets DTA une liaison significative entre l'existence d'une LA et au moins 3 types de variables : 1) des facteurs démographiques ou des anomalies cliniques; 2) des perturbations cognitives globales ou sélectives; 3) des anomalies anatomiques de la substance blanche.

1) L'étude canadienne menée par Steingart [2-3] a porté sur une population de 113 sujets déments, dont seulement 91 atteints de DTA, et sur une population de 105 sujets témoins. Des images de LA ont été trouvées chez 34,5 % des sujets déments (31,9 % des sujets DTA), et chez 8,6 % des sujets témoins. Chez les sujets DTA, les seuls facteurs significativement corrélés avec la présence de la LA étaient un âge plus élevé, une histoire d'hypertension artérielle, une pression artérielle systolique plus élevée, la constatation de certaines anomalies à l'examen neurologique, et une baisse de l'efficience cognitive mesurée sur une échelle globale. Toutefois, sur une population DTA, la baisse d'efficience cognitive liée à la LA n'était significative que chez les patients ayant une démence peu évoluée. Les auteurs concluaient néanmoins que la LA avait probablement un rôle dans la détérioration cognitive des démences, et qu'elle était fortement corrélée à des facteurs de risque vasculaires (4 fois plus d'antécédents d'accident vasculaire, et élévation de la pression artérielle systolique).

2) La littérature ne comporte pas à ce jour d'étude menée sur des sujets DTA permettant d'évaluer les liens éventuels de la LA avec l'importance et/ou la nature des troubles cognitifs. Toutefois, deux études de ce type [9, 11] ont été menées sur des populations de sujets sains avec des données d'imagerie IRM. Dans les deux cas, malgré une batterie neuropsychologique importante, aucune différence, tant quantitative que qualitative, n'était mise en évidence entre les groupes avec ou sans LA.

3) La nature et l'unicité du support anatomique des images de LA ne sont pas démontrées [1]. Brun et Englund [7] ont soutenu que des lésions de la substance blanche étaient présentes chez 60 % environ de patients DTA, et que ces lésions étaient importantes dans 1/3 des cas. Ces auteurs ont proposé que ces lésions soient des infarctus incomplets de la substance blanche (Selective Incomplete White matter Infarcts, SIWI), sans toutefois donner d'explication très convaincante de l'origine de ces SIWI. Aucune série anatomique d'une autre origine n'est venue pour l'instant confirmer leurs résultats.

Etude réalisée

Sur une population de patients atteints de DTA sélectionnés selon les mêmes critères que Steingart [2-3] nous avons recherché les corrélations qu'il était possible de mettre en évidence entre la constatation au scanner X d'une LA et différentes caractéristiques de la population étudiée, en particulier le profil et la sévérité des troubles cognitifs d'une part, et les facteurs de risque vasculaires d'autre part.

Matériel et méthodes

La population de DTA était composée de 87 patients (H = 27, F = 60; âge : 73.1 ± 8) répondant aux critères de démence du DSM III-r, et de DTA du NINCDS-ADRA et dont le score ischémique de Hachinski (SIH) était ≤ 4. La maladie évoluait en moyenne depuis 41,6 ± 18,7 mois, et la sévérité appréciée par le MMSE de Folstein était de 18,1 ± 5,4 sur 30 (écart de : 1 à 26). Un groupe témoin de 19 sujets appariés a également été étudié selon la même méthodologie. Un examinateur n'ayant pas accès aux données cliniques déterminait sur le scanner-X l'existence ou non d'une LA (selon les critères de Hachinski [1]), ainsi qu'un index de dilatation ventriculaire.

Résultats et commentaires

Une LA était mise en évidence chez 31 % des patients DTA et 15,8 % des sujets témoins ce qui est très comparable aux taux obtenus dans la littérature. Les patients DTA ont été séparés en deux groupes selon la présence de LA (groupe LA+) ou l'absence de LA (LA−). Les deux groupes ne différaient significativement que pour les éléments suivants (voir *Tableaux I et II*) : l'âge, le SIH, l'existence d'antécédents d'hypertension artérielle (test du chi-deux, $p = 0{,}03$). En revanche, il n'était pas montré de différence significative en ce qui concerne le sexe, la durée de l'évolution, l'existence d'antécédents de pathologie cardiaque (insuffisance coronarienne, infarctus myocardique, troubles du rythme), l'importance de l'élargissement ventriculaire au scanner X. Les deux groupes ne différaient pas non plus par la sévérité de l'atteinte cognitive mesurée par MMSE. Cette absence de corrélation avec le MMSE persistait même lorsqu'elle était recherchée au sein de 3 groupes basés sur la sévérité de la démence (MMSE ≥ 18 démences légères, MMSE < 18 démences modérées et sévères, MMSE entre 14 et 22 démences modérées et légères).

Tableau I. *Significativité de la comparaison (T test de Student) de patients DTA selon la présence (LA+) ou l'absence (LA−) d'image de leucoaraïose. L'analyse des données obtenues sur la population témoin (Tm) donne des tendances superposables, mais non fiables du fait de la petite taille de l'échantillon**

	DAT/LA+	*DAT/LA−*	*T test*	*Tm/LA+*	*Tm/LA−*
Nombre (%)	27 (31 %)	60 (69 %)		3 (15,8 %)	16 (84,2 %)
Âge	77,2 ± 5,3	71,2 ± 8,3	.0001	77,5 ± 5,2	71,8 ± 8,2
Âge de début	73,7 ± 5,5	67,9 ± 8,3	.001		
Durée (mois)	44,8 ± 18,4	40,2 ± 18,8	NS		
Score Hachinski	1,9 ± 1,2	1,3 ± 1,3	.006	1,9 ± 1,4	1,2 ± 1,3
Score MMS/30	17,5 ± 6,4	18,4 ± 4,9	NS	28,3 ± 1,1	27,1 ± 2

* La taille des échantillons est donnée dans le texte (Matériel et méthodes).

Tableau II. *Significativité de la comparaison (T test de Student) des patients DTA ayant bénéficié d'une étude neuropsychologique approfondie selon la présence (LA+) ou l'absence (LA−) d'image de leucoaraïose*

	DAT/LA+	*DAT/LA−*	*T test*
Nombre	15	38	
Âge	76,2 ± 6	70,1 ± 7,9	.01
Âge de début	72,7 ± 6,2	67 ± 8,2	.01
Durée (mois)	45,6 ± 21,7	37,2 ± 6,2	NS
Score Hachinski	1,9 ± 1,2	1,3 ± 1,3	NS
Score MMS/30	17,4 ± 6	18,5 ± 4	NS
QI du PMC Raven	89,1 ± 9,5	82 ± 18,4	NS
QM Wechsler mémoire	75,2 ± 16	76,1 ± 19,2	NS
WAIS similitudes/20	8,4 ± 4,1	8,9 ± 3,2	NS
Noms animaux/mn	8,5 ± 5,4	10,4 ± 4,7	NS
Dénomination (Boston)	92,6 ± 15,9	94,9 ± 18,5	NS

Parmi les 87 patients DTA, 53 sujets (ne différant pas significativement de la population originale pour les caractéristiques citées précédemment) ont bénéficié d'une exploration neuropsychologique plus poussée comportant des subtests de la WAIS, le Wechsler Memory Test, le PMC de Raven, le Boston Diagnostic Aphasia Examination, la copie de la figure de Rey et une batterie d'épreuves frontales. Il n'a pas été mis en évidence de différence significative sur les résultats de ces tests entre les groupes LA+ et LA−.

Dans la population témoin, les groupes LA+ et LA− ne différaient pas significativement pour les résultats des tests cognitifs pratiqués. Comme dans la population DAT, le groupe LA+ était composé de patients plus âgés et avec un SIH plus élevé. Toutefois, ces résultats obtenus sur un échantillon de petite taille devront être confirmés sur une population plus importante.

Cette étude confirme les résultats de travaux précédents pour lesquels la présence de LA semblait corrélée avec un âge plus élevé, la présence d'une hypertension artérielle et un SIH plus haut. En revanche, contrairement à Steingart et collaborateurs [2-4] nous n'avons pas en évidence de corrélation entre la présence de LA et la sévérité globale de la détérioration cognitive, ni avec une atteinte cognitive particulière.

Conclusion

Il n'est pas démontré actuellement qu'il existe de lien en général entre LA et altération cognitive, ni de lien spécifique entre LA et DTA (que ce soit comme index d'altération cognitive ou comme index d'évolutivité). La liaison retrouvée constamment avec l'âge et l'hypertension artérielle tendent plutôt à faire de la LA un marqueur de risque vasculaire. Nos résultats, comme ceux d'autres auteurs, paraissent aller contre l'idée que la LA puisse être un marqueur radiologique de sévérité des DTA, tout au moins dans son état de définition actuelle.

Il semble indispensable de définir des critères neuroradiologiques (scanner-X et IRM) plus précis permettant de distinguer les images selon leur topographie et leur extension. Sur cette base, des études longitudinales comportant une évaluation IRM et neuropsychologique permettrait d'apprécier la valeur prédictive de la LA. De telles études devraient être menées non seulement sur la population DTA mais aussi sur les sujets hypertendus.

References

1 Hachinski V.C., Potter P., Merskey H. (1987) : Leuko-Araiosis. *Arch. Neurol.* **44**, 21-23.

2 Steingart A., Hachinski V.C., Lau C., Fox A.J., Diaz F., Cape R., Lee D., Inzitari D., Merskey H. (1987) : Cognitive and neurologic findings in subjects with diffuse white matter lucencies on computed tomographic scan (Leuko-Araiosis). *Arch. Neurol.* **44**, 32-35.

3 Steingart A., Hachinski V.C., Lau C., Fox A.J., Fox H., Lee D., Inzitari D., Merskey H. (1987) : Cognitive and neurologic findings in demented patients with diffuse white matter lucencies on computed tomographic scan (Leuko-Araiosis). *Arch. Neurol.* **44**, 36-39.

4 Inzitari D., Diaz F., Fox A., Hachinski V.C., Steingart A., Lau C., Donald A., Wade J., Hazim M., Merskey H. (1987) : Vascular risk factors and leuko-araiosis. *Arch. Neurol.* **44**, 42-47.

5 Derouesné C., Bakchine S. (1988) : La démence sous-corticale : entité nouvelle ou construction spéculative d'une mythologie du cerveau ? *Gaz. Med. France* **95**, 39-44.

6 Gottfries C.G., Karlsson I., Svennerholm L. (1985) : Senile dementia- a white matter disease ? *In :* C.G. Gottfries (Ed.). Normal Aging, Alzheimer's Disease and Senile Dementia. Bruxelles : Edition de l'Université de Bruxelles, pp. 111-118.

7 Englund E., Brun A., Alling C. (1988) : White matter changes in dementia of the Alzheimer's type. *Brain* **111**, 1425-1439.

8 George A.E., de Leon M.J., Gentes C.I. *et al.* (1986) : Leukoencephalopathy in normal and pathologic aging. I. CT of brain lucencies. *AJNR* **7**, 561-566.

9 Brandt-Zawadki M., Fein G., Van Dyke C., Kiernan R., Davenport L., DeGroot J. (1985) : MR imaging of the aging brain : Patchy white-matter lesions and dementia. *AJNR* **6**, 675-682.

10 Filley C.M., Franklin G.M., Heaton R.K., Rosenberg N.L. (1989) : White Matter Dementia. Clinical disorders and implications. *Neuropsychiat. Neuropsychol. Behav. Neurol.* **4**, 239-254.

11 Rao S., Mittenberg W., Bernardin L., Haughton V., Leo G.J. (1989) : Neuropsychological tests finding in subjects with leuko-araiosis.

17

PRÉSENTATION DE LA MÉTHODOLOGIE D'UNE ANALYSE PILOTE PROSPECTIVE CHEZ UNE POPULATION VASCULAIRE AYANT UNE LEUCOARAÏOSE PEU OU PAS SYMPTOMATIQUE. Étude des effets de la nicergoline et du training cérébral Corps et Mémoire

J. Dauverchain [1], J. Ponticaccia [1], P. Boulu [2]

[1] *Hôpital général, 34059 Montpellier, France*
[2] *Laboratoire SPECIA, 75013 Paris, France*

Résumé

La plainte mnésique, qu'elle soit spontanée ou révélée par l'interrogatoire, est l'un des symptômes les plus fréquents en consultation médicale, mais aussi peut-être le plus mal connu.

Face à ce constat est née *Corps et Mémoire,* structure régionale animée par une équipe pluridisciplinaire destinée à évaluer les capacités mnésiques de 240 personnes âgées de 50 ans et plus, et à rechercher une amélioration en utilisant une méthode scientifique de stimulation.

A partir de cette population, 20 sujets sont sélectionnés, avec comme critères d'inclusion l'existence d'images de leucoaraïose à l'IRM, la présence de 3 facteurs de risque vasculaire au moins dont une HTA, et l'absence de détérioration intellectuelle débutante. Ils sont suivis pendant deux ans à partir de critères psychométriques et neuroradiologiques précis.

Le but de l'étude est d'évaluer sur ces paramètres l'effet d'une stimulation cérébrale associée ou non à la prise de nicergoline (Sermion : 30 mg/jour).

Le vieillissement des populations, c'est-à-dire l'augmentation de la proportion des personnes âgées est un phénomène qui s'amplifie de nos jours dans les sociétés industrialisées. En effet, les progrès médicaux, l'évolution des connaissances fondamentales en biologie et l'amélioration des moyens thérapeutiques sont partiellement responsables de ce constat.

Au-delà de ces aspects positifs, force est de constater que cet allongement de l'espérance de vie s'accompagne d'un accroissement important de pertes d'autonomie et de pathologies inhérentes au grand âge, d'où la nécessité d'agir en amont, et de développer une réelle prévention.

La prévention dans le domaine du vieillissement individuel, c'est agir de telle sorte que ce processus reste naturel, ne se déséquilibre pas, ne devienne pas pathologique, afin de permettre aux personnes qui avancent en âge de conserver leur intégrité mentale, leur autonomie physique dans un bon environnement.

Les gérontologues sont persuadés que le vieillissement peut être considérablement amélioré par le maintien de stimulations qui entretiennent le corps, la mémoire et développent les capacités individuelles d'adaptation.

Depuis déjà une quinzaine d'années environ, la pratique sportive et le maintien d'une activité physique régulière sont recommandés à tous, aux retraités comme aux adultes plus jeunes.

Nous sommes tous convaincus à ce jour des résultats bénéfiques, individuellement constatés de cette discipline sur la qualité du vieillissement corporel.

Il est temps aujourd'hui d'envisager les moyens qui vont permettre aux sujets qui avancent en âge de maintenir leurs capacités mnésiques. En effet, toutes les enquêtes le confirment, la plainte mnésique est le symptôme le plus fréquemment rencontré. S'agit-il de troubles bénins liés à l'âge ? Des premiers signes inaugurant une démence ? D'une inhibition due à un état dépressif masqué ?

Quelle attitude thérapeutique adopter ? Que proposer à ces patients ? Autant de questions auxquelles *Corps et Mémoire* se propose de répondre.

Corps et Mémoire est une action régionale, élaborée par le professeur J. Dauverchain, organisée sous sa responsabilité et celle du docteur J. Ponticaccia, avec le concours du Conseil régional du Languedoc-Roussillon, de l'Association de médecine du travail de Montpellier (A.ME.TRA) et de la fédération CRI.

A l'aide d'une équipe pluri-disciplinaire composée d'un gérontologue, de deux psychologues et de deux informaticiens, cette action-recherche s'adresse dans un premier temps à un échantillon de 240 personnes âgées de 50 ans et plus, présentant des troubles de la mémoire et sélectionnées de façon à représenter toutes les catégories socio-professionnelles et les différentes tranches d'âge également réparties.

Après un examen gérontologique approfondi et la mesure des capacités mnésiques grâce à des tests performants (figure de Rey, échelle de Wechsler), les conclusions seront transmises aux sujets dont certains d'entre eux se verront proposer des séances de stimulation de la mémoire.

Les objectifs de *Corps et Mémoire*

A l'issue d'une année d'expérimentation *Corps et Mémoire* souhaite donc répondre à plusieurs objectifs.

— Evaluer la proportion des personnes âgées de 50 ans et plus présentant un déficit mnésique.

— Constituer un outil de diagnostic et de prise en charge des problèmes mnésiques inhérents à l'avance en âge.

— Déterminer les méthodes pertinentes pour les séances de stimulation de la mémoire en fonction des principaux cas de déficit.

— Proposer une méthode généralisable tenant compte de ces résultats dans une perspective de prévention active.

— Permettre une étude pharmacologique innovante :

Suivre pendant deux ans à partir de critères psychométriques et neuroradiologiques, une population peu ou pas symptomatique présentant une leucoaraïose et des facteurs de risque vasculaire.

Evaluer sur ces paramètres l'effet d'un training cérébral associé ou non à la prise de nicergoline (Sermion : 30 mg/jour), alpha-bloquant et dérivé ergotique utilisé dans le traitement des symptômes cognitifs liés au vieillissement.

Méthodologie de l'étude

Vingt sujets âgés de plus de 55 ans, ambulatoires se plaignant ou non de troubles mnésiques sont sélectionnés à partir de la cohorte *Corps et Mémoire.*

— Critères d'inclusion (4 critères sont nécessaires) :

Existence d'images de leucoaraïose à l'IRM, définie par V. Hachinski en 1987 pour désigner une raréfaction de la substance blanche périventriculaire.

Présence de 3 facteurs de risque vasculaire au moins dont une hypertension artérielle.

Absence de tableau de détérioration intellectuelle débutante (score Mini Mental Status de Folstein > 26).

— Critères de non-inclusion :

Antécédents d'AVC non lacunaires.

Maladie chronique ou responsable de troubles cognitifs.

Affection démyélinisante.

— Critères d'évaluation (appréciés chaque année) :

Neuropsychologiques : figure de Rey, Wechsler mémoire, MMS.

Neuroradiologiques : IRM quantitative.

— Traitements : les patients seront répartis en 2 groupes de 10 sujets par tirage au sort.

Groupe A : training cérébral (épreuves de stimulation de la mémoire).

Groupe B : training cérébral + Sermion : 30 mg/jour.

Analyse des résultats et perspectives

Les résultats vont permettre d'obtenir des données psychométriques et neuroradiologiques sur l'histoire naturelle de la leucoaraïose et la population étudiée.

Ils renseigneront également sur les corrélations radiocliniques et celles existant avec la plainte mnésique.

Ce travail pilote préliminaire constitue une première étape avant la mise en place d'une étude prospective multicentrique contrôlée avec la nicergoline dont le but est de mieux connaître l'évolution spontanée de la leucoaraïose asymptomatique sur terrain vasculaire à risque, et d'en améliorer la prévention.

Summary

Although a loss of memory, whether spontaneous or revealed on questioning the patient, is one of the most frequently encountered symptoms in medical consultation, it is also one of the least understood.

For this reason, *Corps et Mémoire* (Body and Memory) was set up. *Corps et Mémoire* is a regional organization and its staff is multidisciplinary. The aim of this centre is the evaluation of memory capacity in 240 people aged 50 years or more. A scientific method of stimulation is used to improve performance.

From this population, 20 persons were selected; factors leading to inclusion in the study were leuco-araiosis visible using MRI, the presence of 3 vascular risk factors including arterial hypertension, and no signs of early impairment of intellectual functions. In this group, patients were followed over a two year period and evaluation was performed using accurate psychometric and neuroradiological criteria.

The aim of the study is to evaluate the effect of cerebral stimulation alone or with nicergoline (Sermion : 30 mg/day) as adjuvant therapy.

18

COULD ALZHEIMER'S DISEASE BE A CAUSE OF "LEUKOARAIOSIS" ?

D. Leys, J.-P. Pruvo, P. Vermersch, G. Soetaert, M. Parent, M. Steinling, J. Clarisse, H. Petit

Services de neurologie, neuroradiologie, neuropathologie et de médecine nucléaire. CHU de Lille, Hôpital B, 59037 Lille, France

Periventricular white matter lucencies, so-called "Leukoaraiosis" (LA) [1], have been reported on normal elderly subjects' CT scans [2-3]. In demented patients they are correlated to the severity of the dementia and the presence of neurological abnormalities [4]. They are more frequent in multi-infarct dementia than in Alzheimer's disease (AD) [5].

The current study has been undertaken to determine the possible role of AD neuropathological lesions in the pathogenesis of LA.

Subjects

Ninety eight subjects were included in this study : 32 with AD, 36 with Parkinson's disease (PD), 8 with progressive supranuclear palsy (PSP), and 22 controls. To avoid subjects with risk factors shown to be associated with LA [2-3] and to compare homogenous groups differing only by their neurological state (AD, PD, PSP, controls), we only included normotensive and non diabetic subjects free of cardiac disorders. None of them had symptomatic infarctions or small focal lucencies consistent with lacunar infarcts, according to Steingart's criteria [2, 4].

The diagnosis of probable AD was made according to NINCDS-ADRDA criteria [6], in 20 women and 12 men with a mean age of 65.63 years (range, 51 to 80 years), and a mean mini-mental state examination (MMSE) score of 11.34 (range, 0 to 23).

The diagnosic of PD was established according to Adams' and Victor's standard criteria [7], in 23 women and 13 men, with a mean age of 68.17 years (range, 50 to 81 years) and mean MMSE score of 25.58 (range, 15 to 30).

The diagnosis of PSP was established according to Blin's criteria of definite PSP [8] in 5 women and 3 men, with a mean age of 71.75 years (range, 66 to 83 years) and a mean MMSE score of 20.63 (range, 15 to 27).

Control subjects were patients aged 50 or more, consecutively examined over a period of 5 months. Their CT had been performed for symptoms secondary attributed to migraine, idiopathic trigeminal neuralgia, temporal arteritis, Ménière's syndrome, spinal neurinoma, long term sequelæ of a bacterial dorsal epiduritis, spinal compression by cervical arthrosis, and Bell's palsy. This group included 15 women and 7 men with a mean age of 65.96 (range, 50 to 87 years), and MMSE scores greater than 27 (mean 29.09; range 28 to 30).

Statistical analysis failed to reveal any difference between the 4 groups of subjects for sex (Chi square test) and age (ANOVA 1 way).

Methods

CT scans : non-contrast CT scans were done on CE 12,000 (CGR, France) or on Siemens Somatom II (Siemens, West-Germany) using 10-mm contiguous slice thickness in the Virchov's plane, and scan times of 9.6 s per slice. The scans were interpretated using Rezek's method [3] for systematic evaluation of LA, by 2 observers "blinded" to diagnosis, ages and MMSE scores. Scores from 0 to 360 were determined for each patient ("LA score"). The posterior/anterior assymetry was assessed by the index (LAp-LAa)/LA in which LAp is the sum of LA scores in posterior areas of both hemispheres and LAa is the sum of LA scores in anterior areas [3].

Neuropathologic correlates : we studied the white matter in 7 regions using hematoxylin-eosin, Luxol and Bodian staining methods, and immunohistochemistry with anti-GFAP antibodies (Laboratory Dako); white matter lesions were ranked as mild, moderate or severe, according to Brun's and Englund's criteria [9]. In the related cortex, senile plaques (SPs) detected by Bodian and neurofibrillary tangles (NFTs) detected by anti-NFTs antibodies were regionally counted using Iseki's method [10].

Statistical analysis used non parametric tests (Kruskall-Wallis' analysis of variance, Mann and Whitney's U test, Spearman's Rank correlation test), and levels of inter- and intra-observer agreements for CTs analysis were measured on a sample of 40 CTs using the Fleiss' method [11].

Results

LA scores were significantly different between the 4 groups ($p < 0.02$), with greater LA scores in AD than in PD ($p < 0.02$) and controls ($p < 0.05$) without any significant difference between other groups.

The index (LAp-LAa)/LA was significantly different between the 4 groups ($p < 0.01$) with lower scores in PSP than in AD ($p < 0.001$), PD ($p < 0.05$) and controls ($p < 0.01$) and in PD than in AD ($p < 0.05$), without any significant difference between the other groups. The regional scores of Leukoaraiosis were significantly different between the 4 groups in area "a" ($P < 0.001$), "b" ($P < 0.01$) and "h" ($P < 0.05$) using Rezek's definitions [3]. In the anterior areas "a" and "b", the regional scores of Leukoaraiosis were greater in PSP than in each other groups ($p < 0.001$); in the posterior area "h", the regional score of Leukoaraiosis was greater in AD than in PD ($P < 0.01$) without any significant difference between the other groups.

LA scores were correlated to age in controls ($r_s = 0.604$; $p < 0.01$), but were not correlated to MMSE scores in AD ($r_s = 0.25$; $p \neq 0.15$).

The study of inter- and intra-observer agreements provided the following values : for interobserver agreement Kappa = 0.881, and for intraobserver agreement Kappa = 0.942 (DL) and 0.949 (JPP).

Pathologic examination of periventricular white matter has been performed in 2 women with AD, who died at 75 and 76, with LA scores respectively 4 and 14. In both cases AD has been pathologically confirmed, and the white matter was characterized by diffuse myelin pallor, hyaline thickening of small vessels, and mild fibrillary astrocytosis; both patients had signs of congophilic angiopathy involving cortical vessels and sparing the white matter vessels, but neither brain infarct nor hypertensive vascular changes. In these 2 patients, the number of SPs did not differ whatever was the severity of the white matter changes, but the number of NFTs was greater in patients with severe white matter lesions ($p < 0.05$).

Discussion

In AD we found greater LA scores than in control subjects : according to previous studies [2, 5] ours also suggested that other factors than hypertension, diabetes mellitus or cardiac diseases, could be associated with LA, and that neuropathological lesions of AD might be one of them. Greater LA score in AD versus PD, without any difference between PD, PSP and controls, suggested that this factor of LA is more severe in AD than in PD, PSP and normal aging. Nevertheless it is not specific of AD since LA was also found in PD, PSP and controls. In PD we found a slight predominance of LA in anterior areas, sometimes clinically affected in PD [12]. In PSP we found a strong predominance of LA in anterior areas, which usually are severely affected, as suggested by clinical [13] and metabolic studies [14]. Thus, our radiological study suggested that if an intrinsec factor of LA might be present in the 4 groups it was more severe, and more posterior in AD. None of the 4 neuropathologic lesions of AD (neuronal loss, NFTs, SPs and amyloid angiopathy) is specific : the greater severity of these lesions in AD when compared to PD, PSP and normal aging might explain why LA is more severe in AD.

Since NFT's and SPs have the same location in AD and other groups, they cannot be direct factors of LA since we found differences in LA locations between the 4 groups. Our 2 autopsied patients had no sign of amyloid angiopathy in the white matter, as previously reported in 5 cases by Rezek [3]. This suggests that amyloid angiopathy could probably not be a direct factor of LA. The mechanism of "incomplete infarction" previously suggested by Brun and Englund [9] cannot explain why LA is more prominent in anterior areas in PD and PSP, because cortical amyloid angiopathy has the same location in AD and normal aging and usually only differs by its severity. Thus, the difference in the location of LA that we observed between the other 4 groups, cannot support the mechanism suggested by Brun and Englund [9] to explain a white matter disorder in AD. Differences in the location of LA between the 4 groups might more probably be explained by a decrease of myelin density secondary to the Wallerian degeneration due to the grey matter disorder [15], which is more widespread in AD than in PD, PSP and normal aging and probably more anterior in PSP [13-14] and perhaps in PD [12].

References

1 Hachinski V.C., Potter P., Merskey H. (1987) : Leukoaraiosis. *Arch. Neurol.* **44**, 21-23.

2 Steingart A., Hachinski V.C., Lau C. *et al.* (1987) : Cognitive and neurologic findings in subjects with diffuse white matter lucencies on computed tomographic scan (leukoaraiosis). *Arch. Neurol.* **44**, 32-35.

3 Rezek D.L., Morris J.C., Fulling K.H. *et al.* (1987) : Periventricular white matter lucencies in senile dementia of the Alzheimer type and in normal aging. *Neurology* **37**, 1365-1368.

4 Steingart A., Hachinski V.C., Lau C. *et al.* (1987) : Cognitive and neurologic findings in demented patients with diffuse white matter lucencies on computed tomographic scan (leukoaraiosis). *Arch. Neurol.* **44**, 36-39.

5 Aharon-Peretz J., Cummings J.L., Hill M.A. (1988) : Vascular dementia and dementia of the Alzheimer type. Cognition, ventricular size and leukoaraiosis. *Arch. Neurol.* **45**, 719-721.

6 McKahnn G., Drachman D., Folstein M. *et al.* (1984) : Clinical diagnosis of Alzheimer's disease : Report of the NINCDS ADRDA Work group under the auspices of department of health and human services task force on Alzheimer's disease. *Neurology* **34**, 939-944.

7 Adams R.D., Victor M. (1985) : *Principles of neurology.* New York. McGraw-Hill International Book Co, ed 3.

8 Blin J., Baron J.C., Dubois B. *et al.* (1989) : Depression of regional brain energy metabolism in progressive supranuclear palsy and clinico-metabolic correlations. *J. Cereb. Blood Flow Metab.* **9**, S21.

9 Brun A., Englund E. (1986) : A white matter disorder in dementia of the Alzheimer type : a pathoanatomical study. *Ann. Neurol.* **19**, 253-262.

10 Iseki E., Matsushita M., Kosaka K. *et al.* (1989) : Distribution and morphology of brain stem plaques in Alzheimer's disease. *Acta Neuropathol.* **78**, 131-136.

11 Fleiss J.L., Nee J.C.M., Landis J.R. (1979) : Large sample variance of Kappa in the case of different sets of raters. *Psychol. Bull.* **86**, 974-977.

12 Taylor A.E., Saint-Cyr J.A., Lang A.E. (1986) : Frontal lobe dysfunction in Parkinson's disease. The cortical focus of neostriatal outflow. *Brain* **109**, 845-883.

13 Cambier J., Masson M., Viader F. *et al.* (1985) : Le syndrome frontal de la paralysie supranucléaire progressive. *Rev. Neurol. (Paris)* **141**, 528-536.

14 D'Antona R., Baron J.C., Samson Y. *et al.* (1985) : Subcortical dementia : frontal cortex hypometabolism detected by positron tomography in patients with progressive supranuclear palsy. *Brain* **108**, 785-799.

15 Ball M.J. (1989) : "Leukoaraiosis" explained. *Lancet* i, 612-613.

III

LACUNES ET MALADIE DE BINSWANGER

19

LA MALADIE DE BINSWANGER ET SES LIMITES

J. Bogousslavsky

Service de Neurologie, Centre Hospitalier Universitaire Vaudois, CH, 1011 Lausanne, Suisse

Otto Binswanger (Münsterlingen, CH, 14-10-1852 — Kreuzlingen, CH, 15-7-1929) fut un des grands cliniciens de l'école allemande à la jonction du XIXe et du XXe siècles, mais il est surtout resté célèbre pour sa description en 1894 d'une entité qu'il dénomma « encephalitis sub-corticalis chronica progressiva » [1]. Pour Binswanger, il s'agissait d'une entité clinico-pathologique caractérisée par la progression lente d'une détériorarion intellectuelle débutant entre 50 et 65 ans, avec une aphasie, une hémianopsie, une hémiparésie, une hémihypesthésie, associées à des attaques « apoplectiformes », des convulsions épileptiques, et des phases d'excitation psycho-motrices. Les caractéristiques neuro-pathologiques étaient une atrophie marquée de la substance blanche prédominant postérieurement, avec un élargissement ventriculaire et un épaississement de l'épendyme, contrastant avec le peu de changements corticaux. Binswanger pensait que ces anomalies sous-corticales étaient dues à une déficience de l'irrigation sanguine due à l'artério-sclérose, bien que dans le seul cas qu'il ait décrit en détails, il n'existait que quelques plaques athéro-scléreuses sur les artères de la base du crâne. D'ailleurs, le fait que Binswanger n'ait décrit en détails qu'un seul des 8 cas qu'il rapportait a été relevé par Olszewski dans sa célèbre revue du problème en 1962 [2], puisque ce patient souffrait par ailleurs d'infection syphilitique, et qu'une neuro-syphilis ne pouvait pas être exclue. D'ailleurs Binswanger ne revint plus sur la question durant le reste de sa carrière, et il faut bien dire que c'est davantage à d'autres auteurs, comme en particulier Alzheimer, que son travail *Princeps* doit d'être resté célèbre. Alzheimer se pencha sur la nature de cette encéphalopathie sous-corticale dans deux travaux importants parus en 1898 et en 1902 où il confirmait l'autonomisation de cette entité clinico-pathologique, et surtout insistait sur l'artério-sclérose sévère des longues artères traversant la substance blanche hémisphérique, qu'il mettait en rapport avec l'atteinte de la substance blanche elle-même [3].

Depuis lors, le nom de Binswanger est resté attaché à cette atrophie de la substance blanche, associée à l'athéro-sclérose des branches médullaires profondes de la substance blanche, et environ 150 cas avec vérification anatomique ont été rapportés à ce jour.

Tableau clinique [4-9]

L'âge de début est habituellement dans la 6e ou la 7e décade, et il existe une prédominance masculine. Comme l'avait relevé Binswanger, la plupart des patients présente l'association d'une démence et d'accidents vasculaires cérébraux, évoluant sur le mode sub-aigu avec phases d'aggravation puis des paliers. La durée moyenne de la maladie est de 5 ans, et le décès est habituellement lié à des maladies intercurrentes.

La démence est certainement la caractéristique principale de la maladie de Binswanger, pouvant être son unique manifestation. Dans de rares cas, elle peut être très rapide, avec un EEG parlant à tort pour une maladie de Creutzfeldt-Jakob. Le tableau est essentiellement « sous-cortical », avec une apathie, un mutisme, un état dépressif, une diminution de l'attention et de la mémoire.

Les accidents vasculaires cérébraux peuvent être la manifestation initiale de l'affection dans un tiers des cas, correspondant la plupart du temps à des petits infarctus profonds (infarctus lacunaire), bien que les infarctus corticaux puissent également exister. La répétition de ces accidents vasculaires entraîne peu à peu un tableau d'état pseudo-bulbaire.

Les autres manifestations incluent des convulsions épileptiques, des syncopes, des troubles de la marche de nature apraxique.

Neuropathologie [2, 4, 10, 11]

L'aspect pathologique de la maladie de Binswanger est certainement plus caractéristique que ses manifestations cliniques. Macroscopiquement, on peut ne noter qu'une atrophie modérée, alors que la substance blanche profonde des hémisphères cérébraux apparaît comme rétrécie et ramollie, avec une discoloration diffuse. L'examen de la substance blanche révèle des aires confluentes, hétérogènes, grisâtres, ramollies qui prédominent habituellement dans la région péri-ventriculaire et occipitale du centre semi-ovale. Les fibres en U, les capsules internes, et surtout le corps calleux sont d'habitude épargnés. Les ventricules sont élargis, et de nombreuses petites cavités profondes évoquant des infarctus anciens sont présents. Microscopiquement, il existe une pâleur et un gonflement des gaines myéliniques, avec perte d'oligodendrocytes, à un degré moindre une perte axonale, et une gliose astrocytaire marquée, parfois avec cavitation. Des infarctus lacunaires, les dilatations des espaces péri-vasculaires et un état criblé sévère peuvent être observés. Sur le plan vasculaire, les artérioles médullaires de la substance blanche ont un adventice sévèrement épaissi alors que la média montre une lipohyalinose, le tout résultant en des rétrécissements multi-segmentaires sévères.

Controverses

Du fait de la non-spécificité du tableau clinique et de la découverte au scanner X ou à l'IRM d'anomalies de la substance blanche et de petits infarctus profonds compatibles avec le tableau neuro-pathologique décrit ci-dessus, l'autonomisation de la maladie de Binswanger comme entité clinico-pathologique distincte a été remise en question [2, 5]. Cependant, un certain nombre d'auteurs ont continué de maintenir l'autonomie de la maladie de Binswanger, en tant qu'entité distincte d'une simple démence par infarctus multiple ou d'un état lacunaire sévère [4, 6-12]. La divergence d'opinion est en fait surtout issue de l'expansion des techniques de neuro-imagerie, grâce auxquelles la découverte d'une hypodensité diffuse de la substance blanche au scanner ou d'un hypersignal à l'IRM, est un fait quasi quotidien chez les personnes âgées, ce qui contraste avec la rareté du diagnostic de maladie de Binswanger avant l'ère de l'imagerie *in vivo*.

Cette controverse semble en fait essentiellement liée à une confusion, celle d'avoir assimilé les résultats de la neuro-imagerie aux anomalies neuro-pathologiques décrites depuis Binswanger.

C'est dans le but de tenter de clarifier cette confusion que Hachinski *et al.* [13] ont introduit en 1987 le terme de leucoaraïose pour décrire les trouvailles scannographiques et à l'IRM d'une « raréfaction de la substance blanche », quelle qu'en soit son origine et sa patho-physiologie. Cependant, malgré cette définition clairement neuro-radiologique du terme de leucoaraïose, il faut bien admettre que ce terme est malheureusement encore parfois utilisé comme synonyme de maladie de Binswanger. En fait, la leucoaraïose a été décrite au scanner comme une hypodensité hétérogène diffuse, limitée à la substance blanche des hémisphères cérébraux, avec des bords mal délimités. Il est évident que l'origine de ces anomalies peut être multiple, même si parfois cet aspect peut être dû en particulier à la maladie de Binswanger.

La leucoaraïose est le sujet d'un autre chapitre de ce livre, et nous ne voulons pas nous y étendre, mais il faut relever que cette anomalie radiologique est fréquemment retrouvée chez des personnes « normales » à partir de l'âge de 60 ans et qu'il n'existe à l'heure actuelle pas de critères fiables permettant de définir une leucoaraïose normale et une leucoaraïose anormale. Cependant, comme le suggère la « London Ontario Dementia Study », l'existence d'une leucoaraïose au scanner X est probablement le marqueur d'une détérioration intellectuelle minime et précoce, pouvant ultérieurement évoluer vers un tableau démentiel plus typique quelle qu'en soit l'origine [14]. En effet, la leucoaraïose a été décrite comme un des aspects fréquents du scanner X dans la maladie d'Alzheimer. Dans cette maladie, l'origine de la leucoaraïose, qui correspond d'ailleurs histologiquement à une gliose avec perte partielle de myéline, d'axones et d'oligodendroglie, n'est pas claire, bien que certains aient parlé « d'infarcissement sélectif incomplet de la substance blanche » [15], pouvant être en relation avec une artériolopathie fibrosante finalement peu différente de celle décrite dans la maladie de Binswanger. La leucoaraïose a également été décrite dans d'autres démences, comme les démences par infarctus multiples, l'hydrocéphalie à pression normale, l'angiopathie amyloïde (sans qu'il y ait nécessairement des lésions de type Alzheimer associées), la démence du sida, et à un degré moindre la gliose sous-corticale progressive de Neumann.

La leucoaraïose est par ailleurs certainement plus prévalente chez les porteurs d'accidents vasculaires cérébraux que chez des témoins, semblant alors associée très fortement à l'hypertension artérielle et à la nature profonde de l'infarctus cérébral. En revanche, la leucoaraïose semble moins fréquente chez les porteurs d'accidents vasculaires cérébraux associés à une maladie des gros vaisseaux (occlusion carotidienne) que lorsque l'accident vasculaire est d'origine micro-angiopathique sur hypertension [16].

Il existe quelques études neuropathologiques de cas de leucoaraïose non sélectionnés, confirmant que de nombreuses anomalies neuropathologiques peuvent occasionner ce tableau radiologique : dilatation des espaces péri-vasculaires de l'état criblé, petits angiomes, diverticule des ventricules latéraux, infarctus multiples de la substance blanche, notamment [17]. Il faut donc insister fortement sur la non-spécificité de la leucoaraïose comme trouvaille radiologique, bien que la plupart des lésions sous-jacentes semblent d'origine vasculaire.

Patho-physiologie de la maladie de Binswanger

La controverse de fond qui persiste au sujet de la maladie de Binswanger est aussi due à l'incomplétude de nos connaissances sur sa physio-pathologie. Du fait que les anomalies de la substance blanche ne sont pas uniquement des lésions de démyélinisation secondaires à des infarctus, et du fait qu'elles sont associées à une artériolopathie sténosante multi-segmentaire, la plupart des auteurs ont suggéré que la patho-physiologie de la maladie de Binswanger était ischémique, en relation avec l'hypertension artérielle [2-12]. Cependant, il faut bien convenir que la lésion principale de la maladie de Binswanger, c'est-à-dire des anomalies hétérogènes de la substance blanche, ne sont pas des « infarctus » en soi et il est douteux d'appliquer un phénomène d'hypo-perfusion chronique secondaire aux sténoses artériolaires, puisque l'ischémie en soi n'est pas un phénomène chronique [3]. Néanmoins, le terme de « infarctus incomplet » a été employé pour expliquer la pâleur et la démyélinisation de la substance blanche, avec œdème et gliose, malgré la nature discutable du concept d'infarctus incomplet, et d'autant plus que les phénomènes d'ischémie partielle touchent préférentiellement les neurones plutôt que les fibres myéliniques [18]. Du fait de ces difficultés à expliquer les modifications de la substance blanche par un phénomène purement ischémique, d'autres mécanismes ont été avancés, avec phénomènes d'œdèmes chroniques et d'anomalies de la barrière hémato-encéphalique, qui pourraient être liées à une hypoxie avec acidose locale [11]. En outre, le rôle de phénomènes hypotensifs et hypertensifs aigus chez des hypertendus chroniques a été relevé. Des facteurs nutritionnels, des anomalies veineuses ou de la viscosité sanguine ont été mentionnés, mais on dispose de peu d'arguments pour soutenir ces hypothèses.

Le concept d'ischémie jonctionnelle de la substance blanche a parfois été avancé, et l'on connaît en clinique des infarctus touchant sélectivement la substance blanche dans le territoire jonctionnel. Cependant, il faut relever que les artérioles médullaires de la substance blanche qui sont touchées dans la maladie de Binswanger sont des artérioles terminales, dont l'atteinte n'entraîne pas un phénomène ischémique jonctionnel. A notre avis, la leucomalacie péri-ventriculaire jonctionnelle qui a été décrite chez des patients porteurs de lésion carotidienne sévère et d'insuffisance cardiaque est une entité tout à fait différente de la maladie de Binswanger, bien qu'elle ait été souvent classée avec elle [16].

En ce qui concerne les anomalies vasculaires de la maladie de Binswanger, c'est l'hypertension artérielle chronique qui a été le plus souvent impliquée. Cependant, il faut bien relever qu'il existe quelques cas de maladie de Binswanger bien documentés sans hypertension artérielle. L'hypertension devrait être en fait considérée comme un facteur de risque et non pas la « cause » de la maladie de Binswanger.

La topographie de l'atteinte de la substance blanche secondaire aux modifications artériolaires décrites ci-dessus pourrait être un argument en faveur d'un phénomène ischémique. En effet, le corps calleux, qui est typiquement épargné dans la maladie de Binswanger, semble avoir un réseau d'irrigation tout à fait différent de celui du centre semi-ovale, qui est typiquement touché dans la maladie de Binswanger. La zone centrale et le genou du corps calleux sont irrigués par les artérioles pénétrantes courtes d'une façon très semblable à l'irrigation du cortex cérébral [19]. En revanche, la partie extrêmement latérale du corps calleux et le centre semi-ovale adjacent sont irrigués par les artérioles médullaires longues, qui sont précisément les artérioles terminales qui sont atteintes dans la maladie de Binswanger. En outre, ces réseaux d'irrigation pourraient aussi expliquer l'épargne des fibres en U dans la maladie de Binswanger, puisque ces fibres reçoivent leur irrigation avec celle du cortex cérébral depuis le système pial.

Facteurs de risque

L'hypertension artérielle chronique et l'âge avancé sont les facteurs de risque les plus communs associés à la maladie de Binswanger vérifiés histologiquement. Dans la plupart des séries, la prévalence de l'hypertension artérielle approche 100 %. Les quelques patients hypertendus ayant la pathologie cérébrale de la maladie de Binswanger sont habituellement plus jeunes, et ont des phénomènes associés (spondylite, alopécie) probablement dans le contexte d'un syndrome spécifique (syndrome de Nemoto) [20].

Aucun autre facteur de risque n'a été significativement associé à la maladie de Binswanger, même si le diabète, l'hyper-viscosité et les maladies cardiaques semblent être des facteurs de risque de leucoaraïose en général.

Diagnostic clinique de la maladie de Binswanger

On doit admettre que la maladie de Binswanger est essentiellement un diagnostic neuro-pathologique, qui peut au mieux être suspecté durant le vivant du patient, si l'on n'a pas d'étude histo-pathologique. Ce problème est d'ailleurs un problème général qui existe dans les démences et qui se retrouve en particulier pour la maladie de Binswanger.

Néanmoins, on peut admettre qu'il existe de bonnes raisons de suspecter une maladie de Binswanger chez un patient âgé porteur d'une hypertension chronique sévère, où il existe une évolution par à-coups d'une démence et de petits infarctus cérébraux profonds et multiples, et où le scanner et l'IRM montrent une leucoaraïose et des petits infarctus profonds. La confirmation des anomalies de la substance blanche et de l'artériosclérose ne peut être faite que post-mortem, car, en l'absence d'un traitement spécifique, la biopsie cérébrale n'a en principe pas d'indication. Les critères particuliers de la leucoaraïose au scanner et à l'IRM ne semblent pas fiables pour différencier la maladie de Binswanger des autres formes de leucoaraïose, et les anomalies hétérogènes du débit sanguin cérébral et de la tomographie par émission de positrons sont non-spécifiques. L'électro-encéphalogramme peut être normal ou montrer des anomalies lentes diffuses, parfois focales, plus rarement avec un aspect périodique ou triphasique trompeur. Le liquide céphalo-rachidien est normal ou présente une légère hyper-protéinorachie. Les investigations vasculaires extra-cérébrales non invasives ou l'angiographie ne montrent en général que des lésions athéroscléreuses légères, non sténosantes.

Conclusion

Bien que certaines controverses persistent, et que l'intrusion du terme de « leucoaraïose » dans la littérature médicale ne semble pas avoir beaucoup arrangé les choses, il existe à notre avis suffisamment d'arguments pour continuer de considérer la maladie de Binswanger comme une entité anatomo-clinique, où s'associent les anomalies de la substance blanche typiques décrites ci-dessus, des petits infarctus profonds, une artériolopathie athéroscléreuse des branches perforantes de la substance blanche, une hypertension artérielle chronique, et un tableau clinique assez stéréotypé, bien que non spécifique. La maladie de Binswanger peut être considérée comme une forme rare de démence d'origine vasculaire, dont le diagnostic de certitude ne peut être posé qu'après vérification histologique. A ce titre, le terme de maladie de Binswanger ne peut être utilisé comme synonyme du terme purement radiologique de leucoaraïose. En gardant ainsi chaque chose à sa place, bien des confusions pourront être évitées.

Références

1 Binswanger O. (1894) : Die Abgrenzung der allgemeinen progressiven Paralyse. *Berlin Klin. Wschr.* **49**, 1103-1105; **50**, 1137-1139; **52**, 1180-1186.
2 Olszewski J. (1962) : Subcortical arteriosclerotic encephalopathy. Review of the literature on the so-called Binswanger's disease and presentation of two cases. *World Neurol.* **3**, 359-375.
3 Bogousslavsky J. (1988) : Leucoencéphalopathie, leucoaraïose et infarctus cérébraux. *Rev. Neurol.* **144**, 11-17.
4 Tomonaga M., Yamanouchi H., Tokgi H., Kameyama M. (1982) : Clinicopathologic study of progressive subcortical vascular encephalopathy (Binswanger type) in the elderly. *J. Amer. Geriat. Soc.* **30**, 524-529.
5 Nichols E.T. III, Mohr J.P. (1986) : Binswanger's subacute arteriosclerotic encephalopathy. *In : Stroke : Pathophysiology, diagnosis and Management,* vol. 2 (Barnett H.J.M., Stein B.M., Mohr J.P., Yatsu F.M., eds) Churchill Livingstone, New York, 875-885.
6 Román G.C. (1987) : Senile dementia of the Binswanger type. A vascular form of dementia in the elderly. *JAMA* **258**, 1782-1788.
7 Babikian V., Ropper A.H. (1987) : Binswanger's disease : a review. *Stroke* **18**, 2-12.
8 Bogousslavsky J., Regli F. (1987) : Micro-angiopathies cérébrales, lacunes et leucoaraïose. *Schweiz Rundschau Med.* (Praxis) **476**, 1318-1325.
9 Fisher C.M. (1989) : Binswanger's encephalopathy : a review. *J. Neurol.* **236**, 65-69.
10 Huang K., Wu L., Luo Y. (1985) : Binswanger's disease : Progressive subcortical encephalopathy or multi-infarct dementia. *Can. J. Neurol. Sci.* **12**, 88-94.
11 Dubas F., Gray F., Roullet E., Escourolle R. (1985) : Leucoencéphalopathies artériopathiques (17 cas anatomocliniques). *Rev. Neurol.* **141**, 93-108.
12 Bogousslavsky J. (1989) : Lacunar stroke, Binswanger's disease and atherosclerosis. *In :* Atherosclerosis (Crepaldi G., Gotto A.M., Manzato E., Baggio G., eds). Elsevier Science Publ. *Excerpta Medica,* Amsterdam; pp. 523-526.
13 Hachinski V.C., Potter P., Merskey H. (1987) : Leuko-araiosis. *Arch. Neurol.* **44**, 21-23.
14 Inzitari D., Diaz J.F., Fox A.J., Hachinski V.C., Steingart A., Lau C., Donald A., Wade J.P.H., Mulic H., Merskey H. (1987) : Vascular risk factors and leuko-araiosis. *Arch. Neurol.* **44**, 42-47.
15 Englund E., Brun A., Alling C. (1988) : White matter changes in dementia of Alzheimer's type. Biochemical and neuropathological correlates. *Brain* **111**, 1425-1439.
16 Bogousslavsky J., Regli F., Uske A. (1987) : Leucoencephalopathy in patients with ischemic stroke. *Stroke* **18**, 896-899.
17 Kirkpatrick J.B., Haymon L.A. (1987) : White-matter lesions in MR imaging of clinically healthy brains of elderly subjects : possible pathologic basis. *Radiology* **162**, 509-511.
18 Lassen N.A. (1982) : Incomplete cerebral infarction-focal incomplete ischemic tissue necrosis not leading to emollision. *Stroke* **13**, 522-523.
19 Moody D.M., Bell M.A., Challa V.R. (1988) : The corpus callosum, a unique white-matter tract : anatomic features that may explain sparing in Binswanger disease and resistance to flow of fluid masses. *AJNR* **9**, 1051-1059.
20 Nemoto S. (1966) : Einige Beiträge zur Encephalitis subcorticalis chronica progressiva (Binswanger). *In :* Festschrift zum Zurücktritt von Professor Tashimi Ishibashi, Sendai, pp. 51-67.

20

CRITIQUE DU CONCEPT DE BINSWANGER
A propos d'une série de 25 cas anatomo-cliniques

F. Billé [1], J.F. Pellissier [2]

[1] Service des maladies neuro-musculaires, [2] Laboratoire de neuropathologie, Hôpital de la Timone, 13385 Marseille Cedex, France

Le diagnostic d'encéphalopathie de Binswanger [1] repose sur des critères cliniques et neuropathologiques qui se veulent plus ou moins sévères selon les auteurs, ce qui implique une incertitude nosologique. Pour tenter une approche plus objective, nous avons emprunté une démarche un peu inhabituelle : sélectionner des observations anatomiques typiques de Binswanger pour les confronter dans un deuxième temps aux données cliniques et apprécier la concordance. Parmi 100 cas autopsiques de leuco-encéphalopathies diverses, 25 ont été retenus présentant les lésions caractéristiques du Binswanger. Cette affection nous semble rare puisque moins de 200 cas ont été publiés à ce jour dans la littérature. Les premières descriptions neuropathologiques ont été faites par Alzheimer en 1902 [2]; d'autres auteurs ont depuis publié des séries de cas : Olszewski en 1962 [3], l'école d'Escourelle avec Dubas *et al.* en 1985 [4], et de façon plus extensive Babikian et Ropper [5] en 1987 et Pellissier et Poncet [6] dans une revue générale (1989).

Sur le plan macroscopique, on a pu noter :
— une atrophie cérébrale 17 fois sur 25,
— des lésions d'athérosclérose des artères extracérébrales (20 cas) et ses complications éventuelles, occlusion et/ou anévrisme (8 cas),
— des lésions ischémiques du cortex (14 cas),
— des infarctus territoriaux et extra-territoriaux (13 cas).

Enfin une hydrocéphalie est retrouvée dans tous les cas.

Sur le plan histopathologique les lésions sont représentées par :
— la démyélinisation observée dans tous les cas dans la substance blanche, respectant les fibres en U mais atteignant aussi bien les régions antérieures que postérieures. Dans 11 cas elle affecte également le tronc cérébral et le cervelet;
— la perte axonale observée 23 fois sur 25: elle prédomine dans les zones de démyélinisation les plus sévères;
— les lésions d'œdème, toujours présentes, mais d'intensité variable;
— la gliose, représentée dans tous les cas par des oligodendrocytes tuméfiés, comporte dans 19 cas des astrocytes gémistocytiques;
— les lacunes et les micro-infarctus (24 fois).

Par ailleurs, sont plus rarement observées dans cette série les lésions de la démence d'Alzheimer (7 cas), de la maladie de Parkinson (4 cas) ou de l'angiopathie amyloïde (2 cas).

Enfin les modifications artériolaires qui représentent le substratum pathogénique *(Figure 1)* de la maladie sont retrouvées de façon nettement marquée dans tous les cas; elles comportent une sclérolipohyalinose pariétale avec, occasionnellement, des calcifications, des mottes pigmentaires d'hémosidérine témoignant de petites hémorragies anciennes et des diapédèses leucocytaires. Cette atteinte artériolaire est responsable d'une anomalie de perméabilité de la barrière hémato-encéphalique entraînant un œdème, puis une démyélinisation; celle-ci est aggravée par les micro-infarctus et l'hypoperfusion cérébrale (secondaire aux traitements antihypertenseurs ou aux sténoses artérielles athéromateuses des vaisseaux de base). Il en résulte un véritable cercle vicieux accélérant la démyélinisation et expliquant l'évolution par à-coups de la maladie.

Sur le plan clinique, l'âge de décès moyen dans notre série est de 79 ans (dans la littérature 62 ans). Mais il faut surtout souligner qu'un accident ischémique focal n'est retrouvé que dans 14 de nos 25 cas; une détérioration mentale avérée n'a été observée de façon objective que dans 20 cas et une hypertension artérielle dans 12 cas seulement (il existait même deux patients hypotendus).

En résumé, à la lumière de cette série, si l'on veut donner à l'encéphalopathie de Binswanger des critères anatomiques stricts, on se rend compte que la clinique classique ne leur est pas toujours superposable et sans vouloir nier l'existence d'une telle affection, on peut se demander en définitive s'il s'agit d'une maladie, d'un syndrome, voire d'une simple entité neuropathologique.

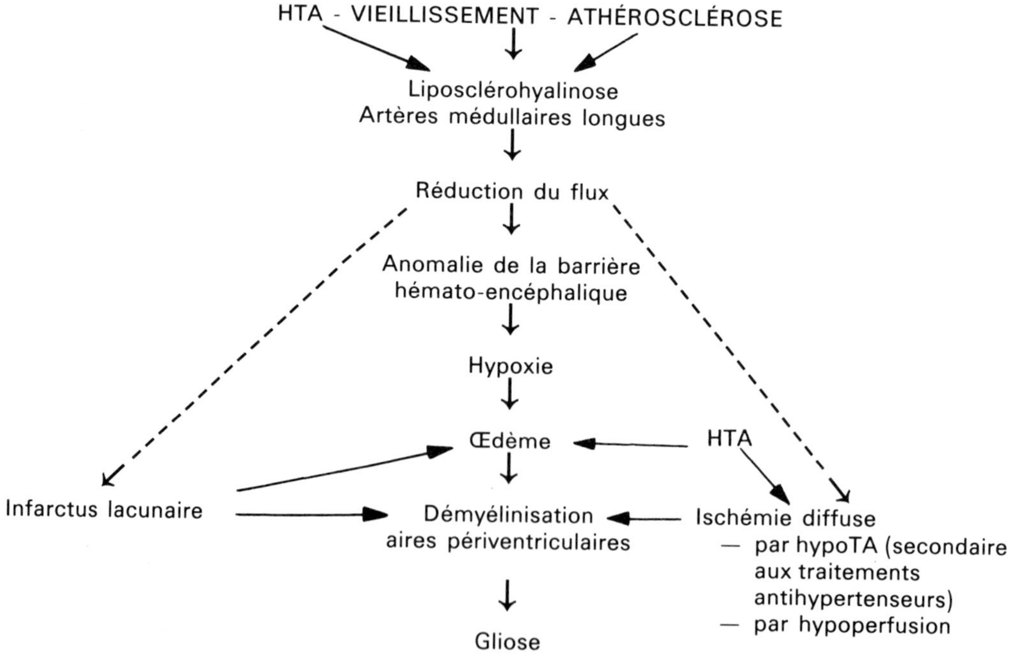

Figure 1. *Physiopathologie de la maladie de Binswanger.*

Références

1 Binswanger O. (1894) : Die abgrenzung der allgemeinen progressiven paralyse. *Berliner Klinische Wochenschrift* **31**, 1103-1105; 1137-1139; 1180-1186.
2 Alzheimer A. (1902) : Die seelenstörungen auf arteriosklerotischer grundlage. *Allgemeine Zeitschrift für Psychiatrie und Psychischgerichtline Medizin* **59**, 695-711.
3 Olszewski J. (1962) : Subcortical arteriosclerotic encephalopathy. Review of the literature on the so-called Binswanger's disease and presentation of two cases. *World Neurology* **3**, 359-375.
4 Dubas F., Gray F., Roullet E., Escourolle R. (1985) : Leucoencéphalopathies artériopathiques (17 cas anatomocliniques). *Rev. Neurol.* (Paris) **141**, 93-108.
5 Babikian V., Ropper A.H. (1987) : Binswanger's disease : a review. *Stroke* **18**, 2-12.
6 Pellissier J.F., Poncet M. (1989) : Binswanger's encephalopathy. *In : Handbook of clinical neurology* (à paraître).

21

LE BINSWANGER DES NEUROPATHOLOGISTES ET LA LEUCOARAÏOSE ARTÉRIOPATHIQUE DES CLINICIENS : OÙ EST LA DIFFÉRENCE ?

G. Rancurel, A. Zouaoui, J.P. Lazareth, S. Leder, L. Feldman,
A. Arzimanoglou, M. Verny, M. Grillia, D. Henin, J.J. Hauw

Service de Neurologie, Hôpital de la Salpêtrière
Service de Neuro-Radiologie, Hôpital de la Pitié
Laboratoire de Neuro-Pathologie R. Escourolle, Hôpital de la Salpêtrière
47-83, bd de l'Hôpital, 75013 Paris, France

Résumé

Cette étude tente de répondre à la question très débattue des rapports entre les encéphalopathies sous-corticales artérioscléreuses chroniques des hypertendus âgés avec leucoaraïose en TDM et IRM et la vraie maladie de Binswanger des neuropathologistes.

Deux groupes de patients ont été réunis et comparés : le groupe I, de 17 cas, concerne des malades décédés âgés de 54 à 89 ans (moyenne : 70 ans), 11 hommes pour 6 femmes atteints de maladie de Binswanger authentique selon les critères neuropathologiques classiques (laboratoire R. Escourolle, Pr. Hauw (Salpêtrière)). Dans ce groupe, l'étude a porté sur les signes cliniques, la durée et le profil évolutifs. 5 patients seulement ont subi un TDM cérébral et des tests psychométriques. Le groupe II de 17 cas appariés par l'âge aux cas précédents tous hypertendus avec H.V.G. a été défini par les critères suivants : détérioration intellectuelle clinique et psychométrique, des troubles de la statique et de la marche, d'éventuels antécédents d'ictus, divers signes neurologiques bilatéraux, l'absence de sténose significative des artères cervicales, la présence de résistances circulatoires intra-crâniennes élevées au doppler, des critères rigoureux TDM et IRM de leucoaraïose artériopathique conformes à ceux de Loizou, Zeumer, Rosenberg, Valentine, Gardeur, l'absence d'atrophie corticale significative, la présence fréquente d'une ou plusieurs lacunes ou micro-infarctus, la conformité aux scores d'Hachinski-Loeb. Ont été exclus les démences type Alzheimer, les syndromes démentiels d'étiologie connue, y compris les hydrocéphalies à pression variable (HPN).

La différence opposant les 2 groupes tient à la symptomatologie clinique et à son mode évolutif. Dans le groupe I, on note la sévérité de la détérioration cognitive, avec réduction extrême de niveau démentiel, la densité, la sévérité et la fréquence des déficits neurologiques locaux et diffus, un syndrome pseudo bulbaire, un syndrome extra pyramidal, un syndrome cérébelleux, une astasie abasie et des troubles sphinctériens majeurs, une hypertonie de décérébration ou décortication au stade final. 4 signes particuliers émergent : des épisodes aigus délirants ou confuso-délirants, des crises d'épilepsie, un syndrome de Parinaud quasi constant et des anomalies sévères et diffuses de l'EEG. En outre, l'évolutivité est le plus souvent maligne, subaiguë. La mort survient en 6 mois à 12 ans (moyenne : 4 ans) à partir du premier signe et en 6 mois à 4 ans (moyenne : 2 ans) à partir du début des signes démentiels. Dans le groupe II, il en va très différemment avec une évolutivité faible, un degré modéré de détérioration, malgré des aspects TDM et IRM de leucoaraïose parfois très marqués et étendus.

La signification du contraste clinique et évolutif entre ces 2 groupes reste ouverte à discussion. Le Binswanger est-il une entité singulière, évolutive, démyélinisante et atrophiante de la substance blanche de nature très différente des leucoencéphalopathies artériopathiques « tout-venant » des cliniciens ? Les 2 tableaux sont-ils au contraire de la même nature histopathologique, mais d'intensité différente ? Sur la base de nos 34 cas, 3 remarques pourraient être la clef de la réponse et suggérer des axes de recherche : la difficulté de corréler le degré de détérioration et celui de la leucoaraïose TDM-IRM dans le groupe II; le non-parallélisme entre le degré des lésions de la substance blanche et celui de la leucoaraïose vue en TDM dans le groupe I, le flou des informations concernant les antécédents familiaux vasculaires, le profil temporel de l'HTA, et les caractéristiques de l'auto-régulation dans les cas des groupes I et II. Notre conclusion va dans le sens d'une originalité du Binswanger vraie en tant qu'entité anatomoclinique d'une remarquable rareté.

Introduction

Parmi les syndromes détérioratifs artériopathiques par lésions ischémiques multiples ou diffuses, la tomodensitométrie (TDM) a révélé chez des sujets âgés hypertendus artériels, des aspects d'abord décrits sous le nom de « leucoencéphalopathie sous-corticale athéroscléreuse », puis sous le nom de « leucoaraïose » artériopathique. Le terme de « leucoaraïose » introduit par Hachinski recouvre toutes les raréfactions de la substance blanche observées en TDM, puis en IRM, dans des variétés multiples d'affections de la substance blanche. L'erreur d'une partie des auteurs est d'avoir assimilé, chez le sujet âgé hypertendu artériel, les lésions du Binswanger authentique aux aspects de leucoencéphalopathie artérioscléreuse chronique. L'Introduction de la Résonance Magnétique (IRM) a aggravé la confusion en révélant un plus grand nombre et une bien plus grande intensité d'images anormales de la substance blanche chez les gens âgés et HTA. Il en résulte des discussions encore peu claires à propos des leucoaraïoses de sujets âgés normaux, de sujets âgés et hypertendus, d'Alzheimer avec atteinte de la substance blanche. Le but de ce travail est de comparer les caractéristiques de la vraie maladie de Binswanger à celle de la leucoencéphalopathie sous-corticale artériopathique chronique des cliniciens. Où est la différence ? S'agit-il de la même affection ?

Pour tenter de répondre, nous avons comparé 17 cas de maladie de Binswanger authentifiée par les neuro-pathologistes de la Salpêtrière et 16 cas très sélectionnés de leucoaraïose artériopathique des cliniciens, définis par un ensemble de critères artériopathiques TDM et IRM indissociables de données psychométriques cognitives. Il s'agit de 2 groupes de patients d'âges comparables avec une moyenne supérieure à 70 ans. Le premier groupe de 17 cas comprend des patients décédés, vérifiés, affligés d'une maladie de Binswanger. Le deuxième groupe de 16 cas concerne des patients HTA âgés, atteints d'une leucoaraïose artérioscléreuse chronique neuro-radiologique et clinique.

Premier groupe : Binswanger

Méthodes

Ce groupe a fait l'objet d'une étude anatomo-clinique rétrospective (laboratoire R. Escourolle de 1965 à 1986). Le diagnostic de leucoencéphalopathie de Binswanger a été porté dans 17 cas par examen neuropathologique selon des critères classiques : vérification anatomique comportant une étude macroscopique du système nerveux central et des artères cervicales à destinée encéphalique, prélèvements et sections des hémisphères, du tronc cérébral et du cervelet soumis aux techniques habituelles.

Critères anatomo-pathologiques (Tableau I)

Définis selon les études de J. Olszewski [1] et F.T. Nichols *et al.* [2], C. Miller Fischer [3] et de J.F. Pellissier *et al.* [4], ils comprennent pour les 17 patients :

Des critères macroscopiques comportant une substance blanche de consistance anormale et d'aspect grisâtre et granuleux (centre semi-ovale et substance blanche péri-ventriculaire) et des lésions athéromateuses plus ou moins sévères, des vaisseaux extra- et surtout intra-crâniens.

Des critères microscopiques constitués par :

— Une pâleur myélinique coexistant souvent avec une dilatation ventriculaire respectant habituellement les axones, sauf dans les zones d'ischémie. Dans la substance blanche, il existe une démyélinisation et une gliose astrocytaire réactionnelle épargnant les fibres en U et le corps calleux. La pâleur myélinique est bilatérale, souvent symétrique, mal limitée, d'intensité variable.
— Un état criblé (dilatation des espaces de Virchow-Robin) toujours présent.
— Des lésions constantes de hyalinose artériolaire touchant la substance blanche et les noyaux gris centraux.
— Des lacunes multiples localisées en règle aux noyaux gris et aux centres semi-ovales, moins souvent au tronc cérébral et au cervelet.
— Parfois, des fentes hémorragiques et/ou des pétéchies sous-corticales.
— Très rarement, des infarctus avec pâleur myélinique à distance de la nécrose.
— Aucune lésion d'angiopathie amyloïde.
— Aucune lésion corticale significative.

Caractéristiques générales de la population

Huit cas de notre série ont été publiés précédemment par F. Dubas *et al.* [5] lors d'une étude des leucoencéphalopathies artériopathiques.

La moyenne d'âge des 17 cas était de 71,8 ans avec des extrêmes allant de 54 à 95 ans. Dans les 13 cas comportant une anamnèse précise, il existait une hypertension artérielle instable. Dans les 4 autres, l'HTA a été affirmée lors de la vérification anatomique : 2 hommes avaient une nette augmentation du poids du cœur (400 g) et une hypertrophie ventriculaire gauche (HVG). 2 femmes avaient une HVG associée à une sténose des artères rénales. La moyenne du poids des cerveaux des sujets atteints d'une leucoencépatholopathie de Binswanger était de 1 305 g pour les hommes et 1 114 g pour les femmes (1 347 g et 1 223 g respectivement chez des témoins du même âge et de la même période). 12 cas sur 17 ont eu une EEG, 5 patients sur 17 seulement ont eu un TDM.

Tableau I. *Anatomopathologie*

Numéro dossier	5315	5468	3445	7577	7538	3396	6069	E2923
Age	57	69	80	87	74	54	77	67
Sexe	F	H	H	F	F	F	F	F
Poids cerv.	1 220	1 510	1 130	1 200	1 250	1 145	1 050	?
Poids cœur	400	550	?	370	250	290	350	?
Hyalinose	+	+	+	+	+	+	+	+
Etat criblé	+	+	+	+	+	+	+	+
Lacunes	Thal gen d noy caudé d	Putamen dt Thalamus g CSO	2 CSO	CSO g SB occip dt	pied protub dt	thalam pied pont	CSO	NGC bras ant caps
Infarctus cérébr.	ACPd limité ACPg	–	–	–	ACM g prof lim	–	–	–
Micro infarctus cort.	–		+	–		–	–	–
Hématome cérébr.	–			–	–	–	thal g, N dent g	séquel biops
Micro hémorragies	–		–	–	–			
– cortex						+	+	
– fibres en U		+				–	+	
– noyaux gris centr.						+	+	
Angiopathie amyloïde	–	–	–	–	–	–	–	–
Vaisseaux cervicaux	S	S1 2 bif	S3 bif g S1 bif dt	S2 ACI	S2 ACI dt	–	M	M
Vaisseaux intracrâniens		L	S1 2 ACM	S1 ACM dt		S tb, siph ACI	S	–
Déficit mot. central	+	+	+	–	–	–	+	–
Syndrome pyramidal	+/+	+/+	+	+/+	–	–	+/+	–
Pseudo-bulbaire	–	+/–	+	–	+	+	–	–
Astasie-abasie	–	–	–	+	+	–	–	+
Synd. akinéto-hypertoni.	–	–	–	–	+	–	–	+
Hypertonie	bilat	bilat + axial	–	–	–	–	–	–
Troubles sphinctériens	–	+	+	+	+	–	+	–
Déficit sensitif central	+	–	–	–	–	–	–	–
HLH	–	+	–	–	–	–	–	–
Synd. cérébelleux	–	–	–	–	–	+	–	–
Synd Parinaud	–	–	–	–	–	+	–	–
Evol. term. aiguë	–	+	–	–	–	–	–	+
Tbles consc. ds évolution	+	–	–	–	–	–	+	–
Cause du décès	inconnue	coma neuro	inconnue	pneumopathie	bronch pneum	hémochromat	broncho déglu	coma neuro

Numéro dossier	4343	4485	4490	5244	6365	E1412	7005	7366	7452
Age	64	57	61	76	70	70	81	95	77
Sexe	H	H	F	F	H	H	H	F	H
Poids cerv.	1 300	1 500	1 000	1 050	1 450	1 200	1 200	1 000	1 150
Poids cœur	460	350	300	400	420	265	400	340	400
Hyalinose	+	+	+	+	+	+	+	+	+
Etat criblé	+	+	+	+	+	+	+	+	+
Lacunes	CSO NGC	thalam	thalam SB occip	CSO putam g pied pont	globe pâle g pied pont	CSO NGC péd cérebell dt	CSO NGC	pallid dt	CSO dt thalam dt NGC, bulb
Infarctus cérébr.	ACM g superf	–	–	ACM dt lim	–	–	ACM g lim ACM dt superf	thalam g	calca dt jonct ACM-CPg
Micro infarctus cort.	+	–	+	–	–	+	+	–	+
Hématome cérébr.	–	–	–	–	–	–	–	–	corps de Luys
Micro hémorragies				–	–		–	–	–
– cortex	–	–	–			–			
– fibres en U	+	–	–			+			
– noyaux gris centr.	+	+	+			+			
Angiopathie amyloïde	–	–	–	–	–	–	–	–	–
Vaisseaux cervicaux	–	S	–	L	S3 ACI	–	–	–	–
Vaisseaux intracrâniens	S v. base	M	M	L	M	–	–	S2 AVert dt	S3 tb, S2 ACP
Déficit mot. central	+/+	+	+/+	+/+	+	+	+	–	+
Syndrome pyramidal	+/+	+	+/+	+/+	+/+	+/+	+/+	–	+/+
Pseudo-bulbaire	–	+/–	+/–	–	+	+	+	–	–
Astasie-abasie	–	–	–	–	–	–	–	+	–
Synd. akinéto-hypertoni.	–	–	–	–	+	–	–	–	–
Hypertonie	bilat	–	bilat	–	–	axial	bilat	–	–
Troubles sphinctériens	+	+	–	–	+	–	+	+	–
Déficit sensitif central	–	–	–	+/+	–	–	+	–	–
HLH	–	–	–	–	–	–	+	–	–
Synd. cérébelleux	+	–	+	+	–	–	–	–	–
Synd Parinaud	–	–	–	+	–	–	+	–	–
Evol. term. aiguë	+	+	–	–	–	–	+	–	+
Tbles consc. ds évolution	–	–	–	–	–	–	–	–	–
Cause du décès	coma neuro	broncho déglu	broncho déglu	broncho déglu	broncho déglu	broncho déglu	coma neuro	broncho déglu	œdèm pulm

Résultats et analyse clinique (Tableau I)

On a noté des troubles de la statique et de la marche dans 10 cas sur 17; un déficit moteur central plus ou moins régressif ou permanent, unilatéral à bascule dans 12 cas sur 17, un syndrome pseudo-bulbaire évident dans 9 cas, une astasie-abasie majeure avec rétropulsion dans 4 cas, un syndrome extra-pyramidal akinéto-hypertonique dans 9 cas, dont 2 avec composante axiale, des troubles sphinctériens dans 12 cas, un syndrome de Parinaud dans 4 cas, des crises d'épilepsie avec coma dans 3 cas.

Une démence ou une détérioration mnésique sévère et évolutive existait dans les 14 cas où l'observation était bien documentée. Les 3 autres cas comportaient un syndrome confuso-démentiel terminal d'évolution aiguë avec syndrome pseudo bulbaire, astasie, état grabataire, puis coma. Mais, on manquait d'information sur l'état psychique antérieur. Dans 9 autres cas, on notait des troubles du caractère et du comportement avec délire et/ou hallucinations. Une aggravation terminale rapide, comportant un trouble de la consicence allant de la confusion au coma, une hypertonie de décérébration ou de décortication, des crises d'épilepsie ou un déficit focal central, a été observée dans 6 cas. La durée de l'évolution totale (du premier signe clinique au décès) pour les 17 cas étudiés a été en moyenne de 4,9 ans avec des extrêmes allant de 15 jours à 13 ans. L'évolution jusqu'au décès à partir du début des signes démentiels a été rapide de 2,4 ans en moyenne. En fait, sur 14 observations bien documentées, aucune n'était exempte de signes neurologiques sévères et de détérioration démentielle.

EEG et TDM cérébral

L'EEG pratiqué dans 12 cas sur 17 a montré dans tous une désorganisation du rythme de fond qui était ralenti et une surcharge lente delta souvent à prédominance fronto-temporale.

Cinq TDM seulement ont été pratiqués. Le premier visualisait une importante dilatation ventriculaire associée à un aspect d'atrophie corticale et à des hypodensités de la substance blanche, l'ensemble ayant fait évoquer une hydrocéphalie. Le deuxième parlait d'une atrophie cortico-sous-corticale et d'hypodensités de la substance blanche. Le troisième montrait un petit infarctus ancien de l'AMC, des hypodensités de la substance blanche limitées à la partie supérieure des centres semi-ovales. Le quatrième montrait une petite hypodensité lacunaire thalamique droite, une dilatation ventriculaire symétrique et modérée, surtout postérieure, une atrophie corticale discrète, de légères hypodensités de la substance blanche en regard des cornes ventriculaires frontales et occipitales. Enfin, le cinquième indiquait une atrophie corticale avec dilatation ventriculaire, des hypodensités de petite taille dans le centre semi-ovale gauche et dans la substance blanche occipitale droite de type lacunaire, une hypodensité diffuse de la substance blanche péri-ventriculaire à nette prédominance frontale.

Dans ces 5 cas, les signes d'atrophie, surtout celle de la substance blanche sont plus marqués que dans le groupe II.

Deuxième groupe : leucoaraïose artériopathique des cliniciens

Méthodes

Tous les malades ont subi une étude TDM et IRM, des tests psychométriques comportant le Binois Pichot, le PM 38, le Wechsler Mémoire, le Benton numérisé, la

Figure de Rey et certains subtests de la WAIS. Tous ont un EEG, un examen cardio-vasculaire complet comprenant un ECG, une écho-cardiographie, un examen doppler avec échographie, une angiographie des 4 axes cervico-encéphaliques. Tous les patients ont été soumis au MMS. Les échelles d'Hachinski et celle de Loeb ont été appliquées. Tous les patients ont eu un TDM couplé avec une IRM. 6 d'entre eux ont subi une mesure des débits sanguins à Orsay : Spect System Tomomatic, Xénon 133 inhalé au repos et après Diamox I.V.

Critères neuro-radiologiques et psychométriques d'inclusion

Les 16 cas se caractérisaient par des hypodensités (TDM) et des hypersignaux (IRM, T2), soit en plages diffuses, soit en aires discontinues localisées d'une part aux régions juxta-ventriculaires et aux régions para-ventriculaires, un peu à distance des ventricules, d'autre part aux centres ovales. Ces critères étaient conformes aux descriptions de la littérature [6, 7, 8, 9, 10, 11]. Ont été rigoureusement éliminés les cas avec élargissement des sillons corticaux et des vallées sylviennes, les cas avec dilatation ventriculaire importante. Aucun infarctus n'a été admis parmi ces 16 cas. Enfin, tous comportaient des images arrondies, punctiformes évoquant la présence d'une ou plusieurs lacunes. A cet ensemble neuroradiologique, se sont ajoutés des critères neuro-psychométriques obligatoires faits d'une détérioration intellectuelle significative avec déficit organique de la mémoire, de la concentration intellectuelle et ralentissement idéique [12, 13]. Toute maladie d'Alzheimer pré-sénile ou tardive a été soigneusement éliminée, de même que les syndromes dépressifs en évolution, les syndromes démentiels d'étiologie variée (DSM III R). L'ensemble des données TDM et IRM de ces 16 cas diffèrent de celles du groupe I par l'absence de signes d'atrophie cérébrale, substance blanche surtout.

Caractéristiques générales de la population

La moyenne d'âge des 16 cas était de 72,2 avec des extrêmes allant de 66 à 88 ans. On comptait 9 femmes pour 7 hommes. Tous avaient une HTA ancienne, instable, souvent intermittente au début, puis variable d'un jour à l'autre et d'une heure à l'autre avec des chiffres moyens de P.A. oscillant entre 22-12 et 11-8. Les 16 patients avaient une hypertrophie ventriculaire gauche électrique et échocardiographique. Tous avaient une augmentation des résistances circulatoires intra-crâniennes au doppler avec absence de lésion hémo-dynamiquement significative des gros troncs supra-aortiques et des vaisseaux cervicaux.

Résultats et analyse clinique (Tableau II)

On a noté des troubles discrets de la statique et de la marche dans 9 cas, sans évolution vers une astasie abasie grabataire, un syndrome pseudo bulbaire modéré dans 5 cas, un syndrome pyramidal bilatéral réflexe dans 9 cas, un syndrome extra pyramidal akinétique dans 3 cas et des épisodes neurologiques transitoires focalisés en apparence au système vertébro basilaire, répétitifs, posturaux orthostatiques dans 11 cas. Ces épisodes paraissaient souvent liés à des variations rapides de la P.A., parfois élevées, beaucoup plus souvent trop basses. Nous n'avons noté aucun ictus durable, aucun déficit moteur sensitif ou visuel transitoire ou prolongé du territoire carotidien. Aucun n'a présenté de coma, de crises d'épilepsie, d'épisode psychotique. Aucun n'a été grabataire, même transitoirement. La détérioration intellectuelle est demeurée stable, non évolutive, non

Tableau II																	
Cas		1	2	3	4	5	6	7	8	9	10	11	12	13	14	15	16
Age		84	67	66	68	66	72	81	79	64	70	68	84	76	67	66	88
Sexe		F	H	H	H	H	F	F	F	H	F	F	H	F	F	F	H
Troubles de l'équilibre Troubles de la marche		+	+	+	+	+	+	–	–	–	+	–	–	+	+	–	–
Syndrome pseudobulbaire		–	+	+	++	–	–	–	–	–	+	–	–	–	–	–	+
Syndrome pyramidal		–	–	+	–	–	–	–	+	–	+	–	–	+	+	–	–
Syndrome extrapyramidal		+	+	–	–	–	–	–	–	–	–	–	+	–	–	–	–
IVB		+	–	+	–	+	+	+	–	–	+	+	+	–	+	+	+
Fonctions supérieures (clinique et psychométrique)	Fatigabilité	–	++	+	++	+	+	+	+	+	+	–	+	+	–	+	–
	Troubles mnésiques	+	++	+	++	+	+	+	+	+	+	+	+	+	+	+	+
	Ralentissement		+	+	+	+	+	+	–	+	–	–	+		–	–	+
TDM/IRM		++	+++	+++	+	+++	+	+++	+	+++	++	+	+	+++	+++	+++	++

démentielle à des examens psychométriques de contrôle. La baisse d'efficience portait constamment sur la mémoire de fixation et d'évocation, sur l'attention volontaire et comportait une lenteur des processus idéiques avec fatigabilité très rapide de type organique. On n'a noté aucun signe d'apraxie, d'aphasie, d'agnosie, aucune altération du jugement. En revanche, il existait de manière constante une difficulté à organiser et à mémoriser un matériel non verbal complexe.

La durée globale de l'évolution depuis le premier trouble de la mémoire a été en moyenne de 8,4 ans avec des extrêmes allant de 1 à 11 ans. La durée moyenne de suivi des patients a été de 5 ans. La baisse d'efficience intellectuelle et les symptômes neurologiques se sont avérés stables, mais fluctuants. Tous ces patients ont bénéficié d'un contrôle très attentif de la P.A. sous hypotenseurs.

L'EEG pratiqué chez tous les patients s'est révélé normal ou peu significativement altéré. Aucune désorganisation du tracé de fond n'a été observée. Aucun des 16 patients n'a présenté d'idées délirantes, d'hallucinations. En revanche, bon nombre d'entre eux ont manifesté des tendances dépressives, une certaine irritabilité, une hyperémotivité, une impatience émotionnelle. Aucune corrélation n'a pu être établie entre le degré de la détérioration psychométrique et l'intensité ou l'étendue des aspects de leucoaraïose TDM et IRM.

La mesure des débits sanguins cérébraux chez 6 patients a montré chez tous les sujets une diminution significative du débit sanguin cérébral global de repos par rapport à des témoins du même âge. Les débits étaient en moyenne égaux à 38 ml/mm/100 g. Le test au Diamox a montré une réactivité conservée chez 5 patients sur 6. Tous les 5 recevaient un traitement alpha-bloquant et inhibiteur calcique qui n'a pas été interrompu. En revanche, chez un seul patient non traité, la réactivité au Diamox était strictement nulle [14].

Commentaire et discussion

La moyenne d'âge du premier groupe type Binswanger était légèrement plus élevée que celle de la littérature. Ceci pourrait s'expliquer par le vieillissement de la population et par l'amélioration des thérapeutiques de l'HTA du sujet âgé. Le poids moyen des cerveaux des sujets atteints de Binswanger n'était pas statistiquement différent de celui des sujets témoins appariés par l'âge et le sexe, quelle que soit la classe d'âge inférieure ou supérieure à 70 ans. Dans ce groupe, il faut souligner la nature sévère, souvent démentielle de la détérioration intellectuelle, la fréquence des ictus et des signes neurologiques focaux déficitaires moteurs, sensitifs ou visuels réversibles ou permanents. Insistons aussi sur la fréquence des épisodes psychotiques, la sévérité des troubles de la statique et de la marche aboutissant à l'astasie-abasie complète, la survenue d'un syndrome de Parinaud, de crises d'épilepsie, la fréquence et l'intensité du syndrome pseudo-bulbaire. Soulignons la gravité de l'évolution et surtout son accélération à partir des signes d'affaiblissement intellectuel (2,4 ans). La maladie de Binswanger dans ce groupe se caractérise par sa richesse en signes cliniques et l'allure maligne de l'évolution. L'EEG est toujours intensément perturbé. Le petit nombre de TDM rend l'analyse des données difficiles : on retrouve néanmoins les principaux critères neuro-radiologiques admis dans la définition des cas du 2e groupe. Cependant, l'intensité des aspects pathologiques en TDM n'est pas corrélée à la gravité des signes cliniques et surtout à celle de l'évolution démentielle. On trouve dans le groupe clinique des leucoaraïoses, des aspects TDM beaucoup plus marqués sans la moindre démence et sans la moindre évolutivité.

Les leucoaraïoses des cliniciens apparaissent comme très différentes par la modération des signes neurologiques et de la détérioration intellectuelle, la relative tranquillité évolutive, des EEG normaux ou peu perturbés, l'absence d'ictus majeur et d'accidents focaux durables. Sur notre série restreinte, il faut remarquer la fréquence d'épisodes brefs répétitifs d'ischémie vertébro-basilaire : celle-ci n'a pas été notée dans les observations anatomocliniques de Binswanger insuffisamment documentées. Les aspects TDM et IRM de ces 16 cas, en raison des critères sévères d'inclusion, sont remarquables par leur netteté, leur étendue ou leur intensité, mais sans corrélation décelable avec le tableau clinique et psychométrique.

En conclusion, il apparaît que les 2 affections ou du moins nos 2 groupes de malades ont des caractéristiques cliniques très différentes. Il peut s'agir de 2 entités distinctes ou de 2 aspects cliniques du même processus pathologique. Les données de la littérature à ce sujet apparaissent comme contradictoires. Certaines observations de leucoaraïose artériopathique avec des critères TDM caractéristiques ont comporté une vérification. Cependant, elles ne permettent pas de conclure, faute de données cliniques et psychométriques suffisantes. Il reste à expliquer la différence du génie évolutif des 2 entités. On peut invoquer tout d'abord une sensibilité différente de la substance blanche génétiquement déterminée à des agressions tensionnelles de même intensité. On peut incriminer aussi un trouble de l'autorégulation particulièrement grave dans le Binswanger. On connaît des cas de leucoencéphalopathie artérioscléreuse (?) sans HTA chez des sujets de la même famille (Loizou). Ceci plaiderait pour un facteur génétique soit artériel distal, soit parenchymateux. En fait, on manque d'études sur les caractéristiques évolutives nyctémérales de la P.A. chez tous ces sujets. Des enregistrements continus de la P.A. dans le décubitus et l'orthostatisme sont nécessaires si l'on veut définir plus précisément les caractéristiques étiopathogéniques des 2 populations ou des 2 groupes que nous avons essayé de comparer. Enfin, la maladie de Binswanger authentique demeure très rare par rapport au nombre des HTA et des « déments » vasculaires. Ceci constitue une raison de plus pour s'interroger sur ses mécanismes et sur son originalité.

Notre conclusion va dans le sens d'une différence fondamentale de nature entre Binswanger des pathologistes et Leucoaraïose artériopathique des cliniciens et des neuro-radiologues.

Références

1 Olszewski J. (1962) : Subcortical arterioclerosclerotic encephalopathy. Review of the literature on the so-called Binswanger's disease and presentation of two cases. *World Neuro.* **3**, 359-375.
2 Nichols F.T., Mohr J.P. (1962) : Binswanger's subacute arterio-sclerotic encephalopathy. *In* Barnet H.J.M., Mohr J.P., Stein B.M. (eds)., *Stroke* vol. 2. Pathophysiology, diagnosis and management. Churchill, Livingstone, New York; 875-885.
3 Fischer C.M. (1989) : Binswanger's encephalopathy : a review. *J. Neurol.* **236**, 65-79.
4 Pellissier J.F., Perez-Castillo M.A., Bille F. (1988) : Maladie de Binswanger. VIIIe Congrès francophone de Neurogériatrie et de Géronto-psychiatrie, Marseille.
5 Dubas F., Gray F., Roullet E., Escourolle R. (1985) : Leucoencéphalopathies artériopathiques. *Rev. Neurol.* **141**, 2, 93-106.
6 Rancurel G., Gardeur D., Metzger J., Buge A. (1982) : Hypertension artérielle mal maîtrisée et souffrance de la substance blanche et tomodensitométrie. La leucoencéphalopathie artérioscléreuse. Expansion Scientifique. Edit. Paris. Entretiens de Bichat, 61-64.
7 Rancurel G., Metzger J., Vitte E., Buge A. (1984) : Tomodensitométrie : son apport dans les lésions ischémiques multiples. Leucoencéphalopathies artérioscléreuses chroniques (25 cas). *Concours médical,* 52-60.

8 Sarpel G., Chaudry F., Hindo W. (1987) : Magnetic Resonance Imaging of peri-ventricular hyperintensity in a veterans administration hospital population. *Arch. Neurol.* **44**, 725-728.
9 Zimmerman R., Fleming C., Leeb B., Saint Louis L., Deck M. (1986) : Periventricular hyperintensity as seen by magnetic resonance : prevalence and significance. *AJNR* **7**, 13-20.
10 Braffman B., Zimmerman R., Trojanowski J., Gonatas N., Hickey W., Schlaepfer W. (1988) : Brain MR : pathologic correlation with gross and histopathology. 2. Hyperintense white-matter foci in the elderly. *AJNR* **9**, 629-636.
11 Kinkel W., Jacobs L., Polachini L., Bates V., Heffner R. (1985) : Subcortical arteriosclerotic encephalopathy (Binswanger's disease). Computed tomographic, nuclear magnetic resonance and clinical correlation. *Arch. Neurol.* **42**, 951-959.
12 Rao S., Mittenberg W., Bernardin L., Haughton V., Leo G. (1989) : Neuropsychological test findings in subjects with leuoaraiosis. *Arch. Neurol.* **46**, 40-44.
13 Steingart A., Hachinski C., Lau C. *et al.* (1987) : Cognitive and neurologic findings in demented patients with diffuse white matter lucencies on computed tomographic scan (leukoaraiosis). *Arch. Neurol.* **44**, 36-39.
14 Fazekas F., Niederkorn K., Schmidt R. *et al.* (1988) : White matter signal abnormalities in normal individuals : correlation with carotid ultrasonography, cerebral blood flow measurements, and cerebrovascular risk factors. *Stroke* **19**, 1285-1288.
15 Gardeur D. (1982) : Tomodensitométrie intra-crânienne. Pathologie vasculaire (livre II). Pathologie de la substance blanche (livre III). Ellipses, Paris (Collection Imagerie médicale).

22

TROUBLES DE LA MARCHE ET ATTEINTES VASCULAIRES CÉRÉBRALES DIFFUSES

O. Blin, G. Serratrice

Clinique des Maladies du Système Nerveux et de l'Appareil Locomoteur, CHU Timone, 13385 Marseille Cedex 5, France

La physiopathologie des troubles de la marche survenant lors des atteintes vasculaires cérébrales diffuses est mal connue. Dejerine et Brissaud ont choisi l'expression de « démarche à petits pas » pour qualifier la marche des pseudobulbaires. Pierre Marie [1] utilise peu après la même dénomination pour décrire les troubles de la marche des patients présentant, dit-il, « des foyers lacunaires de désintégration ». Depuis, relativement peu de travaux sont consacrés à ce sujet, bien que les troubles de la marche constituent un facteur important du handicap chez ces patients. Quelle est la fréquence de ces atteintes vasculaires dans les troubles de la marche ? Existe-t-il une symptomatologie spécifique ? Quelle classification adopter ? Voilà les questions que nous voudrions soulever. Dans un deuxième temps, nous essaierons d'illustrer ces propos par notre expérience personnelle.

La responsabilité de lacunes multiples dans la genèse des troubles de la marche chez les patients âgés a été envisagée par Sudarsky dans une étude prospective sur 50 patients, dans 16 % des cas. La moitié seulement de ces patients présentent par ailleurs une altération des fonctions supérieures. Une étude entreprise par nous [2] sur 88 cas retrouve des chiffres comparables, de l'ordre de 20 %. Dans une étude rétrospective sur 84 patients atteints de « multi infarct dementia », Kotsoris [3] observe des troubles de la marche chez 26 % des patients. Dans la moitié des cas, ces troubles coexistent avec des troubles urinaires et surtout ils sont restés prévalents pendant 1 à 2 ans avant le diagnostic.

Ainsi, les rapports en termes d'histoire naturelle ou de fréquence, entre troubles de la marche, troubles sphinctériens et troubles des fonctions supérieures restent mal établis. On connaît de plus des patients ayant des lacunes multiples et ne présentant pas pour autant de troubles locomoteurs patents. Leur réelle fréquence n'est pas connue.

Sous quelle dénomination regrouper les troubles de la marche observés lors de la maladie de Binswanger [4] ? Astasie-abasie ? Ataxie ? Apraxie de la marche ? Parkinsonisme arteriosclérotique ? Trouble du tonus [5] ?

On peut partir chronologiquement de l'analyse de la marche faite par Petren [6] : « Quand on essaie de le faire marcher en le tirant par le bras, il apparaît des pas particulièrement rudimentaires; en autres mots trépidation. Dans ces circonstances, il n'est pas capable de marcher, mais on peut le tirer quelques mètres en avant sur la pointe des pieds jusqu'à épuisement. Mais, en le tirant doucement par le bras vers l'avant ou en attendant patiemment, il commence soudainement à marcher d'une manière normale utilisant des pas particulièrement courts. Mais ensuite, soudainement, il s'arrête. Il faut alors attendre qu'il se mette soudainement à refaire quelques pas. Ainsi, il avance, alternativement, quelques pas puis une pause... »

La description de la marche de ces patients semble, en fait, similaire à celle attribuée par Critchley [7] au parkinsonisme artériosclérotique chez des patients plus jeunes. La conservation du balancement des bras pourrait être un signe distinctif d'avec la maladie de Parkinson [8]. La place des anomalies posturales dans ces troubles de la marche n'est pas précisément déterminée. Critchley, en 1949, écrit : « Quand la station debout est affectée, on a une astasie-abasie, sénile ou artériopathique, qui a une allure hystérique. »

Le concept d'astasie trépidante date du XIXe siècle (Lévy cité par Garcin) et les mots d'astasie-abasie ont été prononcés en premier par Paul Brocq en 1888. La nature hystérique des troubles semble alors acquise. On est à l'époque de Charcot.

Il a été tentant de considérer ces troubles de la marche comme représentatifs d'une apraxie et Critchley en fait mention. En effet des apraxies du tronc sont parfois associées aux troubles de la marche et il existe des apraxies de la marche. Ce concept d'apraxie de la marche a été évoqué par Vogt et Maas [9] puis établi par Gerstmann et Schilder [10] pour qui les troubles de la marche lors de certaines lésions frontales sont liées non à une ataxie mais une apraxie. Une définition en est donnée en 1929 par Van Bogaert et Martin [11] à propos de 2 observations de lésions de F1 et F2 : « Diminution ou perte de la faculté de disposer convenablement les jambes dans le but de marcher, et cela en dehors de toute parésie ou de tout gros trouble fonctionnel. » Malheureusement la description clinique et physiopathologique de cette apraxie de la marche est loin d'être univoque et peu de publications à ce jour utilisent ces termes [11-16]. Dans les lésions frontales, on décrit des difficultés au démarrage, améliorées par la commande verbale ou musicale; un trouble de la réalisation de mouvements volontaires « abstraits » alors qu'ils sont réalisés en situation réelle; une difficulté de réalisation de mouvements impliquant le tronc. Dans l'HPN, la description en est différente : marche à petits pas, incertaine, vacillante, aimantation, etc. La physiopathologie est, elle aussi, controversée; différentes hypothèses ont été proposées : apraxie motrice, apraxie d'aimantation, paralysie innervatoire transcorticale, trouble de l'organisation posturale, persévération posturale...

Cette apraxie de la marche existe-t-elle dans la maladie de Binswanger ? Oui si on considère ce que l'on pourrait appeler une méta-analyse, des travaux de Meyer et Barron [15] et Petrovici [16] où 2 des patients pris comme modèle présentent une pathologie vasculaire cérébrale diffuse.

Les troubles du tonus peuvent également être impliqués dans les troubles de la marche des patients atteints de maladie de Binswanger. Le 3 février 1933, Rademaker et Garcin [17] communiquent « sur une variété d'astasie-abasie conditionnée par l'exagération des réactions de soutien (Stützreaktion), leur extériorisation dans le décubitus » et montrent ce trouble particulier du tonus chez « 7 malades, lacunaires ou pseudo-bulbaires brachybasiques ou astasiques-abasiques ». A un stade évolutif plus tardif ont été décrits le tableau de la rigidité artérioscléreuse de Foester, bien peu spécifique, et enfin la paraplégie en flexion par Lhermitte [18].

Thompson et Marsden [19] ont récemment réenvisagé les troubles de la marche dans la maladie de Binswanger. En comparaison avec la marche parkinsonienne, quelques signes permettent leur distinction clinique : l'élargissement du polygone de sustentation; l'absence de flexion du tronc et des genoux; la mise des bras en avant pour amortir la chute éventuelle; l'absence d'épisodes de festination (le patient penché en avant court à petits pas rapides après son centre de gravité). Ces auteurs, dans une hypothèse séduisante rapportent à un phénomène commun qu'ils dénomment « Parkinsonian-ataxia » les troubles de la marche observés dans la maladie de Binswanger, les lésions du lobe frontal, l'hydrocéphalie à pression normale, ou la marche « sénile ». Ces troubles comportent en effet selon ces auteurs des éléments parkinsoniens (de la moitié inférieure du corps) et des éléments ataxiques (de la moitié supérieure) et le plus souvent une détérioration intellectuelle et une incontinence. Cette conception d'un syndrome parkinsonien de la moitié inférieure du corps a récemment été reprise par Jankovic [20].

Méthodes

Six patients, 4 de sexe féminin et 2 de sexe masculin, âgés de 67 à 82 ans ont été inclus dans l'étude. Ils présentaient tous des antécédents d'hypertension artérielle, une histoire d'accidents neurologiques déficitaires. Les examens neuroradiologiques (tomodensitométrie et/ou résonance magnétique nucléaire) ont confirmé la présence de lésions ischémiques cérébrales multiples et d'une hypodensité de la substance blanche périventriculaire évocatrice de leucoaraïose. 5 d'entre eux étaient handicapés par des troubles de la marche et chez 2 patients, il existait un syndrome démentiel avec une incontinence urinaire.

31 personnes saines, 11 hommes et 20 femmes, âgés de 61 à 83 ans, sans atteinte neurologique, rhumatologique, affection ou traitement pouvant interférer avec la marche et l'équilibre, enregistrées dans les mêmes conditions [21] ont servi de témoins.

Procédures et enregistrement

La locomotion a été enregistrée à l'aide du locomètre de Bessou [22]. Le principe en est simple. Le déplacement de chaque pied étire un fil. Ce mouvement est enregistré par l'intermédiaire d'un dispositif de poulies couplées à un potentiomètre, sous la forme d'un signal électrique. Le traitement informatique de ce signal détermine différentes valeurs de temps et de longueur. A partir de ces valeurs sont calculées les données spatio-temporelles (longueur de l'enjambée, la durée de l'enjambée et le double appui) et les cinématiques (vitesse de la séquence) de la locomotion.

L'équilibre a été enregistré sur une plate-forme dynamométrique en station debout, les yeux ouverts, pendant 30 secondes (Système Spectral, SEREME).

Une évaluation rapide des fonctions supérieures était réalisée par le Mini Mental State (MMS) de Folstein [23].

Les résultats individuels pour les 6 patients et les résultats des groupes de témoins classés selon l'âge et le sexe sont représentés au *Tableau I.* On note une forte disparité des résultats pour nos 6 patients. Pour le patient 1, les données enregistrées peuvent être considérées comme normales. Pour la patiente 6 il existe uniquement une diminution de la longueur de l'enjambée mais l'équilibre est normal *(Figure 1a).* Les autres patients présentent une diminution de la vitesse de leur marche parfois très sévère (patients 3, 4 et 5). Dans ces cas-là, une atteinte concomitante de l'équilibre a été observée *(Figure 1b).* 2 de ces patientes présentaient des troubles des fonctions supérieures (MMS = 4 et 8) et une incontinence urinaire. Par contre la troisième ne souffrait d'aucun trouble cognitif (MMS = 29).

Tableau I. *Valeurs des paramètres spatio-temporels et cinématiques de la locomotion pour les 6 patients présentant une atteinte vasculaire cérébrale diffuse et pour 3 groupes de sujets sains de même sexe et d'une tranche d'âge comparable*

Malades									*Témoins*				
Patient	Sexe	Age	MMS	Incontinence	Vitesse (m/sec)	Longueur d'enjambée (m)	Durée d'enjambée (s)	Durée du double appui (s)	Vitesse (m/sec)	Longueur d'enjambée (m)	Durée d'enjambée (s)	Durée du double appui (s)	Groupe
1	M	71	25	–	1,07	1,01	1,04	0,17	0,96 ± 0,25	1,13 ± 0,23	1,2 ± 0,1	0,19 ± 0,05	11 hommes de 70 à 80 ans
2	M	73	23	–	0,68	0,72	1,08	0,28					
3	F	65	4	+	0,149	0,14	1,07	0,26	0,85 ± 0,23	0,96 ± 0,14	1,18 ± 0,19	0,22 ± 0,07	13 femmes de 60 à 70 ans
4	F	67	8	+	0,135	0,11	0,84	0,23					
5	F	82	29	–	0,16	0,39	2,8	0,80	0,56 ± 0,23	0,64 ± 0,25	1,15 ± 0,14	0,27 ± 0,08	7 femmes d'âge supérieur à 80 ans
6	F	82	28	–	0,52	0,33	0,80	0,23					

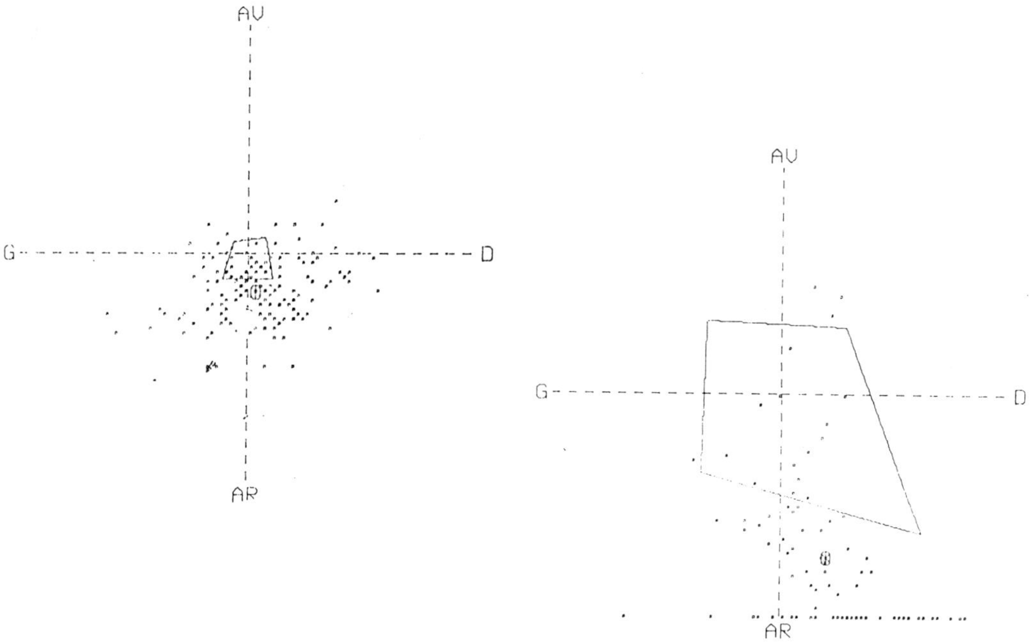

Figure 1. *Enregistrement statokinésimétrique des patients 1 (figure 1a) et 4 (figure 1b).* Une division représente 1 kilogramme.

Ainsi, il existe chez ces patients une dissociation fréquente entre les troubles de la marche, de l'équilibre, des fonctions supérieures. Si à un stade tardif de l'évolution, les trois signes cliniques coexistent, ceci ne nous semble pas être le cas général.

Lors du vieillissement normal, il n'existe pas d'atteinte de l'organisation de la locomotion. Les relations entre les différents paramètres sont préservées. Il y a conservation ainsi d'« invariants » vitesse longueur d'enjambée, vitesse durée du double appui. Ces invariants sont, par exemple, également préservés chez le parkinsonien lors de l'évolution de la maladie. Qu'en est-il dans les atteintes vasculaires cérébrales ? Existe-t-il des anomalies du pattern locomoteur lui-même ? Ces questions restent en suspens. Il est donc nécessaire de procéder à des études prospectives de l'histoire naturelle des troubles de la marche dans les affections vasculaires cérébrales et, de plus, à des analyses quantifiées de la locomotion et de la posture de ces patients.

Références

1 Marie P. (1901) : Des foyers lacunaires de désintégration et de différents autres états cavitaires du cerveau. *Rev. Méd.* **21**, 281-298.

2 Mattei J.P., Michel B., Gastaut J.L., Chave B., Sambuc R., Serratrice G. (1988) : Epidémiologie des troubles de la marche de diagnostic difficile chez le sujet âgé. *In : Les troubles de la marche du sujet âgé.* GSNL Sandoz, Paris.

3 Kotsoris H., Barelay L.L., Kheyfets S., Hulyalkar A., Dougherty J. (1987) : Urinary and Gait disturbances as markers for early Multi infarct dementia. *Stroke* **18**, 138-141.

4 Binswanger O. (1894) : Die abrenzung der allgemeinen progressinene paralyse. *Berl. Klin. Wochenschr.* **31**, 1137-1139.

5 Peszczynski M. (1963) : Senile gait. *In : Restorative medicine in geriatrics.* CC Thomas. Springfield Ill., p. 230.
6 Petren K. (1900) : Uber die zusammenhang zwischen anatomisc hbedinger und funktioneller gangstorung im griesenalter. *Arch. F. Psychol.* **33**, 818-871.
7 Critchley M. (1929) : Arteriosclerotic parkinsonism. *Brain* **52**, 23-83.
8 Critchley M. (1948) : Senile disorders of gait. *Geriatrics* **3**, 364-470.
9 Vogt O., Maas O. (1911) : Demonstration van präparation eines fales von pseudobulbär-paralyse mit astasie-abasie. *Neur. Zbl.* **30**, 1405-1408.
10 Gerstmann J., Schilder P. (1926) : Uber eine besondere gangstörung bei stirnavienerkrankung. *Wien Med. Wschr.* **76**, 97-102.
11 Van Bogaert L., Martin P. (1929) : Sur les deux signes du syndrome de déséquilibre frontal : l'apraxie de la marche et l'atonie statique. *Encéphale* **24**, 11-18.
12 Denny-Brown D. (1958) : The nature of apraxia. *J. Nerv. Ment. Dis.* **216**, 9-33.
13 Estanol B.V. (1981) : Gait apraxia in communicating hydrocephalus. *J. Neurol. Neurosurg. Psychiatr.* **44**, 305-308.
14 Knutsson E., Lying-Tunell U. (1985) : Gait apraxia in normal pressure hydrocephalus : patterns of movement and muscle activation. *Neurology* **35**, 155-160.
15 Meyer J.S., Barron D.W. (1960) : Apraxia of gait : a clinico-pathological study. *Brain* **83**, 261-284.
16 Petrovici I. (1968) : Apraxia of gait of trunk movements. *J. Neurol. Sci.* **7**, 229-243.
17 Rademaker G.G.J., Garcin R. (1933) : Sur une variété d'astasie-abasie conditionnée par l'exagération des réactions de soutien. *Rev. Neurol.* **1**, 384-391.
18 Lhermitte J. (1907) : Etude sur la paraplégie des vieillards. Maretheux.
19 Thompson P.D., Marsden C.D. (1987) : Gait disorder or subcortical arteriosclerotic encephalopathy : Binswanger's disease. *Mov. Dis.* **2**, 1-8.
20 Fitzgerald P.M., Jankovic J. (1989) : Ower body parkinsonism : evidence for vascular etiology. *Mov. Dis.* **4**, 249-260.
21 Ferrandez A.M., Pailhous J., Serratrice G. (1988) : Locomotion in the elderly. *In* "Posture and Gait : Development, adaptation and modulation" Amblard B., Berthoz A., Clarac (Eds). Elsevier B.V., Amsterdam, p. 115-124.
22 Bessou P., Dupui P., Montoya R., Pages B. (1988-1989) : Simultaneous recording of longitudinal displacements of both feet during human walking. *J. Physiol.* **2**, 102-110.
23 Folstein M.F., Folstein S.E., McHugh P.R. (1975) : Mini Mental State : a practical method for grading the cognitive state of patients for the clinician. *J. Psychiatr. Research* **12**, 189-198.

23

LACUNES AND LACUNAR STATE : NEUROLOGICAL AND NEUROPSYCHOLOGICAL CORRELATIONS

C. Loeb

Institute of Clinical Neurology, University of Genoa, Italy

Abstract

Lacuna or lacunar cavity defines the pathological lesion while the clinical pictures due to lacuna or lacunes are identified as "lacunar syndromes".

The lacunar syndromes include :

1) The typical lacunar syndromes or lacunar syndromes proper : pure motor hemiplegia, pure sensory stroke, ataxic hemiparesis (including dysarthria and clumsy hand syndrome) sensorimotor stroke, fully described in several papers.

2) Reversible ischemic attacks (TIA and/or PTIA or RIND).

3) Other clinical syndromes are associated with lacunar lesions as : suprabulbar palsy; lacunar dementia; subacute arteriosclerotic encephalopathy (SAE) or Binswanger's disease (BD).

The different clinical pictures are reviewed, some mechanisms underlying the lacunar lesion are shortly discussed and the old label "small vessel disease" in cases with lacunes is reconsidered.

Introduction and definition

The acceptance of the lacunar lesion and lacunar state stems from two famous contributions : the 1901 paper by Pierre Marie [1] and the series of papers published by C.M. Fisher from 1953 through 1982 [2].

Lacunes are "ischemic infarcts of restricted size in the deeper parts of the brain" [3] or "small infarcts that lie in the deeper parts of the cerebrum or brain stem and result from occlusion of penetrating branches of the large cerebral arteries" [2].

Therefore Fisher [2] equates the lacunes with a recent infarct leading subsequently to describe within the lacunar syndrome clinical features commonly attributed to recent small infarcts. However, from the strictly pathological standpoint, these two conditions should be differentiated.

Further confusion is added by the assumption of a single pathophysiological mechanism i.e. occlusion of a penetrating artery as an essential criterion to the definition of lacunar lesion. In fact an anatomical lesion of lacunar aspect can recognize in few cases other origins than the occlusion of small penetrating intracerebral arteries [4, 5, 6, 7].

In fact, lacuna is a cavity, a pathological lesion which usually, not always, represents the evolution during time of an ischemic infarct, which sometimes can evolve also as a glial mesodermal scar tissue [8].

Therefore it seems reasonable to attribute, at present, the term "lacuna" or "lacunar cavity" to the pathological lesion as such and reporting the clinical syndromes due to lacuna or lacunes in descriptive terms as "lacunar syndromes".

Lacunar syndromes

Typical lacunar syndromes

Under this label I include the following syndromes :
- pure motor hemiparesis (PMH) (53 cases) : modified PMH (34 cases);
- pure sensory stroke (PSS) (5 cases);
- ataxic hemiparesis (AH) (including dysarthria clumsy hand syndrome) (8 cases);
- sensorimotor stroke (SMS) (16 cases);
- abnormal movements syndrome (1 case) (rather unusual syndrome).

It is not the case to review these classical syndromes as in fact their clinical and CT features are well known and reported in several previous papers [4].

However some few points deserve mention :

- General characteristics of patients with lacunar syndromes

Lacunar syndromes occurred in 186 (20.3 %) out of 917 patients admitted to our Institute in a 5 years period (Table I).

Lacunar syndrome mainly due to lacunar lesions occurred also in other different pathological entities (hemorrhage, tumour, multiple sclerosis; 18 out of 186 pts = 9.7 %. 168 pts (28.5 %) out of 589 CT verified cases of cerebral ischemia had a lacunar syndrome.

However it should be stressed that lacunar syndromes were also observed in patients with large infarctions (8.3 %) and in patients with normal CT findings (24.4 %).

Table I. *Lesions identified in cases of lacunar syndromes. CT findings*

		Lacunar syndromes		Total N of cases observed
	Small low hypodense areas	113		
Ischemia	Large low hypodense areas	14	168 (28.5 %)	589
	Negative	41		
Hemorrhages		7	(14 %)	50
Tumours		9	(6.1 %)	148
Multiple sclerosis		2	(1.5 %)	130
Total		186	(20.3 %)	917

The evaluation of the data from the history and general physical examination deserves some mention, as follows [2].

— The acute onset is far more frequent in ischemic controls (89.2 %) and hemorrhages (90 %) than in lacunar cases (64.3 %, $p < 0.0005$), while a gradual onset occurred only in lacunar cases (24.5 %).

— No difference was found between lacunar cases and ischemic controls concerning previous cerebrovascular episodes.

— The patients with a lacunar syndrome were more often hypertensive than non vascular controls (75.3 vs 35.1 %; $p < 0.0005$) and ischemic controls (75.3 vs 59.5 %; $p < 0.001$) while in patients with hemorrhage the frequency of hypertension was the same as in lacunar ones (75.3 % vs 70 %) (BP values > 160/95).

— Previous episodes of angina and myocardial infarctions were more frequent in ischemic control than in lacunar case ($p < 0.005$). The occurrence of atrial fibrillation is highest in ischemic controls than in lacunar cases ($p < 0.0005$).

The analysis of patients without hypertension showed a significant relative risk factors for ischemic cardiac abnormalities and atrial fibrillation, supporting the hypothesis that in a minority of cases the pathogenetic mechanism could be different from occlusion of hypertensive subjects [9].

— Diabetes was significantly more frequent in ischemic controls and lacunar patients ($p < 0.01$) than in non vascular controls.

— Smoking habit was higher in ischemic controls and lacunar cases. Hematocrit, total plasma cholesterol and triglicerides did not yield significant data.

• Ataxic hemiparesis

According to Landau [10] the term “ataxic hemiparesis” “has neither etiologic, anatomic nor pathophysiological specificity, all patients with hemiparesis are clumsy”. This statement is apparently obviously true as well as the fact that we have no tests for evaluating the actual degree of clumsiness. However, there are patients with slight motor deficit (strength equal to 4) and in this case the associated ataxia could be shown. I think that in few cases (5 % of all our lacunar syndromes) ataxia can be semiologically revealed. Otherwise AH syndromes should be included in pure motor hemiparesis syndrome.

• Carotid stenosis and thrombosis in the typical lacunar syndromes

Ultrasound Doppler examination was carried out in 92 lacunar cases. The examination was unrevealing in 67 and positive in 25 (27.2 %) patients.

In particular, a uni- or bilateral stenosis was found in 22 cases (23.9 %); in the remaining 3 patients the stenosis was on the wrong side.

Angiographic study performed in a small group of cases (17 patients) showed a significant stenosis or occlusion of the carotid artery in seven (41.2 %).

• Electroencephalograms

At variance with the findings of Caplan and Young [11] and Caplan [12], up to 34.9 % of our 146 cases with lacunar lesion, had an abnormal EEG (focal alterations in 31 (21.2 %) diffuse alterations in 20 (13.7 %) normal EEG in 95 (65.1 %).

Reversible ischemic attacks (TIA and PTIA or RIND)

The Harvard Cooperative Stroke Registry [13] found in 23 % of cases with lacunes a clinical picture of TIA. In our experience we had only 10.5 % of the cases with transient neurological deficit sustained by lacunar lesions [4].

Other clinical syndromes associated with lacunes

• Suprabulbar palsy

The role of lacunes in the causation of the clinical pictures described in this section is debated and will be shortly discussed in each subsection.

The syndrome usually denoted as pseudobulbar palsy should be labelled suprabulbar palsy since "pseudobulbar" is actually a misnomer [14].

The pure and striate varieties represent, in our experience, the most frequent recorded clinical syndromes.

The pure variety is characterized by the following clinical features : dysarthria, dysphagia, automatic voluntary dissociation of the facial movements, associated about in half of the cases with hemiparesis, primitive reflexes, short step gait. In the striate form dysarthria and dysphagia were associated with rigidity and hypokinesia. Brisk tendon reflexes and primitive reflexes were frequently found; in about half of the patients short step gait and mental deterioration were observed.

Lacunar lesions and microinfarctions mainly located at the level of basal ganglia [14] are responsible of these clinical pictures.

• Vascular parkinsonism

The old arteriosclerotic parkinsonism [15] was discounted by some authors [16, 17, 18] and reaffirmed by others [19, 20]. Obviously the possibility of a causal association of two pathological processes ischemic and degenerative cannot be ruled out.

The pallido-pyramidal syndrome consisting of pyramidal signs as hemiparesis and extensor plantar response, associated with extrapyramidal signs (hypokinesia and rigidity) is probably due to the occasional associated involvement of pyramidal and extrapyramidal structures.

• Lacunar dementia

The role of lacunar infarcts in the causation of dementia is debated [21, 22] and opposite views are expressed in neuropathological studies.

Macroscopic infarctions in brains without pathologic markers of DAT, produce dementia much more frequently than do microscopic lesions [23]. The opposite view is maintained by other authors [24, 25].

A 49.6 + 26.2 months follow up of 87 personal patients with lacunar syndromes permits some remarks *(Table II)*.

The patients were considered demented when the dementia score (part 1) was $\geqslant$ 8. The final degree of intellectual impairment was assessed on the basis of psychological tests (Wechsler adult intelligence scale; minimental state; Wechsler memory test; Token test).

All patients underwent a routine laboratory assessment, including evaluation of thyroid function, determination of vitamin B_{12} and folic acid levels, CT scan, EEG, ECG. They were submitted to an ischemic score and a modified ischemic score.

The prominent general characteristics of the patients are reported in *Table III.*

Dementia occurred in 21 of our patients (24.1 %); a percentage (30 %) somewhat higher than ours was reported by Roman [22] *(Table IV).*

The prevalence of dementia in subjects of 70 years of age, (*i.e.* approximately the mean age of our subjects at the end of follow up) reaches according to the literature the value of 4 % of the population [26].

The survival curves concerning demented and non demented people showed no statistical significant differences.

The age distribution in demented and non demented subjects shows a non significant increase of percentage of demented people in the group over 74 years of age.

Table II. *Lacunar syndromes in 87 patients (mean duration of follow up 49.6 + 26.2 months)*

	N	*%*	*CT hypodense area* single	multiple	No changes
Pure motor hemiparesis	41	(47)	34	7	—
Sensori motor stroke	13	(15)	10	3	—
Pure sensory stroke	8	(9.3)	8	—	—
Ataxic hemiparesis	4	(3.7)	4	—	—
Suprabulbar palsy	21	(25)	—	15	6
Total	87	(100)	56	25	6

Table III. *Prominent general characteristics concerning 87 patients with lacunar syndrome*

Males *N (%)*	*Females* *N (%)*	*Mean age* at onset (years)	in the end (years)
60 (69)	27 (31)	65 + 8.4	69.2 + 8.5
Deceased *N (%)*	*Survivors* *N (%)*	*Mean duration of follow up* Deceased (months)	Survivors (months)
42 (48.3)	45 (51.7)	33.1 + 21.8	64.9 + 20.1

Table IV. *Dementia occurred in lacunar syndromes*

	N (%)	*Mean age* at onset (years)	in the end (years)
Demented	21 (24.1)	67.8 + 8.5	71.5 + 9.1
Non demented	66 (75.9)	62.5 + 7.5	68.4 + 7.6

• Subacute arteriosclerotic encephalopathy or Binswanger's disease

Some patients with a lacunar state had a clinical picture described as typical for Binswanger's disease [27]. On the other hand, patients with Binswanger's disease showed small infarcts or lacunes in the basal ganglia, thalamus and pons and an evolving clinical picture characterized by dementia, parkinsonism, pseudobulbar palsy, urinary incontinence. Moreover, normotensive patients suffering from Binswanger's disease have also been reported [28] and some patients with proven neuropathological alterations typical of SAE showed no signs of dementia [29, 30, 31].

The pathophysiology of this disease, therefore, seems to vary; the great majority of patients with Binswanger's disease, however, had hypertension and showed hyalinization and angionecrosis of the cerebral arterioles.

Concluding remarks

Lacunar cavities are asymptomatic in a large group of subjects; otherwise they can be considered responsible of well known typical lacunar syndromes. In fact, patients with a typical lacunar syndrome mentioned above, assessed shortly after the stroke can confidently be diagnosed as having small deep infarctions or lacunar infarction providing that the ancillary examinations exclude other diseases such as large infarctions, hemorrhages, cerebral tumours, multiple sclerosis. MRI is much more sensitive than CT in detecting lacunar infarctions.

The CT study should be carried out within 10-50 days from the onset and the lesion, preferably indicated as small low density areas, should have a volume between 1.8-4 milliliters [4].

However lacunes are responsible of other clinical syndromes. Reversible ischemic attacks, in fact, are sustained by lacunes in about 10-20 % of the cases.

Some other less usual clinical pictures may be associated with lacunes or with lacunes, large infarctions and microinfarctions.

Lacunar dementia may be identified as an intellectual impairment in cases with multiple lacunes or association of lacunes and microinfarctions localized at the level of basal ganglia.

However neither CT and MRI findings nor pathological evidence of infarctions or lacunar state can necessarily mean that these vascular lesions are responsible for a state of dementia.

A modest loss of cerebral substance (lower than 100 ml) does not allow to relate with certainty the dementia to the vascular lesion in view to the fact that quite normal elderly subject may exhibit cerebral losses of that size [32-36].

However besides the quantitative aspect of the lesion, other factors such as the location of the lesion (particularly in deep areas of the brain, thalamus and basal ganglia) and the occurrence of enlargement of the ventricles and subaracnoid spaces should be taken into account as possible cause of dementia [37-41].

Some other less usual diseases such as chronic hypertensive encephalopathy may exhibit lacunar cavities.

Furthermore hypertensive cerebrovascular disease with multiple deep cerebral infarctions may be the initial pathologic process of normal pressure hydrocephalus.

Lacunes are sustained by hypertension in about 75 % of the cases and in the remaining 25 % cardiac disorders appear as prominent risk factors [9].

Lipohyalinosis or fibrinoid necrosis of the vessel wall of the intracerebral small arterioles leading to stenosis and occlusion of the lumen in hypertensive subjects, are responsible for ischemic lesion of the lacunar type, usually multiple cavitation [42] and microinfarctions mainly located in deep cerebral areas at the level of the basal ganglia [43].

Intracerebral small vessel disease has long been known [44, 45] although often underestimated, as a cause of cerebral ischemic lesions. Its apparent underestimation in the past was probably due to many concurrent factors, such as the previously lower incidence of population over 65 years, the lack of modern techniques of neuroimaging, the stress placed upon the involvement of the large arteries in the pathogenesis of cerebral ischemia.

Small vessel disease in hypertensive subjects can bring about lacunes, lacunar states, microinfarctions, petechial hemorrhages, being thus accountable for : 1) the typical lacunar syndromes and reversible ischemic attacks; 2) various and less usual clinical pictures as suprabulbar palsy, lacunar dementia, hypertensive encephalopathy, Binswanger's disease.

At present the distinction between small and large vessel diseases represents only a descriptive approach useful for clinical and prognostic evaluation.

However, the patients with intracerebral small vessel and those with extra and intracerebral large vessel arteriopathies show a different anatomo-clinical impact of similar physiopathological mechanisms and risk factors, thus offering a valuable tool for understanding how a series of similar pathological factors may bring about different anatomo-clinical entities according to their location in the vascular system and their different weight in a given case.

References

1 Marie P. (1901) : Des foyers lacunaires de désintégration et de différents autres états cavitaires du cerveau. *Rev. Med. Paris* **21**, 281-298.
2 Fisher C.M. (1982) : Lacunar strokes and infarcts : a review. *Neurology* **32**, 871-876.
3 Fisher C.M. (1965) : Lacunes : small deep cerebral infarcts. *Neurology* **15**, 774-784.
4 Loeb C., Gandolfo C., Mancardi G.L., Primavera A., Tassinari T (1986) : The lacunar syndromes : review with personal contribution. In : *Cerebrovascular disease : research and clinical management*. Lechner, Meyer, Ott (eds). Amsterdam, Elsevier, vol. 1 : 107-156.
5 Lhermitte J., Cuel L. (1921) : Forme ponto-cérébelleuse de la paralysie pseudo-bulbaire. *Rev. Neurol.* **1**, 364-367.
6 Lhermitte J. (1949) : L'artériosclérose du système nerveux. In : *Traité de Médecine*. Lemierre *et al.* (eds.) T. XV. Paris, Masson.
7 Cole F.M., Yates P. (1968) : Comparative incidence of cerebrovascular lesions in normotensive and hypertensive patients. *Neurology* **18**, 255-259.
8 Zulch K.J. (1971) : Hemorrhage, thrombosis embolism. In : *Pathology of the nervous system*. Minckler (ed). New York, McGraw Hill, 1499-1536.
9 Gandolfo C., Caponnetto C., Del Sette M., Santoloci D., Loeb C. (1988) : Risk factors in lacunar stroke. A case-control study. *Acta Neurol. Scand.* **77**, 22-26.
10 Landau W.M. (1988) : Ataxic hemiparesis. *Neurology* **38**, 1799-1801.
11 Caplan L.R., Young R.R. (1972) : EEG findings in certain lacunar stroke syndromes, abstracted. *Neurology* **22**, 403.
12 Caplan L.R. (1976) : Lacunar infarction : a neglected concept. *Geriatrics* **31**, 71-75.
13 Mohr J.P., Caplan L.R., Melski J.W. *et al.* (1978) : The Harvard Cooperative Stroke Registry : a prospective registry. *Neurology* **28**, 745-762.
14 Loeb C., Gandolfo C., Caponnetto C., Del Sette M. (in press) : Intracerebral small vessel disease : the pseudobulbar palsy revisited. Salzburg conference on cerebro-vascular disease. September-October 1988.
15 Critchley M. (1929) : Arteriosclerotic parkinsonism. *Brain* **52**, 23-83.
16 Eadie M.J., Sutherland J.M. (1964) : Arteriosclerosis in parkinsonism. *J. Neurol. Neurosurg. Psychiat.* **27**, 237-240.
17 Schwab R.S., England A.C. (1968) : Parkinson syndromes due to various specific causes. In : *Handbook of clinical neurology*. Vinken, Bruyn (eds). Amsterdam, North-Holland, vol. 6, 227-247.
18 Escourolle R., De Recondo J., Gray F. (1971) : Etude anatomopathologique des syndromes parkinsoniens. In : *Monoamines, noyaux gris centraux et syndrome de Parkinson*. De Ajuria-guerra, Gautier (eds). Genève, George et Cie, 173-229.
19 Agnoli A. (1981) : Extrapyramidal aspects of cerebrovascular disease : the question of arteriosclerotic parkinsonism. In : *Studies in cerebrovascular disease*. Loeb (ed). Milano, Masson Italia, 141-160.
20 Jellinger K. (1986) : Overview of morphological changes. In : Parkinson's disease. In : *Advances in neurology*. Yahr, Bergmann (eds). Vol. 45. New York, Raven Press, 1-18.
21 Loeb C. (1985) : Vascular dementias. In : *Handbook of clinical neurology*. Friederiks (ed). Vol. 2 (46), Amsterdam, Elsevier Science, 353-369.
22 Roman G.C. (1985) : Lacunar dementia. In : *Senile dementia of the Alzheimer's type*. Hutton, Kenny (eds). New York, Liss, 1-21.
23 Tomlinson B.E. (1977) : The pathology of dementia. In : *Dementia*. Wells (eds). Philadelphia, FA Davis Co, 113-153.
24 Jellinger K. (1976) : Neuropathological aspects of dementias resulting from abnormal blood and cerebrospinal fluid dynamics. *Acta Neurol. Belg.* **76**, 83-102.
25 Fisher C.M. (1968) : Dementia in cerebral vascular disease. In : *Cerebral vascular disease*. Toole, Siekert, Whisnant (eds). Sixth Princeton Conference, New York, Grune and Stratton, 232-236.

26 Greenberg E.M. (1978) : Epidemiology of senile dementia. In : *Neurological epidemiology principles and clinical applications.* Schoenberg (ed). Advances in Neurology v. 19, New York, Raven Press, 437-457.
27 Nichols F.T. III, Mohr J.P. (1986) : Binswanger's subacute arteriosclerotic encephalopathy. In : *Stroke, pathophysiology, diagnosis and management.* Barnett, Mohr, Stein, Yatsu (eds). Vol. 2, Livingstone, New York, Churchill Livingstone, 875-885.
28 Tanaka M., Ikuta F., Oyake Y. (1969) : An autopsy case of chronic progressive encephalopathy without hypertension. *Clin. Neurol.* **9**, 398-405.
29 De Reuck J., Crevits L., De Coster W., Sieben G., Van Eecken H. (1980) : Pathogenesis of Binswanger chronic progressive subcortical encephalopathy. *Neurology* **30**, 920-928.
30 Huang K., Wu L., Luo Y. (1985) : Binswanger's disease : progressive subcortical encephalopathy or multi-infarct dementia ? *Can J. Neurol. Sci.* **12**, 88-94.
31 Lotz P.R., Ballinger W.E., Quisling R.G. (1986) : Subcortical arteriosclerotic encephalopathy : CT spectrum and pathology correlation. *AJR* **147**, 1209-1214.
32 Tomlinson B.E., Blessed G., Roth M. (1970) : Observations on the brains of demented old people. *J. Neurol. Sci.* **11**, 205-242.
33 Tomlinson B.E. (1980) : The structural and quantitative aspects of the dementias. In : *Biochemistry of dementia.* Roberts (ed). Chichester, John Wiley and Sons, 15-52.
34 Brust J.C.M. (1983) : Dementia and cerebrovascular disease. In : *The dementias.* Mayeux, Rosen (eds). New York, Raven Press, 131-147.
35 Brust J.C.M. (1988) : Vascular dementia is overdiagnosed. *Arch. Neurol.* **45**, 799-801.
36 Scheinberg P. (1988) : Dementia due to vascular disease : a multifactorial disorder. *Stroke* **19**, 1291-1299.
37 Ladurner G., Iliff L.D., Sager W.D., Lechner H. (1983) : A clinical approach to vascular (multiinfart) dementia. In : *Cerebral vascular disease IV : proceedings of the World Federation of Neurology Int. Conference 11th Salzburg.* Meyer, Lechner, Reivich, Ott (eds). Sept. 23-25, 1982. Amsterdam, Excerpta Medica, 23-25.
38 Ladurner G., Bone G. (1986) : Morphological aspects in multi-infarct (vascular) dementia. In : *Cerebrovascular disease : research and clinical management.* Lechner, Meyer, Ott (eds). Amsterdam, Elsevier Science, 163-172.
39 Kitigawa Y., Meyer J.S., Tachibana H., Mortel K.F., Rogers R.L. (1984) : CT-CBF correlations of cognitive deficits in multi-infarct dementia. *Stroke* **15**, 1000-1009.
40 Meyer J.S., Judd B.W., Tawaklna T., Rogers R.L., Mortel K.F. (1986) : Improved cognition after control of risk factors for multi-infarct dementia. *JAMA* **256**, 2203-2209.
41 Loeb C., Gandolfo C. (1988) : Intellectual impairment and cerebral lesions in multiple infarcts. *Stroke* **19**, 560-565.
42 Fisher C.M. (1969) : The arterial lesions underlying lacunes. *Acta Neuropath.* **12**, 1-15.
43 Mancardi G.L., Romagnoli P., Tassinari T., Gandolfo C., Primavera A., Loeb C. (1988) : Lacunae and cribriform cavities of the brain. *Eur. Neurol.* **28**, 11-17.
44 Blackwood W. (1958) : Vascular disease of the central nervous system. In : *Neuropathology.* Greenfield, Blackwood, McMenemey, Meyer, Norman (eds). London, Arnold, 67-131.
45 Sandok B.A. (1980) : Clinical evaluation of patients with cerebrovascular disease. In : Joint Council Subcommittee on CVD NINCDS, Cerebrovascular surgery report. Rochester, Withing Press, 177-189.

24

HYPERSIGNAUX PROFONDS EN IRM DANS LES INFARCTUS LACUNAIRES ET LES INFARCTUS VERTÉBRO-BASILAIRES

M. Hommel, G. Besson, P. Pollak, J.F. Le Bas, J. Perret

Unité de Pathologie Vasculaire Cérébrale et Unité d'Imagerie par Résonance Magnétique Nucléaire. Département des Neurosciences Cliniques et Biologiques. Centre Hospitalier Universitaire. BP 217 X, 38043 Grenoble Cedex, France

La présence d'hypodensités périventriculaires avait été rapportée au scanner X [1, 2, 3], leur signification n'était pas évidente, mais leur relation avec l'artériopathie sous-corticale artérioscléreuse de Binswanger évoquée. Hachinski *et al.* [4] en proposant le terme de leucoaraïose, pour décrire au scanner X les hypodensités périventriculaires, ont rediscuté cette relation.

L'imagerie par résonance magnétique (IRM) est plus sensible que le scanner X et les hypersignaux sont plus fréquemment vus et sont plus étendus [5]. Les facteurs favorisant leur présence sont l'âge, les démences et la présence de facteurs de risque artériel [6, 7, 8]. Deux études au scanner X ont corrélé la présence des facteurs de risque vasculaires à la leucoaraïose. Inzitari *et al.* [9] ont montré, dans une étude prospective, que l'âge, l'hypertension artérielle, et les antécédents d'accident vasculaire cérébraux étaient plus souvent associés à la leucoaraïose. Parmi les accidents vasculaires cérébraux, 73 % étaient situés dans les régions sous-corticales. Ce résultat a été confirmé par Bogousslavsky *et al.* [10] (1987) : la prévalence de la leucoaraïose était plus élevée chez les hypertendus, chez les patients qui avaient un infarctus profond, et qui n'avaient pas de sténoses artérioscléreuses serrées de l'artère carotide interne. Mais ces deux études, si elles ont rapporté la présence fréquente d'infarctus profonds, ne précisaient pas s'il s'agissait de lacunes. Ces constatations suggèrent une relation entre l'artériolopathie hypertensive à l'origine des lacunes et la genèse des hypersignaux profonds, plutôt qu'une intervention de l'artériosclérose des artères de gros calibre.

Pour tester cette hypothèse nous avons étudié prospectivement un groupe de patients avec un infarctus lacunaire et un groupe de patients avec un infarctus vertébro-basilaire.

Matériel et méthodes

143 patients hospitalisés consécutivement pour un infarctus lacunaire (79 cas) ou un infarctus vertébro-basilaire attribué à l'occlusion d'une artère de gros calibre (64 cas) ont été inclus dans cette étude prospective. tous les malades ont été examinés cliniquement et ont eu un scanner X pour éliminer un hématome. L'IRM a été effectuée sur un appareil CGR Magniscan 5000 ayant un aimant supraconducteur de 0,5 Tesla, en coupes axiales jointives de 6 à 9 mm d'épaisseur, avec des séquences pondérées en T2 (TR = 2000 ms; TE = 60, 120 ms). Les images IRM ont été analysées de façon indépendante par 2 observateurs ignorant les données cliniques. L'importance de l'atrophie corticale et sous-corticale a été évaluée selon une échelle subjective en 5 points. Les hypersignaux profonds, périventriculaires ont été cotés selon l'échelle de Zimmerman [11] et ont été retenus comme pathologiques les examens classés au-dessus du grade 3 ou plus.

Résultats

La concordance inter-observateurs dans la classification des hypersignaux était bonne (test kappa = 0,71).

Prévalence des hypersignaux et corrélations

La prévalence des hypersignaux dans notre population était de 17 % (23 % pour les lacunes et 11 % pour les infarctus vertébro-basilaires). Ces hypersignaux sont associés à l'âge avancé ($p < 0{,}01$), à la présence d'une hypertension artérielle (HTA; $p < 0{,}006$), d'une cardiomégalie ($p < 0{,}02$), aux antécédents d'accident vasculaire cérébral (AVC précédent celui pour lequel le patient a été inclus dans l'étude; $p < 0{,}004$), mais non à l'hyperlipémie ($p = 0{,}8$), au tabagisme ($p = 0{,}34$), à l'artérite des membres inférieurs ($p = 0{,}6$), au diabète ($p = 0{,}23$), à l'angor ($p = 0{,}58$), à l'infarctus du myocarde ($p = 0{,}3$), aux valvulopathies ($p = 0{,}36$), à la fibrillation auriculaire ($p = 0{,}6$), aux antécédents d'accident ischémique transitoire ($p = 0{,}76$). Le sexe s'approche du seuil de signification ($p = 0{,}07$) avec une prépondérence des hypersignaux chez les hommes. L'atrophie corticale ($p < 0{,}02$) et l'atrophie sous-corticale ($p < 0{,}006$) sont corrélés à la présence d'hypersignaux. Le type d'accident vasculaire cérébral (lacune versus infarctus par occlusion d'une artère de gros calibre) est significativement lié à la présence d'hypersignaux ($p < 0{,}04$).

Ces variables ont été introduites dans un modèle d'analyse multivariée par régression logistique *(Tableau I)*. Le but était d'évaluer l'association entre les hypersignaux profonds et le type d'accident vasculaire après contrôle des effets des autres variables.

Discussion

Nos résultats concordent avec ceux déjà publiés [9, 10] et démontrent l'importance en analyse monovariée de l'âge, l'HTA, les antécédents d'accident vasculaire cérébral et le sexe, dans la genèse des hypersignaux profonds en IRM. Le type d'accident vasculaire intervient aussi avec une plus grande présence d'hypersignaux profonds dans le groupe des lacunes. En analyse multivariée l'âge n'agit plus significativement sur la prédiction des hypersignaux profonds. Deux groupes de variables restent prédictives :

Tableau I. *Coefficient de régression logistique de variables multiples*		
Variable seule	*Coefficient*	*p*
Age	– 0,5	0,40
Sexe	– 0,8	0,07
Hypertension	1,9	0,01
Cardiomégalie	0,9	0,03
Type d'AVC	– 0,9	0,05
Antécédent d'AVC	1,6	0,02
Atrophie corticale	1,7	0,02
Atrophie sous-corticale	2	0,02
Interactions. Type d'AVC		
Age	0,5	0,80
Sexe	0,6	0,51
HTA	– 7,7	0,67
Cardiomégalie	0,2	0,84
Antécédent d'AVC	1,8	0,13
Atrophie corticale	– 1,2	0,27
Atrophie sous-corticale	– 6,7	0,60

— des variables liées à la pathologie vasculaire : l'HTA, et le type d'accident vasculaire. Les antécédents d'accident vasculaire sont ici, comme dans l'étude d'Inzitari [9], le prédicteur le plus puissant de la présence d'hypersignaux profonds;
— des variables paraissant moins directement liées à la pathologie vasculaire : l'atrophie corticale et sous-corticale.

La comparaison de nos deux populations de patients, montre que les hypersignaux profonds sont plus nombreux dans le groupe des lacunes. Le grade 3 de la classification de Zimmerman [11] est défini comme la présence d'un halo périventriculaire, à limites floues, d'épaisseur variable. Ce n'est pas là l'aspect des lacunes vues en IRM, mais cela s'approche de la définition de la leucoaraïose proposée par Hachinski *et al.* [4]. L'observation plus fréquente de patients, au grade 3 et plus, dans la population de lacunes est en faveur d'une implication des artérioles perforantes dans l'apparition de ces hypersignaux. Leur relation avec l'encéphalopathie sous-corticale de Binswanger, dont la pathogénie est habituellement attribuée à l'artériolopathie, fait à nouveau discuter le lien entre hypersignaux profonds et maladie de Binswanger. Le rôle de l'atrophie est plus difficile à préciser. S'agit-il d'un facteur indépendant lié au vieillissement, ou de la conséquence d'une souffrance diffuse d'un parenchyme due à la pathologie artériolaire ?

Références

1 Valentine A.R., Moseley I.F., Kendall B.E. (1980) : White matter abnormality in cerebral atrophy : clinicoradiological correlations. *J. Neurol. Neurosurg. Psychiatry* **43**, 139-142.
2 Loizou L.A., Kendall B.E., Marshall J. (1981) : Subcortical arteriosclerotic encephalopathy : a clinical and radiological investigation. *J. Neurol. Neurosurg. Psychiatry* **44**, 294-304.
3 Kinkel W.R., Jacobs L., Polachini I., Bates V., Heffner R.R. (1985) : Subcortical arteriosclerotic encephalopathy (Binswanger's disease). Computed tomographic, nuclear magnetic resonance, and clinical correlations. *Arch. Neurol.* **42**, 951-959.

4 Hachinski V.C., Potter P., Merskey H. (1987) : Leuco-araiosis. *Arch. Neurol.* **44**, 21-23.
5 Kertesz A., Black S.E., Tokar G., Benke T., Carr T., Nicholson L. (1988) : Periventricular and subcortical hyperintensities on magnetic resonance imaging. "Rims, caps, and unidentified objects". *Arch. Neurol.* **45**, 404-408.
6 Bradley W.G., Waluch V., Brant-Zawadski M., Yadley R.A., Wycoff R.R. (1984) : Patchy, periventricular white matter lesions in the elderly : a common observation during NMR imaging. *Noninv. Med. Imaging* **1**, 35-41.
7 Kirkpatrick J.B., Hayman L.A. (1987) : White-matter lesions in MR Imaging of clinically healthy brains of elderly subjects : possible pathologic basis. *Radiology* **162**, 509-511.
8 Drayer B.P. (1988) : Imaging of the aging brain : Part 1 : Normal finding. Part 2 : Pathologic conditions. *Radiology* **166**, 785-806.
9 Inzitari D., Diaz F., Fox A. *et al.* (1987) : Vascular risk factors and leuco-araiosis. *Arch. Neurol.* **44**, 42-47.
10 Bogousslavsky J., Regli F., Uske A. (1987) : Leucoencephalopathy in patients with ischemic strokes. *Stroke* **18**, 896-899.
11 Zimmerman R.D., Fleming C.A., Lee B.C.R., Saint-Louis L.A., Deck M.D.F. (1986) : Periventricular hyperintensity as seen by magnetic resonance : prevalence and signifiance. *AJNR* **7**, 13-20.

25

EXPRESSION NEUROLOGIQUE DU SYNDROME DU SINUS CAROTIDIEN CHEZ 144 PATIENTS ÂGÉS

P. Graux, C. Lestoquoy, A. Dutoit, Ph. Gallois, J.F. Dereux, L. Croccel

Service de Cardiologie et Soins Intensifs, Centre Hospitalier Saint-Philibert, Faculté libre de médecine de Lille, 59000 Lille, France

En 1930, Roskam [1] a décrit le syndrome du sinus carotidien après avoir reproduit la syncope d'un patient par le massage sino-carotidien. En 1933, Weiss et Baker [2], à partir d'une série de quinze patients, dégagent les deux types essentiels, cardio-inhibiteur et vaso-dépresseur, du sinus carotidien et affirment qu'il s'agit d'une cause fréquente de syncope. Cette entité correspond donc à une hypervagotonie définie par l'exagération de la réaction physiologique aux manœuvres vagales et cette réaction physiologique a deux composantes connues associées ou non :

— ralentissement de la fréquence cardiaque inférieur à 30 % de la valeur initiale ou une asystole inférieure à 2 secondes,

— une hypotension artérielle de moins de 30 mm Hg.

Trois types d'hyperréflectivité sino-carotidienne sont maintenant décrits, grâce à la possibilité actuelle de séparer vaso-dépression et cardio-inhibition : une forme cardio-inhibitrice, une forme vaso-dépressive et une forme mixte associant les deux composantes [3-10].

Mais avant 1987, l'incidence du syndrome du sinus carotidien reste sous-évaluée au sein d'une population adulte présentant des syncopes ou des lipothymies sans cause reconnue par les moyens usuels [9-14]; diverses raisons peuvent être évoquées :

— réalisation non systématique du massage sino-carotidien dans cette population;

— absence de monitorisation de la pression artérielle systémique ne permettant pas d'identifier une vaso-dépression [15];

— non utilisation, lors de l'exploration électrophysiologique chez les patients présentant une asystole aux manœuvres vagales, d'un stimulateur auriculo-ventriculaire : le maintien d'un rythme cardiaque stable et de la synchronisation auriculo-ventriculaire permet pourtant, lors d'un nouveau massage sino-carotidien, d'identifier la vaso-dépression associée : en effet, grâce à ce type de stimulation cardiaque dite double-chambre, les conséquences cardiaques de l'asystole susceptibles d'induire une chute de pression artérielle lors de la reprise des contractions cardiaques disparaissent.

En 1987, les auteurs ont montré à partir d'une enquête prospective trois données [16] :
— incidence du syndrome du sinus carotidien de 26 % au sein d'une population âgée de 256 patients;
— les formes mixtes sont les plus fréquentes (51 %);
— le syndrome du sinus carotidien est associé à un effet pacemaker plus important que pour l'ensemble des autres patients, et ce dernier est d'autant plus important que la vaso-dépression est nette [17].

La poursuite de cette enquête permet de préciser les caractéristiques de chaque forme clinique, de faire une première validation d'un algorithme thérapeutique proposé dès le début de ce travail et une première appréciation du pronostic de chaque forme.

Matériel et méthode

554 patients ont été inclus de façon prospective du 1.10.84 au 31.12.88 : ils ont bénéficié d'une étude électrophysiologique endocavitaire, car leurs syncopes ou lipothymies n'étaient pas d'origine reconnue par les examens usuels.

Technique d'examen

Après ponction des vaisseaux fémoraux, sont placés sous amplificateur de brillance une sonde électrode dans la partie supérieure de l'oreillette droite, au toit de la tricuspide pour recueillir le potentiel hissien, et dans la pointe du ventricule droit. Un cathéter 7F est introduit dans l'artère fémorale et raccordé à une tête de pression de type Bentley. Les paramètres électrophysiologiques et hémodynamiques sont amplifiés sur une baie Siemens Elema Mingograph 7, et la stimulation externe requiert l'emploi d'un stimulateur auriculo-ventriculaire de type Explorer « 2000 ».

Diagnostics électrophysiologiques

- Le syndrome du sinus carotidien : les réponses pathologiques aux manœuvres vagales définissent, en association avec la présence de symptômes spontanés, les trois formes suivantes :

— forme cardio-inhibitrice : induction d'une pause ventriculaire supérieure ou égale à 3 secondes *(Figure 1)*;
— forme mixte : association d'un ralentissement de la fréquence cardiaque de plus de 50 % ou d'une asystole ventriculaire de plus de 3 secondes à une chute de pression artérielle systolique de plus de 30 mm Hg lors de la répétition de la manœuvre, ce en stimulation double-chambre à une fréquence proche de la fréquence spontanée [18];
— forme vaso-dépressive : chute de la pression artérielle systolique de plus de 50 mm Hg.

- Les autres anomalies identifiables sont :

— la dysfonction sinusale en utilisant jusqu'à juin 1989 les critères de Medvedowsky [19], puis l'algorithme de l'auteur grâce à l'appoint d'une informatique développée par celui-ci [20];
— le bloc auriculo-ventriculaire par des critères classiques (point de Luciani Wenckebach sur AH inférieur à 110/mn, sur HV inférieur à 150/mn, HV supérieur ou égal à 70 ms, HV sous ajmaline supérieur ou égal à 120 ms...);

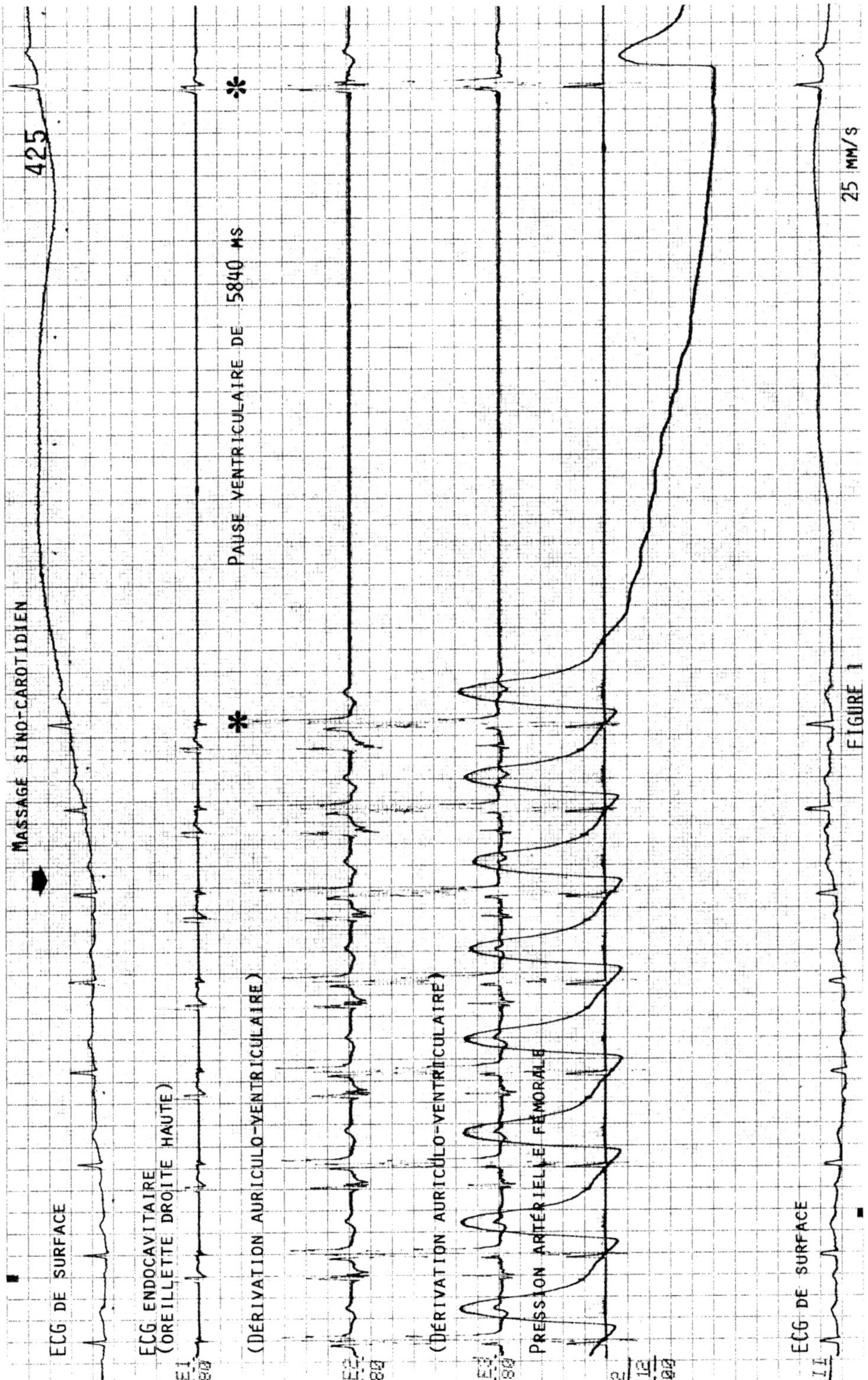
ECG DE SURFACE
MASSAGE SINO-CAROTIDIEN
425
ECG ENDOCAVITAIRE
(OREILLETTE DROITE HAUTE)
IE1
80
(DÉRIVATION AURICULO-VENTRICULAIRE)
PAUSE VENTRICULAIRE DE 5840 MS
IE2
80
(DÉRIVATION AURICULO-VENTRICULAIRE)
IE3
80
PRESSION ARTÉRIELLE FÉMORALE
U2
P12
100
ECG DE SURFACE
III
25 MM/S
FIGURE 1

Figure 1

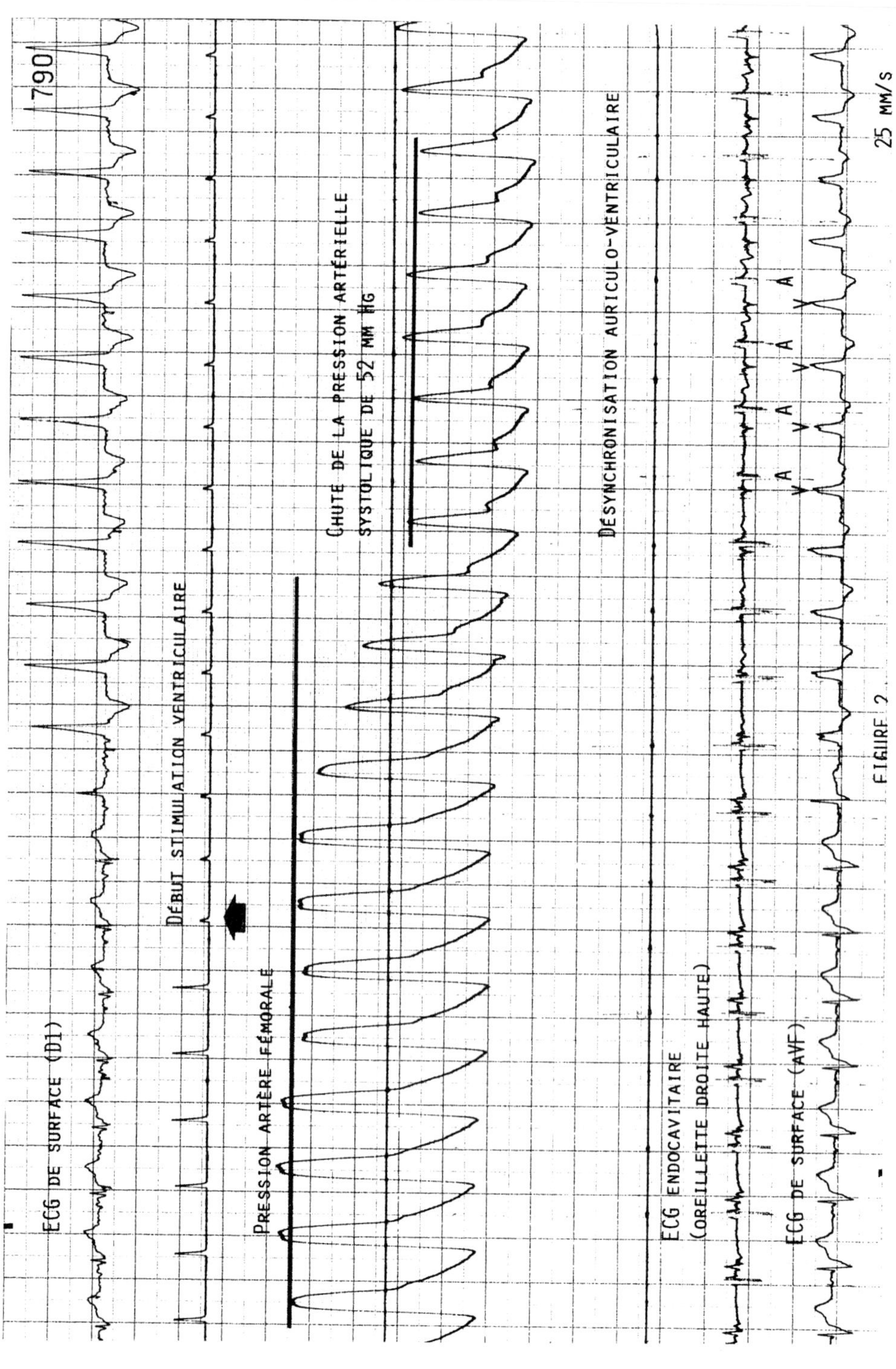
790
ECG DE SURFACE (D1)
DÉBUT STIMULATION VENTRICULAIRE
PRESSION ARTÈRE FÉMORALE
CHUTE DE LA PRESSION ARTÉRIELLE
SYSTOLIQUE DE 52 MM HG
DÉSYNCHRONISATION AURICULO-VENTRICULAIRE
ECG ENDOCAVITAIRE
(OREILLETTE DROITE HAUTE)
ECG DE SURFACE (AVF)
25 MM/S
FIGURE 2

Figure 2

— les tachycardies supraventriculaires soutenues ou symptomatiques déclenchées par l'utilisation d'un maximum de trois extrastimulus sur rythme spontané ou après rythme électro-entraîné auriculaire à 130/mn;

— les tachycardies ventriculaires monomorphes soutenues ou symptomatiques déclenchées par le protocole de Wellens (trois extrastimulus au maximum sur rythme spontané, à 100, 120, 140/mn, les stimulations étant délivrées à la pointe du ventricule droit).

Algorithme de traitement du syndrome du sinus carotidien (Tableau I)

Seules les formes avec cardio-inhibition peuvent tirer bénéfice de l'emploi d'un stimulateur cardiaque, et deux facteurs essentiels doivent motiver le choix du type de stimulateur :

— l'importance variable de l'effet pacemaker selon les patients;

— l'existence ou non dans les formes mixtes d'un gain de pression artérielle en stimulation auriculo-ventriculaire par rapport à la stimulation ventriculaire unique lors des manœuvres vagogènes.

En effet, le stimulateur a un rôle sentinelle et doit maintenir au mieux l'hémodynamique cardiaque lors des périodes vagales, mais également lors de simples variations du cycle cardiaque [17]. La conduite thérapeutique tient également compte du niveau de fréquence cardiaque spontané, de la présence d'une conduction rétrograde, de l'analyse du traitement médical antérieur (volontiers riche en drogues bradycardisantes ou vaso-dilatatrices), mais également du terrain général et de la présence ou non d'une hypotension orthostatique [21].

Un âge élevé n'est pas une contre-indication à l'implantation d'un stimulateur double-chambre.

Pour les formes vaso-dilatatrices, les moyens thérapeutiques sont plus limités : réduction du traitement vaso-dilatateur antérieur, utilisation éventuelle de drogues vasopressives *per os*...

Tableau I. *Algorithme thérapeutique du syndrome du sinus carotidien*

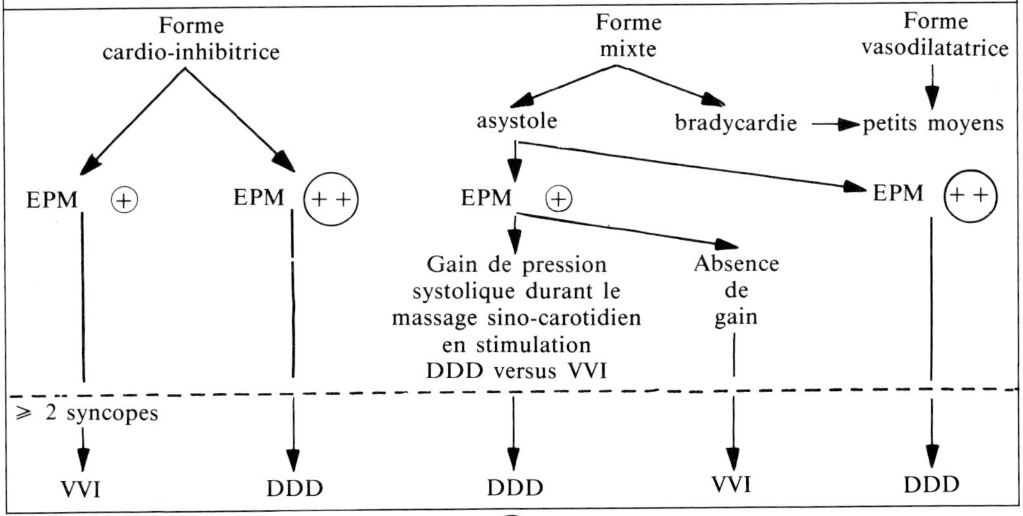

EPM (+) : effet pacemaker < 30 mmHg; EPM (++) : effet pacemaker > 30 mmHg; DDD : stimulation auriculo-ventriculaire; VVI : stimulation ventriculaire unique.

Analyse du suivi

Celle-ci a été réalisée grâce à l'utilisation des dossiers de consultation, et par l'interrogation des patients ou de leur entourage immédiat. La persistance éventuelle de symptômes fonctionnels, les éventuelles modifications thérapeutiques sont notées.

Résultats

144 syndromes du sinus carotidien ont été affirmés : l'âge moyen est élevé (73,7 ans ± 9,6). 14 % ont moins de 65 ans et 18 % ont entre 65 et 70 ans. La prépondérance masculine est nette (61,1 %). Les formes mixtes sont les plus fréquentes (52,7 %); les formes cardio-inhibitrices et vasodépressives sont respectivement au nombre de 26,3 et 20,8 %.

Les données qui suivent permettent d'établir des comparaisons entre les différentes formes de syndrome du sinus carotidien.

Symptomatologie spontanée (Tableau I)

Les syncopes sont un peu plus fréquentes, mais de façon non significative, dans les formes cardio-inhibitrices; l'incidence des lipothymies isolées ou associées à des syncopes chez le même patient est la même dans les trois formes. La vasodépression doit donc être considérée comme un mécanisme capable de produire des syncopes. Les circonstances de survenue de ces malaises sont la période per ou post-prandiale précoce dans 18 % des cas, un passage récent en orthostatisme dans 8,3 % des cas; la stimulation directe du sinus carotidien par une rotation du cou ou le rasage est rarement mise en cause, soit dans 3,5 % des cas. Moins de 80 % des syncopes surviennent en position debout et cette position est certes fréquente, mais non pas obligatoire.

Effet du massage sino-carotidien (Tableau III)

L'individualisation des trois formes une fois faite par les critères sus-décrits, les formes mixtes sont, pour des raisons avant tout thérapeutiques, divisées en deux, c'est-à-dire en formes à prédominance cardio-inhibitrice et en formes à prédominance vasodilatatrice.

L'analyse des résultats des manœuvres vagales permet alors de constater que les asystoles de plus de 3 secondes ont une durée semblable dans les formes cardio-inhibitrices, ainsi que dans les formes mixtes à prédominance cardio-inhibitrice. La vasodépression est similaire dans les formes vasodilatatrices et dans les formes mixtes sans asystole; ces données toutefois ne signifient pas que la cardio-inhibition soit semblable dans les formes mixtes, et que la vasodépression soit identique dans l'ensemble des formes mixtes et vasodilatatrices.

L'effet pacemaker (Tableau IV)

L'effet pacemaker est dû à la perte de la synchronisation auriculo-ventriculaire; il s'ensuit une diminution du remplissage ventriculaire et donc du volume éjecté, mais également une augmentation de la pression auriculaire.

Tableau II				
	Forme cardio-inhibitrice	*Forme mixte*	*Forme vasodilatatrice*	
Nb	38	76	30	
Lipothymie (%)	57	54	56	NS
Syncope (%)	78	73,6	60	NS
ATCD d'AIT	0	2	3	

Tableau III					
	Forme cardio-inhibitrice	*Forme mixte avec asystole*	*Forme mixte sans asystole*	*Forme vaso-dilatatrice*	
Pause ventriculaire (ms)	4679 ± 1153	4887 ± 1049			NS
Chute de pression artérielle systolique (mmHg)			60,05 ± 18,2	58,3 ± 10,1	NS

Tableau IV. *Comparaison de l'intensité de l'effet pacemaker selon le type de syndrome du sinus carotidien*

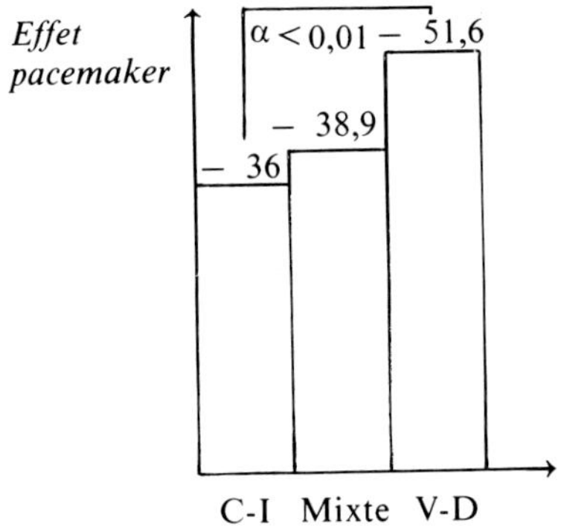

La mesure de la pression artérielle systolique, paramètre essentiel, est faite en utilisant une fréquence de stimulation ventriculaire supérieure à la fréquence spontanée de moins de 10 pulsations par minute.

Cet effet pacemaker croît parallèlement à l'apparition d'une vasodépression pathologique, et cette différence d'effet pacemaker est seulement significative entre les formes cardio-inhibitrices et vasodépressives que l'on considère l'ensemble des patients avec ou sans cardiopathie associée. La présence d'une conduction rétrograde ne modifie pas de façon significative l'effet pacemaker [17].

Association à des troubles conductifs intracardiaques (Tableau V)

La dysfonction sinusale et le bloc auriculo-ventriculaire supra-hissien sont un peu plus fréquents, mais de façon non significative dans les formes cardio-inhibitrices, mais l'hypothèse d'une influence vagale chronique sur le cœur doit toutefois être évoquée dans les formes cardio-inhibitrices. Par ailleurs, il apparaît que le syndrome du sinus carotidien et l'atteinte organique du nœud sinusal sont bien deux affections séparées.

La conduction rétrograde (Tableau V)

Cette conduction, encore appelée conduction ventriculo-auriculaire, mise en évidence par la stimulation ventriculaire unique, est fréquemment absente en cas de forme cardio-inhibitrice à l'opposé des formes vasodilatatrices : ceci suggère également la présence d'un tonus vagal chronique sur le cœur en cas de syndrome du sinus carotidien à forme cardio-inhibitrice. Cette notion invite à proposer plus souvent dans les formes cardio-inhibitrices des modes de stimulation simples, surtout si l'effet pacemaker est modéré. Par contre, dans les formes mixtes, la fréquente présence d'une conduction rétrograde altère la qualité de l'hémodynamique cardiaque en cas de ralentissement du cœur, les contractions auriculaires survenant après la contraction ventriculaire et, dans ces formes, le maintien du synchronisme auriculo-ventriculaire par une stimulation double-chambre apparaît préférable le plus souvent.

Age. Sexe. Terrain (Tableau VI)

Les formes vasodilatatrices s'associent le plus souvent à un terrain cardio-vasculaire altéré (plus d'hypertension artérielle et d'insuffisance cardiaque de stade III ou plus). Ces formes concernent plutôt des femmes qui sont, dans l'ensemble, plus âgées (NS).

Traitement proposé (Tableau VII)

La procédure de l'examen permet, sur des critères objectifs, notamment électrophysiologiques et hémodynamiques, de proposer une thérapeutique logique : mise en place

Tableau V

	Forme cardio-inhibitrice	*Forme mixte*	*Forme vaso-dilatatrice*
Dysfonction sinusale (%)	39,4	25	20
Bloc auriculo-ventriculaire (%)	26,3	25	13
Conduction rétrograde (%)	39,4	63,1	63,3 ($p < 0,05$)

Tableau VI				
	Forme cardio-inhibitrice	*Forme mixte*	*Forme vaso-dilatatrice*	
Age (ans)	72,9	74,6	74,9	
Sexe féminin (%)	25	46	50	
Hypertension (%)	15,7	35	50	CI/VD = α < 0,01
Angine de poitrine (%)	23,8	31,5	43	
Insuffisance cardiaque (%)	10,5	18,8	30	CI/VD = α < 0,05

Tableau VII				
	Forme cardio-inhibitrice	*Forme mixte*	*Forme vaso-dilatatrice*	*Total*
Pacemaker DDD	17	26	1*	43
Pacemaker VVI avec hystérésis	12	13	3*	28
Pacemaker VVI	6	3	1*	10
Limitation du traitement médical antérieur	1	9	8	18
Agents atropiniques	2	3	1	6
Vasopresseurs	0	9	3	12
Surveillance	0	9	3	12

* : la mise en place de pacemaker dans les formes vasodilatatrices était requise par des troubles conductifs associés.

d'un stimulateur cardiaque de type VVI ou DDD en cas d'asystole provoquée, réduction du traitement vasodilatateur, voire utilisation de vasopresseurs en cas de forme vasodilatatrice, mais les moyens thérapeutiques apparaissent bien sûr plus limités dans ce cas.

Evolution traitée de 134 patients (Tableau VIII)

Le devenir de 10 patients n'est pas connu (deux formes cardio-inhibitrices, sept mixtes et une forme vasodilatatrice). Le suivi moyen des 134 patients est de 19,8 mois.

Tableau VIII. *Suivi de 134 patients pendant 19,8 mois*				
	Forme cardio-inhibitrice	*Forme mixte*	*Forme vaso-dilatatrice*	*Total*
	36	69	29	
Décès subit	1	4	4	9
Décès d'origine				
- cardiaque	1	3	3	7
- neurologique	0	0	1	1
- autre	6	4	5	15
Lipothymie/syncope (survivants)	6	15	10	31
AIT/AVC	0	2	0	2
Absence symptôme L/S/AVC Survivants + décédés	26	45	12	83
Absence symptôme L/S/AVC. Survivants	22 + 3	53	6	81

Onze décès subits concernent surtout les formes vasodilatatrices (13,7 %) et mixtes (6 %). Le seul syndrome du sinus carotidien à forme cardio-inhibitrice décédé subitement, âgé de 65 ans, avait bénéficié de la mise en place d'un pacemaker double-chambre, et la recherche d'une tachycardie ventriculaire déclenchable s'était avérée négative lors de l'étude électrophysiologique.

Huit décès sont d'origine cardiaque ou neurologique et concernent essentiellement les formes vasodilatatrices (14,2 %) ou plus accessoirement le groupe mixte (4,8 %).

Chez les survivants, la persistance de syncopes ou de lipothymies concerne 23,1 % de l'ensemble des syndromes du sinus carotidien. Toutefois les formes à prédominance vasodilatatrice restent le plus souvent symptomatiques (66,6 %). Les formes mixtes restent symptomatiques dans 25,8 %, soit 15 patients dont 5 n'ont bénéficié que d'une surveillance ou d'une diminution de leur traitement vasodilatateur. Les 6 formes cardio-inhibitrices restant symptomatiques (20,7 %) étaient pour trois d'entre elles des patients n'ayant pas bénéficié d'une implantation de stimulateur cardiaque car, lors du bilan initial, ils n'avaient présenté qu'une syncope; les trois autres patients ayant bénéficié de la mise en place de cet appareillage présentaient pour deux d'entre eux une hypotension artérielle orthostatique.

Trois accidents vasculaires cérébraux sont à déplorer chez deux patients présentant une forme mixte, sans compter l'accident vasculaire rapidement mortel déjà signalé plus haut dans une forme vasodilatatrice.

En conséquence, l'algorithme thérapeutique a la capacité de supprimer les symptômes dans plus de 62 % de l'ensemble des syndromes du sinus carotidien, soit plus de 72 % des formes cardio-inhibitrices, 65,2 % des formes mixtes et 41 % des formes vasodilatatrices.

Si l'on considère uniquement les survivants, l'algorithme thérapeutique supprime la symptomatologie (lipothymie, syncope, accident ischémique transitoire, accident vasculaire cérébral) chez 78,8 % des formes cardio-inhibitrices, 74 % des formes mixtes et 38 % des formes vasodilatatrices.

Commentaires

A côté de leurs réponses différentes au massage sino-carotidien, les trois formes de syndrome du sinus carotidien se différencient par :

— une autre anomalie hémodynamique : un plus grand effet pacemaker dans les formes avec vasodépression pathologique;

— la présence d'un tonus vagal cardiaque constant plus important dans les formes cardio-inhibitrices, expliquant la moindre fréquence des conductions rétrogrades et l'incidence plus importante des dysfonctions sinusales et des blocs auriculo-ventriculaires associés dans ces formes;

— un terrain cardio-vasculaire plus altéré dans les formes vasodilatatrices (hypertension artérielle et insuffisance cardiaque plus fréquentes);

— une évolution différente et plus défavorable dans les formes vasodilatatrices (récidives de symptômes, accidents ischémiques cérébraux transitoires et mort subite).

Les formes mixtes tirent bénéfice d'une stimulation de type DDD, et ce choix est basé sur l'intensité de l'effet pacemaker et l'éventuel gain de pression artérielle systolique en stimulation DDD par rapport à la stimulation VVI lors des manœuvres vagogéniques. Même si la thérapeutique choisie est optimale, le devenir est moins favorable que dans les formes cardio-inhibitrices pures ayant bénéficié de l'implantation d'un stimulateur de type VVI. Les moyens thérapeutiques restent très réduits dans les formes vasodilatatrices. En fait, jusqu'à présent, seul le devenir des patients présentant une cardio-inhibition prédominante était relativement bien connu, en raison de l'absence de série prospective identifiant d'emblée la vasodépression; néanmoins, Morley [22] analysant la persistance de symptômes chez les patients porteurs de stimulateur cardiaque notait que cette résurgence survenait dans 23 % de ces patients stimulés; Kaliman [23] notait, sur un groupe de 31 patients ayant bénéficié d'un stimulateur cardiaque en raison de la présence au moins d'une cardio-inhibition, quatre accidents vasculaires ischémiques transitoires et une syncope. Pour Sutton [24] dans une étude rétrospective identifiant uniquement la cardio-inhibition, 77 % des patients survivants sont asymptomatiques, et les décès qui concernent 40 % des patients ont pour cause l'accident vasculaire cérébral, la néoplasie ou la défaillance cardiaque.

La physiopathologie du syndrome du sinus carotidien pourrait être la suivante : il existerait une anomalie de l'arc baroréflexe au niveau central, c'est-à-dire au niveau des aires de contrôle de la vasomotricité et de la fréquence cardiaque dans le tronc cérébral. En faveur de cette hypothèse, l'on retient : la présence de facteurs vagogéniques généraux variés, la rareté des facteurs vagogéniques locaux qui créent une compression du sinus carotidien, le parallélisme entre l'intensité de la vasodépression et de l'effet pacemaker. Il ne faut pas oublier la présence de tensorécepteurs dans les oreillettes dont la mise en jeu par une augmentation de pression provoque l'envoi d'influx au niveau des aires bulbaires sus-citées et probablement une vasodilatation périphérique au moins dans les formes vasodilatatrices : l'intensité de l'effet pacemaker dans ces formes peut être expliquée ainsi et conforte l'hypothèse d'une altération des aires de contrôle de l'appareil cardio-vasculaire.

Conclusion

Le syndrome du sinus carotidien, source de nombreuses manifestations neurologiques chez la personne âgée, est l'expression d'une défaillance des mécanismes de l'homostasie du système cardio-vasculaire à cet âge; l'altération probable du traitement des afférences vagales au niveau du tronc cérébral est associée, dans les formes vasodilatatrices, à une mauvaise qualité de l'appareil effecteur (cœur et vaisseaux) qui explique le mauvais pronostic de ces formes.

Références

1 Roskam J. (1930) : Un syndrome nouveau : syncopes cardiaques graves et syncopes par l'hyperréactivité sino-carotidienne. *Presse Méd.* **39**, 590-595.

2 Weiss S., Baker J.B. (1933) : The carotid sinus reflex in health and disease; its role in the medicine. **12**, 297-354.

3 Ebagosti A., Philippe F., Poggi L., Torresani J. (1981) : Hyperréflectivité sino-carotidienne et syndrome sino-carotidien. *Med. Hyg.* **39**, 2210-2216.

4 Ebagosti A., Aubran M., Allard-Latour G., Gueunoun M., Torresani J. (1984) : Syndrome sino-carotidien à réponse mixte : évaluation des différents modes de stimulation cardiaque. *Stimucœur* **12**, 34-41.

5 Godin J.F., Lemarec H., Bouvier A., Victor J. (1985) : Indications de la stimulation cardiaque dans le syndrome sino-carotidien. *Cœur* **15**, 535-540.

6 Grand A., Lapicorey G. (1972) : Hyperréflectivité sino-carotidienne (intérêt thérapeutique de la stimulation cardiaque endocavitaire à la demande). *Cœur Med. Int.* **11**, 265-275.

7 Grand A., Amouroux R., Lapicorey G., Despret P. (1975) : Traitement des syncopes sino-carotidiennes par l'entraînement cardiaque électro-systolique sentinelle. *Arch. Mal. Cœur* **68**, 301-310.

8 MacNamara A.P., Heidorn G.H. (1956) : Effect of carotid sinus stimulation on the ECG of clinically normal individuals. *Circulation* **14**, 177-185.
9 Poggi L., Djane P., Egre A., Aubry J., Laquière R., Serradimigni A. (1980) : Le syndrome du sinus carotidien : à propos de 6 cas à forme cardio-inhibitrice. *Arch. Mal. Cœur* **8**, 883-894.
10 Poggi L. (1981) : Syncopes et lipothymies d'origine sino-carotidienne Spécia.
11 Blanc J.J., Boschat J., Penther Ph. (1984) : Hypersensibilité sino-carotidienne : évolution à moyen terme en fonction du traitement et des symptômes. *Arch. Mal. Cœur* **77**, 330-336.
12 Denes P., Huang S.K., Hauser R. (1983) : Carotid sinus hypersensitivity in patients with unexplained syncope. Clinical, electrophysiological and follow up observations. *Pace* **6**, A 19.
13 Morley C.A., Sutton R. (1984) : Carotid sinus syncope. *Int. J. Cardiol.* **6**, 287-293.
14 Wayne H.G. (1961) : Syncope, physiological consideration and analysis of the clinical manifestations in 510 patients. *Ann. J. Med.* **30**, 418-430.
15 Thomas J.E. (1969) : Hyperactive carotid sinus reflex and carotid sinus syncope. *Mayo Clin. Proc.* **44**, 127-139.
16 Graux P., Mekerke W., Lemaire N. *et al.* (1989) : Le syndrome du sinus carotidien. Apport de la monitorisation de la pression artérielle à l'exploration électrophysiologique endocavitaire. *Arch. Mal. Cœur* **82**, 193-199.
17 Graux P., Durieu-Ghis Ch., Mekerke W. *et al.* (1989) : L'effet pacemaker des syndromes du sinus carotidien. Vers un démembrement de son mécanisme. A propos de 396 patients. *Arch. Mal. Cœur* **82**, 442.
18 Madigan N.P., Flaker G.C., Curtis J.J., Reid J., Mueller K.J., Murphy T.J. (1984) : Carotid sinus hypersensitivity : beneficial effects of dual chamber pacing. *Am. J. Cardiol.* **53**, 1034-40.
19 Medvedowsky J.L., Barnay C. (1984) : Méthodes d'exploration de la fonction sinusale. Etude critique. *Ann. Cardiol. Angéiol.* **33**, 19-25.
20 Graux P., Jacquemart Th., Lemaire N. *et al.* (1989) : Computer and sino-atrial node. Advances in new endocavitary electrophysiological algorythm for sinus dysfunction diagnosis. 4th European Symposium on Cardiac Pacing, Stockholm, 28-31 mai.
21 Brignole M., Sartore B., Barra M., Menozzi C., Lolli G. (1989) : Ventricular and dual chamber pacing for treatment of carotid sinus syndrome. *Pace* **12**.
22 Morley C., Sutton R., Perrins J., McBrien D. (1981) : Analysis of persistent symptoms in patients paced for carotid sinus syncope. *Pace* **4**, A 60.
23 Kaliman J., Scheibelhofer W., Steinbach K., Weber H., Probst P. (1981) : Follow up of patients with hypersensitive carotid sinus syndrome. *Pace* **4**, A 14.
24 Sutton R., Ahmed R., Ingram A. (1989) : 12 year pacing experience in carotid sinus syndrome. In : Text Book "4th European Symposium on Cardiac pacing, Stockholm" : 26.

26

ÉTUDE PROSPECTIVE, SOUS TRAITEMENT MÉDICAL DE 60 PATIENTS AYANT EU UN ACCIDENT ISCHÉMIQUE TRANSITOIRE OU UN ACCIDENT CONSTITUÉ TOTALEMENT RÉGRESSIF

B. Bandzouzi, M.O. Jauberteau, M. Munoz, J.L. Dumas, Ph. Boulu, J.-M. Vallat, M. Dumas

Service de Neurologie, CHU Dupuytren, 2, av. Alexis-Carrel, 87042 Limoges Cedex, France

Introduction

Ce travail se propose d'étudier le devenir, sous traitement médical, d'un certain nombre de patients répondant à la définition classique des accidents ischémiques transitoires (AIT) [1, 2, 3] et des accidents ischémiques constitués mais totalement régressifs (AVCR ou PRIND des Anglo-Saxons) en moins de 3 semaines [1, 2, 3].

Les objectifs poursuivis sont l'appréciation de la survenue d'une éventuelle récidive en fonction de la pathogénie, des facteurs de risque et du traitement médical institué.

Méthodologie

L'étude concerne 60 patients (39 hommes et 21 femmes), âgés de 38 à 80 ans (âge moyen = 63 ans) hospitalisés dans le service de Neurologie du CHU Dupuytren de Limoges de février 1983 à mai 1988 pour un premier épisode d'AIT ou d'un AVCR.

La nature ischémique de l'accident vasculaire à l'origine des signes cliniques a été confirmée par la réalisation d'un ou deux examens tomodensitométriques cérébraux.

Le caractère transitoire est attesté par des examens cliniques comparatifs et répétés de la 24e heure au 20e jour après l'accident vasculaire.

Les patients sont classés en trois catégories selon l'étiopathogénie de l'accident vasculaire. Ce classement repose sur l'examen clinique et des examens complémentaires systématiquement réalisés dans les 15 jours suivants l'accident vasculaire :

— contrôle des constantes biologiques;

— exploration vasculaire par ultrasonographie (Doppler, échotomographie);
— un enregistrement cardiaque par la méthode Holter, un échocardiogramme.

Chez certains patients, une angiographie numérisée voire une artériographie ont été pratiquées.

Ainsi, selon l'origine de l'accident vasculaire responsable des signes cliniques, les patients sont classés en *cardiaques* pour les embols à point de départ cardiaque (cardiopathies emboligènes), en *vasculaires* pour les étiologies d'origine vasculaire cervicale ou cérébrale liées à l'athéromatose, *indéterminés* quand l'étiologie ne peut être précisée.

En ce qui concerne la thérapeutique, elle est fonction de la pathogénie. Les *patients cardiaques* ont eu, en l'absence de contre-indication majeure, une anti-coagulation [4-7] pendant 2 mois à taux efficace par héparine puis calciparine associée au traitement spécifique (anti-arythmique). Ce traitement a été poursuivi soit par des antivitamines K (AVK) soit par anti-agrégant en cas de contre-indication à une anti-coagulation au long cours.

Les *patients vasculaires* ont tous eu, sauf contre-indication majeure, une anticoagulation précoce [8, 9] les 20 premiers jours. Le relais des anticoagulants a été réalisé par les anti-agrégants plaquettaires [4, 9, 10, 11] (aspirine 500 mg/jour) associé ou non à la nicergoline (6 gélules/jour).

Le suivi des patients est clinique (fin du 1er, 3e et tous les 6 mois) et paraclinique tous les 6 mois (constantes biologiques, Doppler cervical, et/ou Holter, selon l'étiologie).

Résultats

Suivi

Tous les patients ont été suivis au moins 14 mois. Cinquante d'entre d'eux (86,7 %) ont été suivis plus de 2 ans et 36 (60 %) plus de 3 ans; seuls 8 (13,3 %) l'ont été moins de 2 ans.

Répartition des patients selon :

— Le type d'accident vasculaire cérébral : 17 patients (28,3 %) ont eu un AIT et 43 patients (71,1 %) un AVCR *(Tableau I).*

— La localisation : le territoire carotidien est prédominant (83,3 % des patients) *(Tableaux I et II).*

— L'étiologie : 7 patients (11,7 %) relèvent d'une origine cardiaque, 37 patients (61,7 %) d'une origine vasculaire athéromateuse. L'origine reste indéterminée dans 26,7 % des cas (16 patients) *(Tableau II).*

— Les facteurs de risque (FDR) : parmi les différents FDR l'hypertension artérielle (HTA) est prédominante (56,7 %). Le diabète (18,3 %) et l'hypercholestérolémie (21,7 %) sont fréquemment associés à l'HTA (65 %) *(Tableau III).* Ces principaux facteurs de risque se retrouvent surtout dans le groupe des patients vasculaires. Dix pour cent des patients n'ont aucun facteur de risque connu.

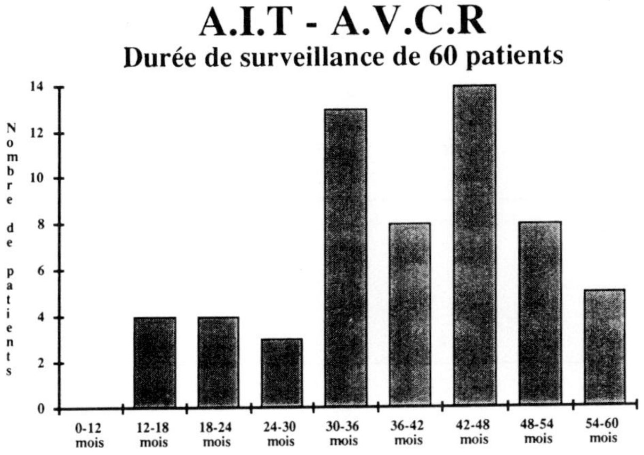

Figure 1. *AIT-AVCR : durée de surveillance de 60 patients.*

Tableau I. *Répartition des AVC selon le type et la localisation*

Type	*Localisation* vertébro-basilaire	*carotidienne* CM	CA		
A I T	3	13	1	17	H 12 F 5
A V C R	7	33	3	43	H 27 F 16
Total	10	46 50 = 83,3 %	4	60	H 39 F 21

Tableau II. *Répartition des AVC selon la pathogénie et la localisation*

Pathogénie	*Localisation* carotidienne	*vertébro-basilaire*	*Total*	
Cardiaque	6	1	7	11,6 %
Indéterminée	13	3	16	26,6 %
Vasculaire	31	6	37	61,6 %
Total	50	10	60	

Evolution

• Récidives. Sur les 60 patients suivis de février 1983 au mois d'août 1989, 14 d'entre eux (23,3 %) ont présenté au moins une récidive unique dans 11 cas et multiple dans 3 cas.

Tableau III. *Répartition des principaux facteurs de risque selon la pathogénie (60 patients)*

Pathogénie	*Facteurs de risque*			
	HTA	*Diabète*	*Cholestérol*	*Sans facteur de risque connu*
Cardiaque : 7	4	0	2	1
Indéterminée : 16	7	2	1	2
Vasculaire : 37	23	9	10	4
Total	34	11	13	7

La durée du suivi après récidive varie de 0 (patient exclu après endartériectomie bilatérale) à 59 mois. Cette récidive survient 9 fois sur 14 pendant les 12 premiers mois, avec 2 périodes de fréquence maximale : 1er mois (4 patients) et 12e mois (4 patients) *(Figure 2)*. Cette prédominance des récidives précoces a précédemment été rapportée [12].

• Mode de récidive. 12 fois sur 14 (85,7 %), la récidive se fait sur un mode totalement régressif : AIT (10 cas) et AVCR (2 cas). Dans 2 cas (14,3 % des récidives), elle se fait sous forme d'accident vasculaire constitué, non régressif. Il n'est noté aucun décès.

Dans 64,3 % des cas de récidive, l'étiologie initiale de l'accident vasculaire cérébral (AVC) était athéromateuse, la récidive était rattachée à la même étiologie chez tous ces patients. Chez les autres patients ayant eu une récidive, l'origine initiale de l'AVC était indéterminée. Elle a été rattachée lors de la récidive à une origine cardiaque chez l'un d'entre eux.

• Récidive et facteurs de risque. Les facteurs de risque sont présents chez 13 de nos patients. L'hypertension, le diabète et l'hypercholestérolémie, souvent associés entre eux (8 fois) en constituent les principaux [10, 13, 14, 15, 16]. Un seul patient ne présente aucun facteur de risque.

• Selon le traitement institué. Il n'est pas noté de récidive chez les patients dont l'étiopathogénie était cardiaque et qui ont reçu de ce fait, un traitement anticoagulant [5, 6] associé au traitement spécifique de la cardiopathie. La récidive se retrouve dans des

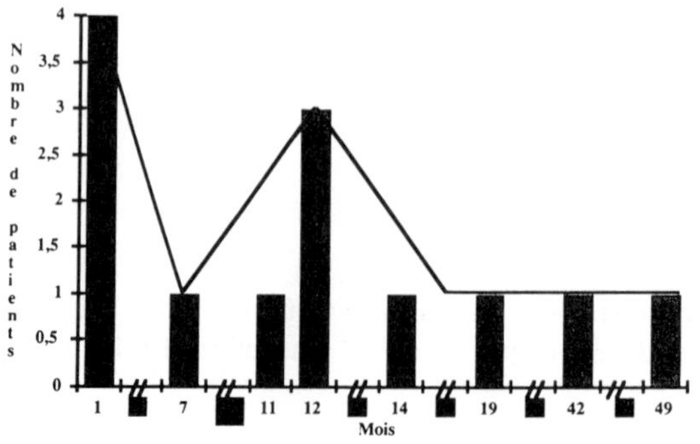

Figure 2. *Nombre de récidives en fonction du temps.*

proportions comparables chez les patients sous aspirine seule ou associée à la nicergoline.

Il est à signaler que chez 3 patients ayant eu des récidives multiples, l'étiologie correspondait à des sténoses carotidiennes serrées, bilatérales (2 cas) ou à des plaques athéromateuses diffuses bilatérales. Les deux patients porteurs de sténoses carotidiennes serrées ont eu un traitement chirurgical (endartériectomie bilatérale); une récidive sous forme d'AIT a néanmoins été constatée chez l'un d'entre eux, sans traitement anti-agrégant en période post-opératoire.

Conclusion

L'intérêt principal de cette étude est d'avoir pu suivre un groupe homogène de 60 patients, ayant tous présenté un AVC transitoire ou rapidement régressif et ayant tous été traités par un traitement uniquement médical (anti-coagulant et/ou anti-agrégant); 87 % des patients ont été suivis plus de 2 ans et 60 % plus de 3 ans.

Un quart des patients environ a présenté une récidive qui n'a eu aucun caractère de gravité puisque totalement régressive dans 85 % des cas, confirmant les données de la littérature [16]. Ces récidives surviennent essentiellement au cours du 1er mois ou à la fin de la première année; elles surviennent principalement dans le groupe des patients ayant présenté un AVC d'origine athéromateuse ou dont l'origine n'a pas été déterminée avec certitude (embolie à point de départ vasculaire ou cardiaque). Les facteurs de risque paraissent jouer un rôle déterminant dans la survenue de ces AVC puisque rencontrés chez 90 % des patients.

L'étude est toujours en cours et vise à apprécier si le maintien systématique d'un traitement anti-coagulant pendant les 4 premières semaines suivant la survenue de l'AVC initial ne permettrait pas de réduire le nombre de récidives au cours du premiers mois.

Références

1 Bastard J., Goas J.Y. (1982) : Accidents cérébraux ischémiques transitoires. Histoire naturelle et indications thérapeutiques. *Sem. Hôp. Paris,* **58,** 639-648.

2 Courbier R. (1988) : Classification des maladies artérielles cérébro-vasculaires. Indications et résultats de la chirurgie carotidienne. Kieffer E., Bousser M.G. (eds), AERCV, 17-24.

3 Loeb C. (1985) : Les attaques ischémiques transitoires. Une révision est-elle nécessaire ? *Rev. Neurol.* **141,** 694-697.

4 Bousser M.G., Mas J.L. (1988) : Prévention des accidents ischémiques cérébraux par le traitement médical. In : Indications et résultats de la chirurgie carotidienne. Kieffer E., Bousser M.G. (eds), AERCV, 169-177.

5 Derouesné C. (1970) : Les embolies cérébrales d'origine cardiaque. *Rev. Prat.* **20,** 1883-1898.

6 Kotila M. (1984) : Declining incidence and mortality of stroke ? *Stroke* **15,** 255-259.

7 Yatsu F.M., Hart R.G., Mohr J.P., Grotta J.C. (1988) : Anticoagulation of embolic strokes of cardiac origin : an update. *Neurology* **38,** 314-316.

8 Géraud G. (1988) : Attitude thérapeutique devant une ischémie cérébrale en voie de constitution. In : Indications et résultats de la chirurgie carotidienne. Kieffer E., Bousser M.G. (eds) AERCV, 139-144.

9 Olsson J.E., Brechter C., Backlund H. *et al.* (1980) : Anticoagulant vs anti-platelet therapy as prophylactic against cerebral infarction in transient ischemic attacks. *Stroke* **11,** 1-4.

10 Bousser M.G., Eschwege E., Haguenau M. *et al.* (1983) : « AICLA » controlled trial of aspirin and dipyridamole in the secondary prevention of athero-thrombotic cerebral ischemia. *Stroke* **14,** 5-14.

11 Guiraud-Chaumeil B., Rascol A., David J., Boneu B., Clanet M., Bierme R. (1982) : Prévention des récidives des accidents vasculaires cérébraux ischémiques par les anti-agrégants plaquettaires : résultat d'un essai thérapeutique contrôlé de 3 ans. *Rev. Neurol.* **138,** 367-385.
12 Barnett H.J.M. (1978) : Canadian Cooperative Stroke study group. A randomized trial of aspirin and sulfinpyrazone in threatened stroke. *N. Engl. J. Med.,* **299,** 53-59.
13 Bousser M.G. (1982) : Epidémiologie des accidents vasculaires cérébraux. *Rev. Med.* **41,** 2213-2233.
14 Capron L. (1984) : Epidémiologie et facteurs de risque des accidents artériels cérébraux. *Rev. Neurol.* **140,** 161-170.
15 Debru J.L., De Gandemaris R., Battisttella P., Mallion J.M. (1986) : Hypertension artérielle : facteur de risque de l'athérosclérose. *Rev. Prat.* **36,** (3), 99-109.
16 Mas J.L. (1987) : Hypertension artérielle chronique et accidents ischémiques cérébraux. *Rev. Prat.* **37,** 587-594.
17 Toole J.F., Yuson C.P., Janeway R. *et al.* (1978) : Transient ischemic attacks : a prospective study of 225 patients. *Neurology* **28,** 746.

27

ÉVALUATION DE L'EFFET DE LA NICERGOLINE INTRAVEINEUSE AU COURS DES INFARCTUS SYLVIENS RÉCENTS PAR LA TOMOSCINTIGRAPHIE UTILISANT LA N-ISOPROPYL AMPHÉTAMINE

G. Defer, P. Cesaro, J.L. Moretti, L. Cinotti, J.D. Degos

Département de Neurosciences, CHU Henri-Mondor, 94000 Créteil, France

Introduction

La tomographie d'émission de photon unique est un moyen non invasif d'évaluation des maladies cérébrales, notamment de l'ischémie cérébrale [1]. Parmi les neurotraceurs l'isopropyl-iodo-amphétamine (IMP) a été le premier utilisé avec cette méthode. Comme d'autres, nous avons démontré l'intérêt de cette technique pour le diagnostic positif et topographique de l'ischémie cérébrale, alors même que le scanner peut être normal [2]. Nous avons notamment mis en évidence chez les patients, au cours d'un accident vasculaire cérébral, une relation entre l'activité cérébrale régionale reflétant la distribution de l'amphétamine au cours du temps, et le pronostic clinique 3 mois après [3].

Nous avons ainsi pu conclure, de même qu'Ackerman [4] que l'IMP peut être utilisée en tant qu'index du métabolisme cérébral. Les limitations inhérentes à l'utilisation de gamma-caméras conventionnelles avec un temps de rotation long (de l'ordre de 30 à 40 mn) nécessitent une technique de quantification qui supprime l'évaluation visuelle arbitraire de la fixation du traceur à l'aide d'échelles colorées [5]. Récemment, Von Schulthess *et al.* [6] ont démontré l'utilité de cette méthode quantitative pour évaluer les hypoactivités focales chez les patients porteurs d'accidents ischémiques cérébraux ou l'effet thérapeutique des bypass intra-extracrâniens.

De ce fait, la tomographie d'émission de photon unique avec l'IMP pourrait être utilisée pour l'évaluation de l'effet cérébral de drogues chez les patients, au cours d'un accident ischémique cérébral récent. La nicergoline est un alpha-bloqueur utilisé dans les maladies cérébro-vasculaires du fait de ses interactions avec les récepteurs adrénergiques vasculaires et neuronaux du cerveau, à l'interface de la barrière sang-cerveau. Nous présentons ici les premiers résultats de l'effet thérapeutique de la nicergoline, en utilisant ce type de méthode de quantification régionale sur des tomographies à l'IMP, au cours de la phase subaiguë d'un accident vasculaire cérébral.

Patients et méthodes

Patients et investigations pharmacologiques

Huit patients (âge moyen : 68 ans; 5 sujets mâles et 3 sujets femelles) ont été inclus dans l'étude 48 à 72 heures après le début de leur accident ischémique sylvien d'intensité modérée. Le consentement écrit de la famille a été obtenu pour chaque patient. L'administration de la nicergoline a été conçue selon une méthode randomisée en double-insu, chaque patient recevant le médicament (30 mg/j) ou le placebo pendant une semaine, par une infusion veineuse continue. Avant et après la fin des infusions, une tomoscintigraphie cérébrale à l'IMP a été réalisée.

Traitement des données et analyse statistique

• Matériel et méthodes. L'IMP a été préparée par une réaction d'échange, en utilisant un kit commercial. Les tomographies d'émission ont été réalisées avec une gamma-caméra tournante, de type gammatome 1 CGR. Les patients ont été mis en isolement sensoriel et ont reçu 5 à 7 mcuries d'IMP par voie IV. Une première tomoscintigraphie était réalisée 20 mn après injection et 64 vues, suivant 64 angles différents, étaient accumulées pendant 40 mn. Une seconde série d'images était réalisée 4 h après, suivant la même méthode. Les images tomographiques ont été reconstruites par une méthode de rétroprojection filtrée, avec une réorientation des coupes axiales parallèlement à la ligne cantoméatale et une compensation de l'atténuation par la méthode de Chang.

• Analyse des données. Chez chaque patient, une analyse quantitative de l'activité cérébrale a été réalisée sur 2 coupes transversales consécutives. Pour chaque coupe, 3 régions symétriques d'intérêt (RI) ont été définies de façon automatique, après avoir exclu manuellement la région parasagittale centrale, selon une méthode similaire décrite par Von Schulthess *et al.* [5]. Deux coupes horizontales consécutives ont été choisies, après sélection visuelle en fonction de l'hypodensité sur le scanner X. La taille de chaque région d'intérêt était au moins 2 fois supérieure à la résolution spatiale de l'image reconstruite (25 pixels).

Un traitement automatisé de ces données quantitatives, donnait pour chaque région : l'activité hémisphérique totale, l'activité moyenne hémisphérique par pixel, l'activité moyenne et totale par pixel dans chaque région d'intérêt, le pourcentage de différence droite/gauche d'activité sur chaque paire de région d'intérêt. Cette analyse a été réalisée sur les 2 coupes sélectionnées, sur les scintigrammes précoces et tardifs du premier examen, et de la seconde tomographie réalisée 8 jours après la perfusion de nicergoline ou de placebo.

• Analyse statistique. Cette analyse a été réalisée d'une part sur l'activité moyenne de chaque région d'intérêt, d'autre part sur le pourcentage de la redistribution de l'activité pour chaque région d'intérêt, qui était défini selon la formule suivante :

$$\frac{[(MD\text{-}MG)/\ \max\ (MD,MG)]_{T2} - [(MD\text{-}MG)/\ \max\ (MD,MG)]_{T1}}{ABS\ [(MD\text{-}MG)/\ \max\ (MD,MG)]_{T1}}$$

(MD : activité moyenne du côté droit; MG : activité moyenne du côté gauche; max : m; (MD, MG) : activité la plus élevée parmi les deux côtés; ABS : valeur absolue; T1, T2 : scintigraphie précoce et 4 h après l'injection d'IMP, respectivement.)

L'analyse de variance de l'activité moyenne et du pourcentage de redistribution selon le traitement du patient, le côté, la coupe, le jour et le temps (T1, T2), a été réalisée en utilisant un software SAS version 6.03 (PROC GLM).

Résultats

L'analyse des données a montré, pour chaque région d'intérêt, une grande variabilité de l'activité chez chaque patient, entre 2 examens, ainsi que d'un patient à l'autre. Aucun effet statistique de la nicergoline n'a pu être démontré pour T1, T2 et le pourcentage de redistribution de l'activité entre le jour 1 et le jour 8, soit sur la base de l'activité hémisphérique (3 RI) ou sur la base de la zone péri-infarctus (2 RI), la région la plus hypoactive étant exclue comme représentant le centre de l'infarctus cérébral. Sur la *Figure 1,* on observe la comparaison de la différence gauche/droite de l'activité sur 2 coupes consécutives, pour chaque patient, au jour 8 et à T1. Chez tous les patients sauf un (patient 7), le pourcentage de redistribution de l'activité était similaire d'une coupe à l'autre. Aucune différence statistiquement significative n'a été mesurée chez les patients sous nicergoline ou placebo.

En ce qui concerne la zone centrale de l'infarctus (il s'agissait de la RI avec l'hypoactivité la plus importante), nous avons pu mettre en évidence une différence sur le groupe traité et le groupe contrôle. En effet, l'évolution entre J1 et J8 laissait apparaître une plus grande récupération, c'est-à-dire un phénomène de redistribution plus important dans le groupe traité, par rapport au groupe témoin. Ces données ne rejoignent cependant pas le seuil de significativité statistique.

Discussion

La tomoscintigraphie d'émission de photon unique avec l'amphétamine est une méthode utile pour le diagnostic précoce et le diagnostic topographique de l'ischémie cérébrale [2,

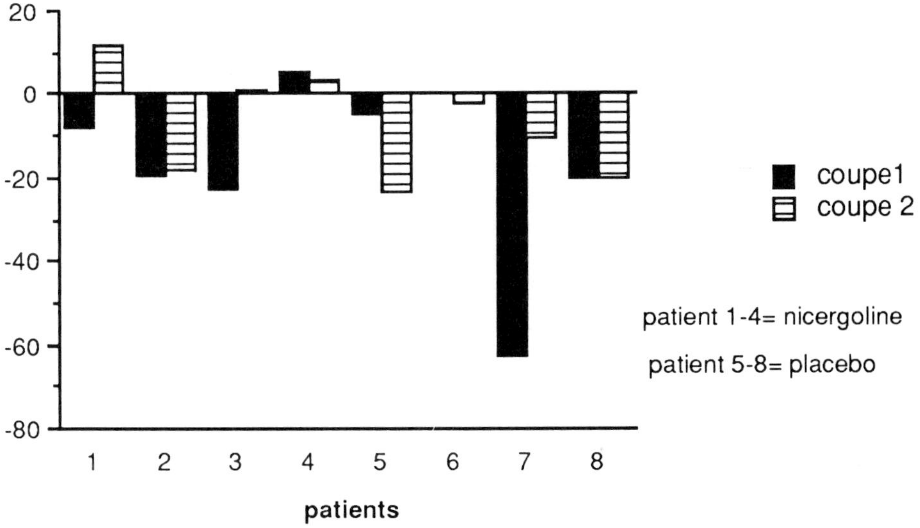

Figure 1. *Redistribution entre T1 et T2 à J8.*

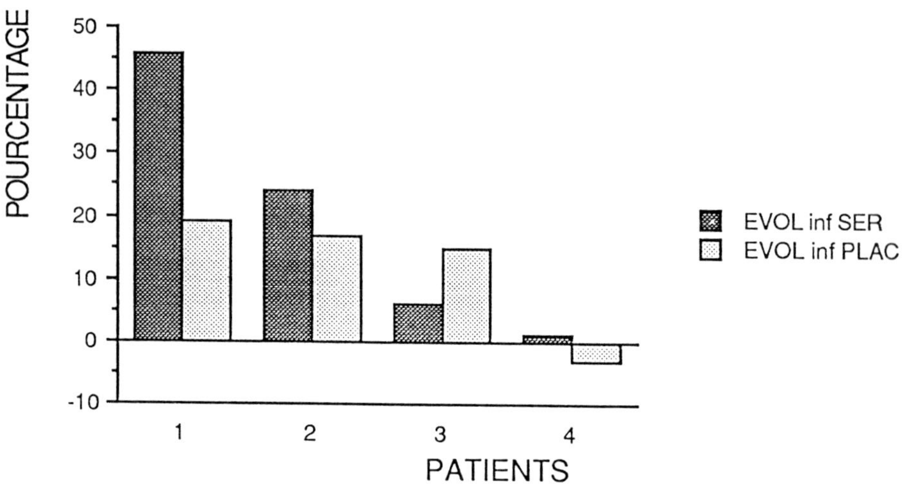

Figure 2. *Evolution de l'amplitude de redistribution.*

3]. Depuis de nombreuses années, la nicergoline est utilisée en France pour le traitement précoce des déficits neurologiques chez les patients en état d'ischémie cérébrale. L'étude de la redistribution de l'activité de l'IMP sur les tomoscintigraphies précoces et tardives donne un index du métabolisme cérébral, alors que les tomoscintigraphies précoces reflètent plutôt le débit sanguin cérébral [3, 4].

Ainsi, si une molécule interfère soit avec le débit sanguin cérébral ou le métabolisme cérébral, son effet thérapeutique pourrait être démontré par la tomoscintigraphie. Cette méthode de mesure ne présente pas la possibilité de quantification en valeur absolue et, de ce fait, la comparaison des zones d'intérêt droite/gauche est nécessaire pour évaluer l'hypoactivité focale. Cette limitation, ainsi que la variation d'activité entre chaque zone d'intérêt, d'un patient à l'autre et d'un examen à l'autre, limite la puissance d'une étude statistique sur un échantillonnage réduit. De ce fait, aucun effet thérapeutique statistiquement significatif n'a pu être mis en évidence avec cette méthode de tomoscintigraphie cérébrale.

Cependant, nos données concernant la redistribution au niveau de la zone centrale suggèrent un effet thérapeutique favorable de la nicergoline, puisque le phénomène de redistribution est plus important au jour 8 qu'au jour 1 dans le groupe nicergoline, par rapport au groupe placebo. La méthode de quantification automatique de l'activité cérébrale utilisée dans cette étude montre que le pourcentage de redistribution de l'activité est constant sur 2 coupes consécutives chez le même patient. Cette méthode nous semble donc utile pour toute étude thérapeutique prospective d'évaluation de drogues ou d'autres techniques thérapeutiques au cours de l'ischémie cérébrale.

Références

1 Holman *et al.* (1984) : *Arch. Neurol.* **41**, 1060-1063.
2 Cesaro *et al.* (1985) : *Press. Med.* **14,** 205-208.
3 Defer *et al.* (1987) : *Arch. Neurol.* **44,** 715-718.
4 Ackerman (1984) : *Stroke* **15,** 1-4.
5 Von Schulthess *et al.* (1985) : *J. Nucl. Med.* **26,** 9-16.
6 Von Schulthess *et al.* (1986) : Amphetamine and pH-shift agents for brain imaging. De Gruyter.

IV

DÉMENCES VASCULAIRES

28

ASPECTS ÉPIDÉMIOLOGIQUES DES DÉMENCES VASCULAIRES ET MIXTES

J.-L. Mas

Service de Neurologie, Centre R. Garcin, CHS Sainte-Anne, 1, rue Cabanis, 75674 Paris Cedex 14, France

Généralités

Avant d'aborder les aspects proprement épidémiologiques d'une maladie, il est important de savoir d'une part, s'il existe un consensus sur la définition de cette maladie, d'autre part, dans quelle mesure son diagnostic peut être effectué de façon fiable en recherche épidémiologique.

Définition

Durant les dernières décennies, le concept de démence vasculaire a subi d'importantes modifications [1]. L'époque n'est pas si lointaine, où l'on taxait de « démence artériopathique » *(arteriosclerotic dementia)* toute détérioration intellectuelle du sujet âgé pour peu qu'il y ait une HTA ou des signes d'athérosclérose. Le mécanisme habituellement invoqué était celui d'un durcissement, puis d'un rétrécissement progressif du calibre des artères cérébrales entraînant une baisse graduelle du débit sanguin, responsable de la démence. Pour lutter contre l'emploi abusif du terme de démence artériopathique, Hachinski *et al.* [2, 3] ont créé celui de démence par infarctus multiples *(multi-infarct dementia)* soulignant par-là, que la présence de zones plus ou moins étendues de nécrose ischémique du parenchyme cérébral était une condition nécessaire à la constitution d'une démence. Actuellement, ce concept de démence par infarctus multiples est perçu comme étant trop réducteur car d'autres lésions parenchymateuses que l'on peut qualifier de vasculaire, mais sans infarctus véritable (ex : lésions de la substance blanche) et d'autres mécanismes que le volume de nécrose ischémique, sont susceptibles de contribuer à la survenue d'un état démentiel.

Il faut également être conscient que la démence vasculaire n'est pas une entité anatomo-clinique; ce terme regroupe des syndromes dont les limites restent mal définies et dont l'approche physiopathologique est encore embryonnaire. On peut schématiquement distinguer quatre grandes variétés de démence vasculaire [1].

1) *Les démences par infarctus multiples de grande taille* sont liées à l'atteinte des « grosses artères », c'est-à-dire principalement à l'athérosclérose et aux embolies d'origine cardiaque. C'est dans cette variété de démence vasculaire que Tomlinson *et al.* [4], ont mis en exergue le rôle du volume de destruction parenchymateuse dans le déterminisme de la démence, mais ce facteur n'est sûrement pas le seul en cause [5, 6]. Le siège des infarctus joue certainement un rôle important, mais encore mal connu [7, 8]. On sait, néanmoins, qu'un infarctus (le plus souvent bilatéral) siégeant dans un seul territoire artériel peut se traduire par un tableau démentiel ou pseudo-démentiel [9, 10, 11]. La démence dans ces rares *formes focales* est due à la destruction de zones stratégiques pour le fonctionnement intellectuel.
2) *L'état lacunaire :* la responsabilité des seuls infarctus lacunaires (infarctus de 2 à 15 mm de diamètre liés à l'occlusion d'artères perforantes) dans la survenue d'une démence vasculaire reste controversée [12-18]. L'examen anatomique des sujets ayant une démence vasculaire par état lacunaire montre, en effet, que les lacunes ne sont habituellement pas seules responsables de la démence; elles sont souvent associées à des infarctus de grande taille, parfois à des hémorragies, ou encore à une atteinte diffuse de la substance blanche analogue à celle qui est observée dans la maladie de Binswanger.
3) *La maladie de Binswanger* [19, 20] dont la lésion caractéristique est une atteinte de la substance blanche d'origine vasculaire, a pendant longtemps été considérée comme une affection rare de diagnostic purement anatomique. Le développement de la tomodensitométrie (TDM) et de l'imagerie par résonance magnétique (IRM) — montrant la grande fréquence, chez le sujet âgé, des anomalies de la substance blanche (présumées d'origine vasculaire) sous forme d'hypodensités diffuses et hétérogène en TDM (aspect dénommé leucoaraïose par Hachinski *et al.* [21] et sous forme d'hypersignaux sur les séquences pondérées en T2 en IRM [22] — a singulièrement compliqué le problème des limites de cette maladie qui voit son statut osciller entre celui « d'oiseau rare » et de « fléau de l'humanité » [12]. Les nombreuses inconnues qui persistent sur la nature et la physiopathologie de ces anomalies de la substance blanche expliquent qu'il soit difficile actuellement d'en préciser le rôle dans la pathogénie des démences vasculaires [1, 12, 22, 23]. Sur la base de similitudes cliniques, anatomo-pathologiques et physiopathologiques, certains [17, 24, 25] considèrent que l'état lacunaire et la maladie de Binswanger ne forment qu'une même maladie. Dans cette variété de démence vasculaire, dite « sous-corticale » [26], les infarctus lacunaires et les anomalies de la substance blanche provoqueraient une « déconnection » du cortex cérébral, lui-même relativement intact.
4) Le dernier cadre est celui des *démences d'origine hémodynamique* [1]. Après avoir été très controversée, la responsabilité d'une baisse globale de la perfusion cérébrale (par trouble du rythme cardiaque, hypotension artérielle systémique) dans la survenue d'une démence a été récemment remise à l'ordre du jour [18, 25, 27, 28].

La distinction des diverses variétés de démence, dont la part relative est variable d'une étude à l'autre [7, 29], est sinon totalement arbitraire du moins schématique tant les associations (infarctus de grande taille, infarctus lacunaire, leucoencéphalopathie) sont fréquentes; un facteur hémodynamique, un trouble de la résorption du LCR [30] pouvant également être associés. La situation est plus complexe encore, en raison de l'association fréquente entre des lésions vasculaires et des lésions dégénératives séniles. Le terme de « démence mixte » est utilisé pour désigner les cas où coexistent des lésions anatomiques de maladie d'Alzheimer et des lésions vasculaires dont chaque type serait suffisant pour rendre compte de la démence. On peut également admettre qu'un type lésionnel, insuffisant à lui seul pour rendre compte de la démence, puisse abaisser le seuil d'expression clinique de l'autre [8, 31]. Ceci soulève le problème, non résolu, de la définition quantitative de l'intensité des lésions vasculaires et des lésions dégénératives compatible avec le vieillissement cérébral normal d'un côté et nécessaire à l'expression de la démence de l'autre.

En conclusion, on voit combien sont mouvantes les limites du concept de démence vasculaire, terme sur la signification duquel il n'existe toujours pas de consensus véritable. Même les critères anatomo-pathologiques, qui constituent souvent la référence absolue, sont ici clairement imparfaits, notamment en ce qui concerne le problème des démences mixtes.

Fiabilité du diagnostic clinique de démence vasculaire

Plusieurs études ont tenté d'évaluer la fiabilité du diagnostic clinique de démence vasculaire en prenant pour référence l'examen neuropathologique [5, 32-36]. Le *Tableau I* résume quatre de ces études et fournit des estimations de la sensibilité, de la spécificité et des valeurs prédictives, positive ou négative, du diagnostic clinique de démence vasculaire pure. Lorsque l'on mesure la valeur diagnostique d'un examen par sa sensibilité et sa spécificité, on exprime cette valeur par rapport au diagnostic final (qui, dans le cas présent, est anatomo-pathologique). Mais, dans la situation clinique et épidémiologique, ce qu'il est aussi important de connaître, c'est la valeur prédictive positive VPP (proportion de patients dont le diagnostic clinique de démence vasculaire a été confirmé anatomiquement) et la valeur prédictive négative (proportion des patients, dont le diagnostic clinique n'était pas celui de démence vasculaire, qui effectivement n'avaient pas, à l'examen anatomique, de démence vasculaire). La valeur prédictive d'un examen dépend non seulement de ses qualités diagnostiques (sensibilité, spécificité) mais aussi de la prévalence de la maladie dans la population étudiée. Ainsi dans l'étude rétrospective de Todorov *et al.* [35], qui a porté sur 675 patients déments consécutifs pour lesquels les auteurs disposaient de données cliniques et neuropathologiques suffisantes, le diagnostic clinique était exact chez 75 des 123 patients où l'examen anatomopathologique a conclu à une démence vasculaire pure (sensibilité = 61 %). Parmi les 552 patients n'ayant pas une démence vasculaire pure à l'examen anatomique, 434 n'avaient pas reçu cliniquement ce diagnostic (spécifité = 79 %). Le diagnostic clinique de démence vasculaire pure a été confirmé anatomiquement dans 39 % des cas seulement (VPP). En revanche, le diagnostic clinique d'exclusion de démence vasculaire s'est avéré exact dans 90 % des cas (VPN).

Afin de rendre plus objectif le diagnostic clinique de démence vasculaire, Hachinski *et al.* ont proposé un score ischémique *(Tableau II)* comportant 13 items dont 8 ont pour valeur 1, et 5 pour valeur 2; le score variant de 0 à 18. Les 24 patients étudiés par ces auteurs se répartissaient en deux groupes sans recouvrement : un groupe de 15 patients *(primary degenerative dementia)* dont le score était inférieur ou égal à 4 et un groupe de 10 patients *(multi-infarct dementia)* dont le score était supérieur ou égal à 7. Ce score [3] a été adopté comme critère de sélection des patients dans de nombreuses études consacrées aux démences vasculaires et il inspira les auteurs du DSM III [37] pour lesquels le diagnostic opérationnel de démence vasculaire repose sur 5 critères *(Tableau III)*. Il faut néanmoins rappeler que l'étude de Hachinski *et al.* [3] n'a pas comporté de vérification neuropathologique du diagnostic étiologique de démence. La première étude de validation neuropathologique du score ischémique a été effectuée par Rosen *et al.* [34]. Ces auteurs ont sélectionné, sur des critères neuropathologiques, 5 cas de démence sénile de type Alzheimer *(presence of moderate to great numbers of neuritic plaques and neurofibrillary tangles in the hippocampus and neocortex, without major ischemic lesions)*, 4 cas de *multi-infarct dementia (presence of multiple infarcts in cortical or subcortical areas — or both — without great numbers of plaques and tangles)*, et 5 cas de *mixed dementia (concurrence of the pathological changes serving as criteria for SDAT*

Tableau I. *Sensibilité (Se), spécificité (Sp), valeur prédictive positive (VPP) et négative (VPN) du diagnostic clinique de démence vasculaire*

	Diagnostic clinique		*Diagnostic neuropathologique*			*Se*	*Sp*	*VPP*	*VPN*
Todorov *et al.* [35] (1975)			*(3)* VD (n = 123)	*(4)* CD (n = 241)	Autres (n = 311)				
	VD	*(1)* (n = 193)	75	84	34	61	79	39	90
	CD	*(2)* (n = 159)	22	76	61				
	Autres	(n = 323)	26	81	216				
Mölsä *et al.* [33] (1985)			*(7)* MID (n = 11)	*(8)* Combined (n = 6)	Autres (n = 41)				
	MID	*(5)* (n = 19)	8	2	9	73	77	42	92
	CD	*(6)* (n = 5)	2	1	2				
	Autres	(n = 34)	1	3	30				
Wade *et al.* [36] (1987)			*(11)* MID (n = 6)	*(11)* MIX (n = 10)	Autres (n = 49)				
	MID	*(9)* (n = 4)	1	3	0	17	95	25	92
	MIX	*(10)* (n = 16)	4	5	7				
	Autres	(n = 45)	1	2	42				
Erkinjuntti *et al.* [5] (1988)			*(13)* MID (n = 25)	*(14)* MIX (n = 3)	Autres (n = 9)				
	VD	*(12)* (n = 27)	23	3	1	92	67	85	80
	Autres	(n = 10)	2	0	8				

(1) Vascular dementia : "a demented state with either focal symptomatology (history of stroke; focal neurological signs such as hemiplegia and cortical blindness; clinical evidence of vascular dysfunction of the brain) or diffuse symptomatology (lacunar loss of memory, heterogeneous disturbances of instrumental function, nosognosia to some extent)".
(2) CD : Combined senile-vascular dementia : "... an ill-defined diagnosis with symptoms of both degenerative dementia and vascular mental deterioration in varying degree".
(3) VD : Vascular dementia : "evidence of parenchymatous lesions of vascular origin in the brain".
(4) CD : Combined senile-vascular dementia : "concomittant features of degenerative and vascular lesions in various proportions ».
(5) MID : Multi-infarct dementia : score de Hachinski $\geqslant 7$.
(6) Score de Hachinski : 5 ou 6.
(7) MID : Multi-infarct dementia : "if there were any ischaemic lesions either macroscopically or microscopically and no neocortical tangles were found".
(8) Combined dementia : "If the criterion of AD was fulfilled and there were ischaemic lesions in addition".
(9) MID : Multi-infarct dementia : "when the history and examination suggested a vascular cause, when the CT scan showed infarcts, and when the ischemic score was greater than 4".
(10) MIX : Mixed dementia : "... features common to both conditions".
(11) Définition anatomo-pathologique non précisée.
(12) VD : Vascular dementia : critères du DSM III.
(13) MID : Multi-infarct dementia : "presence of multiple ischaemic lesions in cortical or subcortical areas (or both), without the Alzheimer's disease-type changes".
(14) MIX : Combined degenerative and vascular dementia : "features of both Alzheimer's disease and MID".

Tableau II. *Score d'ischémie (Hachinski, 1975)*

Critères	*Score*
Installation brutale *	2
Aggravation par paliers *	1
Evolution fluctuante	2
Hypertension artérielle *	1
Antécédents d'accident vasculaire cérébral *	2
Signes d'athérosclérose	1
Symptômes neurologiques focaux *	2
Signes neurologiques focaux *	2
Confusion nocturne	1
Conservation relative de la personnalité	1
Dépression	1
Troubles somatiques *	1
Labilité émotionnelle *	1
Score maximum	18

* Critères considérés les plus caractéristiques de démence vasculaire par Rosen et al. (1980).

Tableau III. *Critères opérationnels du DSM 3*

Diagnostic de démence
Evolution par à-coups
Déficits focaux apparaissant très tôt dans l'évolution
Signes et symptômes de localisation
Mise en évidence d'une maladie cérébro-vasculaire

and MID). Le score de Hachinski était inférieur ou égal à 5 dans les 5 cas de SDAT et compris entre 7 et 13 dans le groupe MID et entre 8 et 14 dans le groupe MIX. La conclusion de cette étude rétrospective était que le score de Hachinski permettait de différencier la démence de type Alzheimer des démences vasculaires ou mixtes, mais ne permettait pas de distinguer les démences vasculaires pures et les démences mixtes.

Dans l'étude épidémiologique de Mölsä *et al.* [33-38] portant sur la population de la ville de Turku en Finlande, 421 patients atteints de démence ont été identifiés; 58 d'entre eux ont fait l'objet d'un examen neuropathologique. Les données cliniques concernant ces 58 patients consécutifs décédés entre 1979 et 1982 ont été recueillies entre 1976 et 1981. Les critères du diagnostic clinique de démence vasculaire et de démence mixte ont été établis à partir du score de Hachinski. Le diagnostic clinique de démence vasculaire, porté cliniquement dans 19 cas, n'a été confirmé anatomiquement que dans 8 cas (VPP = 42 %). Dans l'étude de Wade *et al.* [36], 1 seul des 4 cas de démence vasculaire a été conformé anatomiquement; les 3 autres étaient des démences mixtes. Parmi les 16 diagnostics cliniques de démence mixte, il existait 5 démences de type Alzheimer pures. L'étude prospective de Erkinjuntti *et al.* [5] se distingue des précédentes par la très forte prévalence des démences vasculaires qui rend compte en partie de la forte VPP (85 %) observée. Les critères du diagnostic clinique de démence vasculaire étaient ceux du DSM III. Parmi les 27 patients ayant reçu ce diagnostic, 23 avaient une démence vasculaire pure à l'examen anatomique.

Que peut-on conclure de l'ensemble de ces études ?

1) La première conclusion est que les indices présentés dans le *Tableau I* (Se, Sp, VPP, VPN) n'ont de signification que pour les études dont ils sont issus. A l'évidence, ces indices dépendent, entre autres facteurs, des critères diagnostiques retenus pour le diagnostic final (neuropathologique); lesquels ont varié largement d'une étude à l'autre *(Tableau I).*

2) La deuxième conclusion est que le diagnostic clinique positif (VPP) de démence vasculaire est peu fiable, conduisant dans la majorité des études à une surestimation du nombre de patients atteints de ces affections. A titre indicatif, si l'on utilise les sensibilités et spécificités du diagnostic clinique de démence vasculaire obtenues dans les études de Mölsä *et al.* [33] et d'Erkinjuntti *et al.* [5] et si l'on fait l'hypothèse que les démences vasculaires et les démences mixtes rendent compte respectivement de 15 % des démences, alors on peut estimer qu'un tiers seulement des diagnostics cliniques de démence vasculaire (pure) sera confirmé anatomiquement. Si l'on regroupe les catégories démence vasculaire et démence mixte, le diagnostic sera exact dans environ deux tiers des cas.

3) La valeur prédictive négative du diagnostic de démence vasculaire est, en revanche, bien meilleure. Si une démence vasculaire peut simuler une démence dégénérative et ne pas comporter les éléments de la triade vasculaire (facteurs de risque vasculaire, évolution par paliers avec antécédents d'AVC, existence de signes et symptômes focaux), cette éventualité est rare. Un score ischémique bas paraît un critère fiable pour exclure le diagnostic de démence vasculaire ou mixte lorsqu'on étudie la démence de type Alzheimer.

Pour tenter d'améliorer le diagnostic clinique de démence vasculaire, nombre de scores ont été proposés. Ces scores suppriment habituellement les items les moins discriminants du score de Hachinski [34] *(Tableau II)* et/ou ajoutent les résultats du scanner et/ou de l'IRM [39, 40]. Loeb et Gandolfo [40] ont ainsi suggéré un score composé de 4 items cliniques et d'un item tomodensitométrique; les démences vasculaires cotant entre 5 et 10. Ce type de score prenant en compte les données de l'imagerie, améliore vraisemblablement la qualité du diagnostic clinique de démence vasculaire, mais il n'a pas encore traversé l'épreuve des confrontations anatomo-cliniques. Dans ce domaine, quelques recommandations peuvent être formulées pour les travaux futurs [16] :

- études prospectives portant sur des échantillons de taille suffisante avec indépendance des diagnostics clinique et neuropathologique;
- définition précise de la démence avec évaluation semi-quantitative de sa sévérité;
- définition précise des critères opérationnels (ou des items d'un score ischémique) utilisés pour le diagnostic clinique de démence vasculaire; critères ou items pour lesquels il est nécessaire qu'il y ait une concordance suffisante (à défaut de parfaite) de différents examinateurs examinant le même cas;
- définition précise des critères neuropathologiques du diagnostic de démence vasculaire (volume de tissu infarci, siège...) et de démence dégénérative, qui doivent être exprimés de façon quantitative ou semi-quantitative.
- Enfin, les études de validation du diagnostic clinique de démence vasculaire (et de démence de type Alzheimer) ne pourront être comparées entre elles que s'il existe un consensus sur les critères neuropathologiques de l'une et l'autre affection. Il a ainsi été montré [41] que la valeur prédictive positive du diagnostic clinique de démence de type Alzheimer (*probable Alhzeimer's disease* selon les critères du NINCDS-ADRDA Work Group) variait de 64 % à 86 % selon les critères neuropathologiques choisis; la variabilité dépendant plus des critères de démence vasculaire (critères d'exclusion) que de ceux de démence de type Alzheimer (critères d'inclusion).

Epidémiologie descriptive

L'épidémiologie descriptive étudie la fréquence d'une maladie dans différentes populations. Elle cherche en particulier à mettre en évidence des différences de distribution de la maladie, en fonction des caractéristiques des individus (âge, sexe, race...), de l'environnement géographique ou du temps *(time trends)*. Elle permet ainsi de formuler des hypothèses concernant les facteurs de risque qui seront vérifiées par les méthodes d'épidémiologie analytique. Les indices utilisés en épidémiologie pour chiffrer la fréquence d'une maladie sont la mortalité, la prévalence et l'incidence. Du fait de l'absence de déclaration systématique du diagnostic de démence sur les certificats de décès et de l'absence, dans la classification internationale des maladies, de rubrique spécifique correspondant au diagnostic de démence vasculaire, les statistiques de mortalité ne sont pas utilisables pour étudier la fréquence de ces maladies.

Prévalence

La prévalence d'une maladie est la proportion d'une population qui, à un moment donné, est atteinte de cette affection, elle s'exprime en taux (par exemple pour 100 habitants). Les résultats des principales études de prévalence des démences « vasculaires » effectuées durant les 25 dernières années sont résumés dans le *Tableau IV*. On observe de grandes variations avec des taux de prévalence après 60-65 ans allant de 0,2 % à 3,9 % et de 0,8 % à 2,7 % si l'on ne considère que les deux études les plus récentes [38, 42].

Cet écart entre les prévalences peut, au moins en partie, être expliqué par des différences méthologiques concernant en particulier la définition de la maladie et les méthodes d'identification des cas. Un premier facteur de variabilité a été la sévérité de la démence *(mild, moderate or severe)* dont les patients devaient être atteints pour être pris en compte *(Tableau IV)*. Le terme de démence sévère a lui-même reçu des définitions différentes : *« Evidence of disorganization of the personality and of failure in the common activities of everyday life »* pour Kay *et al.* [43]; *« Chronic brain syndrome with constant disorientation to time and place »* pour Akesson [44]; *« Loss of intellectual abilities of sufficient severity to interfere with social and occupational functioning and to cause inability to care for oneself »* dans l'étude de Sulkava *et al.* [42]. Le caractère très restrictif des critères d'Akesson [44] rend probablement compte de la faible prévalence observée dans cette étude. Actuellement, la référence pour les démences est la classification du DSM III [37]. Le terme de démence n'est utilisé que lorsque la perte des fonctions intellectuelles est suffisament sévère pour interférer avec les activités sociales ou professionnelles, même si le degré des altérations peut varier. Pour parler de démence sévère la notion de recours constant à une tierce personne est nécessaire. La définition de la « démence vasculaire » a également varié d'une étude à l'autre : *« ...subjects who gave a history of a stroke, or of recurrent epileptiform seizures or confusional episodes or who showed focal signs or symptoms indicative of cerebrovascular disease »* pour Kay *et al.* [43]; *« ... features suggesting multi-infarct dementia (abrupt onset, fluctuating course, history of strokes and focal neurological symptoms or signs) or if the patient had evidence of clinical atherosclerosis (8 items) concurrently with dementia »* pour Mölsä *et al.* [38]; *« Dementia with a history of focal signs or symptoms referable to disturbances in cerebral blood circulation. Clinical history often includes elevated blood pressure, abrupt onset of symptoms, stepwise deterioration, and relative preservation of personality »* pour Sulkava *et al.* [42]. Les moyens utilisés pour identifier les cas *(« case-finding procedure »)* ont été schématiquement de deux types : enquête de population *(« community-based study »)* avec examen de l'ensemble des sujets d'un échantillon de la population d'une ville [43, 45] ou d'un pays [42] ou enquête sur fichiers ne prenant en compte, dans une région géographiquement délimitée, que les cas connus des services médicaux ou sociaux [8, 44]. Dans les enquêtes de population, il est important de savoir si on inclut ou non les sujets vivant en institution ou uniquement ceux vivant à domicile. Dans les enquêtes sur fichier, le repérage des cas dépend de l'exhaustivité de l'accès aux fichiers, de la qualité des données qui y sont recueillies et de la couverture médicale de la population. On peut noter *(Tableau IV)* que les études n'ayant pris en compte que les cas déjà connus des services médicaux ou sociaux ont fourni les prévalences les plus basses [38, 44].

La prévalence des démences « vasculaires » augmente, dans les deux sexes, de façon importante avec l'âge *(Tableau IV, Figure 1)*. Dans l'étude de Sulkava *et al.* [42], la prévalence diminue chez les femmes de plus de 85 ans, mais l'estimation de la prévalence après 85 ans y est très imprécise en raison du faible nombre de patients. Du fait de l'importante augmentation de la prévalence des démences « vasculaires » avec l'âge, les taux bruts de prévalence, calculés sur des populations de structure d'âge différente, ne peuvent être comparés. On sait en effet qu'il existe d'un pays (ou d'une région) à l'autre, d'importantes variations concernant la proportion d'individus âgés, chez qui la maladie est plus fréquente. Les résultats de prévalence doivent donc être, au moins, présentés par tranche d'âge. Contrairement à la démence de type Alzheimer, dont la prévalence est plus importante chez les femmes [46], il n'a pas été constaté de différence nette de la prévalence des démences « vasculaires » selon le sexe. L'absence de comparabilité des études (définition de la maladie, méthodes de recherche des cas) n'autorise aucune conclusion quant aux différences de prévalence selon l'environnement géographique.

Prévalence des démences vasculaires et projection de population pour la France

Dans les pays industrialisés, la diminution de la fécondité et l'augmentation de l'espérance de vie ont conduit à une augmentation rapide du nombre de personnes âgées,

Tableau IV. *Prévalence des démences « vasculaires ».*

Auteurs	*Pays* *Période d'étude*	*Population* *Type* *Nombre* *Recherche des cas*	*Prévalence (p. 100)* Classes d'âge :	H	F	H+F	*Définitions*
Kay *et al.* 1964 [43]	Grande-Bretagne 1960-1964	Echantillon (TAS) d'une population urbaine vivant à domicile N = 297 Population *(1)*	65 +	8,7	1,0	3,9	"Arteriosclerotic brain syndrome" Mild to severe dementia
Akesson 1969 [44]	Suède 1964	Population complète de 15 communes rurales N = 4 198 Fichiers *(2)* +examen par l'auteur des cas identifiés	*(3)* 60-69	0,00	0,00	0,00	"Arteriosclerotic psychosis" Severe dementia
			70-79	0,29	0,41	0,35	
			80 +	0,00	1,65	0,92	
			60 +	0,10	0,33	0,21	
Broe *et al.* 1976 [45]	Ecosse 1970	Echantillon (TAS) d'une population urbaine vivant à domicile N = 808 Population *(1)*	*(4)* 65-74	1,49	1,40	1,43	"Vascular dementia" (pas de critères) Mild, moderate or severe dementia
			75 +	3,45	1,96	2,50	
			65 +	2,20	1,63	1,86	
Mölsä *et al.* 1982 [38]	Finlande 1976	Population urbaine de la ville de Turku N = 164 568 Fichiers *(2)* + examen des cas identifiés par un neurologue	45-54	0,00	0,00	0,00	"Multi-infarct dementia and mixed or combined dementia" Moderate to severe dementia
			55-64	0,03	0,01	0,02	
			65-74	0,17	0,34	0,28	
			75-84	0,63	1,71	1,41	
			85 +	3,90	4,65	4,51	
			65 +	0,36	0,96	0,76	
Sulkava *et al.* 1985 [42]	Finlande 1977-1980	Echantillon représentatif de toute la population du pays N = 8 000 Population *(1)* + Fichiers *(2)*	30-64	0,2	0,0	0,1	"Vascular dementia including combined vascular and degenerative dementia" DSM III modified to exclude mild dementia
			65-74	2,2	1,7	1,9	
			75-84	3,5	4,7	4,3	
			85 +	3,9	1,8	2,5	
			65 +	2,6	2,7	2,7	

H : homme; F : femme; TAS : tirage au sort.
(1) Population : interview et tests pour tous les sujets de la population.
(2) Fichiers : recherche des cas à partir des fichiers médicaux ou sociaux existants.
(3) Calculé d'après Tables I et III d'Akesson [44].
(4) Calculé d'après Tables 1 et 4 de Broe *et al.* [45].

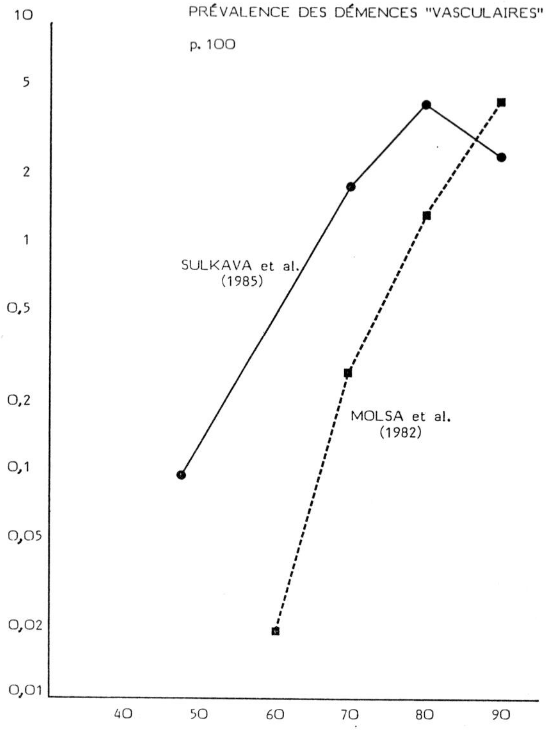

Figure 1. *Prévalence des démences « vasculaires » en fonction de l'âge.*

tant en chiffre absolu qu'en pourcentage de la population totale. Cette augmentation va s'accentuer dans les prochaines décennies *(Figure 2)*. Selon les projections de population établies par l'INSEE [47], l'effectif des personnes de 60 ans et plus, actuellement en France de 10 millions, sera de 12 millions en l'an 2000. Il dépassera 15 millions en 2020, 17 millions en 2030 et même 18 millions dans l'hypothèse « mortalité basse ». La population très âgée subit une augmentation relative encore plus importante. L'effectif des « 85 ans ou plus » passe de 700 000 en 1985 à plus d'un million en l'an 2000; en 2040 il sera de 1,9 million et même de 2,5 millions dans l'hypothèse « mortalité basse ». Si on se souvient qu'il n'était que de 200 000 en 1950, on constate aisément l'ampleur du phénomène. Si l'on applique à la population française, les taux de prévalence (en fonction de l'âge et du sexe) relevés par Mölsä *et al.* [38] et Sulkava *et al.* [42] dans la population finlandaise, on peut considérer qu'il existe actuellement en France, 87 000 à 223 000 patients âgés de 65 ans ou plus atteints de démence « vasculaire ». En l'absence de modification de l'incidence de la maladie, les chiffres varieront de 124 000 à 309 000 en 2020 et de 164 000 à 382 000 en 2040.

Incidence

L'incidence est définie comme le nombre de nouveaux cas dans une population et dans un intervalle de temps donnés. Elle s'exprime en taux par unité de temps, par exemple pour 100 000 habitants par an. Dans l'étude d'une maladie chronique comme la démence, les données d'incidence ont, par rapport aux données de prévalence, l'avantage de ne pas dépendre du pronostic (durée de survie des patients atteints de la maladie). Des différences de durée de survie selon le sexe ou selon l'époque ou le lieu où a été

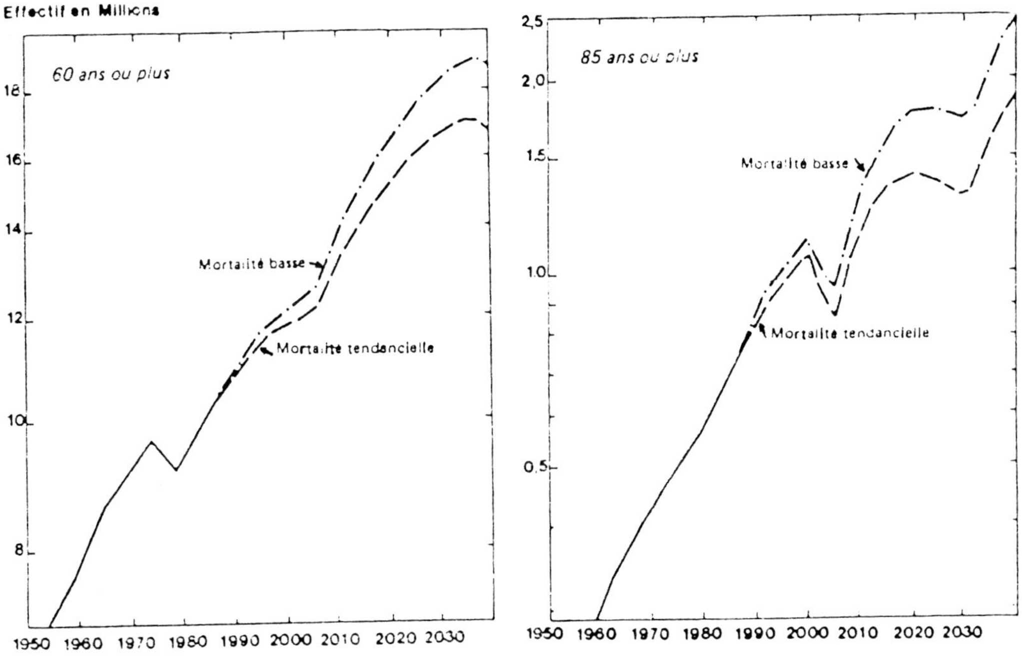

Figure 2. *Evolution du nombre de personnes âgées en France de 1950 à 2040.* Mortalité tendancielle : hypothèse d'un gain d'espérance de vie d'environ 2 ans d'ici l'an 2000 (équivalent à celui observé entre 1976 et 1984) puis encore d'environ 1 an de 2000 à 2020. Mortalité basse : hypothèse d'un gain d'espérance de vie environ deux fois plus important.

effectuée l'enquête épidémiologique peuvent, en effet, à elles seules, expliquer des différences de prévalence selon le sexe (faisant croire à tort à une plus grande fréquence de la maladie chez l'homme ou chez la femme) ou d'une étude à l'autre. Malheureusement, les études d'incidence sont beaucoup plus difficiles à réaliser puisqu'elles nécessitent soit la répétition d'une mesure de prévalence, soit l'observation longitudinale de l'ensemble d'une population pour détecter les nouveaux cas. Le *Tableau V* résume les méthodes et résultats des trois principales études d'incidence consacrées aux démences « vasculaires ». L'étude de Chandra *et al.* [48], qui n'a pour l'instant été publiée que sous forme d'abstract, a été effectuée à partir de fichiers médicaux (Olmsted County record-linkage system [49]). Tous les cas de démence (définie selon des critères dérivés du DSM 3) survenus entre 1960 et 1974 chez des individus âgés de 30 ans ou plus et résidant dans la ville de Rochester ont été colligés. Les patients dont la démence débutait avec un accident vasculaire cérébral ont été identifiés par rapport aux patients ayant une démence progressive compliquée secondairement d'accidents vasculaires cérébraux. Le *Tableau V* et la *Figure 3* suggèrent que l'incidence des démences vasculaires augmente de façon exponentielle avec l'âge. Dans aucune des trois études, il n'a été noté de différence significative d'incidence selon le sexe. A Rochester [48], l'incidence annuelle ajustée sur l'âge des démences « vasculaires » a diminué durant les 3 périodes quinquennales étudiées : 11 p. 100 000 (1960-1964); 9,6 p. 100 000 (1965-1969); 5,7 p. 100 000 (1970-1974). Pour les auteurs, cette diminution correspond au déclin de l'incidence des infarctus cérébraux à Rochester durant la même période.

Dans les études épidémiologiques, les démences « vasculaires » rendent compte, en moyenne, d'environ un tiers (12,5 à 40 %) de l'ensemble des démences, venant ainsi en

Tableau V. *Incidence des démences « vasculaires »*							
Auteurs	*Pays* *Période d'étude*	*Population* *Type* *Nombre* *Recherche des cas*	*Incidence (p. 100 000) annuelle*				*Définitions*
Akesson 1969 [44]	Suède 1964-1967	Population complète de 15 communes rurales	*(2)* Classes d'âge :	H	F	H+F	"Arteriosclerotic psychosis" Severe dementia
		N = 4 198	60-69	28	58	43	
		Fichiers *(1)*	79-79	333	137	233	
		+ examen	80 +	515	823	686	
		par l'auteur des cas identifiés	60 +	177	172	175	
Mölsä *et al.* 1982 [38]	Finlande 1973-1976	Population urbaine de la ville de Turku	Classes d'âge :	H	F	H+F	"Multi-infarct dementia and mixed or combined dementia" Moderate to severe dementia
		N = 164 568					
		Fichiers *(1)*	45-54	0	0	0	
		+ examen	55-64	3,7	2,6	3,7	
		des cas identifiés	65-74	33	45	42	
		par un neurologue	75-84	94	246	205	
			85 +	694	545	556	
			(3) 65 +	62	126	107	
Chandra *et al.* 1987 [48]	Etats-Unis 1960-1974	Population de la ville de Rochester	Classes d'âge :			H+F	"Criteria derived from DSM III R" "Dementia from cerebral infarction"
		N = 55 000					
		Fichiers *(1)*	30-59			1	
			60-69			20,7	
			70-79			105,2	
			80 +			213,2	

H : homme; F : femme.
(1) Fichiers : recherche des cas à partir des fichiers médicaux ou sociaux existants.
(2) Calculé d'après Tableaux I et IV d'Akesson [44].
(3) Calculé d'après Tableau VI de Mölsä *et al.* [38].

deuxième position après la démence de type Alzheimer [46]. Les chiffres de l'étude de Rochester [16] contrastent cependant avec ceux des études précédents puisque sur 414 cas d'incidents de démence, la part relative des démences « vasculaires » était seulement de 9,4 % et celle des démences mixtes de 3,1 %. A titre de comparaison, le *Tableau VI* montre les proportions relatives des démences de type Alzheimer, vasculaires ou mixtes dans les principales études anatomo-pathologiques publiées depuis 1970. La part relative des démences vasculaires et mixtes regroupées y est comparable (environ un tiers des cas) à celle constatée dans les études épidémiologiques; les démences vasculaires pures représentant, en moyenne, 15 à 20 % des démences. Aucun de ces deux types d'études n'est exempt de biais. Les études épidémiologiques ont pour principal inconvénient le peu de fiabilité du diagnostic clinique. Les études anatomo-pathologiques, quant à elles, ont porté sur des populations non représentatives de patients souvent institutionnalisés [8] et le classement nosologique (démence vasculaire, démence mixte)

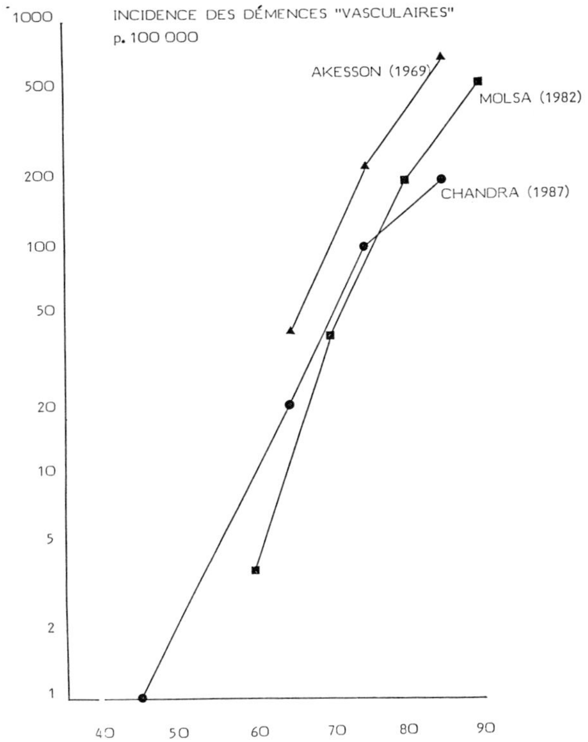

Figure 3. *Incidence des démences « vasculaires » en fonction de l'âge.*

Tableau VI. *Fréquence relative des démences vasculaires dans les études neuro-pathologiques*

	N	*Démence de type Alzheimer (%)*	*Démence mixte (%)*	*Démence vasculaire (%)*
Tomlinson *et al.* [4], 1970	50	50	18	17
Malamud [65], 1972	1225	42	23	29
Todorov *et al.* [35], 1975	675	31	36	18
Jellinger [64], 1976	1009	53	14	22
Mölsä *et al.* [33], 1985	58	48	10	19
Erisi et Wilcock [63], 1986	86	40	13	21
Ulrich *et al.* [31], 1986	54	37-57	11-19	17-20
Wade *et al.* [36], 1987	65	59	15	9
Boller *et al.* [50], 1989	54	63	4	7

a dépendu de critères souvent non précisés et propres à chaque auteur. Les études épidémiologiques [49] ou anatomo-pathologiques [36, 50] les plus récentes semblent néanmoins indiquer une fréquence relative moindre des démences vasculaires. Ceci peut être lié à une modification des critères du diagnostic ou à l'augmentation de la fréquence des démences séniles primitives qui accompagne le vieillissement de la population, mais aussi à une vraie diminution de fréquence des démences vasculaires due au déclin des affections cérébro-vasculaires.

Pronostic

Plusieurs études suggèrent que les patients ayant une démence « vasculaire » ont une durée de survie plus courte que les patients atteints de démence de type Alzheimer [51-53]. En 1985, Barclay *et al.* [51] rapportaient une médiane de survie (méthode actuarielle) après le début présumé de la maladie de 6,7 ans pour les démences « vasculaires », de 6,2 ans pour les démences mixtes et de 8,1 ans pour les démences de type Alzheimer, ce qui correspond à une diminution de l'espérance de vie à 3 ans, respectivement de 34 %, 42 % et 12 %. Dans une étude prospective récente [52], le taux de survie à 3 ans était de 70 % chez les déments et de 84 % chez les témoins appariés pour l'âge et le sexe. La survie moyenne était moins longue en cas de démence vasculaire qu'en cas de démence de type Alzheimer, mais pas de façon statistiquement significative et globalement le pronostic était moins péjoratif que dans les études précédentes. L'augmentation, depuis le milieu du siècle, de la durée de survie des patients atteints de démence est probablement à mettre, en partie, sur le compte du traitement des complications intercurrentes de la maladie (par ex. : traitement des broncho-pneumonies, première cause de mortalité chez les déments).

Facteurs de risque

Si l'on admet que le principal mécanisme en cause dans les démences vasculaires est la survenue d'infarctus cérébraux multiples, il est logique de penser que les facteurs de risque des démences vasculaires sont les mêmes que ceux des accidents ischémiques cérébraux, avec aux premiers rangs d'entre eux, l'hypertension artérielle et les cardiopathies. En fait, on ne dispose pratiquement pas de données sur les démences vasculaires et il n'est pas exclu que la contribution relative des différents facteurs de risque soit différente de celle que nous connaissons pour les accidents ischémiques cérébraux. A l'appui de cette hypothèse, on peut citer l'étude de Lehig Valley [54] où la contribution relative des facteurs de risque vasculaire était différente pour les accidents vasculaires cérébraux, initiaux et récidivants; dans ce dernier cas, l'hypertension n'était plus, curieusement, le facteur de risque prédominant.

Actuellement, le principal problème est celui du rôle joué par les anomalies de la substance blanche. Celles-ci sont très fréquemment découvertes chez les patients ayant une démence vasculaire [39, 55], mais aussi, bien qu'avec une moindre fréquence, chez les patients ayant une démence de type Alzheimer [56, 57] et chez les sujets âgés non déments [58]. En ce qui concerne la leucoaraïose, on sait qu'elle est corrélée avec l'âge, les antécédents d'accident vasculaire cérébral, la présence d'infarctus cérébraux (le plus dans les territoires profonds) au scanner, l'hypertension artérielle et, dans certaines études, l'existence d'une détérioration intellectuelle [21, 57-62]. Les questions qui se posent sont de savoir dans quelle mesure ces anomalies de la substance blanche constituent un facteur de risque indépendant des démences vasculaires et dans quelle mesure elles interviennent dans le déterminisme de la démence elle-même. Le problème des interactions complexes entre anomalies de la substance blanche, pathologie vasculaire et démence, devrait constituer dans les années à venir, un des domaines privilégiés de l'épidémiologie analytique des démences vasculaires.

Références

1 Bousser M.G. Démences vasculaires. In *Maladie d'Alzheimer et autres démences.* J.L. Signoret, J.J. Hauw (eds.). Flammarion, Médecine-Science, Paris, (à paraître).
2 Hachinski V.C., Lassen N.A., Marshall J. (1974) : Multi infarct dementia. A cause of mental deterioration in the elderly. *Lancet* **II,** 207-210.
3 Hachinski V.C., Iliff L.D., Zilhka E. *et al.* (1975) : Cerebral blood flow in dementia. *Arch. Neurol.* **32,** 632-637.
4 Tomlison B.E., Blessed G., Roth M. (1970) : Observations on the brains of non demented old people. *J. Neurol. Sci.* **11,** 205-242.
5 Erkinjuntti T., Haltia M., Palo J., Sulkava R., Paeteau A. (1988) : Accuracy of the clinical diagnosis of vascular dementia : a prospective clinical and post-mortem neuropathological study. *J. Neurol. Neurosurg. Psychiatry* **51,** 1037-1044.
6 Loeb C., Gandolfo C., Bino G. (1988) : Intellectual impairment and cerebral lesions in multiple cerebral infarcts. *Stroke* **19,** 560-565.
7 Meyer J.S., McClintic K.L., Rogers R.L. *et al.* (1988) : Aetiological considerations and risk factors for multi-infarct dementia. *J. Neurol. Neurosurg. Psychiatry* **51,** 1489-1497.
8 O'Brien M.D. (1988) : Vascular dementia is underdiagnosed. *Arch. Neurol.* **45,** 797-798.
9 Delay J., Brion S. (1962) : Les démences tardives. Masson, Paris.
10 Escourolle R., Gray F. (1975) : Les accidents vasculaires du système limbique. In : VIIth International Congress of Neuropathology, pp. 195-202. Excerpta Medica, Amsterdam.
11 Katz D.I., Alexander M.P., Mandell A.M. (1987) : Dementia following strokes in the mesencephalon and diencephalon. *Arch. Neurol.* **44,** 1127-1133.
12 Brust J.C.M. (1988) : Vascular dementia is overdiagnosed. *Arch. Neurol.* **45,** 797-798.
13 Fischer C.M. (1968) : Dementia in cerebral vascular disease. In : *Cerebral vascular diseases.* R.G. Siekert, Whisman J.P. (eds). VI th Conference, pp. 232-236. Grune Stratton, New York.
14 Fisher C.M. (1982) : Lacunar strokes and infarcts : a review. *Neurology* **32,** 871-876.
15 Ishii N., Nishihara Y., Imamura T. (1986) : Why do frontal lobe symptoms predominate in vascular dementia with lacunes ? *Neurology* **36,** 340-345.
16 Liston E.H., Larue A. (1983) : Clinical differentiation of primary degenerative and multi-infarct dementia : a critical review of the evidence. *Biological Psychiatry* **18,** 1451-1484.
17 Roman G.C. (1985) : Lacunar dementia. In : *Senile dementia of the Alzheimer type,* **9,** 131-151.
18 Scheinberg P. (1988) : Dementia due to vascular disease. A multifactorial disorder. *Stroke* **19,** 1291-1299.
19 Babikian V., Ropper A.H. (1987) : Binswanger disease : a review. *Stroke* **18,** 2-12.
20 Dubas F., Gray F., Roullet E., Escourolle R. (1985) : Leucoencéphalopathies artériopathiques (17 cas anatomo-cliniques). *Rev. Neurol.* **141,** 93-108.
21 Hachinski V.C., Potter P., Merskey H. (1987) : Leuko-araiosis. *Arch. Neurol.* **44,** 21-23.
22 Chimowitz M.I., Awad I.A., Furlan A.J. (1989) : Periventricular lesions on MRI. Facts and theories. *Stroke* **24,** 7-12.
23 Caplan L.R. (1988) : Binswanger's disease. *Curr. Opinion Neurol. Neurosurg.* **1,** 57-62.
24 De Reuck J., Crevits L., Decoster W., Sieben G., Van der Eecken M. (1980) : Pathogenesis of Binswanger chronic progressive subcortical encephalopathy. *Neurology* **30,** 920-928.
25 Roman G.C. (1987) : Senile dementia of the Binswanger type. A vascular form of dementia in the elderly. *JAMA* **258,** 1782-1788.
26 Cummings J.L., Benson F. (1984) : Subcortical dementia. Review of an emerging concept. *Arch. Neurol.* **41,** 874-879.
27 Meyer J.S., Rogers R.L., Judd B.W., Mortel K.F., Sims P. (1988) : Cognition and cerebral blood flow fluctuate together in multi-infarct dementia. *Stroke* **19,** 163-169.
28 Sulkava R., Erkinjuntti T. (1987) : Vascular dementia due to cardiac arrhythmias and systemic hypotension. *Acta Neurol. Scand.* **76,** 123-128.

29 Erkinjuntti T. (1987) : Types of multi infarct dementia. *Acta Neurol. Scand.* **75,** 391-399.
30 Koto A., Rosenberg G., Zingesser L.H., Horoupian D., Katzman R. (1977) : Syndrome of normal pressure hydrocephalus : possible relation to hypertensive and arteriosclerotic vasculopathy. *J. Neurol. Neurosurg. Psychiatry* **40,** 73-79.
31 Ulrich J. Probst A., Wuest M. (1986) : The brain diseases causing senile dementia. *J. Neurol.* **233,** 118-122.
32 Homer A.C., Honavar M. Lantos P.L., Hastie I.R., Kellett J.M. Millar P.H. (1988) : Diagnosing dementia : do we get it right ? *Brit. Med. J.* **297,** 894-896.
33 Mölsä P.K., Paljarvi L., Rinne J.O., Rinne U.K., Sako E. (1985) : Validity of clinical diagnosis in dementia. A prospective clinicopathological study. *J. Neurol Neurosurg. Psychiatry* **48,** 1085-1090.
34 Rosen W.G., Terry R.D., Fuld P.A., Katzman R., Peck A. (1980) : Pathological verification of ischemic score in differentiation of dementias. *Ann. Neurol.* **7,** 486-488.
35 Todorov A.B., Go R.C., Constantidinis J., Elston R.C. (1975) : Specificity of the clinical diagnosis of dementia. *J. Neurol. Sci.* **26,** 81-98.
36 Wade J.P.H., Mirsen T.R., Hachinski V.C. *et al.* (1987) : The clinical diagnosis of Alzheimer's disease. *Arch. Neurol.* **44,** 24-29.
37 American Psychiatric Association (1980) : Diagnostic and Statistical Manual of Mental Disorders. Washington DC, pp. 127-128.
38 Mölsä P.K., Marttila R.J., Rinne U.K. (1982) : Epidemiology of dementia in a Finnish population. *Acta Neurol. Scandiva.* **65,** 541-552.
39 Erkinjuntti T., Ketonen L., Sulkava R., Sipponen J., Vuorialho M., Ilvananainen M. (1987) : Do white matter changes on MRI and CT differentiate vascular dementia from Alzheimer's disease ? *J. Neurol. Neurosurg. Psychiatry* **50,** 37-42.
40 Loeb C., Gandolfo C. (1983) : Diagnostic evaluation of degenerative and vascular dementia. *Stroke* **14,** 399-401.
41 Tierney M.C., Fisher R.H., Lewis A.J. *et al.* (1988) : The NINCDS-ADRDA Work Group criteria for the clinical diagnosis of probable Alzheimer's disease. A clinicopathologic study of 57 cases. *Neurology* **38,** 359-364.
42 Sulkava R., Wikström J., Aromaa A. *et al.* (1985) : Prevalence of severe dementia in Finland. *Neurology* **35,** 1025-1029.
43 Kay D.W.K., Beamish P., Roth M. (1964) : Old age mental disorders in Newcastle upon Tyne. *Br. J. Psychiat.* **110,** 146-158.
44 Akesson H.O. (1969) : A population study of senile and arteriosclerotic psychoses. *Human Heredity* **19,** 544-566.
45 Broe G.A., Akhtar A.J., Andrews G.R., Caird F.I., Gilmore A.J.J., McLennan W.J. (1976) : Neurological disorders in the elderly at home. *J. Neurol. Neurosurg. Psychiatry.* **39,** 362-366.
46 Mas J.L., Alpérovitch A., Derouesné C. (1987) : Epidémiologie de la démence de type Alzheimer. *Rev. Neurol.* **143,** 161-171.
47 Dinh Q.C., Labat J.C. (1986) : Projection de population totale pour la France : 1985-2040. Les Collections de l'INSEE, D113.
48 Chandra V., Kokmen E., Whisnant J., Schoenberg B. (1987) : Epidemiology of dementia from cerebral infarction. A population based study. *Neurology* **37,** 279-280.
49 Kokmen E., Chandra V., Schoenberg B.S. (1988) : Trends in incidence of dementing illness in Rochester, Minnesota, in three quinquennial periods, 1960-1974. *Neurology.* **38,** 975-980.
50 Boller F., Lopez O.L., Moossy J. (1989) : Diagnosis of dementia : Clinicopathologic correlations. *Neurology.* **39,** 76-79.
51 Barclay L.L., Zemcov A., Blass J.P., Sansone J. (1985) : Survival in Alzheimer's disease and vascular dementias. *Neurology* **35,** 834-840.
52 Martin D.C., Miller J.K., Kapoor W., Arena V.C., Boller F. (1987) : A controlled study of survival with dementia. *Arch. Neurol.* **44,** 1122-1126.
53 Rorsman B., Hagnell O., Lanke J. (1985) : Mortality and age psychosis in the Lundby study : death risk of senile and multi-infarct dementia. *Neuropsychobiology* **14,** 13-17.
54 Sobel E., Alter M., Davanipour Z. *et al.* (1989) : Stroke in the Lehigh Valley : Combined risk factors for recurrent ischemic stroke. *Neurology* **39,** 669-672.
55 Aharon-Peretz J., Cummings J.L., Hill M.A. (1988) : Vascular dementia and dementia of the Alzheimer type. Cognition, ventricular size, and leuko-araiosis. *Arch. Neurol.* **45,** 719-721.

56 Brun A., Englund E. (1986) : A white matter disorder in dementia of the Alzheimer's type : A pathoanatomical study. *Ann. Neurol.* **19,** 253-262.
57 Steingart A., Hachinski V.C., Lau K. *et al.* (1987) : Cognitive and neurological findings in demented patients with diffuse white matter lucencies on CT scan (leuko-araiosis). *Arch. Neurol.* **44,** 36-39.
58 Steingart A., Hachinski V.C., Lau K. *et al.* (1987) : Cognitive and neurological findings in subjects with diffuse white matter lucencies on CT scan (leuko-araiosis). *Arch. Neurol.* **44,** 32-35.
59 Bogousslavsky J., Regli F., Uske A. (1987) : Leukoencephalopathy in patients with ischemic stroke. *Stroke* **18,** 896-899.
60 Gupta S.R., Nameedy M.H., Young J.L., Ghobrial M., Rubino F.A., Hindo W. (1988) : Periventricular white matter changes and dementia. Clinical neuropsychological, radiological and pathological correlation. *Arch. Neurol.* **45,** 637-641.
61 Inzitari D., Diaz J.F., Fox A.J. *et al.* (1987) : Vascular risk factors and leuko-araiosis. *Arch. Neurol.* **44,** 42-47.
62 Rao S.M., Mittenberg W., Bernardin L., Haughton V., Leo G.J. (1989) : Neuropsychological test findings in subjects with leuko-araiosis. *Arch. Neurol.* **46,** 40-44.
63 Esiri M.M., Wilcock G.K. (1986) : Cerebral amyloid angiopathy in dementia and old age. *J. Neurol. Neurosurg. Psychiatry* **49,** 1221-1226.
64 Jellinger K. (1976) : Neuropathological aspects of dementias resulting from abnormal blood and cerebrospinal fluid dynamics. *Acta Neurol. Belg.* **76,** 83-102.
65 Malamud N. (1972) : Neuropathology of organic brain syndromes associated with aging. In : Gaitz C.M. (ed). Aging and the brain. pp. 63-87, Plenum Press, New York.

29

RISQUES CÉRÉBRAUX DE L'ATHÉROME CERVICAL

D. Rougemont

Centre de diagnostic et de prévention neuro-vasculaire (CEREN), 75008 Paris
Hôpital Saint-Antoine, service du Pr. Bousser, 75012 Paris, France

De nombreuses études ont, ces dernières années, été consacrées à l'évaluation de la morbidité cardiovasculaire et de la mortalité des sténoses carotidiennes. Grâce à une meilleure connaissance conjointe de risques chirurgicaux, la question du choix de la thérapeutique la mieux adaptée à chaque situation particulière s'est donc vue reposée : plusieurs études internationales sont actuellement en cours de réalisation afin de définir les indications de la chirurgie carotidienne en présence d'une sténose.

L'apparition par ailleurs de techniques précises, quantitatives et non traumatiques d'évaluation des vitesses circulatoires et débit sanguin au niveau cérébral d'une part, la visualisation de plus en plus fine de la paroi artérielle par ultrasons d'autre part, sont actuellement autant d'éléments permettant d'espérer pouvoir mieux définir dans les mois ou années à venir les véritables sous-groupes à risque élevé d'accidents ischémiques cérébraux.

Il est plus difficile actuellement de définir les relations éventuelles entre l'athérome cervical et le développement d'une démence vasculaire. De nombreuses hypothèses conduisent à relier les anomalies observées en TDM et IRM au niveau cérébral dans les démences vasculaires, au moins en partie à une origine ischémique. Il paraît donc séduisant d'essayer d'imaginer qu'il puisse exister, même si aucun argument actuel ne permet de l'affirmer, des populations à risque et que des études ultérieures prospectives intégrant toutes ces données puissent permettre de les dépister.

Sténoses carotidiennes et accidents ischémiques

Sténoses asymptomatiques

De nombreux travaux ont permis depuis environ 10 ans d'apprécier le risque ischémique des sténoses carotidiennes asymptomatiques : ces données ont été acquises en trois phases successives.

Première phase. Les grandes études cliniques [1, 2] à visée épidémiologique de surveillance de populations entières et notamment celles de Framingham [1] et de l'Evans County [2] ont permis une première évaluation du risque de survenue d'un accident ischémique cérébral et de la mortalité chez des patients suspects de présenter une sténose artérielle cervicale car porteurs d'un souffle. Ces études bien qu'imprécises, qui ne tenaient notamment pas compte du côté de l'AVC par rapport au souffle, ont permis deux premières constatations : d'une part l'incidence des AVC est relativement faible (environ 2 % par an dans ces études), d'autre part ces patients ont une mortalité supérieure à la population témoin mais meurent beaucoup plus souvent d'un accident ischémique cardiaque (50 % environ) que cérébral.

Deuxième phase. Plusieurs études [3-6] ont sélectionné par angiographie des patients présentant une sténose carotidienne asymptomatique controlatérale à une sténose opérée : plusieurs biais ont été néanmoins introduits dans la sélection des patients puisque ceux ayant une sténose serrée, évolutive ou symptomatique, étaient opérés. Ces patients avaient pour la plupart une sténose de plus de 50 % avec parfois présence à l'angiographie d'ulcération. Elles ont permis l'évaluation plus précise du risque d'accident ischémique en aval de la sténose. Toutes ces études ont retrouvé un pourcentage faible d'accidents constitués (0 % pour Levin [3], environ 0,8 % par an pour Humphries [4], 1,4 % par an environ pour Podore [5], 0,6 % par an pour Durward [6]. En revanche, la fréquence des AIT étaient beaucoup plus élevée, variant selon les études entre 3 et 5 % par an.

Troisième phase. Ces dernières années ont permis, grâce au développement des ultrasons, la réalisation d'études prospectives plus fines permettant, grâce à la surveillance évolutive régulière des sténoses, d'apprécier les relations potentielles entre le risque d'accident ischémique et les caractères de la sténose (degré et potentiel évolutif) [7-10].

L'étude de Roederer [7] portait sur 162 patients qui ont été suivis 3 ans. 5 patients ont eu un AIC (soit environ 1,3 %/an) et 6 un AIT isolé. L'intérêt de cette étude a été de démontrer l'existence d'une corrélation entre la survenue d'accident ischémique et le caractère serré initial ou acquis en cours de surveillance de cette sténose : 90 % des accidents ischémiques sont en effet apparus chez des patients dont la sténose était supérieure à 80 %.

L'étude de Chambers et Norris [8] a été réalisée sur 500 patients, suivis en moyenne deux ans. La fréquence des accidents ischémiques constitués (AIC) était d'environ 1,5 %/an, la moitié de ces AIC étant survenue chez les patients présentant une sténose supérieure à 75 %. L'incidence des AIT était d'environ 3 %/an. Dans le groupe de sténose supérieure ou égale à 75 %, 18 % des patients avaient à 1 an présenté un AIT ou un AIC. Le risque d'accident ischémique apparaît donc nettement accru en cas de sténose serrée, mais aussi rapidement évolutive, de cardiopathie associée. Le risque d'infarctus du myocarde (environ 5 %/an) était également fonction non seulement de la présence d'antécédents cardiaques, mais aussi du degré de sténose, plus important notamment en cas de sténose serrée. 9 % des patients étaient décédés sur 2 ans dont plus de la moitié (27 sur 45) par infarctus du myocarde et un quart par AVC.

L'étude d'Hennerici [10] a porté sur 339 patients suivis pendant 29 mois en moyenne. Ces patients avaient pour la plupart des lésions vasculaires évoluées coronariennes ou des membres inférieurs, et des facteurs de risque vasculaire. L'incidence annuelle des AIC était faible (0,4 %), probablement influencée par l'exclusion de l'étude des patients ayant les sténoses les plus sévères, l'incidence AIT + AIC étant de 0,97 %. La mortalité était de 7 %/an, soit équivalente aux chiffres déjà connus, et ce malgré la sévérité et l'étendue chez ces patients des lésions vasculaires.

Les conclusions des auteurs étaient : en ce qui concerne les accidents ischémiques cérébraux, une corrélation nette entre leur incidence et le degré et/ou la progression de la sténose. Quant à la mortalité, elle s'avérait corrélée non seulement à l'extension chez un même patient des lésions artérielles (risque d'autant plus important que le nombre de territoires artériels atteints est plus grand) mais aussi de la gravité isolée des lésions cervicales (la mortalité est en effet plus élevée en cas de sténose serrée que de sténose modérée et d'occlusion que de sténose serrée).

Sténoses symptomatiques

En fait, la plupart des études ont essayé d'établir le risque de survenue d'un accident ischémique après un AIT. Compte tenu de l'hétérogénéité de ces travaux et des populations étudiées, de leur âge et des facteurs de risque, il est difficile d'en tirer des conclusions certaines. L'incidence des AIC semble être de 5 à 6 %/an et la mortalité de 6 à 7 %/an. Elle paraît surtout influencée par l'âge, les antécédents ischémiques cérébraux et/ou cardiaques, et surtout, comme le montre l'étude de Howard [11], le nombre cumulé chez un même patient des facteurs de risques : la survie à 5 ans après un AIT peut être de plus de 95 % chez un sujet de plus de 60 ans sans facteur de risque et être de moins de 25 ans en cas d'association de plus de trois facteurs de risque.

De l'ensemble de ces études, ressortent donc plusieurs points importants :

— la sténose carotidienne n'est pas seulement l'étiologie la plus fréquente des AVC mais aussi un des témoins « clefs » de la gravité de la « maladie » artérielle athéromateuse donc est atteint le sujet;

— si le risque de développer en aval d'une sténose carotidienne un AIC est relativement faible, il n'en demeure pas moins que ce risque est nettement accru dans certains sous-groupes : c'est le cas des sténoses serrées et rapidement évolutives mais c'est aussi probablement le cas de certaines lésions pariétales remaniées (hémorragies intra-plaques, ulcérations) ou des sténoses associées à un thrombus mural.

Evaluation de la morbidité ischémique. Si le caractère serré de la sténose est un élément pratiquement certain de morbidité ischémique comme le montrent les études citées ci-dessus mais aussi certaines études de corrélations anatomocliniques comme le travail de Fisher [12], il est probable que toutes les sténoses serrées ne sont pas à risque. Bogousslavsky [13] dans une étude récente ayant porté sur 45 patients présentant une sténose symptomatique de plus de 75 % et suivis 4 ans n'a noté la survenue que de 15 AIC dont seuls 60 % étaient en fait situés en aval de la sténose. Sur les 9 AIC restant, 3 pouvaient être considérés comme d'origine lacunaire. L'incidence des AIC en aval de la sténose et possiblement liée à elle, était donc faible d'environ 3 %/an, soit tout à fait comparable aux chiffres moyens de morbidité des sténoses symptomatiques. Il en était de même de la survenue dans cette population des occlusions : celle-ci a été contemporaine d'un AIC chez un seul patient et d'un AIT chez 2 autres. Ces résultats potentiellement influencés par la sélection de patients « moins fragiles » que d'autres soulignent donc l'intérêt de la sélection plus précise même en cas de sténose serrée de celles qui présentent un risque accru d'accident ischémique. Connaissant déjà par l'introduction récente du Doppler transcrânien la présence de sténoses serrées et d'occlusions qui ne semblent entraîner que peu ou pas de retentissement hémodynamique, il est probable que des études prospectives permettront de mieux apprécier les réelles sténoses serrées à risque.

Nature de la plaque. En ce qui concerne le risque emboligène de certaines plaques remaniées, les conclusions sont plus difficiles à obtenir. Johnson [14] a bien montré de

Certaines variétés exceptionnelles de DV semblent imputables à la coexistence de sténoses artérielles serrées et multiples des artères cervicales : bien que très rares, ces fonction du degré de sténose et de l'aspect échographique de la plaque (peu échogène, moyennement échogène, ou calcifiée) : toutes sténoses confondues si seuls 4 patients ont eu 1 AIT et 0 un AIC en cas de sténose calcifiée, les chiffres étaient respectivement de 27 et 4 pour le groupe à sténose moyennement échogène et de 38 et 11 dans le groupe de sténose peu échogène, les groupes étant d'ampleur comparable.

Cette étude illustre l'importance des caractères de la plaque dans la survenue d'AIC. Si certains auteurs admettent le rôle probable des hémorragies intra-plaques [15-16], cet élément demeure néanmoins controversé. Il en est encore plus vrai des ulcérations [17-18]. La solution à ces problèmes est d'autant plus difficile comme l'ont montré certains que les corrélations entre aspects artériographiques d'une part pour les ulcérations notamment, échographiques d'autre part et résultats anatomopathologiques demeurent médiocres.

Athérome cervical et démences vasculaires (DV)

Pendant de nombreuses années, toute détérioration intellectuelle survenant chez un sujet âgé, pour peu qu'il soit atteint de facteurs de risque vasculaires ou qu'il ait eu des antécédents ischémiques, était alors considérée comme la conséquence d'une insuffisance circulatoire cérébrale, elle-même très probablement imputable, pour peu qu'il existe un souffle cervical, à une sténose des axes artériels cervicaux. Ce n'est que depuis environ 30 ans que ces notions se sont vu rediscutées : d'une part certains travaux ont montré qu'il n'existait pas dans les démences séniles de corrélation entre la fréquence des lésions cérébrales et l'existence d'infarctus [19-22] ou d'athérome des artères intra-crâniennes, d'autre part quelques études anciennes ont montré que la prévalence des sténoses serrées était la même dans une population de sujets déments et de sujets non déments [12]. Le seuil de sténose « critique » à partir duquel la pression de perfusion commence à baisser en aval de la sténose est d'environ 75 % ne tenant pas compte de la circulation collatérale d'aval [23]. Pour Archie [24], une sténose ne deviendrait réellement « hémodynamique » qu'à partir d'une réduction de 94 % de surface. Avant même la sélection à partir de critères cliniques des patients ayant une démence vasculaire, il devenait alors concevable que la plupart des démences ne pouvaient être dues à un mécanisme hémodynamqie. Tout l'intérêt des travaux ultérieurs de Fisher [19] puis de Hachinski [25] a été de rattacher la démence vasculaire à un mécanisme ischémique le plus souvent embolique en rattachant ce type de démence aux antécédents d'infarctus cérébral.

Existe-t-il une relation entre athérome cervical et développement d'une démence vasculaire ? Pour essayer d'y répondre plusieurs éléments peuvent être discutés.

Arguments cliniques

Compte tenu des critères utilisés dans la sélection même des patients déments pour évoquer le diagnostic de DV, il est certain que la prévalence des sténoses carotidiennes sera supérieure à celle de sujets témoins et ce sans qu'aucune étude de grande ampleur ne l'ait montré.

En effet, quelle que soit la variété anatomoclinique de DV toutes présentent au minimum un passé plus ou moins prolongé d'HTA, et pour un grand nombre d'accidents ischémiques.

manière assez « globale » le facteur joué par les caractères de la plaque : son étude a été réalisée par ultrasons sur 297 patients suivis 3 ans. Ces patients étaient classés en DV méritent une mention particulière car parfois réversibles ou améliorées par la cure chirurgicale des lésions cervicales. Derlon [27] a ainsi rapporté trois cas de troubles cognitifs interprétables comme une possible DV associés à des lésions cervicales sévères et multiples. Ces trois patients ont subi une étude du débit sanguin cérébral et du volume sanguin cérébral en pré- et postopératoire. Ils avaient tous les trois une formule évocatrice de diminution de la réserve hémodynamique (DSC diminue, VSC augmente) en préopératoire réversible après intervention alors que les troubles cognitifs s'étaient amendés. Cet exemple souligne l'intérêt dans certaines variétés de DV dues à un bas débit sanguin cérébral d'une étude complète afin de préciser les capacités potentielles de réversibilité des anomalies hémodynamiques et donc du potentiel d'amélioration conjointe des troubles intellectuels.

Arguments paracliniques

Certains travaux récents ont évoqué une origine ischémique comme possible mécanisme participant à l'apparition au scanner d'un aspect de leucoaraïose et à l'IRM en T2 d'hypersignaux de la substance blanche.

Connaissant la fréquence de ces éléments chez des patients encore jeunes et non déments, une telle hypothèse souligne d'ores et déjà l'intérêt d'études ultérieures prenant en compte tous les éléments pouvant potentiellement concourir à l'apparition et à la persistance de phénomènes ischémiques.

Leucoaraïose. Plusieurs travaux récents soulignent l'importance des facteurs de risque et des antécédents d'AVC dans son apparition.

Inzitari [28] a comparé 140 déments à 110 sujets non déments : les facteurs corrélés à la présence d'une leucoaraïose au scanner sont dans les 2 groupes : l'âge, l'hypertension artérielle (qui multiplie par 2 le risque de LA dans les 2 groupes) et les antécédents d'AVC (le risque de LA est alors multiplié par 4 chez les déments et par 12 chez les témoins).

Steingart [29] a étudié 113 patients dont la plupart avaient une maladie d'Alzheimer et aucun une DV. Une LA était présente chez 34 % des patients : elle était significativement plus fréquente chez les patients les plus âgés et chez les sujets hypertendus.

Hypersignaux de la substance blanche périventriculaire (IRM). Leur fréquence est grande puisque présents selon les séries dans 30 à 92 % des cas après 60 ans et 22 % des cas avant 40 ans. Plusieurs travaux ont montré leur corrélation à l'âge, l'HTA et les antécédents d'AVC.

Plusieurs études récentes ont cherché à interpréter le mécanisme de ces anomalies :

— les études d'Awad [31, 32], de Marshall [33] et de Braffman [34] ont cherché par des IRM pratiquées en post-mortem à savoir à quelles anomalies neuropathologiques pouvaient correspondre ces hypersignaux; dans ces trois groupes ces hypersignaux étaient fréquemment en rapport avec des lésions variables d'origine ischémique;

— Brun et Englund [35] dans une étude neuropathologique récente ont montré la fréquence élevée des lésions de la substance blanche : si celles-ci sont retrouvées chez 100 % des DV, elles sont néanmoins présentes chez plus de 50 % des maladies d'Alzheimer et 8 % des sujets normaux non déments et normotendus. Ces lésions semblent dans la plupart des cas consécutives à des phénomènes ischémiques;

— Kirkpatrick et Hayman [36] ont réalisé l'étude neuropathologique de 15 sujets non déments de 52 à 72 ans : 80 % présentent des anomalies de la substance blanche dont la plupart (les deux tiers environ) semblent d'origine ischémique.

Toutes ces études concernant tant la LA, que les hypersignaux observés en IRM, conduisent à proposer pour bon nombre d'entre elles un mécanisme ischémique. Concernant les microartérioles de la substance blanche et pouvant s'expliquer dans bon nombre de cas comme les conséquences à long terme d'une HTA persistante, il est peu probable qu'il se dégage le moindre rapport avec d'éventuelles sténoses artérielles des gros troncs cervicaux. Il est néanmoins important de tenir compte du fait que ces anomalies pratiquement constantes lors des DV s'observent chez des sujets non déments et jeunes. Rien ne permet actuellement d'infirmer le fait qu'il pourrait s'agir de phénomènes prédictifs « avant l'heure » du développement futur en cas d'HTA et/ou d'AVC d'une DV.

Il serait certainement intéressant d'essayer de mettre en évidence en cas de sténoses artérielles cervicales d'éventuels sous-groupes à risque susceptibles de voir se développer une éventuelle DV : seules les études prospectives prenant en compte l'ensemble des données cliniques et paracliniques pourront tenter d'y répondre.

En conclusion, nous rappellerons l'accroissement considérable réalisé dans la connaissance ces dernières années de la morbidité et de la mortalité entourant les sténoses carotidiennes. Comme nous l'avons vu, les rapports entre l'athérome cervical et le développement d'une démence vasculaire demeurent plus « flous »; les années à venir devraient être celles de la détermination des sous-groupes à risque chez qui certaines attitudes thérapeutiques ou mesures préventives plus adaptées devront être discutées, et ceci tant dans le domaine des accidents ischémiques cérébraux, que celui des démences d'origine vasculaire.

Références

1 Wolf P.A., Kannel W.B., Sorlie P., McNamara P. (1981) : Asymptomatic carotid bruit and risk of stroke. *JAMA* **245,** 1442-1445.

2 Heyman A., Wilkinson W.E., Heyden S. *et al.* (1980) : Risk of stroke in asymptomatic persons with cervical arterial bruits. *N. Engl. J. Med.* **302,** 838-841.

3 Levin S.M., Sondheimer F.K., Levin J.M. (1980) : The controlateral diseased but asymptomatic carotid artery : to operate or not ? *Am. J. of. Surg.* **140,** 203-205.

4 Humphries A.W., Young J.R., Santilli P.H. *et al.* (1976) : Unoperated asymptomatic significant internal carotid artery stenosis : a review of 182 instances. *Surgery* **80,** 695-698.

5 Podore P.C., De Weese J.A., May A.G., Rob C.G. (1980) : Asymptomatic controlateral artery stenosis : a five-year follow-up study following carotid endarterectomy. *Surgery* **88,** 748-752.

6 Durward Q.J., Gary C.B., Ferguson G.C., Barr H.W.K. (1982) : The natural history of asymptomatic carotid bifurcation plaques. *Stroke* **13,** 459-464.

7 Roederer G.A., Langlois Y.E., Jager K.A. *et al.* (1984) : The natural history of carotid arterial disease in asymptomatic patients with cervical bruits. *Stroke* **15,** 605-615.

8 Chambers B.R., Norris J.W. (1986) : Outcome in patients with asymptomatic neck bruits. *N. Engl. J. Med.* **315,** 860-865.

9 Autret A., Saudeau D., Bertrand P. *et al.* (1987) : Stroke risk in patient with carotid stenosis. *Lancet* **1,** 888-890.

10 Hennerici M., Hulsbomer H.B., Hefter H. *et al.* (1987) : Natural history of asymptomatic extracranial arterial disease. *Brain* **110,** 777-791.

11 Howard G., Toole J.F., Frye-Pierson J., Hinshelwood L.C. (1987) : Factors influencing the survival of 451 transient ischemic attacks patients. *Stroke* **18,** 552-557.

12 Fisher C.M., Ojemann R.G. (1986) : A clinico-pathologic study of carotid endarterectomy plaques. *Rev. Neurol. (Paris)* **142,** 573-589.

13 Bogousslavsky J., Despland P.A., Regli F. (1986) : Asymptomatic tight stenosis of the internal carotid artery : long-term prognosis. *Neurology* **36,** 861-863.
14 Johnson J.M., Kennelly M.M., Decesare D. *et al.* (1985) : Natural history of asymptomatic carotid plaque. *Arch. Surg.* **120,** 1010-1012.
15 Imparato A.M., Riles T.S., Mintzer R. *et al.* (1983) : The importance fo hemorrhage in the relationship between gross morphologic characteristics and cerebral symptoms in 376 carotid artery plaques. *Ann. Surg.* **197,** 195-203.
16 Moore W.Q., Boren C., Malone J.M. *et al.* (1978) : Natural hystory of nonstenotic asymptomatic ulcerative lesions of the carotid artery. *Arch. Surg.* **113,** 1352-1359.
17 Dixon S., Pais S.D., Raviola C. *et al.* (1982) : Natural history of asymptomatic ulcerative lesions of the carotid artery : a further analysis. *Arch. Surg.* **117,** 1493-1498.
18 Kroener J.M., Dorn P.L., Shoor P.M. *et al.* (1980) : Prognosis of asymptomatic ulcerative carotid lesions. *Arch. Surg.* **115,** 1387-1392.
19 Fisher C.M. (1968) : *Dementia in cerebral vascular diseases.* R.G. Siekert et J.P. Whisman, Eds VIth conference 1 vol., pp. 232-236. Grune Stratton New York.
20 Corsellis J., Evans Ph. (1965) : The relation of stenosis of the extracranial cerebral arteries to mental disorder and cerebral degeneration in old age. In *Proc. Vth intern. congress of neuropathology.* Series No.100, Excerpta Medica International Congress.
21 Harrison M.J.G., Thomas D.J., Du Boulay G.H., Marshall J. (1979) : Multi-infarct dementia. *J. Neurol. Sci.* **40,** 97-103.
22 Worm Petersen J., Parkenberg H. (1968) : Atherosclerosis of cerebral arteries : pathological and clinical correlations. *J. Geront* **23,** 445-448.
23 Schroeder T. (1988) : Hemodynamic significance of internal carotid artery disease. *Acta Neurol. Scand.* **77,** 353-372.
24 Archie J.P., Feldtman R.W. (1981) : Critical stenosis of the internal carotid artery. *Surgery* 67-72.
25 Hachinski V.C., Lassen N.A., Marshall J. (1974) : Multi-infarct dementia. A cause of mental deterioration in the elderly. *Lancet* **2,** 207-210.
26 Hachinski V.C., Iliff L.D., Zilhka Z. *et al.* (1975) : Cerebral blood flow in dementia. *Arch. Neurol.* **32,** 632-637.
27 Derlon J.M., Viader F., Petit M.C. *et al.* (1988) : Le retentissement hémodynamique chronique des lésions obstructives (sténoses et occlusion) de l'artère carotide interne. In : Indications et résultats de la chirurgie carotidienne, Kieffer E. et Bousser M.G. Ed. AERCV, Paris.
28 Inzitari D., Diaz F., Fox A. *et al.* (1987) : Vascular risk factors and leuko-araiosis. *arch. Neuro.* **44,** 42-47.
29 Steingart A., Hachinski V., Lau C. *et al.* (1987) : Cognitive and neurologic findings in demented patients with diffuse white matter lucencies on computed tomographic scan (leuko-araiosis). *Arch. Neurol.* **44,** 36-39.
30 George A.E., De Leon M.J., Kalnin A. *et al.* (1986) : Leukoencephalopathy in normal and pathologic aging : II. MRI of brain lucencies. *AJNR* **7,** 567-570.
31 Awad I.A., Spetzler R.F., Hodak J.A. *et al.* (1986) : Incidental subcortical lesions identified on magnetic resonance imaging in the elderly; 1. Correlation with age and cerebrovascular risk factor. *Stroke* **17,** 1084-1089.
32 Awad I.A., Johnson P.C., Spetzler R.F., Hodak J.A. (1986) : Incidental surbcortical lesions identified on magnetic resonance imaging in the elderly; II. Postmortem pathological correlation. *Stroke* **17,** 1090-1097.
33 Marshall V.G., Bradley W.G., Marshall C.E. *et al.* (1988) : Deep white matter infarction : correlation of MR imaging and histopathologic findings. *Radiology* **167,** 512-522.
34 Braffman B.H., Zimmerman R.A., Trojanowski J.Q. *et al.* (1988) : Pathologic correlation with gross and histopathology. 2. Hyperintense white-matter foci in the elderly. *AJNR* **9,** 629-636.
35 Brun A., Englund E. (1986) : White matter disorder in dementia of the Alzheimer type : a pathoanatomical study. *Ann. Neurol.* **19,** 253-262.
36 Kirkpatrick J.B., Hayman L.A. (1987) : White matter lesions in MR imaging of clinically healthy brains of elderly subjects : possible pathologic basis. *Radiology* **162,** 509-511.

30

ANGIOPATHIE AMYLOÏDE CÉRÉBRALE

F. Dubas

Service de neurologie A, INSERM U 298, CHU, Angers, France

Historique

Identifiée au début du siècle, presque oubliée pendant près de 50 ans, l'angiopathie amyloïde cérébrale (AAC) est l'objet depuis une quinzaine d'années d'un regain d'intérêt considérable, pour au moins deux raisons. La première est que l'AAC a été reconnue comme une cause non rare d'hémorragie cérébrale spontanée du sujet âgé. La seconde raison tient aux liens étroits qui unissent l'AAC au vieillissement cérébral « physiologique » d'une part et à la démence de type Alzheimer (DTA) d'autre part; ces liens ont placé l'AAC au centre d'une somme de travaux et d'hypothèses que la biologie moléculaire ne cesse d'enrichir.

Ces liens entre AAC, vieillissement, plaque sénile et DTA sont évoqués à chacune des trois « époques » qu'on peut repérer dans l'histoire de l'AAC.

Première époque

De 1909 à 1975, cette époque est celle de l'identification et de la description histologique de la lésion élémentaire. Il semble que la première description soit due à Oppenheim en 1909, qui insiste sur l'aspect hyalin de la vasculopathie et observe ses rapports avec les plaques séniles (cité par Surbeck [1]. L'étonnante ressemblance entre la substance des plaques séniles et celle de l'angiopathie est soulignée par Divry en 1927 puis par Scholz en 1938, qui forge le terme de *drusige Entartung* traduit par « angiopathie dyshorique » par Morel et Wildi en 1952 (cités par Surbeck [1]). Les travaux de l'école de Genève, qui aura contribué pour beaucoup à la connaissance de cette lésion vasculaire, seront repris de façon synthétique dans la thèse de Surbeck en 1961 [1]. Ce dernier, comme Morel et Wildi, s'attachera surtout à décrire la « topistique » occipitale de l'angiopathie dyshorique, qu'il distingue très nettement de l'« angiopathie congophile » des artères méningées, observée par Pantélakis en 1954.

Période anatomo-clinique

Après la première période, essentiellement histopathologique, vont s'accumuler, de 1975 à 1984, les observations d'hémorragies cérébrales dues à l'AAC, à la connaissance desquelles vont contribuer les travaux de Mandybur [2, 3] et celui d'Okazaki qui réunit 23 cas de la Mayo clinic [4]. Le terme d'angiopathie amyloïde cérébrale est presque unanimement adopté, recouvrant l'angiopathie dyshorique des petits vaisseaux corticaux et l'angiopathie congophile des artères méningées. Parallèlement des formes héréditaires d'AAC avec hémorragies cérébrales récidivantes sont rapportées, en Islande [5], puis en Hollande [6].

Troisième « époque » (biologie moléculaire)

Elle débute en 1984, avec le travail de Glenner et Wong qui isolent, à partir d'artères méningées de cas de DTA et de trisomie 21 une protéine jusqu'alors inconnue, la β-protéine [7]. La présence de cette β-protéine dans le centre amyloïde des plaques séniles et la localisation du gène codant le précurseur de la β-protéine sur le chromosome 21 sont considérées comme des avancées majeures dans la compréhension de la pathogenèse de la DTA. Environ 50 ans après les travaux de Divry et Scholz, la question du lien unissant AAC et DTA est donc toujours très actuelle.

Epidémiologie et nosologie

Incidence dans la population âgée

En dehors de quelques formes rares, regroupant un ensemble hétérogène de maladies héréditaires ou de constatations anatomopathologiques, *l'AAC est liée à l'âge.* C'est une « affection gérontologique » [1]. Son incidence est faible avant 60 ans, et ne cesse de croître dans les décennies supérieures pour atteindre environ 40 % entre 80 et 89 ans, puis de 50 à 75 % après 90 ans [1, 8, 9, 10, 11]. Le *Tableau I* résume ces données statistiques qui sont issues de séries d'autopsies consécutives, non sélectionnées. L'incidence globale de l'AAC dans la population générale au-delà de 60 ans peut être située entre 23 % [1] et 57 % [10], en moyenne 40 %.

Tableau I. *Incidence de l'angiopathie amyloïde cérébrale (AAC) dans cinq séries d'autopsies consécutives.*

	Surbeck 1961 [1]	*Tomonaga* 1981 [8]	*Vinters* 1983 [9]	*Yamada* 1987 [10]	*Masuda* 1988 [11]
Nombre d'autopsies	577	123	84	123	373
Pourcentage d'AAC					
de 50-59 ans	—	—	—	—	7
de 60-69 ans	3	8	5	33	11
de 70-79 ans	9	23	42	53	20
de 80-89 ans	13	37	46	54	37
après 90 ans	17	58	57	74	43
Incidence (%) globale de l'AAC	13	?	36	57	24
Nombre d'ACC	73	?	30	70	91
Nombre d'hématomes intracérébraux dus à l'AAC	2	1	?	2	1

Association avec la démence de type Alzheimer (DTA)

L'AAC est liée à cette démence, elle aussi liée à l'âge, mais la fréquence de l'association AAC-DTA dépasse celle qui pourrait résulter du seul effet de l'âge. En effet, l'incidence de l'AAC au cours de la DTA semble être de l'ordre de 80 % [2, 10, 12, 13, 14]. Ce chiffre moyen de 80 % dépasse donc très nettement celui de l'incidence globale de l'AAC, qui est de l'ordre de 40 % après 60 ans. Une différence très significative est également observée au sein de séries anatomo-cliniques comparant ces incidences : 86 % d'AAC dans 30 cas de DTA contre 40 % chez 30 témoins non déments, sans DTA histologique et appariés en âge [14] ou 86 % contre 51 % [10]. L'AAC est donc liée à la DTA de façon statistiquement très significative, mais elle n'y est pas constante. Il en va de même pour l'incidence de l'AAC dans la trisomie 21, probablement élevée [15, 16].

Incidence des hémorragies cérébrales

L'AAC peut être responsable d'hémorragies intra-cérébrales. Bien que l'incidence globale des hémorragies cérébrales parmi les AAC paraisse très faible, de l'ordre de 1 à 2 % *(Tableau I),* l'AAC est considérée comme directement responsable de 5 à 10 % des hémorragies cérébrales spontanées (voir ci-dessous). Tous les auteurs s'accordent pour reconnaître l'absence de lien entre AAC et athérosclérose ou AAC et HTA. S'il existe environ 30 % d'hypertendus parmi les patients atteints d'AAC hémorragique, ce chiffre correspond à l'incidence de l'HTA dans une population de cet âge [17].

Dans la grande majorité des cas, l'AAC est donc liée à l'âge, souvent mais inconstamment associée à la DTA (80 %) et à la trisomie 21, et rarement compliquée d'hémorragie cérébrale (1 à 2 %). Le spectre anatomo-clinique de l'AAC peut se déduire de ces trois points : l'AAC s'observe le plus souvent sans pathologie cérébrale associée (AAC asymptomatique), souvent avec une DTA (ou une trisomie 21), moins souvent avec une DTA et des hémorragies cérébrales, et rarement avec des hémorragies cérébrales sans DTA.

Anatomie pathologique

Infiltration amyloïde

La qualité de l'infiltration amyloïde de la paroi des vaisseaux est maintenant bien connue [1, 2, 4, 10].

Artères de moyen et petit calibre des méninges et du cortex. Ces artères, un peu moins souvent les capillaires et rarement les veines, sont épaissies par un matériel acellulaire, homogène et éosinophile. Sa nature amyloïde peut être affirmée par la coloration par le rouge congo ou la thioflavine S ou T, cette affinité tinctoriale traduisant la configuration en feuillets β plissés de toute amylose [18]. Le rouge congo colore l'amylose en rose-orangé et surtout donne lieu à un dichroïsme jaune-vert caractéristique en lumière polarisée *(Figures 1 et 2).*

Nuances histologiques. Elles apparaissent selon le type de vaisseau atteint et l'intensité de l'AAC. Dans les artères méningées, les dépôts sont segmentaires et siègent préférentiellement dans la média externe et l'adventice, avec parfois un aspect en cocarde

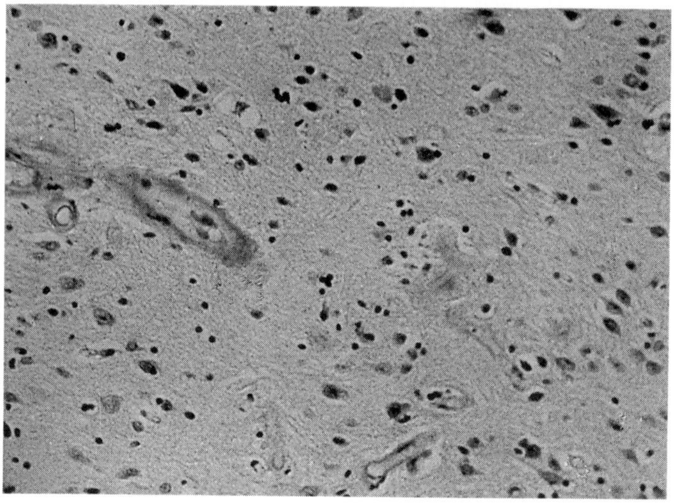

Figure 1. *Angiopathie dyshorique, cortex pariétal, coloration par le rouge congo.*

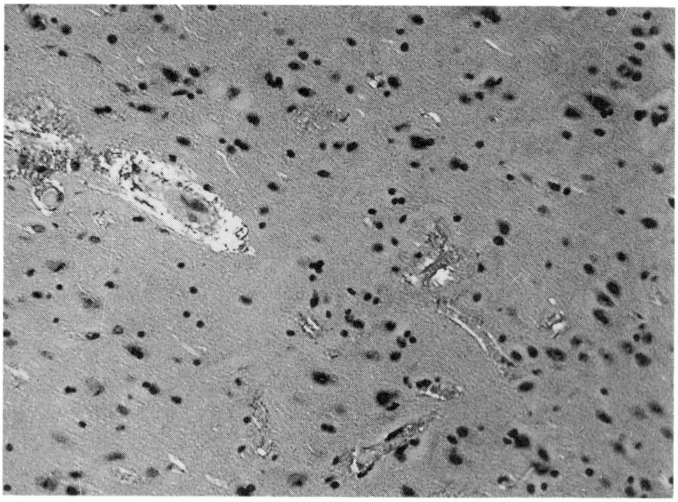

Figure 2. *Même vue, rouge congo et lumière polarisée.* Nette réfringence des dépôts d'amylose.

(double barrel) assez caractéristique [4, 9]. Dans les petites artères corticales, le dépôt est plus uniforme, réalisant un épais anneau qui efface la structure du vaisseau. Le dépôt amyloïde juxta-vasculaire, sous forme de « flaque » ou de goutelette, réalise la dyshorie [1, 2] *(Figure 3)*. Dans les AAC modérées, l'amylose siège surtout sur les artères piales, alors que dans les AAC sévères, le dépôt est visible dans les artères méningées et l'ensemble du cortex [4, 10].

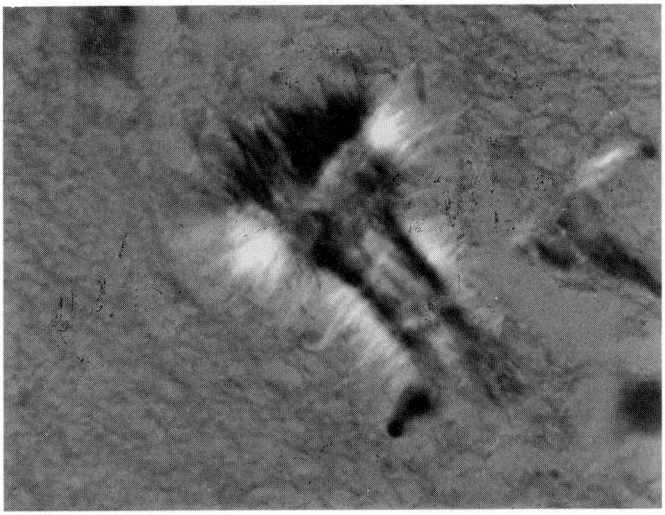

Figure 3. *Angiopathie dyshorique, coloration par le rouge congo et lumière polarisée.* « Touffes » radiaires des fibrilles amyloïdes autour d'un petit vaisseau.

Microscopie électronique. Le dépôt apparaît constitué de plages de fibrilles rectilignes de 8 à 10 nanomètres de diamètre, pouvant former des « touffes » radiaires, orientées perpendiculairement à la paroi du vaisseau [19]. Il a pu être observé des fibrilles amyloïdes au contact de la membrane basale, altérée, dans des vaisseaux encore peu touchés [20].

Angiopathie associée à l'AAC [21]. Elle est présente dans environ un quart des cas [21, 22], parfois les deux tiers [4]. Elle comporte une hyalinose artériolaire [10], une prolifération intimale en bulbe d'oignon altérant la limitante élastique [4], une nécrose fibrinoïde segmentaire [4, 11, 12], des micro-anévrismes [3, 4, 23] et parfois un infiltrat inflammatoire mononucléé périvasculaire [24]. Cette angiopathie associée semble bien secondaire aux dépôts amyloïdes [21]. Elle peut s'observer en l'absence d'hypertension artérielle [12, 21] et semble responsable des nécroses parenchymateuses, hémorragiques ou ischémiques, compliquant les AAC sévères [22, 25] (voir ci-dessous).

Distribution de l'AAC dans le système nerveux central. Elle est d'une manière générale, diffuse mais parcellaire. La plupart des travaux soulignent la prédominance occipitale, parfois très nette [1], suivie par le lobe temporal, puis par les lobes frontaux et pariétaux [2, 9, 10, 26]. Dans quelques séries, c'est le lobe frontal qui est atteint préférentiellement [22]. Pour d'autres, la topographie prépondérante est fronto-pariétale [11] ou fronto-occipitale. Dans les formes peu sévères d'AAC, seul le lobe occipital serait touché, spécialement la couche IV du cortex strié et le processus semble s'étendre à l'ensemble de l'encéphale dans les formes les plus intenses [1]. Les vaisseaux de la substance blanche, du tronc cérébral et de la moelle ne sont qu'exceptionnellement atteints. Ceux des noyaux gris centraux ne le sont que très rarement, sauf dans deux séries [22, 23]. En revanche, les vaisseaux des méninges cérébelleuses sont assez souvent touchés, dans 27 % [10], 34 % [1] et 53 % [14] des cas. Il est important de noter que l'AAC

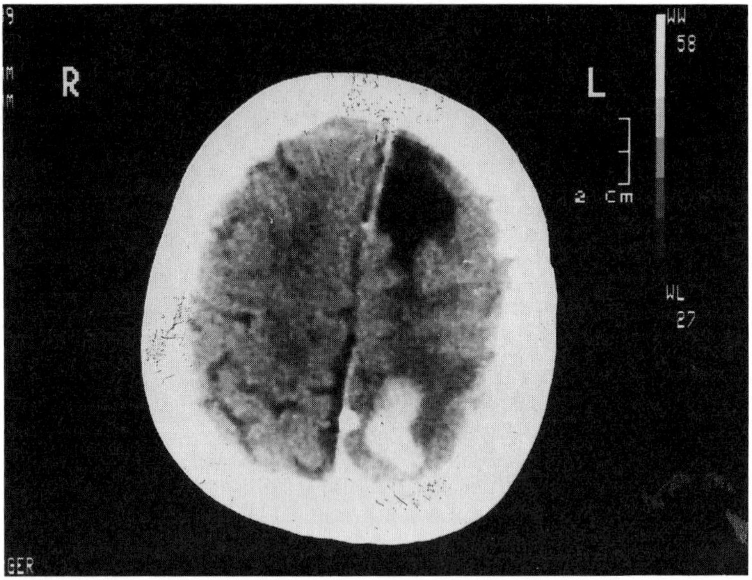

Figure 4. *Scanner cérébral caractéristique de l'angiopathie amyloïde cérébrale hémorragique :* deux hématomes lobaires superficiels, l'un frontal gauche, ancien, l'autre pariéto-occipital, récent.

atteint assez rarement l'hippocampe (moins de 30 % des cas [9, 11] ne vaut que pour les formes apparemment sporadiques, liées à l'âge, de l'AAC. Cette topistique de l'AAC. Les AAC héréditaires, hémorragiques ou leptoméningées, ont une distribution différente. Elles ont aussi une composition chimique différente (voir ci-dessous).

Immunomarquage de l'AAC. Dépendant de la composition chimique des fibrilles amyloïdes, l'immunomarquage de l'AAC est différent selon les formes de l'affection *(Tableau II).* Dans l'AAC liée à l'âge, aux démences de type Alzheimer, et à la trisomie 21, tous les travaux récents font état d'un immunomarquage par les anticorps anti-β protéine [27, 28]. Un marquage par les anticorps anti-composant P amyloïde sérique (SAP) est signalé par certains [10, 23] mais il s'agit d'une protéine entrant dans la composition de toute amylose [29]. Deux autres types d'immunomarquage semblent avoir un intérêt théorique particulier : ceux révélant la présence d'inhibiteurs des protéases [30] ou d'immunoglobulines de classe G, M, A [31].

Formes hémorragiques sporadiques, liées à l'âge, de l'angiopathie amyloïde cérébrale

Ces formes ne sont vraiment reconnues, et publiées en tant que telles, que depuis 1975 [32]. Un peu plus d'une centaine de cas pouvaient être recencés en 1987 [17]. Il s'agit de brèves séries anatomo-cliniques, de 10 à 20 cas [4, 12, 21-24, 26, 33] ou de cas isolés [3, 25, 35-38].

Tableau II. *Principale protéine fibrillaire identifiée dans différentes formes d'AAC.*

	Protéine fibrillaire
AAC liée à l'âge, à la DTA et à la trisomie 21	β-protéine [7]
AAC hémorragique héréditaire islandaise	Cystatine C [49]
AAC hémorragique héréditaire hollandaise	β protéine [51]
AAC oculoleptoméningée familiale	Préalbumine ? [53] (transthyrétine)

L'AAC ne se complique que rarement (1 à 2 %) d'hémorragies cérébrales *(Tableau I)*. Cette incidence paraît beaucoup plus élevée dans certaines séries qui excluent les cas d'AAC modérée 4.

En revanche, toutes les séries anatomo-pathologiques étudiant les hémorragies cérébrales en général s'accordent pour identifier l'AAC comme responsable de l'hémorragie dans 5 à 10 % des cas (2 % [12], 3,8 % [11], 9 % [8], 11,7 % [26]).

L'affection se révèle chez des sujets âgés de 70 ans en moyenne et se répartit de façon égale dans les deux sexes [17].

Neuropathologie

Lésions nécrosantes parenchymateuses cérébrales. Elles ne sont pas seulement hémorragiques, mais comportent aussi des infarctus et parfois une leucoencéphalopathie. De ce fait, le terme de « formes hémorragiques de l'AAC », quoique consacré par l'usage, est peut-être contestable. Toutefois, les lésions les plus volumineuses et donc les plus expressives cliniquement sont les hématomes intra-cérébraux.

Hématomes. Ils sont volontiers multiples *(Tableau III)* et d'âges différents. Dans la grande majorité des cas, ce sont des hématomes lobaires, siégeant dans la substance blanche hémisphérique juxtacorticale. Ils sont plus souvent frontaux ou pariétaux que pariéto-occipitaux *(Tableau III)*. Quelques cas d'hémorragie des noyaux gris centraux et du cervelet sont signalés, inhabituellement nombreux dans une étude [23]. Dans quelques cas, une hémorragie sous-arachnoïdienne, sous-durale ou intraventriculaire est notée [22]. Plus exceptionnellement, l'hématome est purement sous-dural [22, 23]. Des microhémorragies en « coups d'ongle » ou pétéchiales sont presque toujours associées aux hématomes. Comme eux, elles sont d'âges différents et siègent immédiatement sous le cortex, ou dans le cortex même [4, 12].

Infarctus cérébraux. Ils sont de petite taille, corticaux et multiples réalisant parfois une atrophie granulaire du cortex [21]. Ces infarctus sont signalés dans environ la moitié des cas dans certaines séries [22, 33] ou dans tous les cas [4]. Lorsque de grands infarctus sont constatés, ils ne sont très probablement pas dus à l'AAC [21].

Leucoencéphalopathie. Comparable à la maladie de Binswanger, elle a été notée dans plusieurs cas [34]. Elle pourrait être due à une ischémie chronique dans le territoire distal

Tableau III. *Répartition topographique des hématomes intracérébraux dans quelques séries anatomo-cliniques de formes hémorragiques de l'angiopathie amyloïde cérébrale (AACH).*

	Jellinger * 1977 [12]	*Gilbert* 1983 [33]	*Gilles* 1984 [24]	*Ishii* 1984 [26]	*Kalyan-Raman* 1985 [23]	*Cosgrove* 1985 [22]	*Nombre d'hématomes*
Frontal	3	13	9	4	2	8	39
Temporal	3	0	5	3	1	4	16
Pariétal	2	10	5	2	1	8	28
Occipital	1	3	6	0	0	8	18
Noyaux gris centraux	1	0	0	1	3	1	6
Cervelet	0	0	0	0	2	1	3
Nombre de cas d'AACH	15	11	11	7	7	17	110 / 68

* Plusieurs cas de microhémorragies multiples ne pouvaient être mentionnés dans ce tableau.

des artères perforantes longues, infiltrées d'amylose dans leur segment méningo-cortical. Cette constatation a été faite chez des sujets non hypertendus [34].

Hémorragies, infarctus et leucoencéphalopathies résultent de l'angiopathie associée à l'AAC [21] (voir ci-dessus). Les lésions sténosantes entraînent infarctus et leucoencéphalopathie. Les micro-anévrismes semblent responsables des hémorragies, mais ils sont assez rarement repérés [3, 4, 23]. La nécrose fibrinoïde, assez souvent associée au dépôt amyloïde, a pu être considérée comme un témoin de l'HTA associée [12] mais elle peut s'observer en l'absence d'HTA [11].

Lésions compatibles avec le diagnostic de DTA. Elles sont présentes dans un certain nombre de cas. Toutefois, l'incidence de la DTA varie beaucoup d'une série anatomo-clinique à l'autre : 8/11 cas [33], 7/12 cas [34], 5/7 cas [26], 4/11 cas [24], 7/17 cas [22], 15/70 cas [10], 2/23 cas [4], 1/10 cas [23]. Cette disparité peut s'expliquer par l'hétérogénéité des critères diagnostiques et par les biais de sélection des cas. Néanmoins, il est certain que d'assez nombreux cas ne sont pas associés à une DTA, même lorsque l'AAC est très sévère [35, 37]. L'incidence globale de la DTA peut être évaluée à environ 45 % [17].

Amylose extracérébrale, sénile. Elle est associée dans un nombre de cas d'autant plus élevé que les sujets sont plus âgés. Elle intéresse essentiellement l'hypophyse, le pancréas et le cœur [39].

Données cliniques

L'importance des lésions nécrosantes cérébrales et l'incidence élevée de la DTA rendent compte des trois expressions cliniques des formes hémorragiques sporadiques de l'AAC : accidents vasculaires cérébraux hémorragiques ou ischémiques (dont la sommation réalise souvent une démence vasculaire), démence mixte et démence en apparence dégénérative.

Accidents hémorragiques massifs. Authentifiés par le scanner cérébral, ils ont deux particularités majeures : ils sont lobaires, relativement superficiels, et ils récidivent volontiers. Des *hématomes lobaires récidivants* survenant chez un sujet âgé, chez qui il n'y a pas à l'évidence d'autre cause de saignement cérébral, sont probablement dus à une AAC. Mais, souvent l'hématome est unique en entraîne le décès en quelques jours ou semaines. C'est la cas de la majorité des malades dans certaines séries [22, 24]. Un peu moins souvent l'hémorragie cérébrale récidive, dans un autre lobe, ou dans le même lobe et la régression des signes cliniques est parfois remarquable [35, 36]. Le nombre d'hématomes pouvant survenir chez un même malade est dans certains cas impressionnant : 8 en 5 ans [35], 5 en 27 mois [37]. Plusieurs observations font état d'accidents ischémiques transitoires précessifs [3, 4 21, 22, 38] en nombre parfois élevé. Certains de ces AIT avaient motivé un traitement anticoagulant, vraisemblablement responsable du saignement. D'autres événements déclenchants ont été signalés : traumatisme crânien [4, 24, 25, 32], dérivation ventriculo-atriale [32], biopsie cérébrale. L'évacuation chirurgicale de l'hématome est à éviter, car l'hémostase est très difficile. Lorsqu'elle paraît s'imposer, elle doit s'accompagner d'un examen anatomo-pathologique du tissu cérébral adjacent [17], car il n'y a actuellement pas de moyens diagnostiques autres qu'histologiques. Il n'y a pas encore de marqueurs biologiques, dans le sérum ou le LCR, et il est trop tôt pour savoir si l'utilisation d'un tracteur radioactif comme le composant P amyloïde sérique peut être performante [29]. Cela étant, les autres diagnostics envisageables sont assez peu nombreux et n'ont pas nécessairement beaucoup d'implications thérapeutiques : les hématomes liés à l'HTA chronique sont de siège plus profond; les malformations artério-veineuses ou les cavernomes se manifestent habituellement à un âge plus jeune; les formes hémorragiques des thrombophlébites cérébrales peuvent comporter plusieurs hématomes mais habituellement simultanés, ce qui est exceptionnel dans l'AAC. Certaines hémopathies ou artérites cérébrales figurent également parmi les alternatives diagnostiques à évoquer face à des hématomes intra-cérébraux récidivants.

Accidents ischémiques. Ceux qui ont une expression clinique sont plus rares, parce que les infarctus sont de petite taille. Ils constituent cependant la sémiologie clinique de 7 des 23 cas d'Okazaki [4].

Hémorragies et infarctus. Ils peuvent entraîner une démence vasculaire avec un syndrome pseudo-bulbaire [34] mais plusieurs observations mentionnent l'absence de démence, malgré plusieurs hématomes [37].

Tableau clinique de démence mixte. Il est parfois signalé explicitement [4, 12]. Il peut s'agir d'une détérioration intellectuelle progressive jusqu'à la survenue d'un accident cérébral hémorragique ou ischémique, ou seulement d'un déclin intellectuel que l'accident aigu précipite dans la démence [22].

Syndrome clinique de démence dégénérative, progressive. Dans quelques cas, il résume l'anamnèse et c'est l'examen neuropathologique qui met en évidence des lésions hémorragiques et ischémiques disséminées dans le cortex cérébral, mais de trop petite taille pour avoir pu constituer un événement aigu repérable cliniquement [4, 12].

Dans l'ensemble, le pronostic des formes hémorragiques sporadiques de l'AAC est mauvais. Quand les malades survivent à un hématome, ce n'est généralement que pour un petit nombre d'années.

Angiopathie amyloïde cérébrale (AAC) et démence de type Alzheimer (DTA)

L'existence d'un rapport avec l'AAC et le centre de certaines plaques séniles est évoquée dès les premières descriptions de l'AAC, lorsqu'elle n'est encore que la *drusige Entartung* de Scholz ou l'« angiopathie dyshorique » de Morel et Wildi. La ressemblance fait soulever l'hypothèse d'une cause commune (Scholz, Morel, Divry, Struwe cités par Surbeck [1]), et a conduit Scholz à dénommer *Plaque-Substanz* le dépôt que le vaisseau laisse filtrer « jusque dans le parenchyme nerveux où il contribuerait à la formation des noyaux de certaines plaques séniles » (Scholz, cité par Surbeck [1]). Développée depuis plus de 50 ans, l'hypothèse de l'origine vasculaire des plaques séniles a été considérablement réactualisée par Glenner et Wong [7], qui mettent en évidence une même protéine, dite protéine A4 ou β-protéine, et dans l'amylose vasculaire cérébrale et dans le centre amyloïde des plaques séniles. La théorie vasculaire se prolonge dans le concept d'« amyloïdose cérébrale » proposé pour la maladie d'Alzheimer [40]. Il n'est pas possible d'étudier ici les différentes hypothèses étiopathogéniques de la DTA. Aussi l'exposé des rapports entre AAC et DTA se limitera-t-il à quelques points soulignant les arguments pour ou contre l'existence d'une relation causale entre l'AAC et la genèse des plaques séniles.

Arguments pour une relation causale entre l'AAC et la genèse des plaques séniles (PS)

Argument majeur. Il est fourni par la biologie moléculaire. En 1984, Glenner et Wong ont pu extraire et purifier une protéine à partir de dépôts amyloïdes vasculaires prélevés dans les vaisseaux méningés dans la DTA et la trisomie 21. La séquence des 42 acides aminés constituant cette protéine, appelée β-protéine, s'est révélée ne correspondre à aucune protéine connue jusqu'alors. Des anticorps dirigés contre une partie synthétique de cette protéine se fixent électivement sur les vaisseaux amyloïdes méningés et corticaux dans des cas de DTA et de trisomie 21 et sur le centre amyloïde des plaques séniles, mais pas sur les dégénérescences neurofibrillaires [27]. Des résultats comparables ont été obtenus par d'autres auteurs, à partir du centre amyloïde des PS [28].

Ultérieurement, le précurseur de la β-protéine a été identifié; constitué de 695 acides aminés, ce précurseur est codé par un gène situé sur la partie distale du chromosome 21 proche mais distinct du, ou des, gènes(s) impliqué(s) dans les formes autosomiques dominantes de la maladie d'Alzheimer. Ce précurseur est présent dans de nombreuses cellules du système nerveux central (neurones, astrocytes, cellules méningées, endothéliales, péricytaires) mais aussi dans plusieurs viscères, comme le rein, le cœur, le poumon ou le foie [40]. Le gène du précurseur, qui ne paraît pas dupliqué dans les DTA, code au moins trois ARNm différents dont deux contiennent une séquence présentant une certaine homologie avec des inhibiteurs de protéases, comme l'alpha-l-antichimoytrypsine. Cette dernière a été identifiée, en association avec la β-protéine, dans le centre amyloïde et les vaisseaux amyloïdes de DTA et de trisomie 21 [30].

Arguments issus de la neuropathologie. La forte incidence de l'AAC dans la DTA a déjà été signalée plus haut.

L'association AAC-PS semble significative dans des travaux comportant des cerveaux DTA et de sujets âgés non déments [41]. En outre, plusieurs auteurs signalent une corrélation entre l'intensité de l'AAC et le nombre des PS [9, 10], particulièrement le nombre des plaques avec centre amyloïde [2].

Des lésions tout à fait comparables aux plaques neuritiques pures, faites surtout de dégénérescences neurofibrillaires, sont parfois observées au contact immédiat d'artérioles envahies par une amylose avec dyshorie intense [42]. Ces plaques périvasculaires avaient été repérées dès les premiers travaux sur l'AAC [1].

Un travail fait état de la présence d'au moins un capillaire à l'intérieur de chaque plaque sénile (même neuritique pure) examinée sur des coupes sériées en microscopie électronique. Ces capillaires, éventuellement très altérés, sont toujours entourés de fibrilles amyloïdes qui semblent naître près de la membrane basale [43].

Une altération de la barrière hémato-cérébrale a été suspectée au cours de la DTA. Ce fait peut être rapproché de la présence d'immunoglobulines de classe G, M, A ainsi que des fractions C1, C3 et C4 du complément dans les vaisseaux amyloïdes méningés et corticaux. Cette constatation est un des éléments fondant l'hypothèse immunologique de la DTA [31].

Cet ensemble d'arguments plaide donc pour une « théorie vasculaire de la pathogénie de la DTA » proposée par Glenner [13]. Brièvement résumée, cette théorie fait jouer un rôle primaire à une protéine sérique amyloïdogène, vraisemblablement le précurseur de la β-protéine, qui pénètre la paroi des vaisseaux cérébraux pour y être dégradée en β-protéine, prenant une configuration β-plissée. Les cellules impliquées dans la protéolyse du précurseur pourraient être les cellules endothéliales ou les cellules péricytaires. Pénétrant le parenchyme cérébral, le précurseur amyloïdogène y serait responsable de la dégénérescence neuronale et de la formation des plaques séniles, en même temps qu'il y subirait une protéolyse. Cette protéolyse parenchymateuse semble différente de la protéolyse vasculaire, puisque la protéine A4 des PS n'a pas tout à fait les mêmes caractéristiques physico-chimiques que celle des vaisseaux [44]. La microglie pourrait être l'agent de cette protéolyse parenchymateuse [40].

Arguments contre une relation causale entre AAC et genèse des plaques séniles

Chacun des « arguments pour » peut être contesté. La présence de β-protéine dans les vaisseaux et dans les PS ne suffit pas pour démontrer une relation causale.

De même, la forte incidence de l'AAC dans la DTA n'implique pas nécessairement que l'AAC soit à l'origine de la DTA. En outre, il existe d'assez nombreuses observations d'AAC sans DTA, y compris des AAC sévères, hémorragiques (21 cas sur 23 dans une série [4]), voire des observations d'AAC sans plaques séniles [4, 8, 41]. Inversement, il n'est pas rare de voir mentionner explicitement l'absence d'AAC dans des cerveaux comportant de nombreuses plaques séniles [8, 14, 41]. Enfin, aucune lésion de type Alzheimer n'est observée dans les formes héréditaires islandaises d'AAC hémorragique (voir ci-dessous).

Les plaques périvasculaires ne représentent qu'une variété de PS, au demeurant assez rare et uniquement vue lorsque l'amylose vasculaire est intense [42].

La plupart des travaux soulignent l'absence de relation topographique immédiate entre AAC et PS [2, 14, 41].

D'autres arguments peuvent être opposés à la théorie vasculaire

Certains sont d'ordre topographique : la distribution laminaire des plaques séniles [45] n'est guère compatible avec la distribution généralement diffuse de l'AAC. Même dans l'aire calcarine, où l'angiopathie dyshorique siège préférentiellement dans la couche IV, des plaques séniles ne sont présentes que dans les couches II et III [1]. Surtout l'AAC est nettement moins fréquente et intense dans l'hippocampe où les plaques séniles sont, très habituellement, les plus nombreuses. Cette discrétion de l'AAC dans l'hippocampe vaut aussi dans les formes sévères d'AAC [2, 9].

Un autre argument provient de l'immunohistochimie et semble constituer une base solide pour une théorie parenchymateuse de la genèse des PS. Il a été mis en évidence des plaques « très primitives » [46] ou « diffuses » [47] non colorables par le rouge congo, la thioflavine ou la coloration de Bodian, mais nettement révélées par des anticorps anti-β-protéine [47]. Ces plaques très primitives ne comportent pas de capillaires [46, 47] mais renferment régulièrement une cellule qui semble de nature macrophagique [46] ou parfois neuronale [47].

Conclusion

AAC et DTA peuvent survenir indépendammment mais sont souvent associées. L'AAC n'est donc pas en soi un agent causal de la DTA mais il est très probable qu'une même cause (ou un certain nombre de causes ayant le même impact) puisse donner lieu ou bien à une AAC isolée ou bien à une DTA isolée ou encore à une DTA associée à une AAC. Autrement dit, les deux modalités, vasculaire et parenchymateuse, de l'« amyloïdose cérébrale » traduisent un même risque [14]. Les facteurs infléchissant l'amyloïdogenèse plutôt vers le secteur vasculaire ou plutôt vers le secteur parenchymateux restent à identifier. Ils peuvent intervenir ou résider dans les cellules synthétisant le précurseur de la β-protéine ou dans les cellules réalisant sa transformation en β-protéine. D'autres facteurs intercurrents voire initiaux, comme des processus immunopathologiques, pourraient également infléchir la topographie de l'amyloïdose.

Formes rares d'angiopathies amyloïdes cérébrales

Il s'agit d'un ensemble d'affections, et parfois seulement de constatations histopathologiques, très diverses et beaucoup plus rares que l'AAC liée à l'âge.

Angiopathies amyloïdes cérébrales hémorragiques (AACH) héréditaires

Type islandais. C'est le plus anciennement identifié [5]. L'affection est autosomique dominante, avec une très forte pénétrance : parmi les 222 membres de 8 familles groupées au nord-ouest de Reykjavik, 127 sont atteints [48]. La maladie frappe des adultes jeunes, entre 20 et 30 ans, sous la forme d'hématomes intra-cérébraux récidivants, le décès survenant en 2 ou 3 ans. Dans les quelques cas autopsiés, l'amylose vasculaire a les mêmes caractéristiques que celle liée à l'âge, mais paraît plus extensive, atteignant volontiers le cervelet, le tronc cérébral et la moelle. Aucune amylose n'est décélée en dehors du système nerveux central, et il ne semble pas exister de plaques séniles [5]. L'analyse biochimique des fibrilles amyloïdes a montré qu'elles ne diffèrent que par un acide aminé d'une protéine physiologique, la cystatine C (ou « gamma trace » [49]), un puissant inhibiteur de protéases [48]. Le dosage de la cystatine C dans le LCR semble avoir un grand intérêt diagnostique, puisqu'il est régulièrement abaissé, à un tiers de la normale, chez les malades [48].

Type hollandais. Il a été identifié dans trois familles de Katwijk [50] et dans une famille de Scheveningen [6]. Il ne diffère du type islandais que par l'âge de survenue, plus tardif (environ 45 ans [6]) et surtout par la protéine constituant les fibrilles amyloïdes : il s'agit d'une protéine d'environ 4 kDa réagissant avec un anticorps anti-β-protéine en immunoblot et en immunohistologie [51]. Malgré une grande homologie avec la β-protéine et l'abondance de l'angiopathie anatomiquement, il n'y a ni plaque sénile, ni dégénérescence neurofibrillaire dans 6 cas [6] et de nombreuses structures rappelant les plaques séniles mais sans aucun core amyloïde dans le cas ayant permis l'analyse biochimique [51]. Ce fait pourrait avoir une grande importance théorique, puisqu'il tend à montrer qu'une variante de la β-protéine peut générer une amylose vasculaire floride sans amylose parenchymateuse.

Amylose oculoleptoméningée familiale

Dans cette affection très rare, autosomique dominante, l'amylose vasculaire est limitée aux vaisseaux leptoméningés à la rétine et au vitré [52] ou peut s'associer à une angiopathie amyloïde systémique multiviscérale [53]. Dans aucun des cas, il n'a été observé d'angiopathie amyloïde dans le parenchyme cérébral, où il n'y a ni plaques séniles ni dégénérescences neurofibrillaires [52]. Des hématomes intra-cérébraux [53] ou de multiples infarctus cérébraux superficiels [52] sont présents. L'amyloïde semble liée à la préalbumine (transthyrétine), dont des variantes ont été impliquées dans l'amylose cardiaque sénile et différents types de neuropathies amyloïdes familiales [29]. L'amylose des vaisseaux leptoméningés semble être due à un excès de transthyrétine dans les plexus choroïdes [53].

Angiopathies amyloïdes cérébrales au cours d'encéphalopathies progressives familiales ou sporadiques de nosologie imprécise

Cas familiaux. Certains ont été rapportés sous différentes terminologies : démence présénile familiale avec paralysie spastique [54], maladie d'Alzheimer atypique [55, cas 1], ataxie cérébelleuse familiale avec amylose vasculaire cérébrale [56], amyloïdose cérébrale familiale et encéphalopathie spongiforme [57], ou sans étiquette particulière [58]. Toutes ces observations ont en commun un mode de transmission autosomique dominant, un début dans la 5e ou la 6e décennie, une démence progressive et des signes neurologiques divers, cérébelleux ou pyramidaux. Ces cas ont aussi en commun, outre l'angiopathie amyloïde et des lésions hémorragiques ou ischémiques cérébrales, l'existence de plaques séniles atypiques, globuleuses ou multigranulaires [58] de type Kuru [57] notamment dans la couche moléculaire du cervelet et l'hippocampe. Les dégénérescences neurofibrillaires sont absentes ou limitées à l'hippocampe. Ces caractéristiques génétiques et anatomo-cliniques permettent de penser qu'au moins certaines de ces observations s'apparentent à la maladie de Gerstmann-Straussler-Scheinker [57], d'autres pouvant être des formes familiales de la maladie d'Alzheimer.

Autres cas. En apparence sporadiques, ils sont de classement nosologique difficile. Telle est l'observation d'un garçon de 14 ans décédé après 4 ans d'évolution d'une démence avec ataxie et spasticité; l'angiopathie amyloïde cérébrale et cérébelleuse s'associe à divers type de plaques, dont des « Kuru-plaques » [59]. Par l'âge de survenue, cette observation semble unique dans la littérature.

Angiopathies amyloïdes ou dépôts amyloïdes vasculaires au cours de diverses pathologies cérébrales

Dépôts amyloïdes vasculaires et artérite cérébrale. Il peut s'agir d'une artérite granulomateuse du système nerveux central, de type Gravioto-Feigin [60, 61]. Le tableau clinique est celui d'une démence subaiguë [60, 61], avec des hypodensités [61] ou des hyperdensités [60] multiples au scanner cérébral. Les dépôts amyloïdes vasculaires semblent bien être directement liés à l'artérite puisqu'ils s'observent sur les mêmes segments artériels et que les cellules géantes peuvent renfermer du matériel amyloïde [60, 61]. La vascularite, en altérant la barrière hémato-cérébrale, pourrait faciliter l'insudation d'un précurseur amyloïdogène [60]. Dans 3 autres cas, l'artérite, du type nécrosant systémique, est satellite d'une polyarthrite rhumatoïde [62]. De multiples petits infarctus cérébraux rendent compte de l'encéphalopathie évoluant en quelques mois. Il n'est pas sans intérêt de noter que, comme dans deux des cas précédents [60], les plaques séniles paraissent plus nombreuses dans les régions les plus touchées par l'artérite.

Dépôts amyloïdes vasculaires au cours d'une affection proche de la sclérose en plaques. En 1976, Heffner [63] rapporte 5 cas anatomo-cliniques d'une affection comportant des signes neurologiques disséminés et une démence. Les aires de démyélinisation sont assez caractéristiques de celles observées dans la sclérose en plaques (bien limitées, paraventriculaires et parfois inflammatoires), mais elles comportent une amylose vasculaire et périvasculaire intense. A notre connaissance, aucune observation comparable n'a été publiée depuis.

Dépôts amyloïdes vasculaires cérébraux focaux, pseudo-tumoraux : « amyloïdomes cérébraux ». De rares observations diffèrent par l'existence d'une réaction inflammatoire périvasculaire [64] ou par leur caractère « pré-tumoral », asymptomatique [65].

Dépôts amyloïdes vasculaires au cours d'une encéphalopathie post-radique. Deux cas ont été rapportés, comportant, en regard de la zone irradiée (irradiation pratiquée pour un épithélioma baso-cellulaire), une angiopaphie cérébrale post-radique et des masses amyloïdes avec angiopathie amyloïde [66].

Associations probablement fortuites d'une angiopathie amyloïde cérébrale liée à l'âge et d'une autre pathologie cérébrale
Quelques cas d'angiopathie amyloïde cérébrale ont été signalés au cours de la maladie de Creutzfeldt-Jakob. L'hypothèse d'une association fortuite paraît la plus vraisemblable. Elle repose sur des arguments histopathologiques dans un cas [67], immunohistochimiques dans un autre [68], où l'angiopathie est immunomarquée par des anticorps anti-β-protéine et non par les anticorps anti-prion. Toutefois, une angiopathie amyloïde cérébrale non liée à l'âge a été observée chez certaines souches de moutons infectés par la scrapie [59]. Ponctuellement, une AAC vraisemblablement liée à l'âge a été notée dans des cas de maladie de Parkinson [70].

Bien que rares, ces formes d'AAC ont un intérêt théorique évident. Elles montrent, par la diversité des protéines amyloïdogènes identifiées, qu'il n'y a pas une mais des angiopathies amyloïdes cérébrales. Elles tendent à montrer qu'une modification mineure de la composition d'une protéine physiologique, comme la cystatine C, peut la rendre pathogène. Elles révèlent aussi que des protéines amyloïdogènes différentes peuvent générer des tableaux cliniques très proches (formes islandaises et hollandaises de l'AAC hémorragique héréditaire). Enfin, la forme hollandaise, par l'absence de DTA associée, incite à faire l'hypothèse que la β-protéine des AACH sporadiques, sans DTA, n'est pas tout à fait la même que la β-protéine présente dans les DTA ou les AAC hémorragiques avec DTA.

Conclusion et perspectives

Les angiopathies amyloïdes cérébrales (AAC) ne comportent pas toutes la même protéine fibrillaire. Celle-ci peut varier au sein même des très rares formes héréditaires hémorragiques d'AAC.

Dans la forme d'AAC de loin la plus fréquente, en apparence sporadique, la β-protéine est un constituant fibrillaire majeur mais est associée à d'autres protéines. Cette forme d'AAC est très nettement liée à l'âge, souvent mais inconstamment associée à une démence de type Alzheimer (DTA) ou à la trisomie 21, et rarement à l'origine d'hémorragies cérébrales. Il s'ensuit que l'AAC liée à l'âge s'observe le plus souvent sans pathologie cérébrale associée et sans expression clinique, souvent avec une DTA, moins souvent avec une DTA et des hématomes cérébraux, ou avec des hématomes cérébraux sans DTA.

Les hématomes cérébraux, généralement associés à plusieurs micro-infarctus corticaux, sont presque toujours lobaires, souvent uniques (parce que rapidement mortels) mais parfois récidivants et alors très suggestifs du diagnostic, chez un adulte de 70 ans n'ayant pas d'autres causes de saignement cérébral.

La forte incidence de l'AAC dans le DTA ainsi que la présence de β-protéine dans le centre amyloïde des plaques séniles (PS) et les vaisseaux sont à la base de la « théorie vasculaire » de la pathogénie de la DTA. Toutefois, AAC et DTA peuvent s'observer indépendamment et, pour beaucoup d'autres arguments, l'AAC ne peut être tenue pour un agent causal de la DTA. Les deux modalités, vasculaire et parenchymateuse, de l'« amyloïdose cérébrale » paraissent bien davantage traduire un même risque qu'entretenir des relations causales directes. Si cette conception est bonne, elle n'est pas sans implications pratiques, notamment en ce qui concerne la recherche d'un marqueur biologique de la DTA. En effet, si ce marqueur est lié à la β-protéine ou à son précurseur, il a toute chance de marquer l'AAC autant que la DTA. Comme l'AAC peut exister, éventuellement sous une forme sévère, en l'absence de DTA, un tel marqueur ne serait pas spécifique de la DTA. A moins que la protéine amyloïdogène responsable des AAC hémorragiques sans DTA ne soit pas la β-protéine ou soit sensiblement différente de la β-protéine, ce qui est une hypothèse à étudier. A cet égard, les formes héréditaires d'AACH, sans DTA, sont une référence théorique importante, particulièrement le type hollandais, qui semble bien dépendre d'une variante de la β-protéine.

Dans cette perspective tendant à dissocier, au moins quant à une inter-relation directe, AAC et DTA, il resterait à identifier les facteurs qui infléchissent l'amyloïdogenèse plutôt vers le lit vasculaire ou plutôt vers le secteur parenchymateux. Ces facteurs peuvent intervenir (ou résider) dans les cellules qui synthétisent le précurseur de la β-protéine ou dans celles qui en réalisent la protéolyse en β-protéine. Ces cellules elles-mêmes, comme les causes primaires du déséquilibre entre synthèse et protéolyse du précurseur, (c'est-à-dire l'amyloïdogenèse) restent encore à identifier.

Références

1 Surbeck E.B. (1961) : L'angiopathie dyshorique (Morel) de l'écorce cérébrale. Etude anatomo-clinique et statistique : aspect génétique. *Acta Neuropath.* **1,** 168-197.

2 Mandybur T.I. (1975) : The incidence of cerebral amyloid angiopathy in Alzheimer's disease. *Neurology* **25,** 120-126.

3 Mandybur I., Bates S.R. (1978) : Fatal massive intracerebral hemorrage complicating cerebral amyloid angiopathy. *Arch. Neurol.* **35,** 246-248.

4 Okazaki H., Reagan T.J., Campbell R.J. (1979) : Clinicopathologic studies of primary cerebral amyloid angiopathy. *Mayo clin. Proc.* **54,** 22-31.

5 Gudmundsson G., Hallgrimsson J., Jonasson T.A., Bjarnasson O. (1972) : Hereditary cerebral haemorrhage with amyloidosis. *Brain* **95,** 387-404.
6 Wattendorff A.R., Bots G.R.M.A., Went L.N. (1982) : Familial cerebral amyloid angiopathy presenting as recurrent cerebral haemorrhage. *J. Neurol. Sci.* **55,** 121-135.
7 Glenner G.G., Wong C.W. (1984) : Alzheimer's disease : initial report of the purification and characterization of a novel cerebrovascular amyloid protein. *Biochem. Biophys. Res. Commun* **120,** 885-890.
8 Tomonaga M. (1981) : Cerebral amyloid angiopathy in the elderly. *J. Am. Geriat. Soc.* **29,** 151-158.
9 Vinters H.V., Gilbert J.J. (1983) : Cerebral amyloid angiopathy : incidence and complications in the aging brain. II. The distribution of amyloid vascular changes. *Stroke* **14,** 924-928.
10 Yamada M., Tsukagoshi H., Otomo E., Hayakawa M. (1987) : Cerebral amyloid angiopathy in the aged. *J. Neurol.* **234,** 371-376.
11 Masuda J., Tanaka K., Ueda K., Omae T. (1988) : Autopsy study of incidence and distribution of cerebral amyloid angiopathy in Hisayama, Japan. *Stroke* **19,** 205-210.
12 Jellinger K. (1977) : Cerebral hemorrhage in amyloid angiopathy. *Ann. Neurol.* **1,** 604.
13 Glenner G.G. (1985) : On causative theories in Alzheimer's disease. *Hum. Pathol.* **16,** 433-435.
14 Bergeron C., Ranalli P.J., Miceli P.N. (1987) : Amyloid angiopathy in Alzheimer's disease. *Can. J. Neurol. Sci.* **14,** 564-569.
15 Belza M.G., Urich H. (1986) : Cerebral amyloid angiopathy in Down's syndrome. *Clinical Neuropathol.* **5,** 257-262.
16 Wisniewski K.E., Dalton A.J., Crapper McLachlan D.R., Wen G.Y., Wisniewski H.M. (1985) : Alzheimer's disease in Down's syndrome : clinicopathological studies. *Neurology,* **35,** 957-961.
17 Vinters H.V. (1987) : Cerebral amyloid angiopathy : a critical review. *Stroke* **18,** 311-324.
18 Glenner G.G. (1980) : Amyloid deposits and amyloidosis : the B fibrilloses. *N. Engl. J. Med.* **302,** 1283-1292, 1333-1343.
19 Vital C. (1988) : L'angiopathie amyloïde cérébrale. *Rev. Med. Int.* IX, nº hors série, 12-17.
20 Okoye M.I., Watanabe I. (1982) : Ultrastructural features of cerebral amyloid angiopathy. *Hum. Pathol.* **13,** 1127-1132.
21 Mandybur T.I. (1986) : Cerebral amyloid angiopathy : the vascular pathology and complications. *J. Neuropath. Exp. Neurol.* **45,** 79-90.
22 Cosgrove G.R., Leblanc R., Heagher-Villemure K., Ethier (1985) : Cerebral amyloid angiopathy. *Neurology* **35,** 625-631.
23 Kalyan-Raman U.P. (1984) : Cerebral amyloid angiopathy causing intracranial hemorrhage. *Ann. Neurol.* **16,** 321-329.
24 Gilles C., Brucher J.M., Khoubesserian P., Vanderhaegen J.J. (1984) : Cerebral amyloid angiopathy as a cause of multiple intracerebral hemorrhages. *Neurology* **34,** 730-735.
25 Regli F., Vonsatell J.P., Perentes E., Assal G. (1981) : L'angiopathie amyloïde cérébrale. Etude d'une observation anatomo-clinique. *Rev. Neurol.* **137,** 181-194.
26 Ishii N.J., Nishihara Y., Horie A. (1984) : Amyloid angiopathy and lobar cerebral heamorrhage. *J. Neurol. Neurosurg. Psychiat.* **47,** 1203-1210.
27 Wong C.W., Quaranta V., Glenner G.G. (1985) : Neuritic plaques and cerebrovascular amyloid in Alzheimer's disease are antigenically related. *Proc. Natl. Acad. Sci.* **82,** 8729-8732.
28 Selkoe D.D., Abraham C.R., Podlisny M.B., Duffy L.K. (1986) : Isolation of low-molecular weight proteins from amyloid plaque fibers in Alzheimer's disease. *J. Neurochem.* **46,** 1820-1834.
29 Pepys M.B. (1988) : Amyloidosis : some recent developments. *Quarterly J. Med.* **252,** 283-298.
30 Abraham C.R., Selkoe D.J., Potter H. (1988) : Alpha-antichymotrypsin in brain aging and disease (abstract) *ADAD* **2,** 259.
31 Pouplard-Barthelaix A., Dubas F., Jabbour W., Maher I., Emile J. (1986) : An immunological view on the etiology and pathogenesis of Alzheimer's disease. In *Senile dementia : early detection.* Ed. Bès A. John Libbey Eurotext, Paris, pp. 216-222.
32 Torack R.M. (1975) : Congophilic angiopathy complicated by surgery and massive haemorrhage. *Am. J. Pathol.* **81,** 349-359.
33 Gilbert J.J., Vinters H.V. (1983) : Cerebral amyloid angiopathy : incidence and complications of the aging brain I. cerebral hemorrhage *Stroke* **14,** 915-929.

34 Gray F., Dubas F., Roullet E., Escourolle R. (1985) : Leukoencephalopathy in diffuse hemorrhagic cerebral amyloid angiopathy. *Ann. Neurol.* **18,** 54-59.

35 Finelli P.F., Kessimian N., Bernstein P.W. (1984) : Cerebral amyloid angiopathy manifesting as recurrent intracerebral hemorrhage. *Arch. Neurol.* **41,** 330-333.

36 Julien J., Vital C., Laguen Y., Ferrer X., Vital A. (1983) : Hémorragie cérébrale récidivante et angiopathie amyloïde. *Rev. Neurol.* **139,** 763-767.

37 Michel B., Gastaut J.L., Gambarelli D., Chave B. (1988) : Hématomes intra-cérébraux lobaires récidivants au cours de l'angiopathie amyloïde cérébrale. *Rev. Neurol.* **144,** 503-507.

38 Chamouard J.M., Duyckaerts C., Rancurel G., Poisson M., Buge A. (1988) : Accès ischémiques transitoires au cours d'une angiopathie amyloïde. *Rev. Neurol.,* **144,** 598-602.

39 Yamada M., Tsukagoshi H., Otomo E., Hayakawa M. (1988) : Systemic amyloid deposition in old age and dementia of Alzheimer type : the relationship of brain amyloid to other amyloid. *Acta Neuropathol.* **77,** 136-141.

40 Wisniewski H.M., Currie J.R., Barcikowska M., Robakis N.K., Miller D.L. (1988) : Alzheimer's disease, a cerebral form of amyloidosis. In *Immunology and Alzheimer's disease.* Eds Pouplard-Barthelaix A., Emile J., Christen Y. Springer Verlag, pp. 1-6.

41 Mountjoy C.Q., Tomlinson B.E., Gibson P.H. (1982) : Amyloid and senile plaques and cerebral blood vessel. A semi quantitative investigation of a possible relationship. *J. Neurol. Sci.* **57,** 89-103.

42 Delacourte A., Defossez A., Persuy P., Peers M.C. (1987) : Observation of morphological relationships between angiopathic blood vessels and degenerative neurites in Alzheimer's disease. *Virchows Arch.* **411,** 199-204.

43 Miyakawa T. (1988) : Ultrastructural study of senile plaques and microvessels in the brain in Alzheimer's disease. In *Immunology and Alzheimer's disease.* Eds Pouplard-Barthelaix A., Emile J., Christen Y. Springer Verlag. Berlin-Heidelberg, New York, pp. 42-54.

44 Glenner G.G. (1988) : Amyloidosis in the genesis of Alzheimer's disease. In *Immunology and Alzheimer's disease.* Eds Pouplard-Barthelaix A., Emile J., Christen Y. Immunology and Alzheimer's disease. Springer Verlag, pp. 68-75.

45 Duyckaerts C., Hauw J.J., Bastenaire F. (1986) : Laminar distribution of neocortical senile plaques in senile dementia of the Alzheimer type. *Acta Neuropathol.,* **70,** 249-256.

46 Probst A., Brunnschweiler H., Lautenschlager C., Ulrich J. (1987) : A special type of senile plaque, possibly an inital stage. *Acta Neuropathol.* **74,** 133-141.

47 Yamaguchi H., Hirai S., Morimatsu M., Shoji M., Ihara Y. (1988) : A variety of cerebral amyloid deposits in the brains of the Alzheimer-type dementia demonstrated by beta-protein immunostaining. *Acta Neuropathol.* **76,** 541-549.

48 Jensson O., Gudmundsson G., Arnason A., Blondal H., Petursdottir L. (1987) : Hereditary cystatin (gamma-trace) amyloid angiopathy of the CNS causing cerebral hemorrhage. *Acta Neurol. Scand.* **76,** 102-114.

49 Ghiso J., Jensson D., Frangione B. (1986) : Amyloid fibrils in hereditary cerebral hemorrhage with amyloidosis of Icelandic type is variant of gamma-trace basic protein (cystatine C). *Proc. Natl. Acad. Sci.* **83,** 2974-2978.

50 Luyendijk W., Bots G.T.A.M. (1980) : Familial incidence of ICH in spontaneous intracerebral haematomas. In *Advances in diagnosis and therapy.* Eds Pia H.W., Langmaid C., Zierski J. Springer Verlag, Berlin-Heidelberg, New York, pp. 50-55.

51 Van Duinen S.G., Castano E.M., Prelli F., Bots G.T.A., Luyendijk W., Frangione B. (1987) : Hereditary cerebral hemorrhage with amyloidosis in patients of Dutch origin is related to Alzheimer's disease. *Proc. Natl. Acad. Sci.* **84,** 5991-5994.

52 Goren H., Steinberg M.C., Farboody G.H. (1980) : Familial oculoleptomeningeal amyloidosis. *Brain* **103,** 473-495.

53 Uitti R.J., Donat J.R., Rozdilsky B., Schneider R.J., Koeppen A.H. (1988) : Familial oculoleptomeningeal amyloidosis : report of a new family with unusual features. *Arch. Neurol.* **45,** 1118-1122.

54 Worster-Drought C., Greenfield J.C., McMenemey W.H. (1940) : A forme of familial presenile dementia with spastic paralysis. *Brain* **63,** 237-254.

55 Corsellis J.A.N., Brierley D.B. (1954) : An unusual type of presenile dementia. *Brain* **77,** 571-586.

56 Love S., Duchen L.W. (1982) : Familial cerebellar ataxia with cerebrovascular amyloid. *J. Neurol. Neurosurg. Psychiatr.* **45,** 271-273.
57 Adam J., Crow T.J., Duchen L.W., Scaravelli F., Spokes E. (1982) : Familial cerebral amyloidosis and spongiform encephalopathy. *J. Neurol. Neurosurg. Psychiatr.* **45,** 37-45.
58 Griffiths R.A., Mortimer T.F., Oppenheimer D.R., Spalding J.M.K. (1982) : Congophilic angiopathy of the brain : a clinical and pathological report on two siblings. *J. Neurol. Neurosurg. Psychiatr.* **45,** 396-408.
59 Shaw C.M. (1979) : Primary idiopathic cerebrovascular amyloidosis in a child. *Brain* **102,** 177-192.
60 Probst A., Ulrich J. (1985) : Amyloid angiopathy combined with granulomatous angiitis of the central nervous system : report on 2 patients. *Clin. Neuropathol.* **4,** 250-259.
61 Ginsberg L., Geddes J., Valentine A. (1988) : Amyloid angiopathy and granulomatous angiitis of the central nervous system : a case responding to corticosteroid treatment. *J. Neurol.* **235,** 438-440.
62 Mandybur T.I. (1979) : Cerebral amyloid angiopathy : possible relationship to rheumatoid vasculitis. *Neurology* **29,** 1336-1340.
63 Heffner R.R., Porro R.S., Olson M.E., Earle K.M. (1976) : A demyelinating disorder associated with cerebrovascular amyloid angiopathy. *Arch. Neurol.* **33,** 501-506.
64 Briceno C.E., Resch L., Bernstein M. (1987) : Cerebral amyloid angiopathy presenting as a mass lesion. *Stroke,* **18,** 234-239.
65 Hori A., Kitamoto T., Tateishi J., Hann P., Friede R.L. (1988) : Focal intracerebral accumulation of a novel type of amyloid protein : an early stage of cerebral amyloidoma. *Acta Neuropathol.* **76,** 212-215.
66 Mandybur T.I., Gore I. (1969) : Amyloid in late post irradiation necrosis of brain *Neurology* **19,** 983-992.
67 Keohane C., Peatfield R., Duchen L.W. (1985) : Subacute spongiform encephalopathy (Creutzfeldt-Jakob with amyloid angiopathy). *J. Neurol. Neurosurg. Psychiatr.* **48,** 1175-1178.
68 Roberts G.W., Lofthouse R., Allsop D., Landon M., Kidd M., Prusiner S.B., Crow T.J. (1988) : CNS amyloid proteins in neurodegenerative diseases. *Neurology* **38,** 1534-1540.
69 Gilmour J.S., Brunce M.E., MacKellar A. (1986) : Cerebrovascular amyloidosis in scrapie-affected sheeps. *Neuropath. Appl. Neurol.* **11,** 173-183.
70 Mastaglia F.L., Masters C.L., Beyreuther K., Kakulas B.A. (1988) : Deposition of amyloid (A4) protein in the cerebral cortex in Parkinson's disease (abstract). *ADAD* **2,** 245.

31

CONTRIBUTION DE L'EEG QUANTIFIÉ À L'ÉTUDE DES DÉTÉRIORATIONS INTELLECTUELLES D'ORIGINE VASCULAIRE

B. Guéguen [1], M.C. Bourdel [2], C., Derouesné [3], D. Ancri [4], J. Gasnault [1], S. Guillou [1], E. Landre [1]

[1] *Service de Neurophysiologie clinique,* [2] *Service hospitalo-universitaire de Santé mentale, 1, rue Cabanis, 75674 Paris Cedex 14, France*
[3] *Clinique des maladies du Système nerveux,* [4] *Service de Médecine nucléaire, Hôpital de la Pitié Salpêtrière, 41, boulevard de l'Hôpital, 75013 Paris, France*

Les nombreuses études d'EEG quantitative (Q-EEG) relatives aux démences concernent principalement les démences dégénératives primaires de type Alzheimer dont les modifications de l'EEG sont marquées au début par une augmentation des rythmes thêta, puis par une diminution du bêta, puis de l'alpha, et enfin par une nette augmentation des activités lentes thêta mais aussi delta au fur et à mesure de l'aggravation de la démence [1, 2]. Ces modifications sont bien corrélées au degré d'atteinte neuropsychologique dans les formes modérées et sévères (MMS < 23) [3] et permettent une bonne discrimination des sujets DTA et de sujets témoins du même âge [4, 5]. Ce que l'on sait des particularités EEG d'origine vasculaire dans les démences nous vient essentiellement de l'electroencéphalographie conventionnelle et concerne principalement les démences multi-infarctus (DMI) telles qu'elles ont été définies par Hachinski [6]. Dans les DMI, le rythme alpha est volontiers conservé ainsi que sa réactivité et les réponses sous stimulation lumineuse sont souvent nettes. Surtout, l'EEG montre des activités anormales en foyer, unique ou multiples [7, 8, 9]. Les asymétries droite-gauche seraient donc beaucoup plus fréquentes dans les DMI et constitueraient un argument de distinction important avec les DTA [10]. En fait, la fréquence de ces aspects focaux ou asymétriques dans les DMI varie de 30 à 75 % des cas selon les études [7, 11, 12]. Ces asymétries ne sont cependant pas rares également (jusqu'à 20 %) dans les démences dégénératives [10] et existent aussi chez des sujets normaux : 17 % des sujets normaux ont une asymétrie de l'alpha > 20 % dans la série de Nuwer [8]. Les rares études QEEG concernant la DMI [7, 9, 13, 12] montrent essentiellement des différences entre DMI et témoins ou se sont surtout attaché à mettre en évidence les asymétries avec des résultats variables et parfois contradictoires [9, 13].

Nous avons entrepris de préciser de quelle manière peuvent se distinguer en EEGQ des sujets atteints de démence dégénérative primaire de type Alzheimer et des sujets atteints de démence multi-infarctus, qui serait la plus commune des démences d'origine vasculaire et qui souvent est difficile à différencier des DTA [14] et de préciser également si certains paramètres EEG pouvaient apporter des arguments en faveur d'un processus vasculaire ou dégénératif dans une détérioration intellectuelle.

Matériel et méthodes

Sujets

40 sujets ont été étudiés et répartis en 4 groupes différents : témoins, démence dégénérative de type Alzheimer (DTA), démence multi-infarctus (DMI), démences mixtes.

Chacun de ces sujets a subi un bilan comprenant : un bilan somatique général, dont un examen cardio-vasculaire complet avec une échographie-Doppler des vaisseaux du cou (recherche de signes neurologiques focaux avec anamnèse précise — mode de début, évolution), un bilan biologique comprenant outre les éléments visuels, les dosages de folates, vitamines B_{12}, B_1, les hormones thyroïdiennes et la sérologie syphilitique; un bilan neuropsychologique détaillé comprenant l'étude du langage, des praxies, des gnosies. Le Mini Mental State de Folstein [15] et un score de handicap fonctionnel (de 7 à 28, d'autant plus élevé que le sujet est plus atteint) [16]. Les sujets ont eu également un examen TDM cérébral et une IRM pour certains ainsi qu'une étude de la fixation cérébrale du 123 IMP par émission monophotonique. Tous ces élements, y compris le TDM et le SPECT dont les aspects dans les DTA et les DMI sont bien caractérisés [17] ont été utilisés pour la classification des sujets.

- Sujet témoins : au nombre de 12 (5 hommes, 7 femmes), d'âge moyen 78,2 + 5,6 (62-83), sujets autonomes, sans affection évolutive ni médication agissant sur le système nerveux central (SNC). Leur bilan neuropsychologique est normal. Le MMS moyen du groupe est de 29,4 + 0,7 (28-30) et le score fonctionnel de 7,6 + 0,8 (7-9).

- Sujets DTA : au nombre de 12 (6 hommes et 6 femmes), d'âge moyen 74,3 + 5,6 (56-83). Le MMS moyen est de 17,5 + 5,9 (5-26). Le score fonctionnel de 16,1 + 5,8 (8-27). L'âge de début moyen de la maladie est de 71,8 + 7,2 ans (54-79) et la durée de la maladie de 2,5 + 1,5 ans (1-7). Deux patients se présentaient avec des troubles mnésiques isolés, les dix autres présentant des troubles mnésiques ainsi que d'autres perturbations neuropsychologiques. Ces douze patients se présentaient comme des démences probables au vu des critères du NINCDS-ADRA work group [18]. Aucun n'était institutionnalisé.

- Sujet DMI : au nombre de 9 (5 hommes et 4 femmes), d'âge moyen 72,8 + 7,4 (62-87), leurs troubles ont débuté en moyenne à 70,3 + 8,1 ans (60-83) et la durée moyenne de leur maladie est de 2,8 + 2,2 ans (05-7). Le MMS moyen du groupe est de 22,2 + 2,1 (20-25), le score fonctionnel de 14,1 + 5,8 (8-24). Quatre patients se présentaient avec des troubles mnésiques isolés et quatre autres avec des troubles neuropsychologiques associés. Aucun n'avait de déficit neurologique focal sensitivo-moteur persistant. Pour ce groupe il a été tenu compte des antécédents, de l'état cardiovasculaire et neurologique, du mode d'installation et d'évolution des troubles, des données du TDM et du 123-IMP SPECT. Les lésions responsables étaient des infarctus multiples objectivés par le TDM et/ou le SPECT.

• Sujets mixtes : classés sur les données de la clinique, du TDM, voire du SPECT ou de l'IRM. Au nombre de 7, 4 hommes et 3 femmes, d'âge moyen 74,1 + 3,8 ans (69-80), le début des troubles se situant en moyenne à 71,8 + 4,1 ans (66-78,5), soit une durée moyenne de la maladie de 2,3 + 1,4 ans (0,5-5). Le MMS moyen du groupe est de 21 + 4 (16-27) et le score fonctionnel de 12,1 + 2,7 (7-16).

Comme les sujets témoins, aucun des sujets des 3 groupes ne prenait de médication active sur le SNC. Les caractéristiques des groupes sont réunies dans le *Tableau I.* Aucune différence significative n'apparaît entre eux pour les différents paramètres *(Tableau II)* sauf pour ce qui est du MMS et du score fonctionnel entre les 3 groupes pathologiques et le groupe témoin. A noter un MMS à la limite du significatif entre DTA et DMI attestant d'une atteinte discrètement plus sévère dans le groupe DTA.

Enregistrement EEG

Les sujets ont été enregistrés en position demi-assise, dans une pièce insonorisée avec lumière tamisée. Le recueil de l'EEG s'est fait au moyen de 16 électrodes, disposées

Tableau I. *Résultats de la comparaison de la moyenne des puissances absolues, en référence moyenne (RM) et oreilles liées (OL) pour les groupes DTA, DMI et mixtes par rapport aux témoins et entre eux.*

		Témoins /DTA		*Témoins /DMI*		*Témoins /Mixtes*		*DTA /DMI*		*DTA /Mixtes*		*DMI /Mixtes*	
Référence commune		G	D	G	D	G	D	G	D	G	D	G	D
Delta	A												
	C												
	P												
Thêta	A	Gx	Dxx										
	C	Gxx	Dxx	Gx									
	P	Gx	Dxx	Gx	Dx								
Alpha	A												
	C												
	P												
Bêta	A							Gx					
	C												
	P		D										
Référence oreilles liées													
Delta	A												
	C												
	P												
Thêta	A	Gx	Dx	Gx	Dx	Gx							
	C	Gx	Dx	Gx									
	P		Dx										
Alpha	A	Gx	Dx					Gx					
	C					Gx							
	P												
Bêta	A	Gx	Dx					Gx	Dxx				
	C	Gx	Dxx					Gxx	Gxx				
	P	Gxx	Dxx					Gx	Dxx		Dx		

A : antérieur; C : central; P : postérieur; D : droit; G : gauche; x : p ⩽ 0,05; xx : p ⩽ 1,01; xxx : p ⩽ 1,001.

Tableau II. *Résultats de la comparaison de la moyenne des puissances relatives, en référence moyenne commune (RM) et oreilles liées (OL) pour les groupes DTA, DMI et mixtes par rapport aux témoins et entre eux.*

		Témoins /DTA	*Témoins /DMI*	*Témoins /Mixtes*	*DTA /DMI*	*DTA /Mixtes*	*DMI /Mixtes*
Référence commune							
Delta %	A						
	B						
	C						
Thêta %	A	Gxx Dxx	Gxx Dxx	Dx			
	B	Gxxx Dxxx	Gxxx Dxx	Dx			
	C	Gxxx Dxxx	Gxxx Dxxx				
Alpha %	A						
	B						
	C						
Bêta %	A	Gx Dx					
	B	Dx					
	C	Dx					
Référence oreilles liées							
Delta %	A						
	C						
	P						
Thêta %	A	Gxx Dxxx	Gx	Dx			
	C	Gxxx Dxxx	Gxx	Dx			
	P	Gxx Dxx					
Alpha %	A	Gxx Dxx					
	C						
	P						
Bêta %	A	Dx					
	C	Dx					
	P	Gx Dxx					

A : antérieur; C : central; P : postérieur; D : droit; G : gauche; x : p ⩽ 0,05; xx : p ⩽ 0,01; xxx : p ⩽ 0,001.

conformément au système international 10-20 sans les électrodes médianes. Chaque enregistrement sur un polygraphe Reega 2000 Alvar comportait 4 situations : repos yeux fermés et yeux ouverts en référence moyenne commune (RM) suivie des 2 mêmes séquences en référence oreilles liées (OL). L'analyse spectrale a été faite sur des séquences de 6 secondes comportant 3 périodes élémentaires moyennes de 2 sec. de traitement par Transformée Rapide de Fournier (FFT). Une quinzaine d'époques de 6 secondes sont recueillies pour chaque situation et un tri différé est effectué pour éliminer les séquences artéfactées par des mouvements oculaires ou du myogramme. 5 séquences de 6 secondes, soit 30 secondes de FFT ont été gardées pour chaque situation pour la suite de l'étude.

Choix des paramètres EEG et analyse des données

L'analyse spectrale a été effectuée pour les 4 bandes de fréquence classiques : delta (0,5-9,5 Hz); thêta (4-7,5 Hz), alpha (8-13 Hz) et bêta (13,5-30 Hz). Pour chaque électrode ont été calculés : les puissances absolues (PA) et relatives (PR) pour chacune de ces bandes, les rapports de puissances absolues alpha-thêta, bêta/thêta et alpha yeux ouverts/alpha yeux fermés (YO/YF) ainsi que la fréquence moyenne dominante dans la bande 3,5-13 Hz (FM). Afin de réduire la quantité de données, les électrodes ont été regroupées en 6 régions d'intérêt : antérieures droite (F7-F4) et gauche (F7-F3); centrales droite (T4-C4) et gauche (T3-C3); postérieures droite (T6-P3-02) et gauche (T5-P3-01). Les deux électrodes FP1 et FP2 ont été exclues de l'analyse car trop souvent contaminées par les artéfacts de mouvements oculaire et de clignement.

Les asymétries ont été calculées pour ces zones d'intérêt en effectuant la moyenne pour chaque paire de zones des valeurs absolues des asymétries calculées par le rapport D − G/D + G au niveau de chaque électrode.

Pour chaque groupe il a été également regardé la fréquence des asymétries réparties en 3 groupes selon leur importance : asymétries < 10 %, considérées comme non significatives au vu de la valeur moyenne des asymétries constatées chez les sujets normaux et au vu de la variabilité intervoie au niveau de la chaîne d'amplification (+ 0,02); asymétrie comprise entre 10 % et 50 %; asymétries > 50 %.

L'analyse statistique a été effectuée, après transfert des données sur micro-ordinateur PC à l'aide d'un logiciel BMDP [19] et a compris : des tests de Pearson pour les comparaisons de sexe et de type de troubles entre les groupes; une analyse non-paramétrique (tests de Mann-Withney) pour les comparaisons des autres caractéristiques cliniques et des paramètres EEG. Parmi les résultats significatifs, n'ont été utilisées pour l'interprétation que des différences significatives à $p < 0,05$ ou moins, observées sur des groupes d'électrodes. Il n'a pas été tenu compte des résultats significatifs isolés au niveau d'une seule électrode dont ceux dont le p est < 0,05 figurent néanmoins sur les *Tableaux I* à *IV*.

Résultats

Puissances absolues (PA) : Tableau I

Une différence nettement significative n'apparaît pour les PA qu'entre témoins et DTA chez qui le thêta en RM est plus ample sur l'ensemble du scalp au niveau des 6 régions d'intérêt ($p < 0,01$) sauf en antérieur gauche où $p < 0,05$.

Les différences sont moindres en amplitude et en topographie avec le groupe DMI en central gauche et postérieur des 2 côtés ($p < 0,05$). Aucune différence n'apparaît entre témoins et mixtes ni entre les groupes DTA, DMI et mixtes.

En référence OL, la plus grande puissance du thêta chez les DTA par rapport aux témoins se retrouve mais de façon moins nette ($p < 0,05$) sur toutes les régions (sauf en postérieur gauche). La puissance thêta est également augmentée chez les DMI et mixtes mais n'est significative que dans le premier groupe. Aucune différence significative n'apparaît entre chacun des 3 groupes pathologiques *(Figure 1)*. En revanche, il apparaît une très nette différence pour la bande bêta dont la puissance est significativement diminuée chez les DTA par rapport aux témoins ($p < 0,05$ en antérieur droit et gauche ainsi qu'en central gauche; $p < 0,01$ en central droit ainsi qu'en postérieur droit et gauche).

La puissance bêta apparaît également nettement plus faible chez les DTA par rapport aux DMI ($p < 0,01$ en antérieur droit, central et gauche, postérieur droit; $p < 0,05$ en antérieur et postérieur gauche) *(Figure 2)*.

Aucune différence n'apparaît pour le bêta entre témoins et DMI ou mixtes, ni entre DTA et mixtes ou DMI et mixtes.

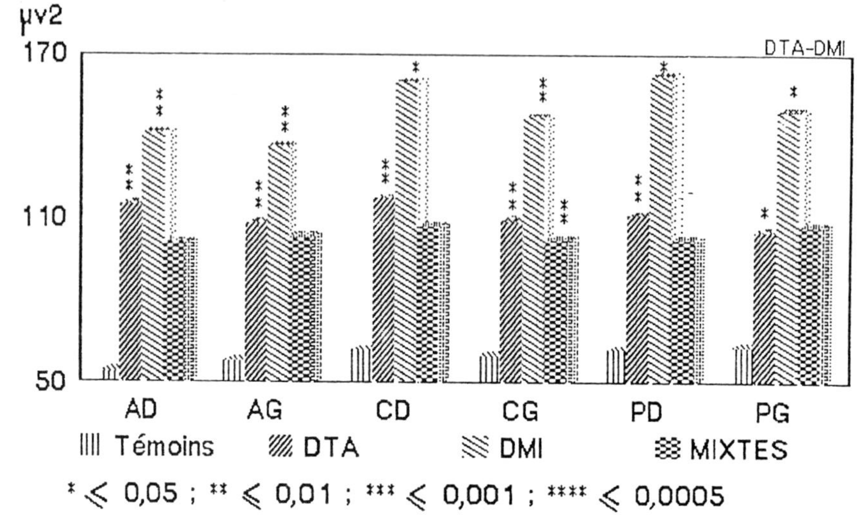

Figure 1. *Puissance Absolue (PA) thêta. Référence oreilles liées.* Les PA sont nettement augmentées dans les 3 groupes DTA, DMI et mixtes par rapport aux témoins. Seules DTA et DMI en diffèrent significativement, cependant aucune différence n'apparaît entre chacun des 3 groupes.

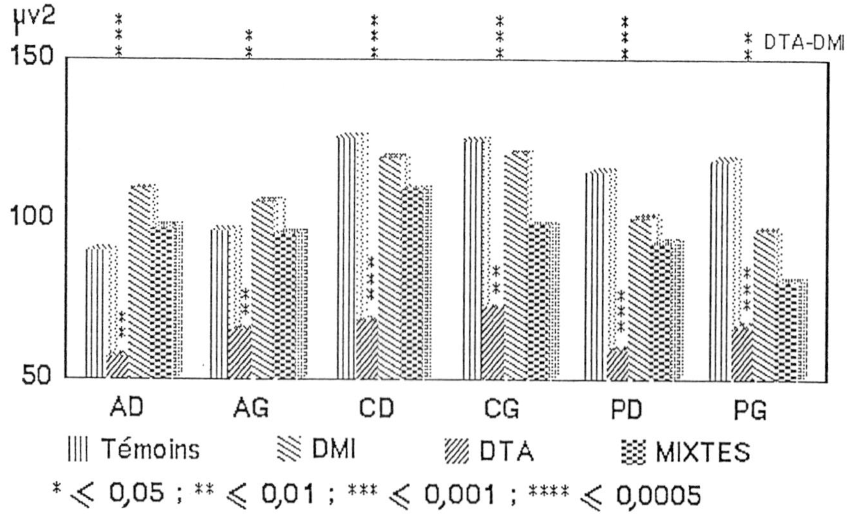

Figure 2. *Puissance Absolue (PA). Référence oreilles liées.* Seul le groupe DTA montre un abaissement de PA bêta qui apparaît très significatif vis-à-vis des témoins mais aussi des DMI (voir ligne du haut).

Puissances relatives (PR) : Tableau II

Par rapport au groupe témoin, le thêta % apparaît significativement augmenté chez les DTA ($p < 0,001$ en central et postérieur) ainsi que chez les DMI ($p < 0,001$ en postérieur des 2 côtés et central gauche, $p < 0,01$ en central droit et antérieur des 2 côtés).

Le bêta % apparaît diminué en RM mais faiblement ($p < 0,05$ sur les régions droites et en antérieur gauche chez les DTA par rapport aux témoins).

La référence OL fait apparaître une augmentation à peu près identique des rythmes thêta chez les DTA par rapport aux témoins ($p < 0,001$ en central des 2 côtés et antérieur droit; $p < 0,01$ en postérieur des 2 côtés et antérieur gauche). Les différences entre témoins et DMI apparaissent moindres qu'en RM.

La diminution du bêta % se retrouve sur les régions droites ($p < 0,05$) et en postérieur gauche ($p < 0,05$) chez les DTA par rapport aux témoins, peu différente de ce qu'elle est en RM. En revanche cette diminution apparaît nettement moins importante que ce qui est observé avec les puissances absolues bêta et aucune différence significative n'apparaît entre DTA et DMI aussi bien en RM qu'en OL, ni avec le groupe des démences mixtes.

Fréquence moyenne dominante (3,5-13 Hz) (FM) : Tableau III

La FM apparaît significativement diminuée en RM dans les groupes DTA ($p < 0,01$) sauf en central et postérieur gauche où $p < 0,05$ et DMI ($p < 0,01$ sauf en antérieur des 2 côtés où $p < 0,05$). Cette diminution existe mais de façon moins significative chez les sujets mixtes ($p < 0,01$ en postérieur gauche et $p < 0,05$ sauf en antérieur droit où aucune différence significative n'apparaît).

En OL le ralentissement de la FM apparaît moins nettement chez les sujets mixtes ainsi que chez les DMI ($p < 0,05$ en central et postérieur). Les différences restent nettes chez les DTA par rapport aux témoins ($p < 0,05$ à 0,01). Aucune différence n'apparaît entre DTA, DMI et mixtes aussi bien en OL qu'en RM *(Figure 3)*. On note seulement une différence à $p < 0,05$ en antérieur droit entre DTA et DMI.

Rapport des puissances absolues alpha/thêta : Tableau III

Le rapport apparaît nettement diminué chez les sujets DTA par rapport aux témoins aussi bien en RM ($p < 0,01$ sauf en antérieur droit et postérieur gauche où $p < 0,05$) qu'en OL ($p < 0,001$ à 0,01 à droite et 0,05 à 0,01 à gauche). Le rapport apparaît également diminué mais plus faiblement ($p < 0,05$) sur les régions centrales et postérieures chez les sujets DMI, chez les sujets mixtes en RM sur les régions postérieures. Aucune différence n'apparaît entre chacun des groupes DTA, DMI et mixtes, sauf entre DTA et DMI en antérieur droit ($p < 0,05$) ce qui apparaît peu significatif *(Figure 4)*.

Rapport des puissances absolues bêta/thêta : Tableau III

Une diminution très nettement significative du rapport bêta/thêta apparaît chez les DTA par rapport aux témoins aussi bien en RM qu'en OL, sur l'ensemble des 6 régions (p entre 0,001 et 0,01). Le rapport apparaît nettement moins diminué en montage RM entre témoins et DMI ($p < 0,02$ en central gauche et postérieur droit et $p < 0,05$ en antérieur et postérieur gauche ainsi qu'en central droit).

Tableau III. *Résultats de la comparaison de la fréquence moyenne, des rapports alpha/thêta, bêta/thêta, et alpha YO/YF en références commune (RM) et oreilles liées (OL) pour les groupes DTA, DMI et mixtes par rapport aux témoins et entre eux.*

		Témoins /DTA		*Témoins /DMI*		*Témoins /Mixtes*		*DTA /DMI*		*DTA /Mixtes*		*DMI /Mixtes*
Référence commune		G	D	G	D	G	D	G	D	G	D	
FM	A	xx	xx	x	x	x						
	C	x	xx	xx	xx	x	x					
	P	x	xx	xx	xx	xx	x					
Alpha/Thêta	A	xx	x									
	C	xx	xx	x	x	x						
	P	x	xx	x	xx	x	x					
Bêtha/Thêta	A	xx	xx	x								
	C	xx	xx	xx	x	x						
	P	xx	xxx	x	xx	x	x					
Bêta/Alpha	A											
	C											
	P											
YO/YF	A	x		x	x							
	C	x	xx	x	xx							
	P	xx	xx	x	xx	x						
Référence oreilles liées												
FM	A	xx	xxx						x			
	C	x	xx	x	x		x					
	P		xx	x	x							
Alpha/Thêta	A	xx	xxx			x	x					
	C	x	xx									
	P		xx									
Bêta/Thêta	A	xx	xxx									
	C	xx	xxx									
	P	xx	xx								x	
Bêta/Alpha	A											
	C											
	P										x	
YO/YF	A	x	x			x						
	C	x	xx			x	x					
	P	x	xx			xx	xx					

A : antérieur; C : central; P : postérieur; D : droit; G : gauche; x : p ≤ 0,05; xx : p ≤ 0,01; xxx : p ≤ 0,001.

En montage OL aucune différence n'apparaît pour les groupes DMI et mixtes par rapport aux témoins, ni entre chacun des 3 groupes pathologiques que ce soit en RM ou OL.

Le rapport bêta/alpha n'apparaît jamais significativement modifié sauf en postérieur droit en OL à $p < 0,05$ entre DTA et mixtes.

Le rapport de puissance alpha YO/alpha YF : Tableau III

La réactivité de l'alpha apparaît significativement diminuée chez les DTA par rapport aux témoins aussi bien en RM qu'en OL surtout sur les région postérieures ($p < 0,01$).

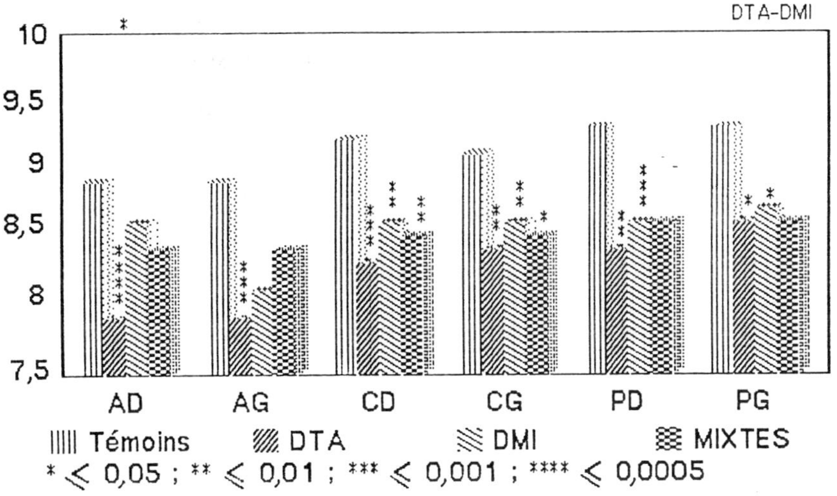

Figure 3. *Fréquence Moyenne (FM) dominante dans la bande 3,5-13 Hz en référence oreilles liées.* La FM apparaît diminuée dans chacun des 3 groupes DTA, DMI et mixtes par rapport aux témoins. Aucune différence plus nette que $p < 0{,}05$ en antérieur droit n'apparaît entre les groupes pathologiques.

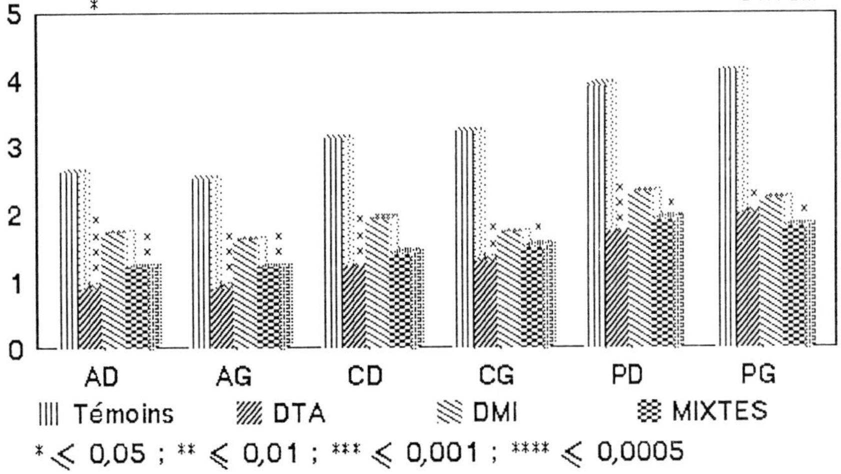

Figure 4. *Rapport de puissance alpha/thêta en référence oreilles liées.* On voit l'abaissement net de la valeur du rapport dans chacun des 3 groupes pathologiques par rapport aux témoins.

Cette réactivité apparaît diminuée également chez les sujets DMI mais pas en OL. Chez les sujets mixtes, l'alpha n'apparaît moins réactif qu'en montage OL.

Les asymétries des puissances absolues

Certaines bandes de fréquence apparaissent nettement asymétriques sur certaines régions, tel l'alpha en OL sur les régions postérieures entre DTA et témoins et entre DTA et DMI ($p < 0,001$) ainsi que le bêta en RM et OL sur les régions postérieures entre DTA et témoins ($p < 0,01$). Les autres résultats apparaissent moins significatifs et difficiles à interpréter vu leur caractère isolé. Ainsi les patients DMI n'apparaissent pas différents des témoins ou des DTA voire même des mixtes, en ce qui concerne une éventuelle asymétrie des activités EEG. Au contraire de ce que l'on pouvait attendre, seuls les patients DTA, dans notre groupe, paraissent avoir une asymétrie significative sur les régions postérieures.

Le *Tableau V* montre la répartition (en %) des asymétries dans les différents groupes (témoins, DTA et DMI) en fonction de leur importance : inférieure à 10 %, entre 10 et 50 % et supérieure à 50 %.

On remarque d'emblée que rares sont les asymétries supérieures à 50 %. Elles concernent le thêta chez les sujets DTA et le bêta chez les sujets témoins. Aucune asymétrie de cette importance n'est relevée chez les sujets DMI.

Par ailleurs la majeure partie des asymétries chez les sujets témoins sont inférieures à 10 %, donc *a priori* non significatives.

Dans le groupe de sujets DMI, il existe à peu près autant d'asymétries < 10 % que d'asymétries comprises entre 10 et 50 % sauf pour les régions antérieures où les asymétries sont essentiellement non significatives (< 10 %). C'est par contre chez les sujets DTA que se trouvent le plus d'asymétries comprises entre 10 et 50 % pour le bêta en antérieur, central et postérieur et pour l'alpha en postérieur.

Les asymétries de l'alpha et du thêta central sont le plus souvent non significatives (< 10 %) et les asymétries des autres bandes de fréquence sur les autres régions se répartissent de façon à peu près égale entre asymétries non significatives et asymétries comprises entre 10 et 50 %.

Discussion

Les différents groupes étudiés apparaissent assez homogènes du point de vue de l'âge, du sexe, de la durée de la maladie et du degré de gravité de la détérioration intellectuelle qui est en règle modérée, permettant une relative autonomie, aucun de ces sujets n'étant institutionnalisé.

Les modifications des paramètres EEG dans les groupes DTA, DMI par rapport aux témoins sont concordantes avec ce que l'on sait des modifications de l'EEG dans les démences [19, 4, 1, 10, 20], les modifications du thêta étant les plus précoces et se marquant par la diminution des puissances absolues mais aussi des puissances relatives aussi bien en référence moyenne qu'en oreilles liées.

Cette augmentation de la densité du thêta s'exprime de façon tout à fait nette également dans le rapport alpha/thêta mais aussi dans le ralentissement de la fréquence moyenne dominante notamment sur les région postérieures. Sachant les corrélations existantes entre degré de détérioration et importance des modifications EEG [19, 4, 21, 1], l'absence de différence significative dans les bandes alpha et delta entre les témoins et les 3 groupes de sujets atteints de démence atteste également du caractère modéré du déficit neuropsychologique chez les sujets étudiés.

Tableau IV. *Résultats de la comparaison de la moyenne des valeurs absolues des asymétries des puissances absolues, en références commune (RM) et oreilles liées (OL) pour les groupes DTA, DMI et mixtes par rapport aux témoins et entre eux.*

	Témoins /DTA		*Témoins /DMI*		*Témoins /Mixtes*		*DTA /DMI*		*DTA /Mixtes*		*DMI /Mixtes*	
Référence moyenne												
commune	G	D	G	D	G	D	G	D	G	D	G	D
Delta												
				Px		Px						
										Ax		
Thêta												
Alpha												
							Ax					Ax
												Cx
Bêta												
		Pxx		Px		Px						
Référence oreilles liées												
							Ax					
Delta												
Thêta												
											Ax	
Alpha					Cx						Cx	
		Pxxx					Pxxx					
					Ax						Ax	
Bêta							Cx					
	Pxx											

A : antérieur; C : central; P : postérieur; D : droit; G : gauche; x : p ⩽ 0,05; xx : p ⩽ 0,01; xxx : p ⩽ 0,001.

Aucun de ces paramètres ne permet de distinguer entre eux les différents groupes pathologiques DTA, DMI ou mixtes même si les modifications EEG paraissent discrètement plus importantes dans les groupes DTA qui a un score MMS discrètement plus bas. La diminution de l'activité bêta dans le groupe DTA apparaît très intéressante. Cette diminution des puissances bêta absolues et relatives ne s'observe en effet que dans ce groupe mais de façon plus nette en référence OL où apparaît même une différence significative avec le groupe DMI, la puissance bêta ayant souvent chez ce dernier et avec ce montage des valeurs proches de celles des témoins voire parfois supérieures. Cette variation de la puissance bêta chez les DTA se retrouve dans les modifications du rapport bêta/thêta qui apparaît aussi significativement diminué chez les DTA par rapport aux témoins. Mais l'augmentation du thêta chez les sujets DMI diminue également ce rapport de façon significative entre DMI et témoins en montage OL ce qui lui ôte toute spécificité. La diminution de la puissance bêta chez les DTA est diffuse et très significative ($p < 0,01$) pour les puissances absolues (*Tableau I).* Elle prédomine à droite et est moins nette ($p < 0,05$) pour les puissances relatives. Ceci s'explique essentiellement par le fait que la puissance globale 0-30 Hz est supérieure chez les DMI par rapport aux DTA.

Une analyse discriminante pas à pas permet avec la PA bêta en OL de classer correctement 89 % des DMI et 84 % des DTA. Mais compte tenu de la variabilité inter-individuelle des PA et de leur dépendance vis-à-vis des caractéristiques techniques des appareillages utilisés, l'utilisation pratique de ce paramètre dans un but diagnostique pour distinguer DTA et DMI apparaît difficile [21, 23, 24].

Les PR, moins variables car pondérées aux autres bandes de fréquence sont plus utilisables mais ne permettent pas de discriminer les DTA et les DMI. De même les rapports bêta/thêta et bêta/alpha ont des variations moindres du fait de l'augmentation du thêta et de l'alpha chez les DMI, même si la variation de l'alpha n'est pas significative.

Ces rapports ne permettent donc pas de discrimination entre les 2 groupes et c'est l'étude conjointe des 3 paramètres, la PA bêta, la PR bêta et le rapport bêta/thêta en référence OL et RM, qui peut fournir des renseignements fiables sur les variations des puissances bêta et donner d'éventuels arguments en faveur de l'origine dégénérative d'une démence.

Ceci est d'autant plus important que les autres paramètres EEG réputés évocateurs de DMI ne permettent pas du tout de discriminer DTA et DMI en Q-EEG.

La réactivité de l'alpha à l'ouverture des yeux est diminuée de façon significative dans les 3 groupes pathologiques par rapport aux témoins *(Tableau III)*, et même si cette diminution paraît plus importante chez les DTA, elle est insuffisante pour distinguer ce groupe des DMI ou des mixtes. La relative conservation de l'alpha n'est pas non plus un argument puisque l'alpha est conservé dans les DTA débutantes.

Les asymétries de l'alpha ou des autres bandes, les activités lentes en foyer (thêta et/ou delta) n'apparaissent également nullement des paramètres utiles lorsque l'on étudie les asymétries des bandes EEG dans les 4 groupes. En effet, ces aymétries ne sont pas plus importantes en valeur absolue chez les sujets DTA que chez des DMI, ni non plus chez les témoins chez qui elles ne sont pas absentes.

La fréquence de ces asymétries n'apparaît pas non plus être un argument distinctif valable entre DTA et DMI puisque des asymétries de 10 à 50 % sont le plus souvent rencontrées chez les DTA pour le bêta et l'alpha et non chez les DMI chez qui la plupart des asymétries sont < 10 % donc non significatives. Ceci va à l'encontre des données de nombre de travaux en EEG conventionnel qui concluent à la plus grande fréquence des asymétries chez les DMI [10, 9, 11, 12]. Ceci explique aussi les résultats inconstants et parfois contradictoires des études de cohérence cherchant à mettre en évidence ces asymétries dans les DMI [9, 13]. Cette faible incidence des asymétries dans notre groupe tient sans doute au fait que les patients DMI ont tous des lésions lacunaires diffuses, tout autre type de lésions vasculaires ayant été exclu. De toute façon la non spécificité des asymétries, qui se rencontrent chez les DTA mais aussi chez les normaux [8] rend ce paramètre difficilement utilisable en pratique pour la distinction DMI-DTA.

De plus, il faut se rappeler qu'un foyer ischémique réel, objectivé même par TDM ou IRM, susceptible de donner un foyer EEG, n'est pas un argument suffisant à lui seul pour conclure à l'origine vasculaire d'une démence [25, 26].

Ainsi toute idée de caractériser les DMI par l'existence d'une asymétrie ou d'une activité focalisée doit être abandonnée du fait de son manque de spécificité. Tout au plus, la constatation d'une telle anomalie doit-elle seulement faire évoquer l'hypothèse d'une lésion vasculaire et inciter à la confirmer. Et il est vrai alors que le Q-EEG est plus sensible que l'EEG conventionnel pour dépister des asymétries et des activités focalisées [8, 27, 28]. Encore faut-il s'entourer de toutes les précautions utiles pour éviter les faux positifs par artéfacts, voire les faux négatifs. Cette plus grande sensibilité du Q-EEG pourrait aussi trouver tout son intérêt dans le dépistage précoce des anomalies cérébrales chez les sujets à risque vasculaire et notamment chez les hypertendus, cause principale de DMI [26]. Ceci pourrait être intéressant s'il est vrai que le contrôle de l'HTA pourrait entraîner une amélioration des capacités cognitives dans les DMI débutantes et *a fortiori* avant l'apparition d'une détérioration [29].

Au total, le rôle du Q-EEG pourrait être non négligeable dans la différenciation entre processus dégénératif ou vasculaire devant un tableau de démence, ce que les examens morphologiques (TDM, TRM, SPECT) et même parfois l'examen histologique ne permettent pas de faire avec certitude [14, 30]. Il est vrai cependant que les données de la présente étude concernent vraisemblablement des sujets présentant des caractéristiques d'âge, de durée de la maladie et de degré de détérioration très proches et méritent d'être confirmées sur une plus grande échelle. C'est alors seulement que l'on pourra mieux voir comment utiliser ces paramètres en pratique quotidienne mais aussi pour la sélection de groupes de sujets homogènes dans le cadre d'essais thérapeutiques. L'on pourra également mieux voir de quoi est constituée la catégorie des démences dites « mixtes » qui représente très certainement un groupe polymorphe et dont on ne peut que constater, pour le moment, les valeurs intermédiaires des paramètres Q-EEG entre celles des témoins et celles des DTA.

Références

1 Coben L.A., Danziger W.L., Storandt M. (1983) : A longitudinal EEG study of mild senile dementia of the Alzheimer's type : changes at 1 year and at 2,5 years. *Electroenceph. Clin. Neurophysiol.* **55,** 372-380.

2 Fein G., Galin D., Johnstone J., Yingling C.D., Marcus M., Kirsch M.E., (1983) : EEG power spectra in normal and dyslexic children : I reliability during passive conditions. *Electroenceph. Clin. Neurophysiol.* **55,** 399-405.

3 Folstein M.F., Folstein S.E., McHugh P.R. (1975) : Mini Mental State : a practical method for grading the cognitive state of patients for clinician. *8. Psychiat. Res.* **12,** 189-198.

4 Brust J.C.M. (1988) : Vascular dementia is near diagnosed. *Arch. Neurol.* **45,** 798-801.

5 Ezkinjunhi T., Larsen R., Sulkava R., Ketonenl L., Laaksonen R., Palo J. (1988) : EEG in the differential diagnosis between Alzheimer's dementia and vascular dementia. *Acta Neurol. Scand.* **77,** 36-43.

6 McKahnn G., Drachman D., Folstein M., Katzman R., Price D., Stadlan E.M. (1984) : Clinical diagnosis of Alzheimer's disease : report of the NINCDS-ADRDA work group under the auspices of Department of Health and Human Services Task Force on Alzheimer's disease. *Neurology* **34,** 39-44.

7 Gasser T., Mocks J., Verleger R. (1983) : Selavco : a method to deal with trial-to-trial variability of evoked potentials. *Electroenceph. Clin. Neurophysiol.* **55,** 717-723.

8 Gueguen B., Filipovic S., Derouesné C., Ancri D., Mann M., M.-C. Bourdel, Plancon D. (1988) : Computerized EEG study of dementia of the Alzheimer type : correlation with neuropsychological and CT scan data and EEG features of subgroups. *In* A. Agnoli, J. Cahn, N. Lassen, R. Mayeux. *Senile Dementias* n° 2 John Libbey Eurotext Paris, pp. 161-166.

9 Hachinski V.C., Lassen N.A., Marshall J. (1974) : Multi- infarct dementia. *Lancet* **2,** 207-209.

10 Cohen M.B., Graham L., Lake R.R., Metter E.J., Fitten J., Kulkarni M.K., Sevrin R., Yamada L., Chang C.C., Woodruff N., Kling A.S. (1986) : Diagnosis of Alzheimer disease and multi infarct dementia by tomographic imaging of 123 IMP. *A. Nucl. Med.* **27,** 769-774.

11 Harrisson M.J., Thomas D.J., Du Boulay G.H., Marshall J. (1989) : Multi-infarct Dementia. *C. Neurol. Sci.* **40,** 97-103.

12 Leuchter A.F., Spar J.E., Walter D.O., Weiner H. (1987) : Electroencephalographic spectra and coherence in the diagnosis of Alzheimer's type and multi-infarct dementia. *Arch. Gen. Psych.* **44,** 993-998.

13 Hershey L.A., Modic M.T., Greenough P.G., Jaffe D.F. (1987) : Magnetic resonance imaging in vascular dementia. *Neurology* **37,** 29-36.

14 Meyer J.S., Juoo B.W., Tawakina T., Rogers R.L., Mortel K.F. (1986) : Improved cognition after control of risk factors for multi-infarct dementia. *Jama* **256,** 2203-2209.

15 Jackel R.A., Harner R.N. (1989) : Computed EEG topographic in Acute stroke. *Neurophysiol. Clin.* **19,** 185-197.

16 John E.R., Ahn H., Prichep L., Trepejin M., Brown D., Kaye H.K. (1980) : Development equations for the electroencephalogram. *Science* **210,** 1255-1258.

17 Jonkman E.J., Poortvliet D.C.J., Veering M.M., De Weerd A.W., John E.R. The use of neurometrics in the study of patients with cerebral ischemia.

18 Lawton M.P. (1983) : Assessment of behaviors required to maintain residence in community. *in* Crook T., Ferris S., Bartus R. Assessment in geriatric psychopharmacology. New Canaan (Conn), Mark Powley, 119-136.

19 Brenner R.P., Ulrich R.F., Spiker D.G., Solabassi R.J., Reynolds C.F., Marin R.S., Boller F. (1986) : Computerized EEG spectral analysis in elderly normal, demented and depressed subjects. *Electroenceph. Clin. Neurophysiol* **64,** 492-493.

20 Duffy F.H., Albert M.S., McAwulty G., Garvey A.J. (1984) : Brain Electrical activity in patients with senile and presenile dementia of the Alzheimer's type. *Am. Neurol.* **16,** 439-448.

21 Coben L.A., Danziger W.L., Berg L. (1983) : Frequency analysis in the resting awake EEG in mild senile dementia of the Alzheimer's type. *Electroenceph. Clin. Neurophysiol.* **55,** 121-130.

22 Nuwer M.R., Jordan S.E., Ahn S.S. (1987) : Evaluation of stroke using EEG frequency analysis and topographic mapping. *Neurology* **37,** 1153-1159.

23 O'Brien M.D. (1988) : Vascular dementia is underdiagnosed. *Arch. Neurol.* **45,** 797-798.

24 O'Connor P., Shaw J.C., Ongley C.D. (1979) : The EEG and Differential diagnosis in Psychogeriatrics. *Brit. J. Psych.* **135,** 156-162.

25 Penttila M., Partanen J.V., Soininen H., Riekkinen P.J. (1985) : Quantitative analysis of occipital EEG in different stages of Alzheimer's disease. *Electroenceph. Clin. Neurophysiol.* **60,** 1-6.

26 Roberts M.A., McGeorge A.P., Caird F.I. (1978) : Electroencephalography and Computerized Tomography in vascular and non vascular dementia in old age. *D. Neurol. Neurosurg. Psych.* **41,** 903-906.

27 Senant J., Samson-Dollfus D., Delapierre G., Menard J.F., Bertoldi-Lefever I. (1986) : Analyse automatique de l'électroencéphalogramme et vieillissement chez des sujets normaux et vasculaires. *Sem. Hop. Paris* **44,** 3505-3509.

28 Soininen H.N., Partanen V.J., Helkala E.L., Riekkinen P.J. (1982) : EEG findings in senile dementia and normal aging. *Acta Neurol. Scand.* **65,** 59-70.

29 Prichep L.S., John E.R. (1986) : *Neurometrics : clinical applications. In* Handbook of Clinical Electroencephalography and Clinical Neurophysiology, Revised series. Lopes da Silva F.H., Storm van Leeuwen W. Remond A. Eds., vol. 2, pp. 153-170.

30 Scheinberg P. (1988) : Dementia due to vascular disease. A multifactorial disorder. *Stroke* **19,** 1291-1299.

31 Dixon W.J., Brown M.B., Engelman L. *et al.* (1985) : BMDP statistical software. Los Angeles University of California Press.

32 Kasniack A.W., Garrow D.C., Fox J.H., Bergen D., Huckmann M. (1979) : Cerebral atrophy EEG slowing, age, education and cognitive functionning in suspected dementia. *Neurology* **29,** 1273-1279.

33 Torres F., Faoro A., Loewenson R., Johnson F. (1983) : The EEG of elderly person revisited. *Electroenph. Clin. Neurophysiol.* **56,** 391-398.

32

VALUE OF CBF BY SPECT IN DIAGNOSIS OF VASCULAR DEMENTIA

G. Waldemar, N.A. Lassen

Department of Neurology, Rigshospitalet and
Department of Clinical Physiology/Nuclear Medicine,
Bispebjerg Hospital, Copenhagen, Denmark

Summary

In a series of 10 mild to moderately severe dementia cases, 9 were classified as probable cases and one as possible *Vascular Dementia.* The classification was based on the clinical and CR or MRI findings. The CBF observations using SPECT were diagnostically helpful in particular in relation to the recognition of regions of localized atrophic cortical lesions probably constituting chronic infarcts.

Of the 10 cases, four had Binswanger's disease and in these the very marked periventricular alterations may have contributed to the dementia along with the multiple, small subcortical (lacunar) infarcts imaged. Of the remaining six cases two were considered to have multi infarct dementia, while four had only one single, very large, mainly cortical infarct presumably explaining the dementia. These cases were accordingly termed Single Infarct Dementia (SID), an entity to our knowledge not previously described in the literature. Given the limitation of the neuroimaging techniques it was, however, not possible to exclude multiple infarcts even in those cases.

Vascular dementia is by definition caused by focal brain ischemia. Therefore it could be expected that tomographic methods allowing measurement of cerebral blood flow CBF would be quite decisive in separating the vascular dementias from the primary degenerative diseases of the CNS specifically from Alzheimer's disease.

For various reasons this expectation does not hold true. First of all the primary degenerative diseases as Alzheimer's or Pick's diseases also show reductions in cerebral blood flow in regions with cell loss or merely decreased cell function : as tissue energy metabolism reduces, also tissue blood supply reduces. Secondly, in vascular dementia the ischemic lesions tend to be acute with frank ischemia only being present in the early stage. Thus the chronic state of vascular dementia represents the effect of (usually) multiple lesions that no longer are ischemic, but have a parallel reduction of energy metabolism and flow just like in the degenerative diseases [1].

As we shall see, CBF studied by SPECT is, nevertheless, of considerable diagnostic value in vascular dementia. In particular the pattern of the flow changes constitutes a valuable adjunct to the classical neuroimaging techniques of which MRI is of prime importance in the given context.

Measurement of CBF by SPECT

Inert gas clearance using Xenon-133

Tomographic imaging of CBF using Xenon-133 was performed with a dynamic, highly sensitive brain dedicated SPECT system, the Tomomatic 64, developed specifically to allow such measurements [2, 3]. This instrument can follow the wash-in and wash-out of inhaled Xenon-133 and on this basis calculates CBF in 3 or 5 tomographic slices simultaneously.

The Xenon method has the disadvantage that the spatial resolution is rather crude, in the order of 15 mm (FWHM).

A study lasts only 4 minutes and the measurement may be repeated after only 20 minutes. In all patients, a repeat Xe-133 study was performed for testing the Cerebrovascular Reserve Capacity using Diamox (acetazolamide). Low radiation exposure and low costs are also advantageous features. The most conspicuous disadvantage is the need for a fairly costly specialized instrument, a dynamic SPECT, of which only three types are currently available.

Technetium-99m-HMPAO

Brain retained tracers of CBF were introduced by Winchell in 1981, when he proposed to use certain iodinated amines labelled with Iodine-123 [4]. These tracers are now rendered obsolete by the advent of Technetium-99m labelled brain retained tracers such as Tc-99m-d, l-hexamethyl-propylamine-oxim, HMPAO [5]. Tc-99m has superior imaging properties, favorable dosimetry and low costs.

HMPAO labelled with Tc-99m is a strongly lipophilic molecule that diffuses freely across the blood - brain barrier just as the inert gases. Inside the brain, the molecule is converted to a hydrophilic form, that cannot cross the cell membranes. The tracer is therefore retained, practically, in its initial flow determined distribution pattern [6, 7, 8, 9]. The stable retention allows static imaging with a rotating Gamma Camera, a technique that typically lasts 30 to 40 minutes. It is, however, best as in the present study to use a brain dedicated SPECT system of high sensitivity as the Tomomatic 64. This reduces the duration of the study or, alternatively, allows as in the present study to improve the spatial resolution to about 9 mm (FWHM).

The retention of Technetium-HMPAO implies that it is not well suited for performing repeated studies with a short interval as used when testing the cerebrovascular reserve capacity with Diamox or CO_2.

Additional neuroimaging procedures

All patients were studied by conventional CT scanning. In all but one a MRI study was also carried out using a 1.5 Tesla Siemens instrument. The carotid bifurcations were studied by Doppler velocimetry.

Clinical material (Table I)

The patients had mild to moderate dementia as the main presenting symptom. The dementia was evaluated by the conventional clinical approach giving weight to the observations of the relatives, by a battery of neuropsychological tests administered by an experienced psychologist. The Folstein Mini Mental Status Examination Scores ranged from 11 to 28.

A number of clinical states associated with dementia such as brain tumor, encephalitis or brain abcess were excluded. Of particular relevance to the topic of vascular dementia here to be discussed was the *exclusion* of all patients with manifest sequels after one or more ischemic or haemorrhagic stroke. Stroke patients often become demented. But this type of dementia, while clearly vascular in origin, is not included in the clinical entity of "vascular dementia", as they are to be classified as cases of "chronic stroke with dementia". This also applies to the often marked dementia after subarachnoid haemorrhage.

All patients were studied with regard to ethiological factors suggesting cerebrovascular disease as abrupt onset of dementia, transient ischemic attacks, hypertension, diabetes, coronary heart disease, peripheral occlusive arterial disease, etc. This allowed to calculate the Hachinski score for each patient [10, 11].

Classification

Of the 10 patients studied, 9 were classified as probable vascular dementia, 1 was classified as possible vascular dementia.

The classification was made primarily on the basis of *focal* findings on CT and MRI (*Table I*). As is well known, MRI is more sensitive than CT but, on the other hand,

Table I. *Clinical data.*

Patient nº, age, and sex			*Hypertension*	*MR and CT findings*			*Classification of vascular dementia*
				Infarcts, cortical C or lacunar L	*Periventric. changes P or diffuse atrophy*		
1	74y	M	−H	L	PP	A	SAD
2	54y	M	H	LL	P	A	SAD
3	71y	F	−H	LL	P	AA	SAD
4	51y	M	H	LL	PP	A	SAD
5	73y	M	−H	CLL		AA	MID
6	65y	F	H	CCLL			MID
7	75y	M	H	C	(P)	A	SID
8	67y	M	H	C			SID (?)
9	74y	F	−H	C	(P)	A	SID (?)
10	73y	M	−H	C	(P)	A	SID (?)

SAD : subcortical arteriolosclerotic dementia (Binswanger's disease); MID : multi infarct dementia; SID : single infarct dementia.

caution must be exerted not to overinterprete the MR images. It may be appropriate to mention, therefore, that the *focal* MRI changes listed were very marked in all our cases. Diffuse CT/MRI changes in form of cortical and subcortical atrophy were present in excess of that of normals of the same age in several of the patients but could not be used to classify the patients.

In evaluating the focal neuroimaging results, in particular the localized chronic cortical infarcts seen in 6 cases *(Table I)*, the agreement with the SPECT images showing similar and very marked asymmetry was helpful.

As a secondary index of vascular dementia the clinical evidence as expressed by the Hachinski score was also used. The lowest score (5) in case 10 contributed to its classification as dementia of possible (not probable) vascular origin. The Doppler studies of the carotid bifurcation did not contribute to the differential diagnosis, as it was negative (normal) both in the vascular and in the degenerative demented patients.

Results of the SPECT studies

Xenon-133

The mean value of hemispheric CBF was reduced to 41 ml/100g/min + 7 (SD) as compared to the normal level of 52 ml/100g/min + 5 (SD) for the age of 70 years [12]. While clearly abnormal for the group as a whole and with only three of the ten values within the normal range (42 to 62), mean CBF did not contribute to the differential diagnosis, as the same level of CBF reduction was typically found in the degenerative group of demented.

The Diamox test was negative in nine cases and positive in the tenth (case 7). In this case the positive response was seen in the left MCA region, the region with cortical infarction on MRI. This result points to a chronic MCA occlusion with practically zero cerebrovascular reserve capacity (marginal collateral flow) *(Figure 1)*.

The Diamox test was also negative in the group with primary degenerative dementia.

Technetium-HMPAO

The HMPAO tomograms were scaled and linearized using the cerebellum as the internal standard [6]. As cerebellar CBF measured by Xe-133 was normal, this allows to compare the patients' HMPAO CBF values, expressed in % of cerebellar flow, to those of the normal material comprising more than 50 subjects covering all age groups [13].

Most informative was the pattern of the CBF reduction seen with HMPAO and also, albeit less well, with Xe-133. Not a single patient in the vascular dementia group showed the bilateral, more or less symmetrical, CBF reduction of the parieto-temporal cortex that is typically (but not always) found in mild to moderately severe cases of Alzheimer's disease.

In the four patients with Binswanger's subcortical arteriosclerotic encephalopathy (here termed subcortical arteriolosclerotic dementia), a widening of the subcortical low flow regions (representing white matter and ventricles) was seen. Several also had a somewhat asymmetric cortical flow reduction probably reflecting cortical deafferentiation due to the deeper lesions *(Figure 2)*. This accords with the SPECT findings reported in a case study of Binswanger's disease [14].

In the MID and SID cases, the CBF maps showed the cortical infarcts usually with the low flow region extending beyond the limits of the structural lesions. This, as already

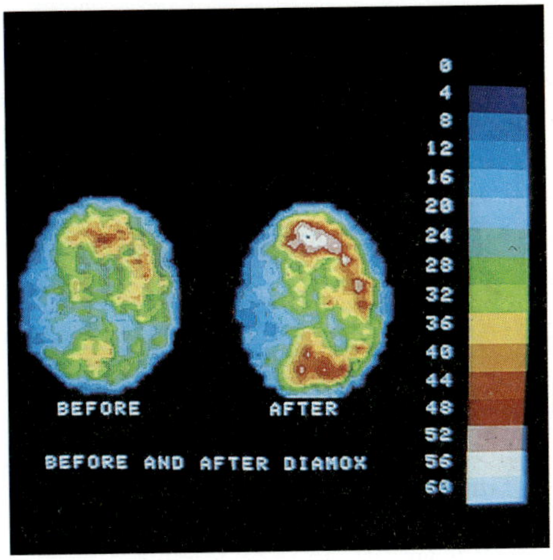

Figure 1. *^{133}Xe-inhalation tomography in case 7 before and after the i.v. injection of 1g of Diamox.* The colour scale indicates flow in ml/100 g/min. The images were obtained 5 cm above the OM plane. Since CBF is unchanged, or in some areas decreased, in the left MCA region with a concomitant increase of CBF in all other regions, the Diamox test is positive for MCA occlusion.

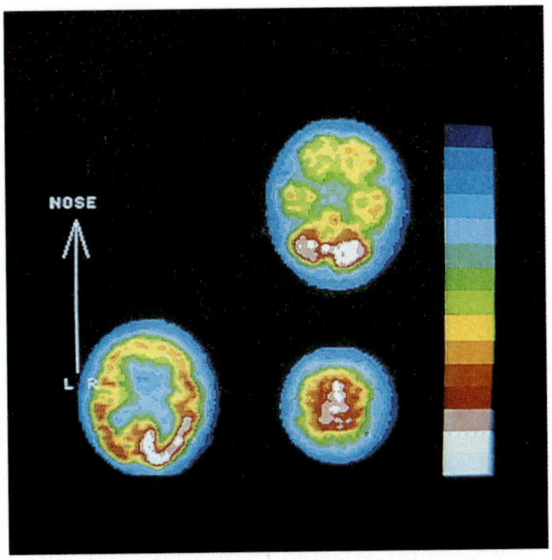

Figure 2. *^{99m}Tc-HMPAO images in a 71 year old woman (case 3).* The images were obtained 2, 6, and 10 cm above the om plane. Note very low subcortical tracer uptake and affection of cortical rim, in particular fronto-temporal on the left side.

mentioned under "Classification", was of considerable help in evaluating the CT/MRI changes. Cases 7, 8 and 9 had only one large region of reduced CBF that corresponded to an area of local, mainly cortical atrophy on the MRI/CT scans. In case 7 the lesion was in all probability an extensive single infarct caused by the MCA occlusion revealed by the Diamox test. The similarity of the unilateral, extensive, cortical atrophy (with asymmetric ventricular enlargement) seen in cases 8 and 9 have made us classify even these cases as probable Single Infarct Dementia.

Case 10

This 73 years old man with moderate dementia of gradual onset and with a low Hachinski index of 5 for vascular disease, had cortical atrophy on the CT scan comprising the anterior and middle cerebral artery territories on the right side, but not involving the posterior artery territory.

On SPECT, both Xenon and Tc-99m-HMPAO showed a very marked flow reduction of the same regions, but also extending to the opposite frontal lobe *(Figure 2)*. The

Diamox test was negative. Ultrasound evaluation of the neck vessels was negative. Angiography was not carried out.

Because cortical atrophy localized to a well defined vascular territory was found in several others of the vascular dementia cases (cases 7, 8 and 9), we are inclined to consider also case 10 as vascular dementia caused by a single infarct. A localized degenerative disease as Pick's disease constitutes another possibility, while the asymmetry probably was too extreme to be compatible with Alzheimer's disease.

Discussion

With all due reservation because of the small number of cases and the fairly short observation time, it was our impression, that a clinical classification into the two broad categories of vascular or degenerative dementia can usually be made quite accurately with the battery of tests employed. SPECT by Xe and HMPAO was of decisive value in several cases not least in determining the functional significance of localized cortical lesion seen on CT/MRI.

Why be so keen on diagnosing dementia and classifying it ? To any clinician this question is in principle easy to answer : because the tools are there ! In particular the distinction of organic dementia from dementia-like states as the pseudodementia of depression (melancholia) in the elderly is very important. A classification of the type of dementia is essential for epidemiological studies and possibly for therapeutic reasons as well, because it may be possible to arrest the progression of vascular dementia by drugs lowering the blood pressure or reducing platelet adhesiveness.

References

1 Frackowiak R.S.J., Pozzilli C., Legg N.J. *et al.* Regional cerebral oxygen supply and utilisation in dementia : a clinical and physiological study with Oxygen-15 and positron tomography. *Brain* **104,** 753-778.

2 Stokely E.M., Sveinsdottir E., Lassen N.A., Rommer P. (1980) : A single photon dynamic computer-assisted tomograph (DCAT) for imaging brain function in multiple cross-section. *J. Compu. Assist Tomogr.* **4,** 230-240.

3 Celsis P., Goldman T., Henriksen L., Lassen N.A. (1981) : A method for calculating regional cerebral blood flow from emission computed tomography of inert gas concentrations. *J. Comput Assist Tomogr.* **5,** 641-645.

4 Winchell H.S., Horst W.D., Braun L. *et al.* (1980) : N-Isopropyl (^{125}I)p-iodoamphetamine : Single-pass brain uptake and washout; binding to brain synaptosomes; and localization in dog and monkey brain. *J. Nucl. Med.* **21,** 947-952.

5 Nowotnik D.P., Canning L.R., Cumming S.A., Harrison R.C., Higley B., Nechvatal G. *et al.* (1985) : Development of a Tc-99m-labelled radiopharmaceutical for cerebral blood flow imaging. *Nucl. Med. Commun.* **6,** 499-506.

6 Lassen N.A., Andersen A.R., Friberg L., Paulson O.B. (1988) : The retention of [^{99m}Tc]-d,1-HM-PAO in the human brain after intracarotid bolus injection : A kinetic analysis. *J. Cereb Blood Flow Metab.* **8** (suppl. 1); S13-S22.

7 Inugami A., Kanno I., Uemura K. *et al.* (1988) : Linearization correction of ^{99m}Tc-labeled hexamethyl-propylene amine oxime (HM-PAO) image in terms of regional CBF distribution. Comparison to $C^{15}O_2$ inhalation steady-state method measured by positron emission tomography. *J. Cereb Blood flow Metab.* **8** (suppl. 1), S52-S60.

8 Andersen A.R., Friberg H., Schmidt J.E., Hasselbalch S.G. (1988) : Quantitative measurements of cerebral blood flow using SPECT and [^{99m}Tc]-d, 1-HM-PAO compared to Xenon-133. *J. Cereb Blood Flow Metab.* **8** (suppl. 1), S69-S81.

9 Yonekura Y., Nishizawa S., Mukai T. *et al.* (1988) : SPECT with [^{99}mTc]d,l-hexamethyl-propylene-amine-oxime (HM-PAO) compared with regional cerebral blood flow measured by PET : Effects of linearization. *J. Cereb Blood flow Metab.* **8** (suppl. 1), S82-S89.
10 Hachinski V.C., Iliff L.D., Zilkha E. *et al.* (1975) : Cerebral blood flow in dementia. *Arch. Neurol.* (Chicago), **32,** 632-637.
11 Harrison M.J.C., Thomas D.J., Du Boulay G.H. Marshall J. (1979) : Multi-infarct dementia. *J. Neurol Sci.* **40,** 97-103.
12 Shirahata N., Henriksen L., Vorstrup S. *et al.* (1985) : Regional cerebral blood flow assessed by 133-Xe inhalation and emission tomography : Normal values. *J. Comput Assist Tomogr.* **9,** 861-866.
13 Waldemar G. *et al.* : [^{99m} Tc]-HMPAO and SPECT of the brain in normal aging *(in preparation).*
14 De Chiara S., Lassen N.A., Andersen A.R. *et al.* (1987) : High-resolution nuclear magnetic resonance imaging and single photon emission computerized tomography. Cerebral blood flow in a case of pure sensory stroke and mild dementia owing to subcortical arteriosclerotic encephalopathy (Binswanger's disease). *Amer J. Physiol Imaging* **2,** 192-195.

33

DIFFERENCIATION BETWEEN MULTI-INFARCT DEMENTIA AND SENILE DEMENTIA OF ALZHEIMER TYPE : rCBF MEASUREMENT AND QUANTIFIED EEG ANALYSIS DATA

J. Touchon, M. Baldy-Moulinier, J. Valmier, G. Rondouin, J. Cadilhac

Service d'explorations fonctionnelles du système nerveux central, Centre Gui-de-Chauliac, 34059 Montpellier, France

At the present time there is no method that could provide sufficient information to identify the type of dementia. In the diagnostic approach of dementia it is necessary to use several methods of CNS investigation and to compare their results (e.g. clinical, neuropsychological, radiological and CNS fonctional investigations) [1]. A decrease in cerebral blood flow [2, 3, 4] and an increase in low EEG frequencies powers [5, 6, 7] have been described in dementia. The aim of this study was to use cerebral blood flow measurements and quantified EEG analysis in the diagnostic approach of dementia. We attempted to differenciate multi-infarct dementia (MID) from senile dementia of Alzheimer type (SDAT).

Subjects

30 elderly subjects have been studied : normal subjects, patients with senile dementia of Alzheimer type, patients with multi-infarct dementia. The subjects were selected according to clinical findings, CT scan data, DSM III criteria, Hachinski score and Mini Mental State.

All causes of curable dementia were discarded (with measure of blood thyroid hormones, of B_{12} and folates). Subjects under psychotopic drugs and chronic alcoholics were excluded from the study. Subjects were divided in three groups :

— *control group* : 10 normal aged subjects, mean age : 72,3, range 68-80;

— *SDAT group* : 10 patients with senile dementia of Alzheimer type, mean age : 76,5, range 70-81, mean Hachinski score = 2,2, mean blood pressure 140/85, CT scan normal, mean MMS = 14,2;

— *MID group*: 10 patients with multi infarct dementia, mean age 74,2 range 67-79, mean Hachinski score = 10,7, mean blood pressure = 170/40, CT scan: multiple hypodensities, means MMS = 14,5.

SDAT group and MID group were matched for the degree of cognitive impairment.

Method

Regional cerebral blood flow (rCBF)

The regional CBF was measured by the 133 xenon intraveinous technic [8] using a multidetector system. The tracer (15 mCi) was injected intraveinously in a bolus. rCBF was computed by a two-compartimental analysis of the clearance curves and with a correction for xenon recirculation based on the end-tidal tracer concentration. 13 sodium iodide scintillation detectors were placed symmetrically over each hemisphere (4 on the frontal region, 3 on the temporal region, 4 on the parietal region, and 2 on the occipital region).

For each group average values for the hemispheric CBF, the regional CBF, the ratio frontal CBF/hemispheric CBF, and for an heterogeneity index [9] were calculated from individual measurements.

EEG

EEG was recorded with 16 electrods disposed according to the international 10-20 system. The fast Fourier transform was used for the calculation of the power spectra. Each power spectra was computed on 7 seconds of artifact-free tracing. For each group average values for the ratio theta + delta/alpha + beta, the ratio theta/alpha (hemispheric and regional values), a visual reactivity index (open eyes alpha power/closed eyes alpha power in occipital regions) and an asymmetry index (right or left regional power/half sum of right + left regional powers) were calculated from individuals measurements.

Results

rCBF data

Hemispheric and regional CBF values were significantly decreased in the MID and SDAT groups when compared to the CG, but no significant difference was found between SDAT group and MID group *(Figure 1)*.

A loss of the "hyperfrontality pattern" (ratio frontal CBF/hemispheric CBF > 1) was observed in the two demented groups but not in the control group (ratio = 1,065). Concerning the decrease in the ratio frontal CBF/hemispheric CBF no significant difference appeared between SDAT group (ratio = 0,98) and MID group (ratio = 0,97). Using the heterogeneity index we have found that the distribution of CBF in the different regions was more heterogeneous in MID group than in SDAT group: significant differences were observed between MID group and SDAT group and between MID group and CG group *(Figure 2)*.

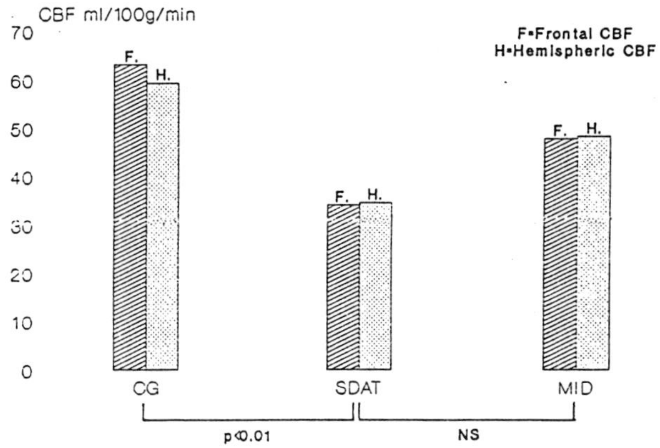

Figure 1. *Hemispheric and frontal CBF (right hemisphere).* H = hemispheric CBF; F = frontal CBF; Control group : H = 59,2 ± 2 ml/100/min, F = 63,1 ± 1 ml/100/min; SDAT group : H = 34,6 ± 3 ml/100/min, F = 34,1 ml/100/min; MID group : H = 48,2 ± 1 ml/100/min, F = 47,7 ± 4 ml/100/min.

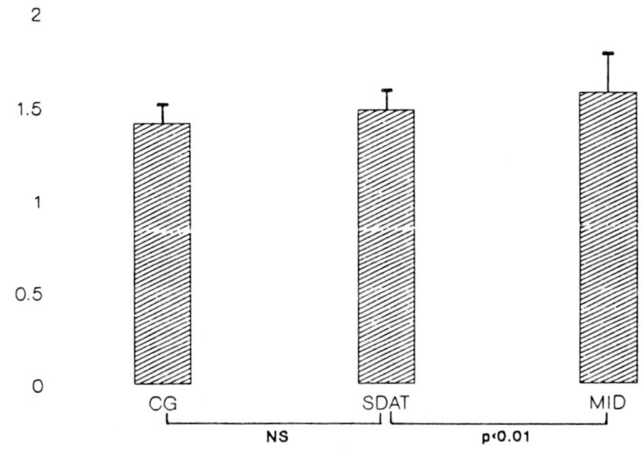

Figure 2. *Heterogeneity index (HI).* Control group : HI = 1,41 + 0,1; SDAT group : HI = 1,47 + 0,1; MID group : HI = 1,58 + 0,2.

Quantitative EEG data

The ratio of the percentage powers : theta + delta/alpha + beta and theta/alpha were significantly increased in the MID and SDAT groups when compared to the CG, but no significant difference was observed between MID group and SDAT group. Using the EEG reactivity index we have found a sub-normal reactivity in the MID group (reactivity index : 29,3 % ± 2) and a significant decrease in reactivity in the SDAT group, (reactivity index = 8,4 % ± 3). EEG activity distribution (using the asymmetry index) was significantly more heterogeneous in the MID group than in the SDAT group. Significant differences were observed for temporal and central regions *(Figure 3).* A positive correlation between rCBF values and EEG percentage power in the 8-20 c/s band was found in the CG group and in the SDAT group but not in the MID group.

Conclusion

Combined rCBF measurements and quantified EEG analysis data could be of interest in the diagnostic approach of dementia. The following data could characterize MID when compared to SDAT : better EEG reactivity, more heterogeneous spatial distribu-

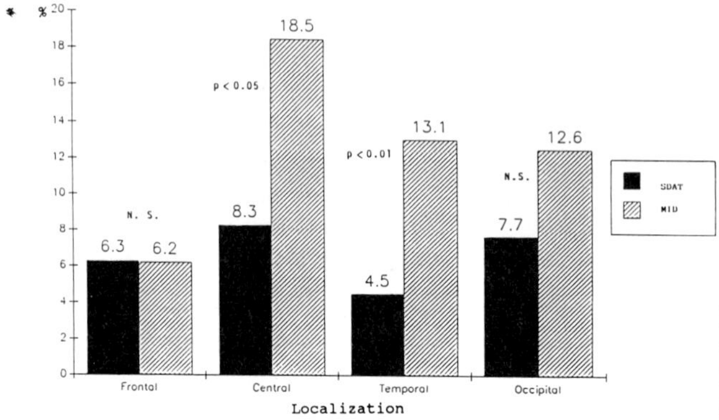

Figure 3. *Asymmetry index in different regions.* AI = asymmetry index (right or left) regional power/half sum of right + left regional powers.

tion of EEG activity and CBF, no correlation between rCBF values and fast EEG activities.

Références

1 Baldy-Moulinier M., Touchon J., Rondouin G., Valmier J. (1987) : Explorations Fonctionnelles Cérébrales et Démences. *Circulation et Métabolisme du Cerveau* **1,** 197-201.

2 Lassen N.A., Feinberg I., Lane M.H. (1960) : Bilateral studies of cerebral oxygens uptake in young and aged normal subjects and in patients with organic dementia. *J. Clin. Invest.* **39,** 491-500.

3 Ingvar D.H., Gustafson L. (1970) : Regional cerebral blood flow in organic dementia with early onset. *Acta Neurol. Scand.* **43** (suppl. 46), 42-73.

4 Frackowiak R.S.J., Pozzilli C., Legg N.J. *et al.* (1981) : Regional cerebral oxygen supply and utilization in dementia : a clinical and physiological study with oxygen 15 and Positron tomography. *Brain* **104,** 753-778.

5 Duffy F.H., Albert M.S., McAnulty G. (1984) : Brain electrical activity in patients with presenile and senile dementia of the Alzheimer type. *Ann. Neurol.* **16,** 139-118.

6 Penttila M., Partanen J.V., Soininen H., Riekkinen P.J. (1985) : Quantitative analysis of occipital EEG in different stages of Alzheimer disease. *Electroencephal. Clin. Neurophysiol.* **60,** 1-6.

7 Gueguen B., Kobrzynska P., Rondot P., Etevenon P., De Recondo J., Gaches J. (1986) : EEG cartography as an aid for early detection of dementia in the elderly. In *Senile dementias : early detection,* eds. A. Bès *et al.*, pp. 165-170, London, Paris, John Libbey Eurotext.

8 Seylaz J., Mérie P., Correze J.L., Luft A., Mamo H. (1980) : Analytical problems associated with the non-invasive measurement of cerebral blood flow in cerebrovascular diseases. *Med. Biol. Eng. Comput.* **18,** 39-47.

9 Valmier J., Touchon J., Zanca M., Fauchère V., Bories P., Baldy-Moulinier M. (1986) : Correlation between cerebral grey matter flow and hepatic histologic in alcoholism *Europ. Neurol.* **25,** 428-435.

34

CAN ALZHEIMER AND MULTIINFARCT DEMENTIA BE DIFFERENTIATED USING ^{99m}Tc-HMPAO TOMOGRAMS ?

M. Steinling [1], D. Leys [2], F. Amegassi [1], G. Soetart [2], R. Vergnes [1]

Departments of [1] Nuclear Medicine and [2] Neurology,
Hôpital B, C.H.R.U. Lille, France

Introduction

^{99m}Tc-HmPAO has been proposed as a potential agent to assess the brain perfusion in a qualitative or semi-quantitative way [1]. Previously reported studies with SPECT have shown the interest of this tracer in the diagnosis of dementia [2, 3]. However, there is not a widely agreement in the choice of a reference region for the computation of uptake ratio allowing the analysis of the brain tomograms [4-6]. Our aim was to compare objectively the results obtained with 3 various reference areas using the Receiver Operating Characteristic (ROC) curves [7] and to choose the best "cut-off" point i.e. critical values, using the Likelihood Ratio (LR) [8].

Patients and method

We studied 47 patients : 27 right-handed patients with "probable" Alzheimer's disease (AD), according to the NINCDS-ADRDA work group criteria (mean age : 64 y ± 1.7); Hachinski's score < 4; their Mini Mental State (MMS) scores were 13.9 ± 1.2. A second group of 9 patients presented a Multi Infarct Dementia (MID) (mean age : 68 ± 1.9 y); Hachinski's score > 7; MMS score = 17.6. The third group was constitued by 11 normals : 6 young and 5 elderly of 21 + 1 y and 56 years old age; their MMS score was higher than 28. A dose of 7.4 MBg/kg has been i.v. administrated within 15 min of preparation. Imaging was carried out with a DSPECT system (Tomomatic 64). Quantitative data have been studied in 2 paired ROIs : left and right laterofrontal area (F), left and right parietal area (Pa). For each ROI a ratio between its activity and these 3 reference regions has been calculated : a) the average activity of both caudate and thalamus; b) the cerebellum uptake; c) the hemisphere uptake. Analysis used Mann and Withney's U Test and Kruskal-Wallis'H Test. We have also calculated Sensitivity (Se) and Specificity (Sp) too, in order to fit ROC curves [7]. The LR was calculated by the relation LR = Se/(1-Sp). In order to choose the best "cut-off" value we have also calculated a Figure of Merite (FM) according to the relation : FM = 1 − 1/LR.

Results

No differences were found between young and elderly control subjects leading to a single group of controls. Using caudate-thalamus as reference, a significant decrease of both Pa areas was found in dementia (AD and MID) versus control ($p < 0,05$), but not between AD and MID. Using cerebellum uptake as reference, F ratio ($p < 0.05$) and Pa ratio ($p < 0.01$) were significantly different in dementia and in control, but not within the dementia groups. No significative difference was found using the whole hemisphere uptake as reference. ROC curves *(Figure 1)* show that the best reference area is the cerebellum. Computing the LR ratio, and taking in account the necessity to have an acceptable probalitity to find the critical sign, the best "cut-off" value for the Pa/cerebellar ratio is 0.80. This appears clearly from the *Figure 2* where the FM values are plotted versus Se values. The "cut-off" value is obtained for the highest FM and the highest Se values. Then, if we compare DAT and controls, Se = 0.61; Sp = 1, LR = ∞.The Positive Predictive Value is 1, and the Negative Predictive Value is 0.98, with the hypothesis of a AD prevalence value of 0.05. Unfortunately, if we compare DAT and MID Se = 0.6 and Sp = 0.4 leading to a LR value equal to 1, it means that the test is then without any informative content.

Comments

An ideal test (Se and Sp = 1) doesn't exist. A good test has to increase the probability of diagnosis. This can be assessed by the relation Pre Test Pr = Post Test. Pr × LR.

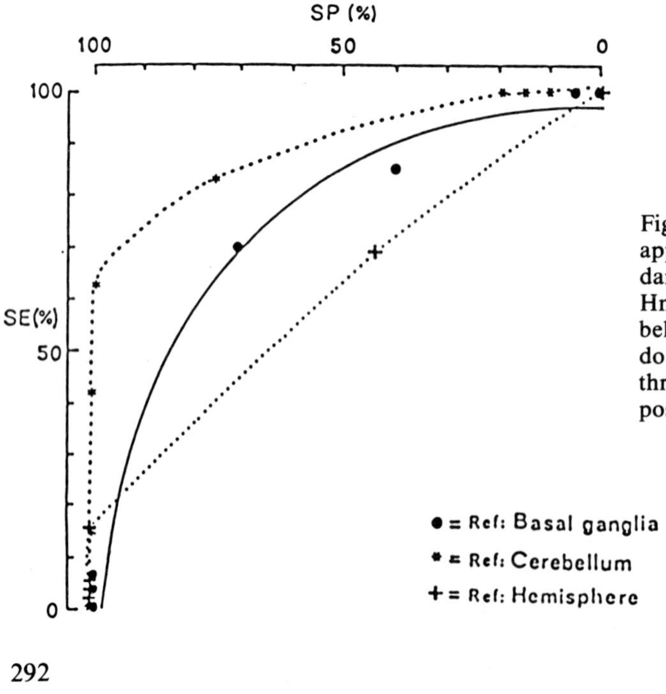

Figure 1. *ROC curves.* It clearly appears that the best "Internal Standard" in order to quantify HmPAO-Tc tomograms is the cerebellum. Nevertheless, ROC curves do not allow to choose the best threshold value (strict or looseness posture).

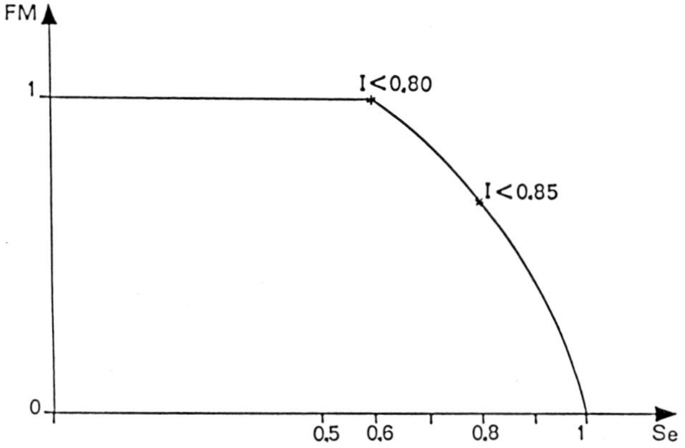

Figure 2. *Figure of Merite.* The drawing of the Figure of Merite (FM = Se/1 − Sp) allows to choose the most efficient cut-off value corresponding to the highest values for both FM and Se (probability to obtain really a positive test if the disease exists) : this is obtained for an uptake ratio in temporo-parietal area lower than 0,8.

Another condition is that Se remains of high value. If not, the test is splendid but useless. By combination of the results of the ROC curves, and the best compromise for LR and Se values, we have found that the cerebellum is the best reference area for computation of significant cortical ratio. These results can be easily understood as cerebellum is generally spared by major pathological involvement in AD. Further investigations with more ROIs have to be performed to try to find quantitative criteria to distinguish AD from MID which have sometimes different patterns when analysed in a qualitative manner.

References

1 Neirinckx R.D., Canning L.R., Piper I.M. *et al.* (1987) : Technetium 99m d, 1 HM-PAO : A New Radio pharmaceutical for SPECT Imaging of Regional Cerebral Blood Perfusion. *J. Nucl. Med.* **28,** 2, 191-202.

2 Smith F.W., Gemmell H.G., Sharp P.F. (1987) : The use of Tc-HM PAO for the diagnosis of dementia. *Nucl. Med. Comm.* **8,** 525-533.

3 Steinling M., Gaudet Y., Mazingue A. *et al.* (1987) : Hm PAO-Tc et Résonance Magnétique Nucléaire dans le diagnostic de la maladie d'Alzheimer. *J. Fr. Biophy. Biomeca.* **11,** suppl. 2, 13-15.

4 Kuhl D.E., Small G.W., Riege W.H. *et al.* (1987) : Cerebral Metabolic Patterns before the Diagnosis of Probable Alzheimer's Disease. *J. CBF Metab.* suppl. 1, S 406.

5 Perani D., Di Piero V., Vallar G. *et al.* (1988) : ^{99m}Tc-PAO SPECT study of Regional Cerebral Perfusion in Early Alzheimer's Disease. *J. Nucl. Med.* **99,** 1507-1514.

6 Jagust W.J., Budinger T.F., Reed B.R. (1987) : The Diagnosis with Single Photon Emission Computed Tomography *Arch. Neurol.* **44,** 258-262.

7 Metz C.E. (1978) : Basic principles of ROC analysis. *Sem. Nucl. Med.* **8,** 283-298.

8 Radack K.L., Rouan G., Hedges J. (1986) : The Likelihood Ratio. *Arch. Pathol. Lab. Med.* **110,** 689-693.

35

MESURE DU VOLUME VASCULAIRE CÉRÉBRAL EN TOMOGRAPHIE MONOPHOTONIQUE. Application au vieillissement normal et aux maladies cérébro-vasculaires

U. Sabatini, P. Celsis, G. Viallard, Th. Pujol, C. Blanchard, J.-P. Marc-Vergnes

INSERM U 230, Services de Neurologie et de Chirurgie Vasculaire, CHU Toulouse Purpan, France

Introduction

A côté du débit sanguin cérébral (DSC), qui a l'avantage de fournir une évaluation globale de la perfusion cérébrale et d'être étroitement lié au métabolisme cérébral, le volume sanguin cérébral (VSC), semble présenter un intérêt particulier dans l'étude des phénomènes, normaux ou pathologiques, liés à l'autorégulation de la circulation cérébrale. En effet, sur la base de nombreux travaux expérimentaux, Powers et Raichle [1] ont proposé un schéma *(Figure 1)* de l'adaptation cérébrale à une réduction de la pression de perfusion comprenant deux phases : une d'*adaptation hémodynamique* et une d'*adaptation métabolique*. La première phase est caractérisée par une augmentation du VSC et un maintien du DSC à sa valeur de base. Cette phase est rendue possible par la capacité de vaisseaux cérébraux à se dilater. Lorsque cette vasodilatation atteint sa limite supérieure, le VSC cesse d'augmenter et le DSC commence à diminuer. L'adaptation métabolique est alors mise en jeu : l'augmentation de l'extraction de l'oxygène (EO_2) permettant le maintien d'une consommation cérébrale en oxygène (CMO_2) normale. Ce mécanisme d'adaptation a lui aussi sa limite au-delà de laquelle se produit l'ischémie cérébrale. L'hypothèse a été émise que la mesure de cette réserve circulatoire pourrait constituer, chez les malades présentant une affection cérébro-vasculaire, un moyen d'évaluer le risque potentiel d'ischémie cérébrale. La réserve peut être évaluée indirectement à l'aide de tests mesurant l'augmentation du débit sanguin cérébral (ou de la vitesse circulatoire) au cours de l'hypercapnie ou après injection d'acétazolamide (A) [2, 3]. Elle peut aussi être étudiée directement en mesurant le VSC mais ces études sont rares car, jusqu'à présent, à quelques exceptions près, elles n'ont pu être pratiquées de manière quantitative qu'en tomographie à positron [1, 4, 5, 6, 7, 8, 9, 10].

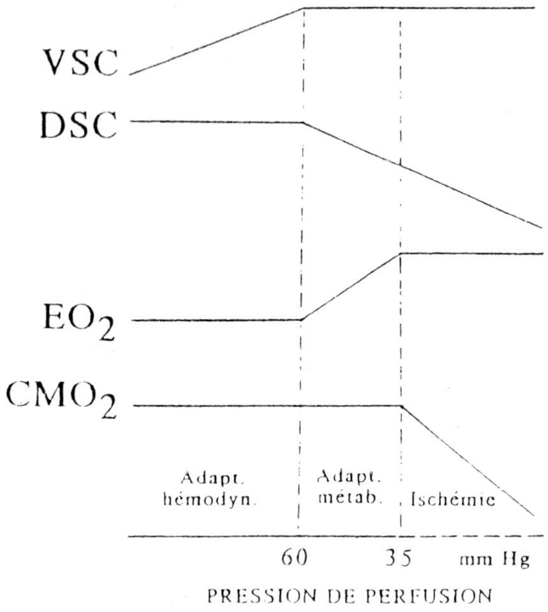

Figure 1. *D'après Powers et Raichle (1985).*

Ce travail a pour but d'étudier la possibilité de mesurer le volume sanguin cérébral en tomographie d'émission monophotonique. Il porte précisément sur la validation de la technique chez des sujets normaux et sur une première application, en comparaison avec la mesure du débit sanguin cérébral, chez des sujets porteurs de lésions carotidiennes sévères.

Patients et méthode

Population

Six sujets normaux (antécédents, examens cliniques, examen doppler carotidien et transcrânien et examen tomodensitométrique sans anomalie) d'un âge moyen de 55 ± 8 ans ont été étudiés.

Quinze sujets souffrant d'une sténose carotidienne serrée (> 75 % à l'artériographie) ou d'une occlusion carotidienne (objectivée par l'artériographie) ont été étudiés. Tous ces sujets ont subi un examen clinique et tomodensitométrique qui a permis de les classer en sujets symptomatiques ou asymptomatiques selon qu'ils présentaient ou non une lésion ischémique au scanner. Neuf sujets présentaient une lésion carotidienne unilatérale, asymptomatique dans 4 cas (64 ± 8 ans) et symptomatique dans 5 cas (67 ± 7 ans). Six sujets présentaient des lésions carotidiennes bilatérales asymptomatiques dans 4 cas (66 ± 8 ans) et symptomatiques dans 2 cas (69 ± 13 ans).

Mesure du VSC et du DSC

Les mesures de VSC et de DSC ont été effectuées avec le même tomographe d'émission (Tomomatic 64). Chacune de ces mesures a été faite avant et après l'injection intraveineuse d'A (1 g). Nous avons calculé le rapport DSC/VSC qui est considéré comme un index de la pression de perfusion [1, 5].

Le VSC a été mesuré après marquage *in vivo* des globules rouges par le pertechnetate de ^{99m}Tc. Le ^{99m}Tc (920 MBeq) a été injecté par voie intraveineuse 15 minutes avant le début de l'acquisition des données. Celle-ci a été effectuée pendant une période de 24 minutes au cours desquelles 5 prélèvements sanguins (2 avant et 3 après l'administration d'A) et 8 images (2 avant et 6 après l'administration d'A) ont été réalisées. Le schéma de cette procédure est décrit à la *Figure 2.*

Le calcul du VSC a été effectué dans chaque voxel i d'après la formule classique :

$$VSCi = (R \times Cti / Cs \times d \times h) \times Nv$$

Où R = Facteur de calibration (compteur tomographe); Cti = Activité Voxel i (coupe OM + 5 cm); Cs = Activité 1 g sang (mesurée par compteur-puits); d = Densité du sang = 1,05; h = hct/htv = 0,85; Nv = Nombre de voxels dans 100 g de tissu (100/volume voxel × densité tissu).

Le DSC a été mesuré selon la technique habituelle du laboratoire [11].

Nous avons obtenu des valeurs de VSC cérébral chez les 21 sujets chez lesquels nous avons tenté cette mesure.

Résultats

VSC chez le sujet normal

La valeur moyenne du VCS chez les 6 sujets normaux est égale à 3,22 ± 0,2 ml/100 g de tissu cérébral dans l'hémisphère droit et 3,27 ± 0,2 dans l'hémisphère gauche. Cette différence n'est pas significative. La différence entre les deux mesures effectuées avant l'administration d'A n'a jamais dépassé 2,5 % de la moyenne des deux valeurs. Dans tout les cas, l'administration d'A a entraîné une augmentation du VSC. Cette augmentation a été en moyenne de 7 %, ce qui n'est pas significatif mais traduit néanmoins la sensibilité de la méthode *(Figure 3).* La valeur moyenne du VSC obtenue est d'un ordre de grandeur tout à fait comparable à ce qui a été rapporté précédemment en SPECT et en PET *(Tableau I).* Toutefois nos chiffres de normalité sont un peu plus faibles. Cette différence

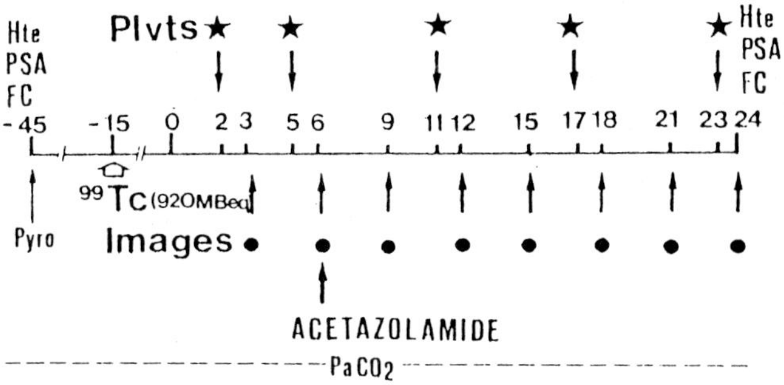

Figure 2. *Méthodologie : mesure du VSC.*

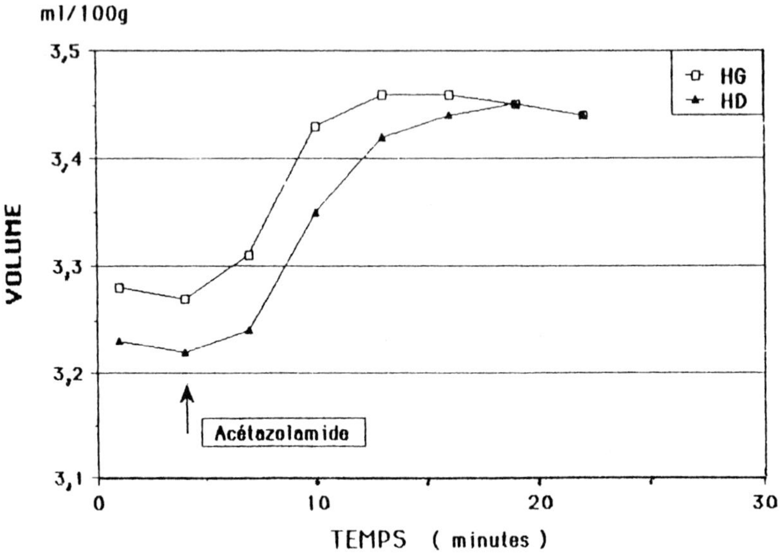

Figure 3. *Valeur moyenne du VSC chez les sujets normaux.*

Tableau I. *Valeur du VSC chez le sujet normal*

PET	*ml/100 g*	*SPECT*	*ml/100 g*
Grubb *et al.* (1978)	4,3 ± 0,4	Kuhl *et al.* (1975)	2-4
Phelps *et al.* (1979)	4,2 ± 0,4	Kuhl *et al.* (1980)	4,3 ± 0,5
Raichle *et al.* (1984)	4,4 ± 0,7	Sakai *et al.* (1985)	4,8 ± 0,3
Gibbs *et al.* (1984)	4,3 ± 0,4	Sabatini *et al.* (1989)	3,23 ± 0,2
Powers *et al.* (1985)	5,1 ± 1,1		

s'explique, probablement, par la différence d'âge entre les populations étudiées, notre groupe témoin étant nettement plus âgé que les autres.

VSC en pathologie vasculaire cérébrale

Les résultats du VSC, du DSC et de l'index DSC/VSC sont détaillés dans le *Tableau II* et les *Figures 4, 5 et 6.* Aucune différence significative concernant les trois paramètres étudiés (DSC, VSC, index DSC/VSC) n'a été retrouvée entre les groupes des sujets symptomatiques (n = 7) et asymptomatiques (n = 8) qui ont été constitués sans tenir compte du caractère unilatéral ou bilatéral des lésions carotidiennes. Cette constatation nous a permis de ne plus tenir compte, dans la suite de ce travail, de l'existence d'une éventuelle lésion ischémique cérébrale.

Dans le groupe des sujets porteurs d'une lésion carotidienne unilatérale, il n'existe pas de différence significative entre le côté de la sténose et le côté controlatéral pour aucun des paramètres. En outre, le VSC n'est pas augmenté, comme on pouvait s'y attendre d'après le schéma de Powers et Raichle; il était même plutôt abaissé bien que de façon non significative *(Figure 4).* Par contre chez les patients porteurs d'une lésion bilatérale le VSC est augmenté; ce résultat est en accord avec le schéma de Powers et

Tableau II. *Repos*

	VSC (ml/100 g)	*DSC (ml/100 g/min)*	*DSC/VSC*
Norm	3,23 ± 0,22	57,3 ± 11,3	17,9 ± 4,1
Unilat	3,06 ± 0,82	45,7 ± 5,9	15,5 ± 3,3
Bilat	4,04 ± 0,66	39,7 ± 12,2	10,2 ± 3,7
Asympto	3,39 ± 0,65	43,6 ± 10	13,4 ± 4,5
Sympto	3,52 ± 1,15	42,9 ± 8,2	13,3 ± 4,5

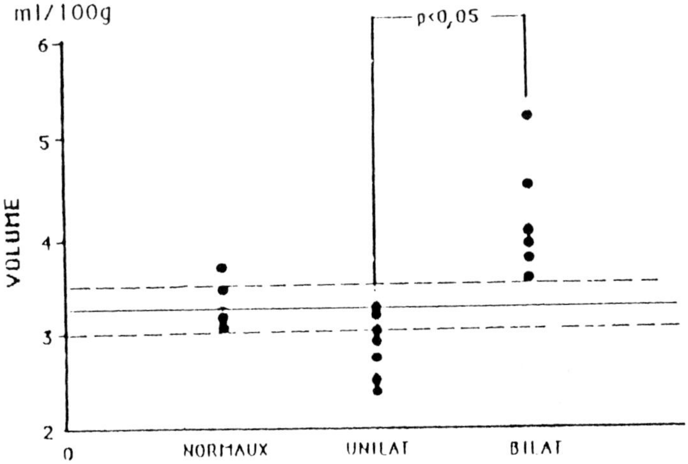

Figure 4. *VSC.* La ligne horizontale continue représente la zone de normalité.

Raichle. Il existe une différence significative ($p < 0{,}05$) entre les valeurs moyennes du VSC entre le groupe de sujets porteurs des lésions unilatérales et ceux porteurs des lésions bilatérales *(Figure 4)*.

Le DSC *(Figure 5)* est diminué par rapport au groupe témoin dans le groupe des lésions unilatérales et bilatérales avec une différence significative pour le deuxième groupe ($p < 0{,}05$).

L'index DSC/VSC est diminué dans le groupe des lésions unilatérales et bilatérales *(Figure 6)*. Il existe une différence significative entre le groupe des sujets témoins et des patients porteurs d'une lésion bilatérale ($p < 0{,}01$) et entre les groupes des patients porteurs d'une lésion uni et bilatérale ($p < 0{,}05$).

Discussion

Au plan méthodologique, la méthode de mesure du volume sanguin cérébral que nous avons développée nous est apparue comme une technique relativement complexe et lourde à mettre en œuvre. Ceci s'explique par le caractère quantitatif de la méthode. Toutefois, malgré ces inconvénients, notre travail montre que cette méthode est fiable, reproductible et sensible. La fiabilité de la méthode est bonne lorsque toutes les précautions sont prises. Nous n'avons jamais eu à rejeter un examen pour défaut de

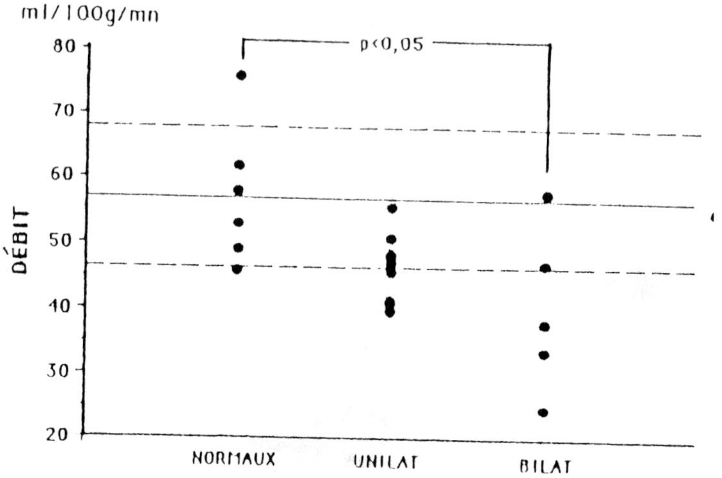

Figure 5. *DSC.* La ligne horizontale continue représente la zone de normalité.

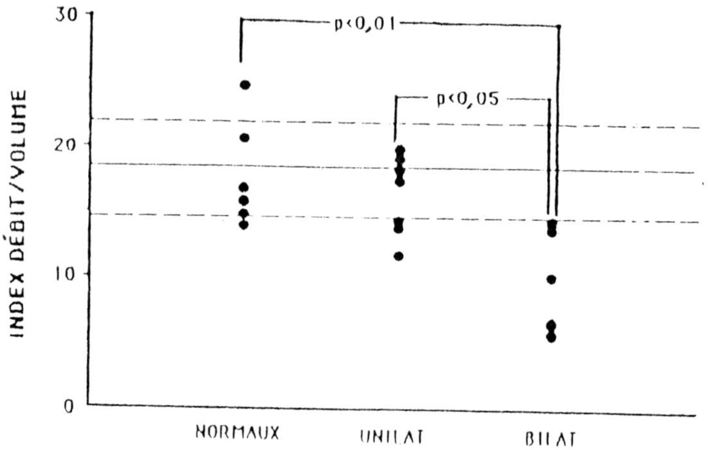

Figure 6. *DSC/VSC.* La ligne horizontale continue représente la zone de normalité.

technique. La faible variabilité interindividuelle mise en évidence par la faible valeur de l'écart type est une indication indirecte de la bonne reproductibilité de notre méthode, pour autant que l'on admette que le VSC de repos des individus normaux ne différait pas sensiblement d'un sujet à l'autre. Nous avons pu observer la faible augmentation de VSC attendu après l'administration d'A, ce qui indique que notre méthode est spécifique et sensible. De même nous avons pu observer des différences entre sujets normaux et patients, d'une part, et entre patients entre eux, d'autre part. Ces différences n'ont pas été toujours significatives mais ceci s'explique en grande partie par la faiblesse des effectifs entrant dans cette étude préliminaire. Enfin notre méthode est exacte puisque nos valeurs ne sont que très peu différentes de celles rapportées dans la littérature *(Tableau I)*, l'écart observé étant parfaitement explicable par des différences liées à l'appareillage (épaisseur des coupes), à la technique (délimitation des régions cérébrales) et aux sujets (âge moyen plus élevé). Dans cette étude, nous avons volontairement utilisé un protocole lourd qui avait un but de validation méthodologique. Lorsque cette validation sera terminée, il apparaît que la technique de VSC, utilisable en pratique, pourra être simplifiée.

Au plan physiopathologique, DSC et VSC semblent avoir une valeur discriminante différente. Le DSC discrimine les sujets normaux des patients, alors que le VSC, qui n'est pas statistiquement différent entre les sujets normaux et les patients, discrimine les deux sous-groupes de patients vasculaires. Il n'est donc pas surprenant de constater que la valeur la plus discriminante entre les trois groupes soit le rapport entre ces deux paramètres (index DSC/VSC). L'évolution de ce rapport est en faveur de l'hypothèse selon laquelle la pression de perfusion cérébrale s'abaisse au fur et à mesure que progresse la sévérité des lésions athéromateuses des artères extracrâniennes. Un résultat comparable a déjà été rapporté par Gibbs *et al.* [5] en tomographie à positron. En réponse à cette baisse de perfusion, le comportement hémodynamique des patients porteurs de lésions carotidiennes bilatérales sévères est très conforme au schéma de Powers et Raichle [1], à savoir une augmentation significative du volume et une diminution du débit suggérant que ces patients se trouvent déjà en phase d'adaptation métabolique [5].

En revanche, chez les patients porteurs d'une lésion carotidienne unilatérale sévère, la baisse légère et non significative de l'index DSC/VSC s'accompagne d'une baisse inattendue du VSC alors que le DSC est lui aussi déjà abaissé. Ce résultat, que l'on retrouve aussi dans les travaux de Gibbs *et al.* [5], tout au moins en ce qui concerne l'hémisphère sain, est plus difficile à expliquer. La baisse de pression était-elle trop faible pour entraîner une réponse hémodynamique, en raison d'une bonne suppléance par le polygone de Willis ? Nous ne pouvons répondre avec nos données actuelles, mais cette hypothèse ne peut pas expliquer la tendance à la chute du débit et du volume observée dans ce groupe de patients. Il nous paraît plus vraisemblable de penser que les lésions diffuses du réseau artériel et artériolaire qui existent chez ces patients sont les responsables d'une réduction du débit, comme cela a déjà été décrit par Meyer (dans ce même volume), mais aussi du volume. Cette hypothèse demande à être vérifiée sur un nombre plus élevé de patients.

Remerciements

Nous tenons particulièrement à remercier M. le professeur A. Rascol, M. le professeur B. Guiraud-Chaumeil, M. le professeur M. Clanet et M. le professeur A. Barré pour l'aide qu'ils nous ont apportée dans la réalisation de ce travail.

Références

1 Powers W.J., Raichle M.E. (1985) : Positron emission tomography and its application to the study of cerebrovascular disease in man. *Stroke* **16**, 361-376.

2 Vorstrup S. *et al.* (1986) : Evaluation of the cerebral vasodilatory capacity by the acetazolamide test before EC-IC bypass surgery in patients with occlusion of internal carotid artery. *Stroke* **17**, 6, 1291-1297.

3 Chollet F. *et al.* (1989) : SPECT study of cerebral blood flow reactivity after acetazolamide in patients with transient ischemic attacks. *Stroke* **20**, 458-464.

4 Grubb R.E. *et al.* (1978) : Measurement of regional CBV by emission tomograph. *Ann. Neurol.* **4**, 322-328.

5 Gibbs J.M. *et al.* (1989) : Evaluation of cerebral perfusion reserve in patients with carotid-artery occlusion. *Lancet* **1**, 310-314.

6 Phelps M.E. *et al.* (1979) : Validation of tomographic measurement of CBV with C11-labeled carboxyhemoglobin. *J. Nucl. Med.* **20**, 328-334.

7 Raichle H.E. *et al.* (1984) : Dynamic measurements of local blood flow and metabolism in the study of higher cortical function in humans with positron emission tomography. *Ann. Neurol.* **15** suppl., 48-49.

8 Kuhl D.E. *et al.* (1975) : Local CBV determined by three dimensional reconstruction of radionuclide scan data. *Circ. Res.* **36**, 610-619.

9 Kuhl D.E. *et al.* (1980) : Local cerebral blood volume in head-injured patients. *J. Neurosurg.* **52**, 309-320.

10 Sakai F. *et al.* (1985) : Regional cerebral blood volume and hematocrit measured in normal human volunteers by single-photon emission computed tomography. *J. Cereb. Blood Flow Metab.* **5**, 207-213.

11 Celsis P. *et al.* (1981) : A method for calculating regional cerebral blood flow from emission computed tomography of inert gas concentrations. *J. Comput. Assit. Tomog.* **5**, 641-645.

36

MALADIE DE PICK. Étude des caractéristiques cliniques et du débit sanguin cérébral régional mesuré par SPECT chez 8 malades

G. Rancurel, M. Zilbovicius [1], C. Raynaud [1], S. Leder, N. Tzourio [1], D. Vincent, M. Lepercq

Service de Neurologie, Hôpital La Salpêtrière, Paris.
[1] Service Hospitalier Frédéric Joliot, CEA, Orsay, France

La maladie de Pick est une forme rare de démence dégénérative. Ses principales caractéristiques cliniques ont été établies en 1956 par les études d'Escourolle.

L'étude du débit sanguin cérébral régional (DSCr) et du métabolisme dans la maladie d'Alzheimer a montré l'existence d'un hypométabolisme des carrefours corticaux postérieurs (Gustafson and Risberg, 1983; Chase *et al.*, 1987) concordant avec les données cliniques neuropsychologiques et anatomo-pathologiques (Benson *et al.* 1983; Foster *et al.*, 1984; Duara *et al.*, 1986; Gustavson *et al.*, 1987).

Les études des modifications du DSCr et du métabolisme dans la maladie de Pick sont moins nombreuses, étant donné la rareté de cette forme de démence [1, 2, 3].

L'objectif de ce travail était d'établir un rapport entre les caractéristiques cliniques et le DSCr d'un groupe de patients présentant la maladie de Pick.

Patients

La population considérée était constituée de 8 malades, 3 femmes et 5 hommes, âgés de 44 à 76 ans, tous droitiers *(Tableau I)*.

Le diagnostic de la maladie de Pick a été fait selon les critères du DSM III révisé (1987). Dans ce groupe de patients l'absence de syndrome agnoso-apraxique, de désorientation temporo-spatiale, d'alexie et de troubles majeurs de la mémoire a permis le diagnostic différentiel avec la maladie d'Alzheimer.

Il existait chez tous les patients un syndrome frontal clinique et psychométrique. Les examens complémentaires classiques ont éliminé toute autre pathologie d'expression frontale.

La durée d'évolution de la maladie au moment de l'examen SPECT était comprise entre 2 et 7 ans (m = 5,4 ans).

Un groupe de 9 sujets normaux, sans atteinte neurologique ni psychiatrique, d'âge corrélé au groupe de malades (m = 53 ans) a servi de groupe témoin.

La longueur du suivi, garant d'un diagnostic bien confirmé a été de 2 à 4 ans.

Tableau I

			1	2	3	4	5	6	7	8
Malades			1	2	3	4	5	6	7	8
Age			55	57	55	44	76	62	68	62
Sexe			H	H	F	H	H	H	F	F
Durée d'évolution			4	2	2	3	2	9	5	4
Apathie				+	+	+	+			
Désinhibition/moria			+			+	+	+	+	+
Inertie				+	+	+	+	+	+	+
Stéréotypie/persévérations			+	+	+	+	+	+	+	+
Réduction du langage			+	+	+			+	+	+
Conduites instinctives			+	+	+	+		+		+
Biopsie		neurones en boule	−	+	+		+			−
		gliose	+	+	−		+			+
TDM		atrophie frontale	+	+	+	+	+	+	+	+
		atrophie temporale			+	+	+	+	+	+
		dilat. ventriculaire	+	+	+	+	+	+	+	+
IRM		atrophie frontale (lobaire)	+		+		+		+	+
		atrophie temporale (lobaire)	−		+		−			+
		dilat. ventriculaire	+		+		+		+	+
SPECT	front.	hypoperf. pré-frontale	+		+	+	+	+	+	+
		hypoperf. latérale		+	+	+	+			
		latéralisation	D	D	S	D	D	D	G	D
	temp.	hypoperf. antérieure		+	+	+	+	+		
		latéralisation		D	D	D	D	D		

D = droite, G = gauche, S = symétrique.

Méthodes

Le débit sanguin cérébral régional a été mesuré à l'aide d'un système SPECT conçu pour le cerveau (Tomomatic 564), qui a permis de mesurer le DSCr dans 5 coupes jointives de 20 mm d'épaisseur. La résolution axiale de l'appareil est de 14 mm. Le traceur utilisé, le Xenon 133, a été administré par inhalation.

La ligne de référence utilisée pour le positionnement des patients était la ligne orbito-méatale (OM), les 5 coupes se situant 20, 40, 60, 80 et 100 mm au-dessus de la ligne OM.

Vingt régions d'intérêt (ROI) corticales ont été définies sur chaque coupe. Les valeurs du DSCr dans les ROIs étudiées ont été exprimées en valeurs absolues (ml/min/100 g de cerveau) et en pourcent du débit global (DSCg). Le DSCg étant le débit moyen mesuré sur l'ensemble de 3 coupes.

Un scanner cérébral (TDM) a été réalisé le jour de l'examen de débit, les patients étant positionnés de la même façon pour les deux examens. Cinq coupes de 10 mm d'épaisseur ont été obtenues qui correspondaient aux niveaux anatomiques des coupes SPECT.

La localisation anatomique des différentes régions étudiées sur les images de débit a pu être déterminée à partir des coupes de scanner, en référence à un atlas anatomique (Matsui).

Un EEG a été réalisé chez tous les cas. Une IRM a pu être réalisée chez 6 patients sur 8. Une biopsie corticale frontale a été réalisée chez 6 malades (1, 2, 3, 5 et 8).

Tous les malades ont subi une évaluation psychométrique comprenant le test de vocabulaire de Binois-Pichot, le PM 38, le VRT de Benton, la Figure de Rey, le test de fluence verbale catégorielle, l'Echelle clinique de mémoire de Wechsler.

Résultats

Bilan clinique et psychométrique

Il a été possible de distinguer 3 groupes de patients selon la forme des troubles de la personnalité et du comportement.

Le premier groupe composé de 2 malades (2 et 3) se caractérisait par une apathie, une indifférence affective, une diminution de l'activité habituelle, un apragmatisme et un mutisme précoce.

L'autre groupe comprenait 4 malades (1, 6, 7 et 8) qui présentaient comme principaux signes cliniques une désinhibition du comportement et une humeur euphorique, caractérisant une moria.

Deux malades (4 et 5) constituaient un troisième groupe et présentaient une forme mixte, associant des signes d'apathie et de désinhibition.

Des troubles du langage, raréfaction, manque de mot ou diminution de la fluence verbale, étaient présents chez 6 malades (1, 2, 3, 6, 7 et 8). Des perturbations des activités alimentaires étaient présentes chez 6 malades (1, 2, 3, 4, 6 et 8). Les 8 malades présentaient des comportements stéréotypés et des persévérations.

Bilan radiologique

Le TDM a montré une atrophie corticale importante, localisée sur les régions fronto-temporales chez 5 patients (3, 4, 5, 6, 7 et 8) et frontales chez 3 (1, 2 et 8). Les 8 patients présentaient une dilatation ventriculaire.

L'IRM seule a pu mettre en évidence une atrophie cortilo-sous corticale lobaire, systématisée, temporo-frontale chez tous les malades.

Bilan histopathologique

Une gliose astrocytaire importante a été observée chez 4 malades (2, 3, 5 et 8) et 3 malades présentaient également des neurones en boule (2 et 5). Aucun malade ne présentait de plaques séniles. Les caractéristiques histopathologiques étaient compatibles avec le diagnostic de maladie de Pick chez 5 patients (2, 3, 5 et 8). Le sixième malade présentait des lésions non spécifiques qui n'étaient pas incompatibles avec le diagnostic de Pick.

Caractéristiques du DSCr

Le débit sanguin cérébral global, calculé sur l'ensemble de 3 coupes (OM + 40, OM + 60 et OM + 80) était significativement diminué dans le groupe de malades (45,0 ± 7,0 ml/min/100 g) par rapport à celui du groupe témoin (53,0 ± 7,0 ml/min/100 g) ($p = 0{,}05$). Une hypoperfusion frontale était présente chez tous les patients, associée à une hypoperfusion temporale chez 5 malades.

L'hypoperfusion frontale observée chez les 8 patients était importante, la diminution du débit variait de – 28 % à – 63 %. L'atteinte frontale était bilatérale chez 6 patients, mais asymétrique, plus importante à droite chez 4 (1, 2, 5 et 6) et à gauche dans un cas (7). Deux malades présentaient une hypoperfusion frontale unilatérale droite.

La localisation préférentielle de l'hypoperfusion frontale a permis la constitution de 3 sous-groupes de patients :

- Hypoperfusion prédominant sur les régions basifrontales (patients 1, 6, 7 et 8).
- Hypoperfusion prédominant sur les régions frontales dorso-latérales et pré-motrices (patients 2 et 3).
- Hypoperfusion homogène sur l'ensemble du lobe frontal (patients 4 et 5).

Le pôle antérieur du lobe temporal droit était hypoperfusé chez 5 malades (2, 3, 4, 5 et 6). L'hypoperfusion temporale était moins importante que celle du lobe frontal et variait de – 20 % à – 30 %.

Discussion

Les études histopathologiques qui sont considérées comme le seul élément permettant un diagnostic de certitude dans la maladie de Pick n'ont pu être obtenues que dans six cas, et ont confirmé ce diagnostic dans cinq cas. Pour les trois autres patients, le diagnostic de Pick est hautement probable étant donné leur présentation clinique et radiologique, absolument superposable à celle des cinq cas confirmés.

La mesure du DSCr a montré l'existence d'une hypoperfusion fronto-temporale chez les 8 malades du groupe étudié. Ces résultats sont en accord avec les données de la littérature.

Ainsi, Ingvar *et al.* [1] ont décrit une hypoperfusion frontale et temporale antérieure chez 5 malades présentant une maladie de Pick confirmée par autopsie. Risberg *et al.* [2] ont également décrit une hypoperfusion fronto-temporale dans la maladie de Pick, en mesurant le DSCr avec les détecteurs externes chez 22 malades. Chez un malade, Kamo *et al.* [3] ont mis en relation la présence d'un hypométabolisme fronto-temporal, mesuré à l'aide du PET et du FDG, avec les données anatomopathologiques.

Constantinidis *et al.* [4] ont étudié les caractéristiques hispatologiques et cliniques de la maladie de Pick chez 32 malades et ont pu distinguer 3 groupes de patients selon la localisation des atteintes corticales : frontale, temporale ou fronto-temporale. Néanmoins dans les groupes de patients présentant une atteinte frontale, les auteurs n'ont pas étudié les relations entre le tableau clinique et la localisation des lésions à l'intérieur du lobe frontal.

En étudiant les lésions frontales post-traumatiques, Blumer et Benson [5] ont suggéré deux formes différentes de troubles de personnalité secondaires aux lésions du lobe frontal.

La forme A se caractérisait par une apathie, des troubles de l'humeur de type dépressif, une indifférence affective, une inertie motrice, une hypospontanéité verbale et une difficulté dans la programmation des actes. Ces troubles accompagnaient les lésions des régions dorso-latérales des lobes frontaux.

La forme B présentait un comportement désinhibé, puéril, impulsif, correspondant à une moria. Ce comportement moriatique était prédominant chez les patients atteints de lésions orbito-basales des lobes frontaux.

Les troubles du comportement et de la personnalité observés chez les 8 malades que nous avons examinés ont pu être classés selon les formes cliniques décrites par Blumer et Benson. Ainsi, les malades qui présentaient une apathie appartiennent à la forme A, ceux qui se caractérisaient par un comportement désinhibé à la forme B. Nous avons

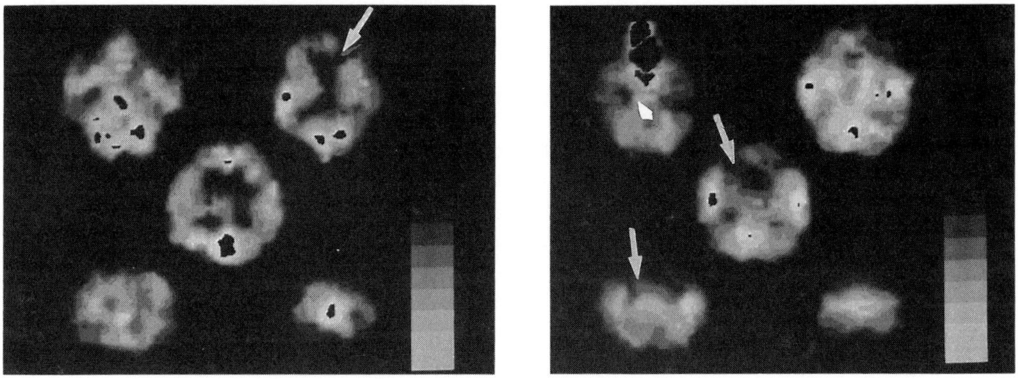

Figure 1. *Hypoperfusion frontale.*
A : hypoperfusion pré-frontale; B : hypoperfusion dorso-latérale.

isolé un troisième groupe de patients qui présentaient une association d'apathie et de moria, considéré comme une forme mixte.

Comme Blumer et Benson nous retrouvons une atteinte plus marquée dans la région dorso-latérale du lobe frontal chez les patients inhibés, alors que l'hypoperfusion prédomine dans la région pré-frontale basale chez les patients moriatiques. Les formes mixtes présentaient une hypoperfusion de l'ensemble du lobe frontal.

Cinq des malades étudiés présentaient également une hypoperfusion temporale localisée sur la région antérieure du pôle temporal droit. Elle était quantitativement moins importante que l'hypoperfusion frontale associée et n'a pas pu être mise en rapport avec les signes cliniques.

En conclusion, la mesure du débit sanguin cérébral régional à l'aide du SPECT et du Xe 133 a mis en évidence un pattern d'hypoperfusion fronto-temporal qui semble caractéristique de la maladie de Pick. Ce pattern est nettement différent de celui décrit dans la maladie d'Alzheimer et pourrait être utile dans le cadre du diagnostic différentiel de démences. En outre, il a été possible d'établir une relation entre les différentes formes de trouble du comportement et la localisation de l'hypoperfusion à l'intérieur du lobe frontal.

Références

1 Ingvar D.H., Brun A., Hagberg B., Gustafson L. (1978) : Regional Cerebral Blood flow in Dominant Hemisphere in Confirmed Cases of Alzheimer's Disease, Pick's Disease, and Multi-Infarct. Relationship to Clinical Symptomatology and Neuropathological Findings. *In :* Alzheimer's Disease : Senile Dementia and Related Disorders. Katzman (ed), pp. 203-211, Raven Press, New York.

2 Risberg J. (1985) : In Cerebral Blood Flow and Metabolism Measurements. Hartman, p. 72.

3 Kamo H., McGeer P.L., Harrop R., McGeer E.G., Calne D.B., Martin W.R.W., Pate B.D. (1987) : Positron emission tomography and histopathology in Pick's disease. *Neurology* **37**, 439-445.

4 Constantinidis J., Richard J., Tissot R. (1974) : Pick's Disease : Histological and clinical correlations. *Europ. Neurol.* **11**, 208-217.

5 Blumer D., Benson D.F. (1975) : Personality changes with frontal and temporal lobe lesions. *In :* D.F. Benson, D. Blumer (Eds.), *Psychiatric Aspects of neurologic diseases* (pp. 151-169). New York, Grune and Stratton.
6 Escourolle R. (1956) : *La maladie de Pick.* Etude critique d'ensemble et synthèse anatomo-clinique. Foulon, Paris.
7 Gustavson L. (1987) : Frontal lobe degeneration of non alzheimer type (II). Clinical pictures and differential diagnosis. Arch., gerontol., geriat., vol. **6**, 209-223.

37

PRÉVENTION DE LA DÉMENCE VASCULAIRE. Un « Side Project » de l'étude Syst-Eur

F. Forette

Hôpital Broca, Fondation Nationale de Gérontologie, 54/56, rue Pascal, 75013 Paris, France

En l'état actuel des connaissances, aucune tentative thérapeutique n'a influencé l'évolution de la démence vasculaire, une fois le processus démentiel installé. Les « activateurs cérébraux » ont fait la preuve de leur inefficacité dans tous les types de démence [1]. Deux études récentes utilisant, l'une l'inhibiteur calcique nimodipine [2], l'autre, la bromocriptine [3] ont montré des résultats négatifs, voire délétères en ce qui concerne cette dernière. Des résultats préliminaires avec l'aspirine pourraient être plus prometteurs [4].

En fait, le seul traitement efficace pourrait être le traitement préventif des infarctus cérébraux grâce à l'éradication des facteurs de risque et en particulier de l'hypertension artérielle. Tous les essais contrôlés menés dans ce domaine ont montré un effet bénéfique sur la mortalité et/ou la morbidité cérébrovasculaire [5, 6, 7, 8, 9, 10]. Mais aucun de ces essais n'a mesuré l'effet préventif du traitement sur les processus démentiels.

Une deuxième approche pourrait tenter d'influencer le processus thromboembolique. Là encore, les essais faits avec le dipyridamole, le clofibrate ou le sulfinpyrazole sont décevants [11, 12, 13], mais de nouveau l'aspirine a démontré une certaine efficacité [13, 14]. Aucun de ces essais n'envisage non plus la prévention de la démence vasculaire. La question reste donc posée : est-ce que le traitement de l'hypertension artérielle peut jouer un rôle préventif ?

L'étude Syst-Eur, coordonnée par T. Amery, est un nouvel essai coopératif européen, randomisé, en double aveugle contre placebo dont le but est de déterminer l'effet du traitement de l'hypertension purement systolique sur la morbidité et la mortalité vasculaires de patients de plus de 60 ans. Le traitement utilise en première intention un inhibiteur calcique, la nitrendipine, en deuxième intention un inhibiteur de l'enzyme de conversion et, éventuellement, en troisième intention un diurétique, l'hydrochlorotiazide.

Le protocole prévoit que l'incidence des démences vasculaires sera soigneusement recueillie durant la surveillance de 5 ans des 3 000 patients attendus. Mais il existe, de plus, un projet complémentaire qui concerne spécifiquement cet aspect.

Le but du « Syst-Eur vascular dementia side project » est :

- De tester l'hypothèse selon laquelle le traitement anti-hypertenseur est capable de réduire l'incidence de la démence vasculaire.

• De suivre l'évolution des fonctions cognitives des sujets âgés soumis au traitement actif ou du traitement placebo.

Le protocole diagnostique a été établi de la façon la plus simple possible de telle sorte qu'il puisse convenir à un essai comportant un grand nombre de patients.

La procédure se fait en deux temps :

• Le MMS de Folstein [15] doit être administré chaque année à tous les patients participant à ce projet. Ce test court, facilement quantifié peut être utilisé par des personnels divers (médecin, infirmière...) qui peuvent être formés en un temps très court. Le test lui-même ne dure pas plus de 10 minutes. Le score est obtenu en additionnant les points assignés à chaque tâche réussie pour un total variant de 0 à 30. Un score égal ou inférieur à 23 est le témoin d'une altération cognitive qui demande une évaluation diagnostique plus approfondie. Il doit être noté que la démence est un critère d'exclusion à l'entrée dans l'étude.

• Deuxième temps : évaluation des patients dont le score est égal ou inférieur à 23. Le diagnostic de démence vasculaire est certes difficile mais on peut considérer qu'il peut être fait avec un degré de fiabilité raisonnable en utilisant un groupe de critères validés [16] :

— MMS $\leqslant$ 23
— Critères de démence du DSM III R (APA - 1988) [17]
— Le score de Hachinski modifié > 4 [18]
— Les données du scanner.

Cette évaluation peut être faite facilement par les cliniciens souvent confrontés aux problèmes de démence (neurologues, gériatres, internistes). Les investigateurs non entraînés peuvent acquérir rapidement une compétence suffisante.

En cas de difficultés diagnostiques, le patient sera adressé au spécialiste disponible. Il faut souligner que cette seconde partie du protocole sera rarement nécessaire étant donné l'incidence attendue de la démence vasculaire (7 à 12 ‰ par an). Cela ne concernera au maximum qu'un ou deux patients par centre.

On peut espérer que cet essai, branché en dérivation sur un essai plus général de traitement de l'hypertension artérielle pourra apporter des données qui manquent cruellement à la communauté scientifique.

Références

1 Orgogozo J.M. (1986) : Revue critique des essais cliniques dans la démence. *In :* Les thérapeutiques de la démence. Ed. Fondation Nationale de Gérontologie. Maloine S.A, 103-121.

2 Besson J.A.O., Palin A.E., Ebmeier K.P., Eagles J.M., Smith E.W. (1988) : Calcium antagonists and multi infarct dementia : a trial involving sequential NMR and psychometric assessment. *Int. J. Geriat. Psychiatr.* **3**, 99-105.

3 Nadeau S.E., Malloy P.F., Andrew M.E. (1988) : A crossover trial of Bromocriptine in the treatment of vascular dementia. *Ann. Neurol.* **24**, 270-272.

4 Meyer J.S., Rogers R.L., McClintic K., Mortel K.F., Lofti J. (1989) : Randomized clinical trial of Daily Aspirin Therapy in multi infarct dementia. A pilot study. *J. Am. Geriat. Soc.* **37**, 549-555.

5 V.A. Cooperative study group on antihypertensive agents (1972) : Effect of treatment on morbidity in Hypertension. III : influence of age, diastolic blood pressure and prior cardiovascular disease further analysis of side effects. *Circulation* **45**, 991-1004.

6 Hypertension detection and follow-up program cooperative group (1979) : Five year findings of the Hypertension Detection and Follow-up program. II. Mortality by race, sex and age. *JAMA* **242**, 2572-2579.

7 Australian therapeutic trial on mild hypertension (1980) : *Lancet* **1**, 1261-1269.

8 Amery A., Biskenhager W.A., Brixho P. *et al.* (1985) : Mortality and morbidity results from the European Working Party on High Blood Pressure in the elderly. *Lancet* **1**, 1349-1354.

9 Medical research council working party (1985) : MRC trial on mild hypertension; principal results. *Br. Med. J.* **291**, 97-104.

10 Coope J., Warrander T.S. (1986) : Randomized trial of treatment of hypertension in primary care. *Br. Med. J.* **293**, 1145-1151.

11 Acheson J., Danta G., Hutchinson E.C. (1969) : Controlled trial of dipyridamole in cerebral vascular disease *Br. Med. J.* **1**, 614-615.

12 Acheson J., Hutchinson E.C. (1972) : Controlled trial of clofibrate in cerebral vascular disease. *Br. Med. J.* **15**, 177-183.

13 Canadian cooperative study group (1978) : A randomized trial of aspirin adn sulfinpyrazone in patients with TIA. *New Engl. J. Med.* **299**, 53-59.

14 Bousser M.G., Eschwege E., Haguenau M., Lefauconnier J.M., Thibault N., Touboul D., Touboul P.J. (1983) : Essai cooperatif contrôlé « AICLA ». Prévention secondaire des accidents ischémiques cérébraux liés à l'athérosclérose par l'aspirine et le dipyridamole III. Results. *Rev. Neurol.* **139**, 335-348.

15 Folstein M.F., Folstein S.E., McHugh P.R. (1975) : « Mini Mental State »; a practical method for grading the cognitive state of patients for the clinician. *J. Psychiatr. Res.* **12**, 189-198.

16 Forette F., Henry J.F., Orgogozo J.M., Pere J.F., Hugonot L., Israel L., Loria Y., Goulley F., Lallemand A., Boller F. (1989) : The reliability of clinical criteria for the diagnosis of dementia : a longitudinal multicentric study. *Arch. Neurol.* **46**, 646-648.

17 American Psychiatric Association (1987) : Diagnostic and Statistical Manuel of Mental Disorders. Washington DC, American Psychatric Association, Revised Edition.

18 Rosen W.G., Terry R.D., Fuld P.A., Katzman R., Peck A. (1980) : Pathological verification of ischemic score in differentiation of dementias. *Ann. Neurol.* **7**, 486-488.

38

ÉTUDE ÉPIDÉMIOLOGIQUE PAQUID.
A la recherche des signes prémonitoires de démence sénile

A. Decamps, J.F. Dartigues, P. Barberger-Gateau, R. Salamon, M. Gagnon, A. Chaslerie

Laboratoire d'épidémiologie, biostatistique et d'informatique
Centre régional de gériatrie, Université de Bordeaux II, France

Le programme de recherche PAQUID (Personnes Agées QUID) est une étude épidémiologique prospective. Elle a pour but de constituer et de suivre une cohorte de 4 000 sujets âgés de plus de 65 ans, vivant à leur domicile et représentative de la population générale de Gironde et de Dordogne, deux départements du Sud-Ouest de la France. Ce programme a débuté en janvier 1988.

Il est conduit par un groupe d'études dirigé par J.F. Dartigues, R. Salamon et P. Barberger-Gateau du Laboratoire d'épidémiologie biostatistique et informatique à l'Université de Bordeaux II.

Ce groupe comprend, en outre des neurologues, des gériatres, des psychiatres, des neuropsychologues, des spécialistes de santé publique, des épidémiologistes, des statisticiens et des chercheurs en neuro-sciences.

Il comprend également des représentants des organismes qui cofinancent le projet. Utiles et nécessaires à la réflexion collective, ils permettent d'ouvrir d'autres perspectives : la Fondation de France, les Laboratoires Sandoz, le ministère de la Recherche et de la Technologie, la Caisse nationale d'assurance maladie (CNAM), les Conseils généraux de la Gironde et de la Dordogne, le Conseil régional d'Aquitaine, la Caisse de retraite interentreprise (CAPIMEC), la Direction régionale d'action sanitaire et sociale d'Aquitaine (DRASS), la Caisse primaire de Dordogne, les Mutualités sociales agricoles de Gironde et de Dordogne.

Il est enfin constitué de chercheurs responsables de sous-projets : dépression de la personne âgée, épidémiologie de la maladie de Parkinson, fonction thyroïdienne du sujet âgé, vieillissement dentaire.

Objectifs

Un des objectifs majeurs de PAQUID est l'étude du vieillissement cérébral normal et pathologique et notamment l'étude de l'incidence, des facteurs de risque et des signes prémonitoires de démence sénile de type Alzheimer [1].

Les hypothèses principales à la base de cette recherche sont d'essayer de préciser si l'altération de certaines fonctions cognitives (mémoire, langage, ...) est prémonitoire de démence sénile de type Alzheimer (DSTA) qu'elle soit ressentie ou non; si la symptomatologie dépressive de la personne âgée est un facteur de risque de DSTA; s'il s'agit d'une affection génétique et son mode de transmission; s'il existe un marqueur périphérique sanguin de la maladie.

Méthodes

L'échantillon étudié a été constitué à partir d'un plan de sondage stratifié selon la population de l'unité géographique, l'âge et le sexe. 80 communes ont été tirées au sort, 38 en Gironde et 42 en Dordogne. Les sujets sont tirés au sort sur les listes électorales. Ils sont ensuite contactés par lettre et par téléphone pour une prise de rendez-vous à domicile avec un enquêteur; les enquêteurs sont tous des psychologues spécialement formés aux interviews à domicile et au diagnostic clinique du syndrome démentiel (DSM III) (American Psychiatric Association 1980).

Les données recueillies initialement (360 variables) concernent : l'identification du sujet et son médecin traitant, son niveau socio-culturel, son entourage, son habitat, ses activités et son mode de vie, son état de santé et ses antécédents, son traitement actuel.

Il y a ensuite une évaluation de son autonomie à l'aide de l'échelle de Katz et de l'échelle d'activité instrumentale de la vie courante de Lawton et Brody, de l'échelle de Rosow et Breslau. Une évaluation de son état thymique par la CES-D (traduction française de R. Fuhrer), de ses fonctions cognitives (MMSE de Folstein, critères DSM III de démence, tests psychométriques de mémoire à court terme, langage, structuration visuo-spatiale et jugement).

L'ensemble du recueil des données dure une heure et demie environ. Les sujets sont ensuite revus à 1 et à 5 ans dans les mêmes conditions; entre temps, ils sont contactés annuellement par téléphone et par courrier pour analyser la survenue de certains événements : déménagement, hospitalisations, entrées en institution, décès et leurs causes, survenue d'une détérioration intellectuelle.

En cas de suspicion de détérioration intellectuelle, le sujet est alors vu par un spécialiste neurologue qui organise avec le médecin traitant les examens complémentaires pour préciser l'étiologie de la détérioration (détérioration vasculaire ou d'autres origines, démence sénile).

Premiers résultats

Les résultats préliminaires présentés ici ont été obtenus sur les données initialement recueillies en Gironde lors de la phase de constitution de la cohorte (données transversales). Les 37 communes tirées au sort ont été réparties selon la taille de leur population : supérieures à 100 000 habitants, entre 10 000 et 50 000 habitants, de 2 000 à 10 000 habitants, inférieures à 2 000 habitants.

Du 25 janvier 1988 au 28 février 1989, 5 365 sujets ont été tirés au sort sur les listes électorales. 1 315 sujets ont été exclus parce que décédés, entrés en institution, absents plus de 2 mois, ou ayant déménagé. 4 050 ont donc pu être contactés et 2 792 ont accepté de participer (69,9 %). Les 1 258 refus (31,1 %) s'expliquent le plus souvent par la crainte de recevoir une personne étrangère à son domicile, le refus de donner son accord écrit (imposé par la CNIL, Commission nationale informatique et liberté) pour participer à une étude avec suivi.

Ce taux de refus qui peut paraître élevé est en fait comparable et même inférieur aux études du même type [2] en Europe et n'a pas altéré la représentativité de l'échantillon concernant la distribution âge-sexe dans les 3 tranches d'âge (voir *Tableau I*).

Parmi les 2 792 sujets, 99 ont les critères DSM III de démence, soit 3,55 %. Ce taux de prévalence paraît sous-estimé puisqu'il ne concerne que les sujets vivant à leur domicile en Gironde et non les sujets en institution qui représentent 6 % de la population de plus de 65 ans.

La prévalence est pratiquement la même chez l'homme (3,4 %) que chez la femme (3,6 %).

Le résultat le plus surprenant est la forte relation entre le niveau d'éducation et la prévalence de la démence *(Tableau II)* : 11,6 % chez les sujets n'ayant jamais été à l'école, 4,3 % chez les sujets n'ayant fréquenté que l'école primaire, 0,9 % chez les sujets ayant atteint au moins le secondaire. Si l'on étudie maintenant cette prévalence selon la situation démographique, on trouve un taux supérieur dans les communes de moins de 2 000 habitants. Enfin si l'on calcule le risque relatif pour ces facteurs, il peut être estimé avec l'Odds Ratio *(Tableau III)*.

En présence de plusieurs facteurs, la régression logistique permet de faire ressortir ici les facteurs liés au diagnostic clinique de démence DSM III R : ici un risque majoré de détérioration par l'âge supérieur à 75 ans, une absence totale d'études et le secteur rural, par rapport à l'âge de 65 ans d'un sujet ayant fait au moins des études secondaires et habitant en milieu urbain.

Tableau I. *Comparaison des distributions selon l'âge et le sexe de l'échantillon PAQUID et de la population de la Gironde* (INSEE, 1982)

	Hommes			*Femmes*			*Total*
	65-74	75-84	> 84	65-74	75-84	> 84	> 64
Gironde	37 060	22 236	4 592	49 060	39 988	14 212	167 148
%	22,2 %	13,3 %	2,7 %	29,4 %	23,9 %	8,5 %	100 %
PAQUID	619	417	84	784	667	221	2 792
%	22,2 %	14,9 %	3 %	28,1 %	23,9 %	7,9 %	100 %

Tableau II. *Relation entre niveau d'éducation et démences (selon les critères DSM III). N 2 792 sujets*

	Critères DSM III démence	*Nbre sujets enquêtés non déments*	
Pas d'études	15	114	11,6 %
Etudes primaires	75	1 662	4,3 %
Etudes secondaires ou supérieures	9	915	0,9 %
Total	99	2 691	3,6 %

Tableau III. *Facteurs liés au diagnostic de démence DSM III. Régression logistique N = 2 792*

Facteurs	OR+ (IC 95 %)	p
Age (10 ans)++	3,1 (2,4-4,4)	< 0,0001
Sexe (H vs F)	0,8 (0,5-1,3)	NS
Etudes :		
Pas vs Second°	8,7 (3,7-20,9)	< 0,0001
Prim vs Second°°	3,3 (1,6-6,8)	< 0,001
Milieu : Rural vs urbain	2,0 (1,3-3,0)	< 0,002

\+ Odds Ratio
\++ 75 versus 65 ans
NS : non significatif
° Absence d'études versus études secondaires
°° Etudes primaires versus secondaires

Commentaires

Ces résultats paraissent outranciers, bien que concordants avec certaines études épidémiologiques utilisant le mini-mental-test de Folstein comme test de screening (Yu [3] et Liu [4]). De nombreux biais potentiels doivent nous interroger :

D'abord PAQUID n'étant pas conçu comme une étude de prévalence mais d'incidence, la validation des diagnostics par un neurologue est actuellement en cours et confirme le bien-fondé de l'enquête prospective.

Le DSM III paraît trop lié à la culture, *a fortiori* le MMSE : sur les 797 sujets ayant un MMS inférieur à 24, 698 soit 87,2 % n'ont pas les critères DSM III de démence. Chez les sujets considérés comme intellectuellement normaux, c'est-à-dire ayant un MMS supérieur à 23 et n'ayant pas les critères des DSM III de démence, il existe une discordance entre les troubles cognitifs ressentis et les résultats aux tests : 26 % ont des difficultés à retenir une nouvelle information, 46 % ont des difficultés de langage; 64 % des sujets ayant les performances les plus mauvaises aux tests des mots couplés de Wechsler ne ressentent pas de difficultés à retenir de nouvelles informations. Une anosognosie d'un trouble débutant est possible, parmi d'autres explications; par conséquent, ce sont peut-être des sujets à risque pour une détérioration secondaire. Seul le suivi de la cohorte nous permettra de confirmer cette hypothèse. Il ressort tout de même que certains troubles cognitifs ne sont pas mis en évidence par une consultation médicale habituelle.

Parmi les réserves pour ces résultats il existe aussi vraisemblablement un biais d'échantillonnage. Il reste possible aussi que le taux de refus soit supérieur chez les personnes âgées qui ont un niveau d'étude supérieur, d'où l'importance de l'analyse des refus. Il reste possible aussi que le taux d'entrée en institution soit plus important chez ceux qui ont un niveau d'études secondaires ou supérieures, d'où la nécessité d'un échantillon en institution.

Enfin l'étude de l'incidence de la détérioration est tout à fait nécessaire puisque la tolérance aux sujets atteints de démence est sans doute supérieure en milieu rural, par conséquent une étude transversale recense un taux supérieur dans cette population.

Ces premiers résultats, même contestables, nous paraissent cependant confirmer l'intérêt de l'approche prospective car seul le suivi de PAQUID permettra de mieux cerner les relations causales entre ces divers indicateurs et de discerner peut-être ceux sur lesquels il est possible d'agir. La collaboration de tous les membres du groupe PAQUID à cet égard nécessaire pour l'analyse permettra aussi de nouvelles perspectives.

Cependant PAQUID est aussi un programme ouvert aux équipes de recherche qui souhaiteraient proposer des sous-projets.

Références

1 Amaducci L., Lippi A. (1988) : Risk factors for Alzheimer's disease : an update. *In* Agnoli A., Cahn J., Lassen N., Mayeux R., eds. Current problems in senile dementia : London Paris, John Libbey Eurotext, pp. 3-9.
2 Copeland J.R.M., Dewey M.E., Wood W. *et al.* (1987) : Range of mental illness amongst the elderly in the community : Prevalence in Liverpool using the GMS-AGECAT package. *Brit. J. Psychiat.* **150**, 815-823.
3 Yu E.S.H., Liu W.T., Levy P. *et al.* (1989) : Cognitive impairment among elderly adults in Shanghai, China. *J. Gerontol.* **44**, 97-106.
4 Liu I.Y., Anthony J.C. (1989) : Using the « Mini Mental State » Examination to predict elderly subjects' completion of a follow-up interview. *Am. J. of Epidemiology* **130**, 416-422.

39

PROFILS DES DÉMENCES VASCULAIRES : ÉTUDE MULTICENTRIQUE

J.M. Orgogozo

Groupe de Recherche Spécia, Démence post-infarctus, Clinique neurologique, Université de Bordeaux II, 33076 Bordeaux Cedex

Contrairement à la démence de type Alzheimer (DA), qui est une entité clinico-pathologique univoque et assez facilement identifiable [1-3], les démences vasculaires (DV) sont de présentation et de mécanismes très variables [4-10]. L'extension à donner à ce concept dépend en réalité de sa définition : si l'on entend par là un tableau démentiel progressif, superposable cliniquement à celui d'une maladie d'Alzheimer mais dont le mécanisme est purement vasculaire, alors la démence vasculaire est d'une grande rareté; si l'on inclut au contraire les patients qui, après un ou plusieurs accidents vasculaires cérébraux (AVC), ont comme séquelles surtout des déficits cognitifs (notamment mnésiques et phasiques) pouvant les faire rentrer dans une définition élargie du syndrome démentiel, alors la démence vasculaire est assez commune.

Pour illustrer ce dernier cadre nous présentons ici les profils cliniques, tomodensitométriques et psychométriques de 82 patients inclus dans une étude clinique prospective pour une détérioration mentale, réputée vasculaire sur des critères cliniques et tomodensitométriques.

Patients et méthodes

Les patients sélectionnés pour cette étude étaient des hommes et femmes âgés de 55 à 85 ans, non institutionnalisés, répondant aux critères cliniques de démence du DSM-III-R [11], vus en consultation soit pour exploration de leur détérioration mentale, soit dans le cadre d'un suivi après AVC. L'inclusion définitive était prononcée sur les critères suivants : a) tableau démentiel évoluant depuis au moins 3 mois et au plus un an, perturbant les activités professionnelles, sociales et/ou domestiques et familiales; b) aucun AVC (cliniquement) pendant les 3 mois précédents; c) un MIS score [12] supérieur à 4, pour confirmer une atteinte vasculaire cérébrale et, d) un MMS score [13] compris entre 15 et 25, ce qui correspond à un déficit cognitif modéré à minime.

Le codage du MIS nécessite le résultat d'un examen tomodensitométrique cérébral (TDM) récent : nous avons pris comme critère morphologique un examen TDM ou d'imagerie par résonance magnétique (IRM), datant de moins de 3 mois, montrant un ou plusieurs infarctus corticaux, un ou plusieurs infarctus sous-corticaux (lacunaires ou autres) et/ou des anomalies étendues symétriques intéressant 50 % au moins de la substance blanche [14-15]. Ce sont les principales anomalies retenues dans la littérature récente [6, 8] comme pouvant correspondre à des causes vasculaires de démence. Ont été évaluées également l'atrophie corticale patente (absente, globale, localisée), et la dilatation ventriculaire (présente ou absente) à l'exclusion d'une attraction ventriculaire à proximité d'un infarctus.

Ont été exclus de cette étude les causes définies de démences autres que vasculaires, les patients ayant perdu leur autonomie quelle qu'en soit la raison, et ceux présentant un état confusionnel surajouté, une aphasie telle que la communication soit perturbée, ou un état dépressif franc avec un score supérieur à 40 à l'échelle MADRS [16]. Comme dans toute étude de ce type, ont été exclus aussi les patients ayant une maladie menaçant la survie à court terme, ceux dont le suivi pouvait présenter des difficultés (éloignement, problèmes linguistiques, mauvaise coopération) et ceux ayant refusé leur consentement.

Pour l'essai thérapeutique les patients reçoivent par voie orale 60 mg/j de nicergoline (Sermion ®) ou un placebo de même présentation. Ils sont suivis cliniquement pendant 6 mois pour évaluer la tolérance et mesurer l'efficacité selon les critères suivants : a) une batterie d'instruments unidimensionnels d'évaluation des fonctions cognitives, nommément l'échelle de Blessed *et al.* [17], le MMS [13] et les subtests de mémoire de chiffres, des codes et des similitudes de la WAIS; b) deux instruments pluridimensionnels d'évaluation des activités instrumentales de la vie quotidienne, du comportement et/ou de la personnalité : l'Echelle de démence [17] et l'EACG [18] et c) une appréciation globale portée par le médecin investigateur d'une part, et par le patient et son entourage d'autre part.

Résultats : profils de l'échantillon

Variables de base

- Age et sexe : le pic de fréquence se situe entre 76 et 80 ans, un peu plus précoce chez les femmes (71-75 ans) que chez les hommes (76-80 ans), lesquels sont en très nette majorité (2/3 de l'effectif), à l'inverse de ce que l'on observe dans la démence primitive.
- Niveau d'études. Il figure au *Tableau I.* Les proportions observées indiquent qu'un regroupement des catégories « secondaire » et « supérieure » sera nécessaire au stade de l'analyse, pour tenir compte d'une éventuelle influence de la scolarisation sur l'évolution.

Tableau I. *Taux de scolarisation*

Scolarité	*?*	*Aucune*	*Primaire*	*Secondaire*	*Supérieure*
N	1	2	59	16	4

Facteurs de risques vasculaires

Les variables retenues sont présentées au *Tableau II.* Pour les variables continues les anomalies ont été codées comme présentes (+) ou absentes (−) en fonction d'un seuil. Une majorité de patients (76 %) présentaient au moins un facteur de risque. L'influence de chaque facteur et des associations sur l'évolution sera également évaluée lors de l'analyse.

Imagerie cérébrale

• Infarctus. Des images en faveur d'infarctus corticaux soit uniques (30 %), soit multiples (9 %) étaient présentes chez 39 % des patients. Des images d'infarctus sous-corticaux étaient présentes dans 75 % des cas, moins souvent uniques (35 %) que multiples (39 %). Chez 42 % des patients les infarctus (corticaux ou sous-corticaux) étaient bilatéraux. Enfin, cet échantillon comporte une proportion relativement élevée d'infarctus uniques (24 %).
• « Leucoaraïose ». Elle était présente chez 30 % de ces patients, classés comme franche (environ 50 % de la surface des coupes) dans 24 %, et comme majeure (totale ou quasi-totale) dans 6 % des cas.
• Atrophie corticale. Elle était rapportée chez 53 % des patients, soit diffuse (30 %) soit à prédominance focale, c'est-à-dire frontale (15 %) ou sylvienne (8 %).
• Dilatation ventriculaire. Une dilatation marquée et symétrique des ventricules latéraux, en faveur d'une atrophie sous-corticale était présente chez 54 % des patients, souvent associée à une atrophie corticale (30 %).

Score ischémique de Loeb et Gandolfo (MIS)

Ce score intègre les critères cliniques et d'imagerie de démence vasculaire. Environ la moitié des patients avaient des scores tels qu'ils auraient pu être classés dans les démences vasculaires même sans la contribution de l'imagerie, et dans 41 % des cas le score était ≥ 8. Le score moyen pour l'ensemble de l'échantillon était de 7,2 (± 1,6).

Variables psychométriques

Les résultats des échelles de Blessed et de l'EACG ayant un intérêt surtout pour l'évolution, seules les autres variables seront brièvement présentées.
• MMS : dans les limites choisies pour l'inclusion (15 à 25), 70 % des patients avaient un MMS ≥ 20, ce qui correspond à une démence débutante, et 30 % étaient en-dessous de 20, seuil de démence avérée. Le score moyen pour l'ensemble des patients était de 20,8 (± 2, 8).
• Subtests de la WAIS : la distribution des valeurs dans les 4 subtests est présentée dans les *Figures 1 à 3.* Ces résultats sont en faveur d'une détérioration mentale significative de l'ensemble de l'échantillon, et relativement sévère chez une majorité de patients.

Tableau II. *Fréquence des facteurs de risque (%)*

Facteur	*HTA (> 160-90)*	*Cardiopathie*	*Glycémie ≥ 6mMol*	*Hématocrite ≥47 %*
+	60	33	16	12
−	40	67	84	88

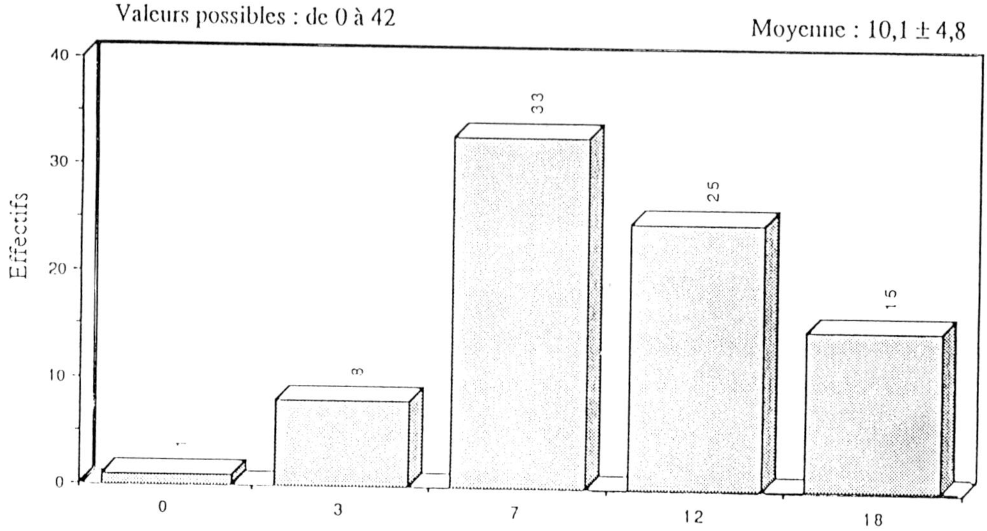

Figure 1a. *Subtest de la WAIS.* Mémoire des chiffres ordre direct. Histogramme des valeurs individuelles de 82 patients.

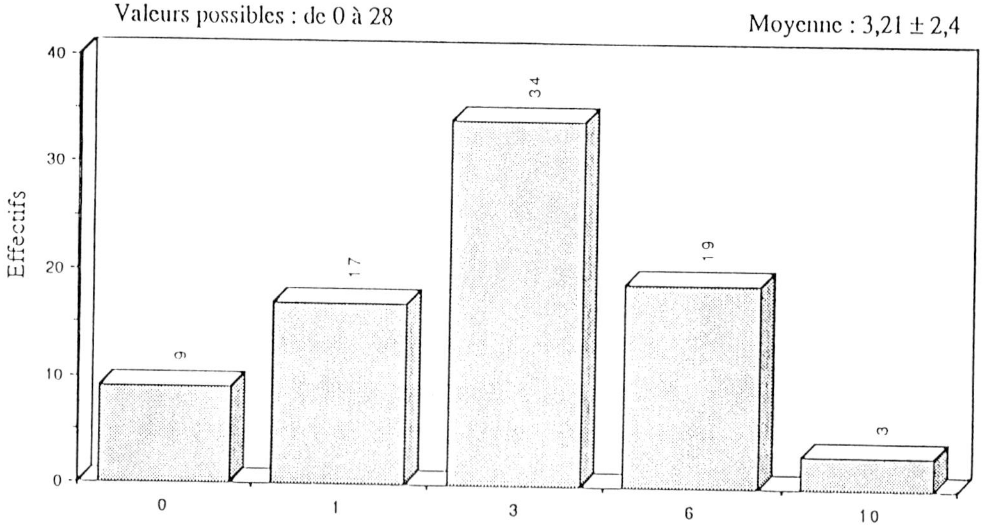

Figure 1b. *Subtest de la WAIS.* Mémoire des chiffres ordre inverse. Histogramme des valeurs individuelles de 82 patients.

• MADRS : les patients ayant un état dépressif franc d'après cette échelle étaient exclus, mais il est intéressant d'observer que 85 % avaient un score < 20, et que seulement 2,5 % avaient un score > 25, indiquant la présence d'éléments dépressifs significatifs.

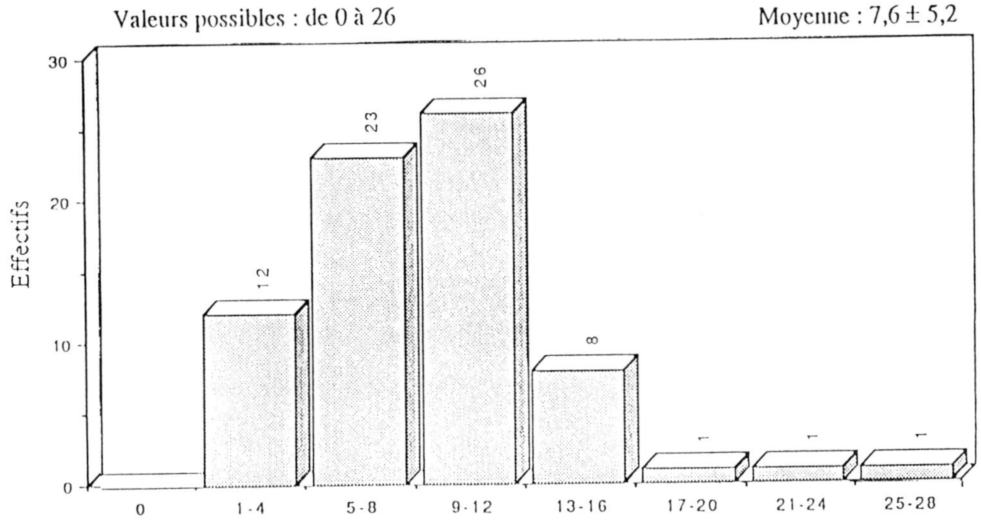

Figure 2. *Subtest de la WAIS*. Similitudes. Histogramme des valeurs individuelles de 82 patients.

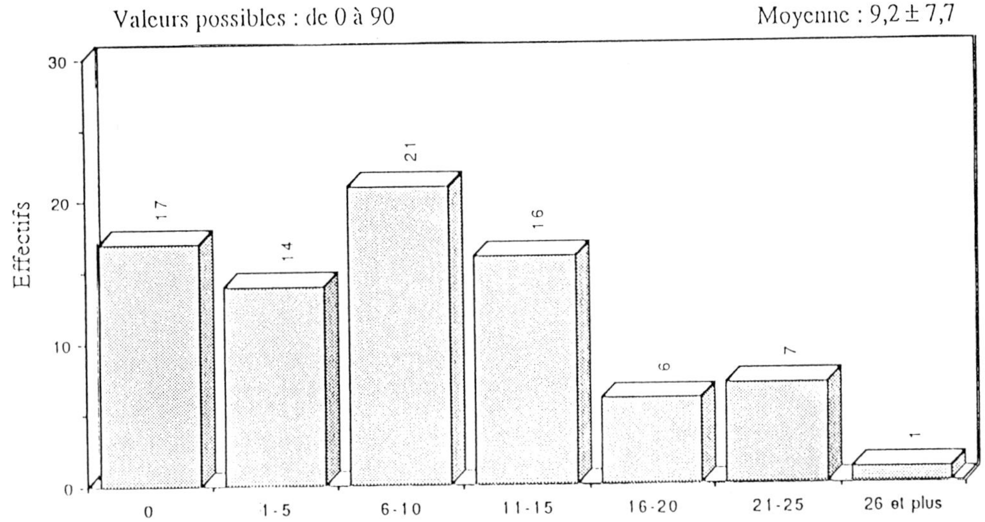

Figure 3. *Subtest de la WAIS*. Test des codes. Histogramme des valeurs individuelles de 80 patients.

Discussion

Malgré l'intérêt porté à la démence vasculaire dans la littérature récente [6-10, 19-25], il y a encore peu d'études sur son évolution, que ce soit sous l'angle de l'histoire naturelle [26, 27] ou dans un cadre thérapeutique [28-30]. Outre l'objectif principal d'évaluation de l'efficacité du Sermion ® dans cette indication, l'étude en cours devrait apporter des informations d'intérêt général sur l'évolution à moyen terme (6 mois) des variables psychométriques présentées ici, et aussi sur la mortalité et l'incidence des accidents vasculaires cérébraux chez des patients atteints de démence vasculaire. Ces données seront analysées à la fin de l'étude.

Sachant que par sélection tous les patients devaient avoir une image évocatrice d'une lésion ischémique, on remarquera que seulement 42 % des patients avaient des images d'infarctus bilatéraux, que 28 % avaient des infarctus multiples (au moins 2) d'un seul côté, 24 % un infarctus unique, et 6 % une « leucoaraïose » étendue isolée. De plus les infarctus multiples sont beaucoup plus souvent sous-corticaux (39 %) que corticaux (9 %). Il apparaît donc d'après cet échantillon relativement restreint que limiter les démences vasculaires à la « multi infarct dementia » [31] éliminerait plus de la moitié des patients, alors qu'une définition élargie de la démence vasculaire [6, 8, 10], pour laquelle le terme de démence ischémique serait peut-être préférable, semble plus adaptée à la diversité de la réalité clinique. Cependant, le diagnostic de démence vasculaire reste incertain en l'absence de vérification anatomique [4, 16], bien qu'une étude récente indique une fiabilité de 85 % du diagnostic clinique [22]. Les « scores ischémiques » couramment utilisés [12, 31] sont surtout utiles pour éliminer une composante ischémique dans l'étiologie d'une démence : le diagnostic clinico-radiologique de démence primitive est désormais assez fiable [1-4], mais on ne peut pas éliminer la possibilité d'une démence d'Alzheimer sous-jacente en cas de score ischémique positif [32, 33] (démence « mixte »). Dans bien des cas il est possible que le dernier infarctus précédant l'entrée dans le syndrome de démence ait donné le « coup de grâce » aux fonctions cognitives déjà altérées de façon subclinique chez ces sujets âgés par un processus abiotrophique. La grande fréquence d'une absence de démence malgré des infarctus cérébraux multiples [24, 34] est un argument dans ce sens.

Enfin, la distribution et les valeurs moyennes des scores obtenus aux subtests de la WAIS chez nos patients sont très significativement inférieures à celles obtenues dans une population normale [35], ce qui suggère une bonne validité des critères cognitifs d'inclusion (DSM-III-R et MMS), et une bonne pertinence de ces subtests pour étudier objectivement l'évolution des fonctions cognitives.

Références

1 Forette F., Henry J.F., Orgogozo *et al.* (1989) : Reliability of clinical criteria for the diagnosis of dementia. A longitudinal multicenter study. *Arch. Neurol.* **46**, 646-648.

2 McKhann G., Drachman D., Folstein M. (1984) : Clinical diagnosis of Alzheimer's disease : report of the NINCDS/ADRDA Work Ground under the auspices of the Department of Health and Human Services. Task Force on Alzheimer's disease. *Neurology* **34**, 939-944.

3 Morris J.C., Berg. L., Fulling K. (1988) : Validation of clinical diagnosis criteria in senile dementia of the Alzheimer type. *Ann. Neurol.* **24**, 17-22.

4 Boller F., Loppez O.L., Moosy J. (1989) : Diagnosis of Dementia. Clinicopathological correlations. *Neurology* **39**, 76-79.

5 De Reuck J., Sieben G., De Coster W., Vander Eecken H. (1982) : Dementia and confusional state in patients with cerebral infarcts. A clinicopathological study. *Eur. Neurol.* **21**, 94-97.

6 Erkinjuntti T. (1987) : Types of multi-infarct dementia. *Acta. Neurol. Scand.* **75**, 391-399.

7 Fields W.S. (1986) : Multi-infarct dementia. *Neurol. Clinics* **4**, 405-412.

8 Loeb C. (1988) : Clinical Criteria for the Diagnosis of Vascular Dementia. *Eur. Neurol.* **28**, 87-92.

9 Roman G.C. (1987) : Senile dementia of the Binswanger type. *JAMA* **258**, 1782-1788.

10 Scheinberg P. (1988) : Dementia due to vascular disease. *Stroke* **19**, 1291-1299.

11 American Psychiatric Association (1987) : Diagnostic and Statistical Manual of Mental Disorders. Third Edition, Revised (DSM-III-R). *APA*, Washington.

12 Loeb C., Gandolfo C. (1983) : Diagnostic evaluation of degenerative and vascular dementia. *Stroke* **14**, 399-401.

13 Folstein M.F., Folstein S.E., McHugh P.R. (1975) : Mini-Mental State : a practical method for grading the cognitive state of patients for the clinician. *J. Psychiatr. Res.* **12**, 189-198.

14 George A.E., De Leon M.J., Gebtes C.I. *et al.* (1986) : Leukoencephalopathy in normal and pathologic aging : I. CT of Brain Lucencies. *AJNR* **7**, 561-566.

15 George A.E., De Leon M.J., Kalnin A. *et al.* (1986) : Leukoencephalopathy in normal and pathologic aging : II. MRI of Brain Lucencies. *AJNR* **7**, 567-570.

16 Montgomery S.A., Asberg M. (1979) : A new depression scale designed to be sensitive to change. *Brit. J. Psychiat.* **134**, 382-389.

17 Blessed G., Tomlinson B.E., Roth M. (1968) : The association between quantitative measures of dementia and of senile changes in the cerebral gray matter of elderly subjects. *Brit. J. Psychiat.* **114**, 797-811.

18 Georges D., Lallemand A., Coustenoble J., Loria Y. (1977) : Validation par l'analyse factorielle d'une échelle d'évaluation clinique des troubles de la sénescence cérébrale. *Thérapie* **32**, 173-180.

19 Aharon-Peretz J., Cummings J.L., Hill M.A. (1988) : Vascular dementia and dementia of the Alzheimer's type. Cognition, ventricular size and Leuko-Araiosis. *Arch. Neurol.* **45**, 719-721.

20 Babikian V., Ropper A.H. (1987) : Binswanger's disease : A review. *Stroke* **18**, 2-12.

21 Brust J.C.M. (1988) : Vascular dementia is overdiagnosed. *Arch. Neurol.* **45**, 799-801.

22 Erkinjuntti T., Haltia M., Palo J. *et al.* (1988) : Accuracy of the clinical diagnosis of vascular dementia : a prospective clinical and post-mortem neuropathological study. *J. Neurol. Neurosurg. Psychiatry* **51**, 1037-1044.

23 Hershey L.A., Modic M.T., Greenough P.G., Jaffe D.F. (1987) : Magnetic resonance imaging in vascular dementia. *Neurology* **37**, 29-36.

24 Loeb C., Gandolfo C., Bino G. (1988) : Intellectual impairment and cerebral lesions in multiple cerebral infarcts : a clinical-computed tomography study. *Stroke* **19**, 560-565.

25 Meyer J.S., McClintic K., Rogers R.L. *et al.* (1988) : Aetiological considerations and risk factors for multi-infarct dementia. *J. Neurol. Neurosurg. Psychiatry* **51**, 1489-1497.

26 Barclay L.L., Zemcov A., Blass J.P. *et al.* (1985) ; Survival in Alzheimer's disease and vascular dementia. *Neurology* **35**, 834-840.

27 Mölsä P.K., Marttila R.J., Rinne U.K. (1986) : Survival and cause of death in Alzheimer's disease and multi-infarct dementia. *Acta. Neurol. Scand.* **1074**, 103-107.

28 Meyer J.S., Judd B.W., Tawaklana T. *et al.* (1986) : Improved cognition after control of risk factors for multi-infarct dementia. *JAMA* **256**, 2203-2209.

29 Nadeau S.E., Malloy P.F., Andrew M.E. (1988) : A crossover trial of Bromocriptine in the treatment of vascular dementia. *Ann. Neurol.* **24**, 270-272.

30 Ringelstein E.B., Mauckner A., Schneider R. *et al.* (1988) : Effects of enzymatic blood defibrination in subcortical arteriosclerotic encephalopathy *J. Neurol. Neurosurg. Psychiatry* **51** (8), 1051-1057.

31 Hachinski V.C., Lassen N.C., Marshall J. (1974) : Multi-infarct dementia : A cause of mental deterioration in the elderly. *Lancet* **2**, 207-210.

32 Rosen W.G., Terry R.D., Fuld P.A. *et al.* (1980) : Pathological verification of ischaemic score in differentiation of dementias. *Ann. Neurol.* **7**, 486-488.

33 Wade J.P.H., Nursen T.R., Hachinski V.C. (1987) : The clinical diagnosis of Alzheimer's disease. *Arch. Neurol.* **44**, 24-29.

34 Kotila M., Waltimo O., Neimi M.L. (1986) : Dementia after stroke. *Eur. Neurol.* **25**, 134-140.

35 Weichsler D. (1981) : Wechsler Adult Intelligence Scale - Revised. New York, Psychological Corporation.

INDEX ALPHABÉTIQUE DES MATIÈRES

INDEX DES AUTEURS

Photocomposition et impression
IMPRIMERIE LOUIS-JEAN
BP 87 — 05003 GAP Cedex
Tél. : 92.51.35.23
Dépôt légal : 348 — Mai 1990
Imprimé en France